David G. Strauss / Douglas D. Schocken

# Marriott
# 实用心电图学

第 13 版

MARRIOTT'S Practical Electrocardiography

Thirteenth Edition

主 编 〔美〕大卫·G. 施特劳斯
道格拉斯·D. 邵肯
主 译 刘 彤 谷云飞 詹中群

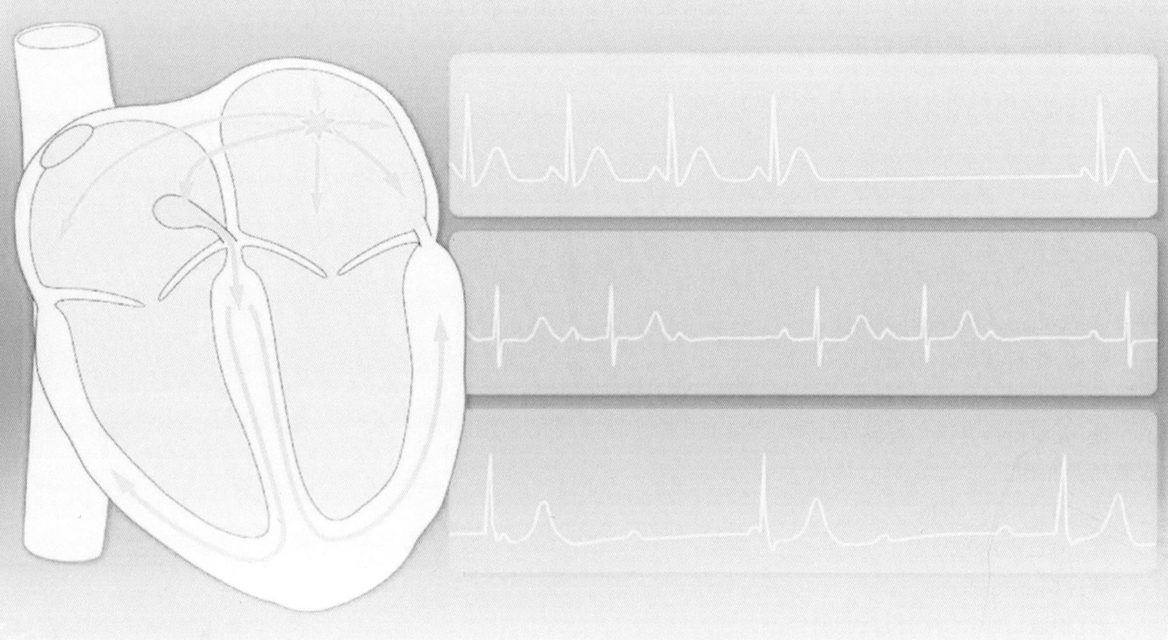

天津出版传媒集团
天津科技翻译出版有限公司

著作权合同登记号:图字:02-2022-011

图书在版编目(CIP)数据

Marriott 实用心电图学/(美)大卫·G.施特劳斯(David G. Strauss),(美)道格拉斯·D.邵肯(Douglas D. Schocken)主编;刘彤,谷云飞,詹中群主译.—天津:天津科技翻译出版有限公司,2024.10

ISBN 978-7-5433-4508-9

Ⅰ. R540.4

中国国家版本馆 CIP 数据核字第 2024AF6428 号



授权单位:Wolters Kluwer Health, Inc.
出　　版:天津科技翻译出版有限公司
出 版 人:方　艳
地　　址:天津市南开区白堤路 244 号
邮政编码:300192
电　　话:(022)87894896
传　　真:(022)87893237
网　　址:www.tsttpc.com
印　　刷:雅迪云印(天津)科技有限公司
发　　行:全国新华书店
版本记录:889mm×1194mm　16 开本　18.75 印张　480 千字
　　　　　2024 年 10 月第 1 版　2024 年 10 月第 1 次印刷
　　　　　定价:218.00 元

(如发现印装问题,可与出版社调换)

# 索　引

# 译校者名单


**主　译**　刘　彤　谷云飞　詹中群

**副主译**　耿旭红　张余斌　孟晓晖　林　涛

**译校者**　(按姓氏汉语拼音排序)

耿旭红　河北医科大学第四医院
谷云飞　郑州大学附属洛阳中心医院
贾子恒　天津医科大学第二医院
李　艺　武汉大学中南医院
林　涛　天津医科大学第二医院
刘　彤　天津医科大学第二医院
吕童莲　天津医科大学第二医院
孟晓晖　郑州市第二人民医院
缪　帅　天津医科大学第二医院
聂连涛　郑州大学第二附属医院
上官文锋　天津医科大学第二医院
邵　帅　天津医科大学第二医院
王卫定　天津医科大学第二医院
叶　岚　天津医科大学第二医院
詹中群　深圳市光明区人民医院
张　楠　天津医科大学第二医院
张川海　锦州医科大学附属第一医院
张其同　天津医科大学第二医院
张余斌　浙江大学医学院附属第一医院

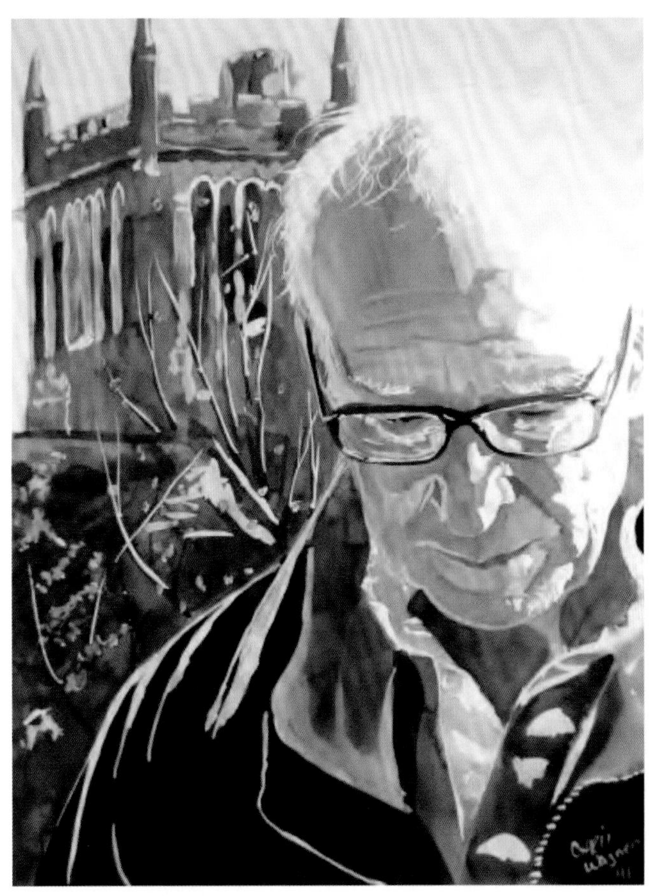

Galen S. Wagner watercolor by Chris Wagner. Courtesy of Marilyn Wagner.

以本书的第 13 版致敬已故的 Galen S. Wagner，他于 1988 年协助 Henry Marriott 完成了本书第 8 版的编写，并陆续编写了本书的第 9、10、11、12 版，直到 2016 年去世。

# 编者名单

**Brett D. Atwater , MD**
Associate Professor
Electrophysiology Section, Cardiology Division
Department of Medicine
Duke University School of Medicine
Durham, North Carolina

**Ljuba Bacharova , MD, DSc, MBA**
Senior Researcher
Biophotonics
International Laser Center
Bratislava, Slovakia

**Tristram D. Bahnson , MD**
Professor
Electrophysiology Section, Cardiology Division
Department of Medicine
Duke University School of Medicine
Durham, North Carolina

**Esben Andreas Carlsen , MD, PhD student**
Department of Clinical Physiology, Nuclear Medicine & PET and Cluster for Molecular Imaging
Rigshospitalet
Department of Biomedical Sciences
University of Copenhagen
Copenhagen, Denmark

**James P. Daubert , MD**
Professor
Electrophysiology Section, Cardiology Division
Department of Medicine
Duke University School of Medicine
Durham, North Carolina

**E. Harvey Estes , Jr., MD**
Professor Emeritus
Department of Community and Family Medicine
Duke University School of Medicine
Durham, North Carolina

**Camille Genise Frazier-Mills , MD, MHS**
Associate Professor
Electrophysiology Section, Cardiology Division
Department of Medicine
Duke University School of Medicine
Durham, North Carolina

**Daniel J. Friedman, MD**
Assistant Professor, Attending Physician
Internal Medicine, Electrophysiology Section
Yale School of Medicine, Yale New Haven Hospital
New Haven, Connecticut

**Stephen Gaeta , MD, PhD**
Cardiac Electrophysiologist
Inova Medical Group-Arrhythmia
Inova Heart and Vascular Insitute
Fairfax, Virginia

**Sarah A. Goldstein , MD**
Adult Congenital Heart Disease Fellow
Department of Medicine
Duke University Medical Center
Durham, North Carolina

**Donald D. Hegland, MD**
Associate Professor
Electrophysiology Section, Cardiology Division
Department of Medicine
Duke University School of Medicine
Durham, North Carolina

**Aimée Elise Hiltbold , MD**
Fellow
Electrophysiology Section, Cardiology Division
Department of Medicine
Duke University School of Medicine
Durham, North Carolina

**Fredrik Holmqvist , MD, PhD**
Associate Professor
Department of Cardiology
Lund University
Lund, Sweden

**Kevin P. Jackson , MD**
Associate Professor
Electrophysiology Section, Cardiology Division
Department of Medicine
Duke University School of Medicine
Durham, North Carolina

**Larry R. Jackson II , MD, MHS**
Assistant Professor
Electrophysiology Section, Cardiology Division
Department of Medicine
Duke University School of Medicine
Durham, North Carolina

**Vivian P. Kamphuis, MD, PhD**
Resident
Department of Pediatrics
Erasmus University Medical Center
Rotterdam, The Netherlands

**Jason Koontz, MD**
Associate Professor
Electrophysiology Section, Cardiology Division
Department of Medicine
Duke University School of Medicine
Durham, North Carolina

**Richard A. Krasuski, MD**
Professor of Medicine
Director, Adult Congenital Heart Center
Department of Medicine
Cardiology
Duke University School of Medicine
Duke University Health System
Durham, North Carolina

**Tobin H. Lim, MD**
Associate Professor of Medicine
Texas A&M School of Medicine
Round Rock,Texas

**Zak Loring , MD, MHS**
Fellow
Electrophysiology Section, Cardiology Division
Department of Medicine
Duke University School of Medicine
Durham, North Carolina

Charles W. Olson , MSEE
Huntington Station, New York

**Jonathan P. Piccini , MD, MHS**
Associate Professor
Electrophysiology Section, Cardiology Division
Department of Medicine
Duke University School of Medicine
Durham, North Carolina

**DouglasD. Schocken, MD**
Professor
Division of Cardiology
Department of Medicine
Duke University School of Medicine
Durham, North Carolina

**David G. Strauss, MD, PhD**
Director
Division of Applied Regulatory Science
U.S. Food and Drug Administration
Silver Spring, Maryland
This work was completed outside of Dr. Strauss´ duties at the U.S. Food and Drug Administration (FDA).
This book reflects the views of the authors and should not be construed to represent FDA´s views or policies.

**Albert Y. Sun, MD**
Associate Professor
Electrophysiology Section, Cardiology Division
Department of Medicine
Duke University School of Medicine
Durham, North Carolina

**John Symons, MD**
Assistant Professor
Department of Medicine
Uniformed Services University of Health Sciences
Bethesda, Maryland

**Francis E. Ugowe , MD**
Fellow
Division of Cardiology
Department of Medicine
Duke University School of Medicine
Durham, North Carolina

**Jose Vicente Ruiz , PhD**
Senior Staff Fellow
Center for Drug Evaluation and Research
U.S. Food and Drug Administration
Silver Spring, Maryland

**Robbert Zusterzeel , MD, PhD, MPH**
Director (Research Network)
National Evaluation System for
Health Technology Coordinating Center (NESTcc)
Medical Device Innovation Consortium
Arlington, VA

# 中文版前言

《Marriott 实用心电图学》是心电学领域的经典专著，受天津科技翻译出版有限公司的委托，我们有幸组织翻译《Marriott 实用心电图学》最新版本第 13 版。该书自 1954 年首版问世以来，经历国际心电学者的多次修订，始终在心电学术领域占有重要地位。能够受邀将这部凝聚众多心电领域专家智慧的作品呈现给国内读者，既是我们莫大的荣幸，也是沉甸甸的责任。

在本书翻译过程中，所有译者始终保持谦虚谨慎的态度，力求准确传达原书作者的学术观点和思想。由于心电图学涉及诸多专业术语和复杂概念，每一个词句的选择都需要反复斟酌。在此过程中，我们也深刻体会到了 Barney Marriott、Galen S. Wagner 等前辈们对心电图教育的深厚造诣和孜孜不倦的探索精神。

本版《Marriott 实用心电图学》由 David G. Strauss 和 Douglas D. Schocken 博士担任主编，融入了诸多心电图领域最新的研究进展，尤其是第 5 部分关于异常节律的全新章节，由 James Daubert 博士领衔，汇集了多位心脏电生理学专家的智慧。面对这些最新学术成果，我们力求准确传达，以期能够让中文读者与国际前沿同步。

在翻译本书的过程中，我们深感学识有限，查阅了心电学相关文献资料以保证翻译的准确性，尽管进行了多次校对，翻译疏漏之处恐怕在所难免。恳请各位专家同仁和读者朋友不吝赐教指导，以便在后续翻译版本中加以改进。

值得一提的是，本书不仅包含丰富的专业知识，还蕴含了许多动人的医学教育故事。从 Marriott 博士的传奇经历，到 Wagner 博士对学生无微不至的指导，无不彰显了医学传承的可贵精神，让我们深感医学不仅是一门科学，更是一门关乎人文的艺术。

最后，我们要向所有为这本书付出努力的译者表示诚挚的谢意。特别感谢天津科技翻译出版有限公司的信任与支持，特别感谢责任编辑姜晓婷老师带领的编辑团队的悉心指导，更要感谢原书作者们的卓越贡献。希望这本译著的问世能够为广大医学生、心电图医生、临床医生，以及心电领域研究学者提供参考和帮助。如果本书的出版能对提升我国心电图学的教学和实践水平有所贡献，也就达到我们翻译本书的初心了。

刘彤 谷云飞 詹中群

2024. 9. 1

# 前 言

1954 年，Barney Marriott 创作了《实用心电图学》，并推出了 8 个版本。在协助他完成第 8 版之后，Galen S. Wagner 热情地接受了编写后续版本直至第 12 版的挑战。在编写第 12 版时，David G. Strauss 与 Galen 合作，并增加多个章节。2016 年，因为 Galen S. Wagner 去世，David G. Strauss 接过创作第 13 版的任务，与 Douglas D. Schocken 共同创作了新版。Douglas 曾是 Barney Marriott 和 Galen S. Wagner 的朋友、学生和同事。

在长达 65 年的历史中，Barney Marriott《实用心电图学》的优势之一是对心电图清晰的理解。本次修订再次试图保留 Marriott 的传统——强调日常心电图解读所需的概念，以及心电图记录的简单性，而不是复杂性。

当前的版本经历了重大的调整。除第 1 部分（基本概念）的顺序保持不变外，其余各节和各章都进行了重新调整。第 2 部分涵盖腔室扩大和传导异常，并对两者进行更新。第 3 部分涵盖缺血和梗死。第 4 部分涵盖药物、电解质和其他情况，其中有一个关于药物作用的章节大量更新和一个关于成人先天性心脏病的全新章节。第 1 至第 4 部分由 David G. Strauss、Tobin H. Lim、Douglas D. Schocken 联合撰写，另外，还有关于 3D 心电图解读（Charles W. Olson、E. Harvey Estes Jr、Vivian P. Kamphuis、Esben Andreas Carlson），腔室扩大（Ljuba Bacharova），电解质和药物（robert Zusterzeel、Jose Vicente Ruiz），以及成人先天性心脏病（Sarah A. Goldstein、Richard Krasuski）的章节。

第 5 部分介绍异常节律，经过完全重组与大量的更新与修订，并由杜克大学心脏病学部多名成员参与编写，电生理部分由 James Daubert 主导编写。关于心室预激和遗传性心律失常的章节以前出现在书的前半部分，但现在与其他异常节律合并在第 5 部分。这一部分在 1994 年的第 9 版中经历了最后一次重大更新。在过去的几十年里，随着介入电生理学的加速发展，对异常节律的了解更加深入。本书的这一部分旨在利用这些知识来更好地理解和传授体表心电图的解读，同时保持简单性，正如 Barney Marriott 和 Galen S. Wagner 所倡导的那样。对于心律失常部分的这一重大修订，James Daubert 做了重要的工作，即招募编写人员，并指导他们参与编辑工作。他应该得到特别感谢。感谢杜克大学电生理学部的所有编写人员：Zak Loring、James P. Daubert、Fredrik Holmqvist、Aimée Elise Hiltbold、Kevin P. Jackson、Jonathan P. Piccini、Tristram D. Bahnson、Albert Sun、Jason Koontz、Larry R. Jackson II、Camille Frazier-Mills、Francis Ugowe、Donald Hegland、Steve Gaeta、John Symmons、Brett D. Atwater 和 Dan Friedman。

感谢 Wolters Kluwer 出版社团队，感谢他们在整个过程中给予的支持，协助完成了对这一版本的大规模更新。其中包括 Julie Kostelnik（编辑协调员）、Ashley Fischer（高级开发编辑)、Sharon Zinner(执行编辑)、Alicia Jackson(高级制作项目经理)、Don Famularcano(项目经理)。

本书第13版的目标是继续传承 Barney Marriott 和 Galen S. Wagner 的精神，通过对波形和节律出现的原因的基本理解来教授心电图,而不仅仅是记忆模式。

希望你喜欢这本书!

David G. Strauss 和 Douglas D. Schocken
华盛顿、哥伦比亚特区和北卡罗来纳州达勒姆

## 向第9版至第12版作者 Galen S. Wagner 致敬

Galen S. Wagner 的遗产影响了医疗和研究机构、国家和几代人。Galen 在宾夕法尼亚州的康奈尔斯维尔长大,1957年他作为一名本科生前往杜克大学学习,并在那里工作了59年,直到2016年去世。杜克大学和全世界的心电学、心脏病学和医学领域都受到他的影响,对 Galen 来说最重要的是对年轻人的指导。我(David)有幸在 Galen 职业生涯的后期与他密切合作,并从他在杜克大学创建的基金会中受益,该基金会为美国医科学生提供全日制研究项目以及国际研究合作。在与 Galen 合著了本书的第12版之后,我很荣幸能与 Douglas D. Schocken 成为第三代作者,继续合著本书。

本科毕业后,Galen 完成了住院医师实习,并在杜克大学医学系 Eugene Stead 博士的指导下成为心脏病学专科医生。在他的整个职业生涯中,Galen 开辟了自己的道路,在担任专科医生仅6个月之后,在1968年成为杜克大学心脏监护病房(CCU)的主任,并在随后的几年中建立了杜克大学心血管疾病数据库,指导杜克大学心脏病学医生培训计划,担任医学教育助理院长,并创立了杜克大学合作心血管学会。Galen 是一位高产的研究人员,发表了701篇论文和8本著作,并担任《心电学杂志》的主编,《循环》和《美国心脏病学杂志》的编委会成员,Galen 最自豪的事情是指导年轻人,无论是高中生、本科生、医学院学生、研究生、住院医生和研究员,还是初级或高级教师,Galen 会指导任何寻求指导的人。Galen 几乎不会直接给出答案,而是要你去解决问题,找出最适合的方法。

Robert Califf 博士是 Galen 的早期学生，他在杜克大学医学院的第三年和 Galen 一起进行研究,发表了第1篇和随后的许多论文。1981年,Califf 博士接替 Galen,担任杜克大学 CCU 主任,随后成立了杜克大学临床研究所,最近成为美国食品和药物监督管理局局长。Galen 相信医学生专注研究的力量,与 Stanley Sarnoff 博士合作,于1979年设立了萨尔诺夫心血管研究基金会奖学金,以支持医学生从事全职研究,要求学生花一年时间在不同于自己医学院的机构做研究,并有多位导师指导。接下来,Galen 在这些方面加倍努力,开展多项研讨会,将来自许多国家的国际研究人员聚集在一起,并欢迎许多来自国外的医学生、住院医生和研究员到杜克大学,接受 Galen 的指导,通常是在 Galen 的指导下攻读博士学

位,然后返回他们的祖国。他指导了8个国家(瑞典、丹麦、西班牙、荷兰、苏格兰、德国、斯洛伐克和美国)的36名博士生。

在Galen生命的最后12年里,我和他共同进行了上述许多活动。在杜克大学读本科期间,我与Galen会面,讨论了杜克紧急医疗服务(EMS)的学生项目,这很快促使我制定了一项研究方案,随后作为第一作者发表了一篇论文。与Galen的交流改变了我的职业规划和生活。

Galen总是鼓励学员去追求自己的兴趣和激情,提出疑问,走少有人走的路。他对研究的热情很快也变成了我的热情,突然之间我有了很多的研究项目。因此,在Galen的建议下,我招募了其他杜克大学的学生并指导他们。我和Galen一起去欧洲与合作者会面,并参加国际研究研讨会,展示我的研究成果。在那次旅行中,当我使用Skype时,Galen被迷住了,在教会他使用这个软件之后,他几乎每天都使用它,与世界各地的学员、同事和朋友保持联系。我加入了Galen帮助创立的萨尔诺夫心血管研究基金会并成为瑞典隆德大学的一名博士生,Galen经常在隆德大学合作研究,在他去世前2年被授予荣誉博士学位。

培训结束后,我加入了美国食品和药物监督管理局,成为研究员,Galen和我继续共同指导多名医学生、博士研究生和研究人员。我们共同发表了27篇论文、多本书籍以及本书的第12版。我非常想念他,并将努力通过指导学生和继承他对研究心电图的热爱来保持他的精神。能够延续Marriott实用心电学的传统是一种荣幸,Galen已经为此努力了近30年。

David G. Strauss 博士
华盛顿哥伦比亚特区
2020年7月

## 向第1版至第8版作者Barney Marriott致敬

Barney Marriott是20世纪的传奇人物之一。对那些了解他的人来说,他就是简单的Barney。1917年圣巴纳巴斯节前夕,他出生在百慕大的汉密尔顿,从未被称为Henry J.L. Marriott。他对我来说从来都不是陌生人。我(Douglas)有幸见证了本书两位作者迷人的生活和职业生涯。Galen S. Wagner是我过去近40年的导师、朋友和同事,他让我写一篇关于Barney的回忆,因为在Barney生命的最后25年里,Barney和我是好朋友。下面是我们的故事。

在百慕大度过了早年的成长岁月后,这位自称为"洋葱"的百慕大人以罗德学者的身份进入了牛津大学。他被布雷齐诺斯学院录取。布雷齐诺斯学院的院长是一位名叫Sonnenschein(后来改为Stalybrass)的德国人,Barney对他尊重、敬畏,也许还有一点轻蔑。在战争期间,他前往伦敦,在圣玛丽大学成为一名医学生,然后成为一名专科住院医生。在我们一起出去吃午餐的时候,Barney总是给我讲关于圣玛丽的故事。通常,德国人会发射

V-1 导弹，这种导弹被称为“嗡嗡声炸弹”（因为它们的冲压喷气发动机），给英国的人口稠密地区，尤其是伦敦带来恐慌。当 Barney 告诉我医学生们对这些武器着迷时，他总是带着矜持的狂笑。V-1 导弹在接近城市时发出特有的高音“咔嗒咔嗒”，然后在导弹进入目标的最后路径时就会沉寂下来。Barney 说咔嗒声把学生们吸引到圣玛丽教堂顶层解剖实验室敞开的窗户前，除了 Barney，他还没有完全准备好放弃生命，他潜入尸体解剖室寻求同事的保护。令所有人高兴的是，在那些战时冒险中，圣玛丽医学院解剖实验室没有发生严重伤亡。

Alexander Fleming 爵士在圣玛丽医院进行了青霉素的分离和首次临床使用的初步研究。到 Barney 当住院医生的时候，原来的“青霉素实验室”已经变成了住院医生的待命室。Barney 成了青霉素服务中心的住院医师，他和他的主治医生在那里决定谁应该接受这种新型的抗生素。Barney 的主治医生是 George Pickering，他后来被封为爵士，接替 Osler 成为牛津大学拉德克利夫医院的皇家医学教授。

战争结束后，Barney 回到美国。在约翰·霍普金斯儿童中心做了一年的过敏研究之后，Barney 去了马里兰大学。作为一名年轻的教员和关节炎诊所的主任，Marriott 博士被选派主管和教授心电图，他热情地接受了这份具有感染力和启发性的工作。到 20 世纪 50 年代末，Barney 厌倦了巴尔的摩和那里寒冷潮湿的冬天。1961 年，他接受了坦帕综合医院医学教育主任的职位，在那里生活了几年。

1965 年，罗杰斯心脏基金会的 Frank LaCamera 博士与 Marriott 博士接洽，建议他搬到圣彼得堡，在那里召开了一系列关于心电图解读的研讨会。许多国内外的心脏病学专家应邀在这些研讨会上发言。Barney 制定了课程并开始教学。在接下来的 40 年里，这些具有里程碑意义的课程使 Barney 和他的才能展现在全世界成千上万的医生和护士面前。在此期间，他出版了 17 本书，大部分是关于心电图技术的。他的学术著作并不局限于书籍。他发表了大量的科学论文。仅在《新英格兰医学杂志》活跃地发表论文的时间就超过 50 年。Barney 对语言的热爱体现在他最不为人所知的贡献之一上。多年来，Marriott 博士一直是《斯特德曼医学词典》医学词源学部分的作者。他对英语中许多古怪的单词和语法规则十分着迷和崇敬。除了在埃默里大学和佛罗里达大学担任客座教授外，位于坦帕的南佛罗里达大学很幸运地从 20 世纪 80 年代开始就聘请了 Barney 作为志愿临床教师。每月或每季度，Barney 都会带着堆积如山的资料来参加晚间会议。当 Barney 带领和推动我们成为更好的心电图研究者时，同事和教职员工都会被他剑一样的妙语反复刺痛。他对任务的敏锐以及无限的热情是会议的标志。他经常提出“每一种心律失常都至少有 3 种可能的解释”之类的话题，激发观众的参与。Barney 在美国和世界各地的老朋友们都会来参与会议。David Friedberg 是从南非移民到美国的，他是我最先遇到的人之一。后来，Bill Nelson 加入了我们南佛罗里达大学的教职员工团队，成了 Barney 的搭档。有一次特别难忘，来自南非的 Leo Schamroth 和 Barney、David 还有我一起在 Bill Nelson 的家里度过了一个晚上，就隐匿性传导和房室传导阻滞争论到深夜。

在坦帕湾地区生活的几十年，Barney 和他的同伴 Jonni Cooper 待在佛罗里达州河景镇时间更长，那里有一个很大的图书馆和工作空间，可以存放他的许多书籍和教学项目。包括他个人最喜欢的《实用心电图学》，这本书至今仍是畅销书。在他编写的 8 个版本中，他一直作为这本书的独立作者。他推动了 Galen S. Wagner 在后续版本中对印刷和电子格式的改变。在前 8 版中，Barney 喜欢用他独特的对话风格写作，这与在医学书店里找到的任何教科书都不一样。《实用心电图学》过去是，现在仍然是非常特别的参考书，适合所有年龄段的心电图学习者。

Barney 坚持和我每月共进一次午餐，与 Bill Nelson 和我一起整理他的最后一本书《心电图学的概念和注意事项》。Barney 保持着良好的健康状况，直到肺癌晚期，随着他健康状况的恶化，我们增加了会面的频率。直到生命的最后一刻，他仍然和蔼可亲、充满魅力、充满好奇心，并坚持他的心电图研究。每周，他都会收到来自世界各地以前学生的跟踪报告。每周四和 Barney 在一起的时候，我的任务就是带吉尼斯黑啤酒，这样我们就可以聊天，一起看心电图，喝几杯，回忆一下往事。当他的生命渐行渐远时，他提醒我，怀恨在心是“无用地浪费时间”。这对所有人都是一个教训。他留下的遗产远远超过这本书的名字。再给我倒一杯吉尼斯黑啤酒。

干杯，Barney。

Douglas D. Schocken 博士
达勒姆，北卡罗来纳州
2020 年 7 月

# 目 录

# 共同交流探讨
# 提升专业能力

## 智能阅读向导为您严选以下专属服务

加入【读者社群】 与书友分享阅读心得，交流探讨专业知识与经验。

领取【推荐书单】 推荐专业好书，助您精进专业知识。

### 操作步骤指南

微信扫码直接使用资源，无需额外下载任何软件。如需重复使用可再扫码，或将需要多次使用的资源、工具、服务等添加到微信“收藏”功能。

扫码添加
智能阅读向导

# 第 1 部分

# 基本概念

# 第 1 章

# 心脏电活动

Tobin H. Lim, David G. Strauss

## 关于本书

### 本书能为读者带来什么？

《Marriott 实用心电图学》（第 13 版）旨在为读者提供阅读心电图（ECG）的实用方法。这本书对读者的指导意义强，且对初学者友好。如果你对某一主题已经有了基本了解，那么可以认真阅读本书的第一部分，即基本概念。如果发现这对你帮助不大，可以快速浏览第一部分。

每章末尾的术语表中，给出了很多医学术语的定义。

由于 ECG 的学习需要参考大量图表，本书的大部分插图都是选取各种临床情况所记录的典型 ECG。

本版内容均有更新，新增“异常节律”部分。

### 阅读本书会有哪些收获？

本书可作为读者的学习工具，当遇到 ECG 相关问题时可以查阅参考。通过阅读本书，读者可以建立识别“正常”ECG 的信心，并能够准确诊断很多常见的异常 ECG。此外，读者在临床实践方面对常见 ECG 异常的病理生理机制也能有全面的了解。

## ECG

### 什么是 ECG？

ECG 是记录传导至体表的心脏细胞产生的电活动。这种电活动“触发”心脏肌肉的收缩，借此向人体输送血液。每 1 个 ECG 电极都是某个导联的 1 极，该电极提供了其在人体表面特定位置所“看到”的心脏电活动视图。通过观察常规临床提供的 12 个视图（12 导联 ECG），可以“看到”心脏的电活动，就好像从各个方面检查心脏。每个导联的极性反转提供了翻转视图。

### ECG 实际上测量的是什么？

ECG 记录的纵轴表示电压，横轴表示时间。沿横轴的测量结果显示了整体心率、规律性，以及在整个心脏电激活期间的时间间期。沿纵轴的测量结果显示了体表记录 ECG 的电压。这个电压代表当时所有心肌细胞电激活的“总和”。一些异常可以通过测量单个 ECG 记录来检测，但其他异常只有通过观察随时间推移的连续记录才能显示明了。

### ECG 可以诊断哪些异常？

许多心脏异常可以通过解读 ECG 而明确诊断，包括心肌扩大、传导延迟或阻滞、冠状动脉供血不足和心肌梗死。ECG 甚至可以识别出哪条冠状动脉存在闭塞，而这种闭塞会影响心肌的某些区域。ECG 也是识别心率和节律问题的主要检测手段。除了诊断心脏疾病，ECG 还可用于诊断全身性疾病。例如，ECG 可以显示血液中钾和钙等离子的异常水平及甲状腺等腺体的功能异常，并能够检测到服用某些药物的潜在危险水平。

## 心脏的解剖位置

心脏在体内的位置决定了从体表观察心脏电活

动所得到的“视图”。图 1.1A 是胸腔内部的心脏在额面上的平面 MRI。心房位于心脏的顶部或底部，心室朝向底部或心尖部。在图 1.1B 中，心脏的长轴从心底部倾斜向左朝向心尖部。

胸部横面心脏 MRI 显示的右心房/右心室和左心房/左心室并不是单纯位于身体的右侧和左侧（图 1.2A）。示意图显示了心脏的右侧心腔位于左侧心腔之前，从而使房间隔和室间隔在该横切面视图中形成对角线（图 1.2B）。

## 心动周期

心脏的机械泵作用是由含有收缩蛋白（肌动蛋白和肌球蛋白）的心肌细胞产生的。由非收缩细胞组成的起搏和传导系统控制收缩的时间和同步性。这些特殊细胞产生冲动，由此引发称为“心动周期”的节律性重复事件。每个周期包括电学和机械激动（收缩）和恢复（舒张）。表 1.1 列出了描述心动周期的常用术语。由于电学事件引发机械事件，在电学和机械性收缩开始之间，以及电学和机械性舒张开始之间存在短暂延迟。

图 1.3 是从单个心肌细胞内部记录的电活动及电活动在整个细胞扩布的过程。在电舒张期间，细胞有 1 个基础负电位，同时也处于机械舒张状态，收缩蛋白分离。图 1.3A 展示了 3 个时间点上的单个心肌细胞，分别是舒张状态、收缩状态和再舒张。电冲动到

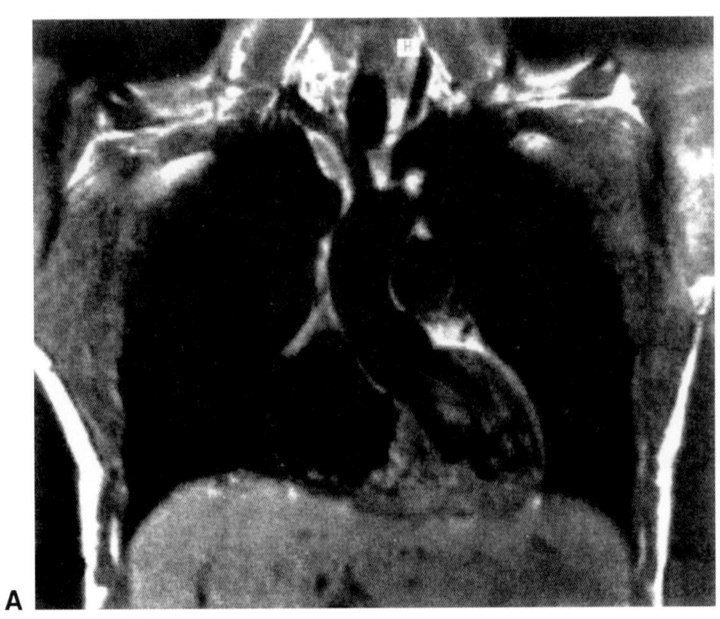


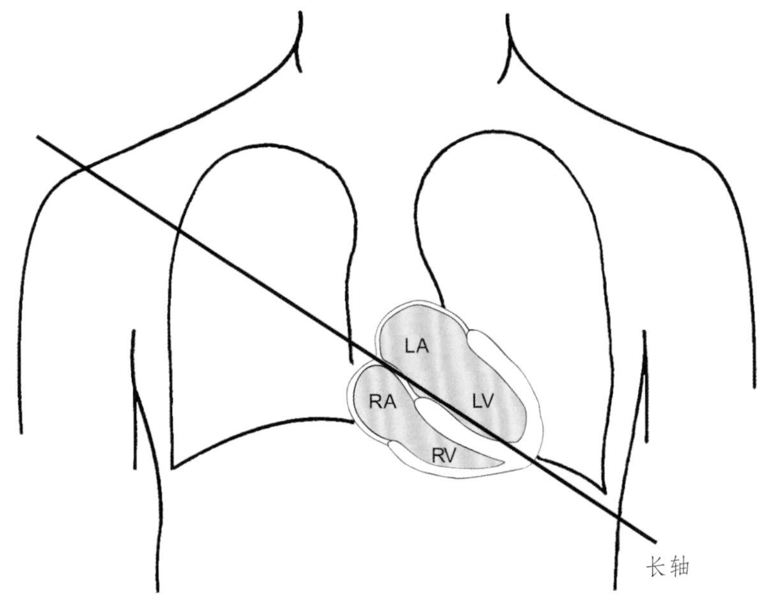


图 1.1　(A)额面上心脏平面 MRI 图像。(B)心脏的腔室。LA，左心房；LV，左心室；RA，右心房；RV，右心室。

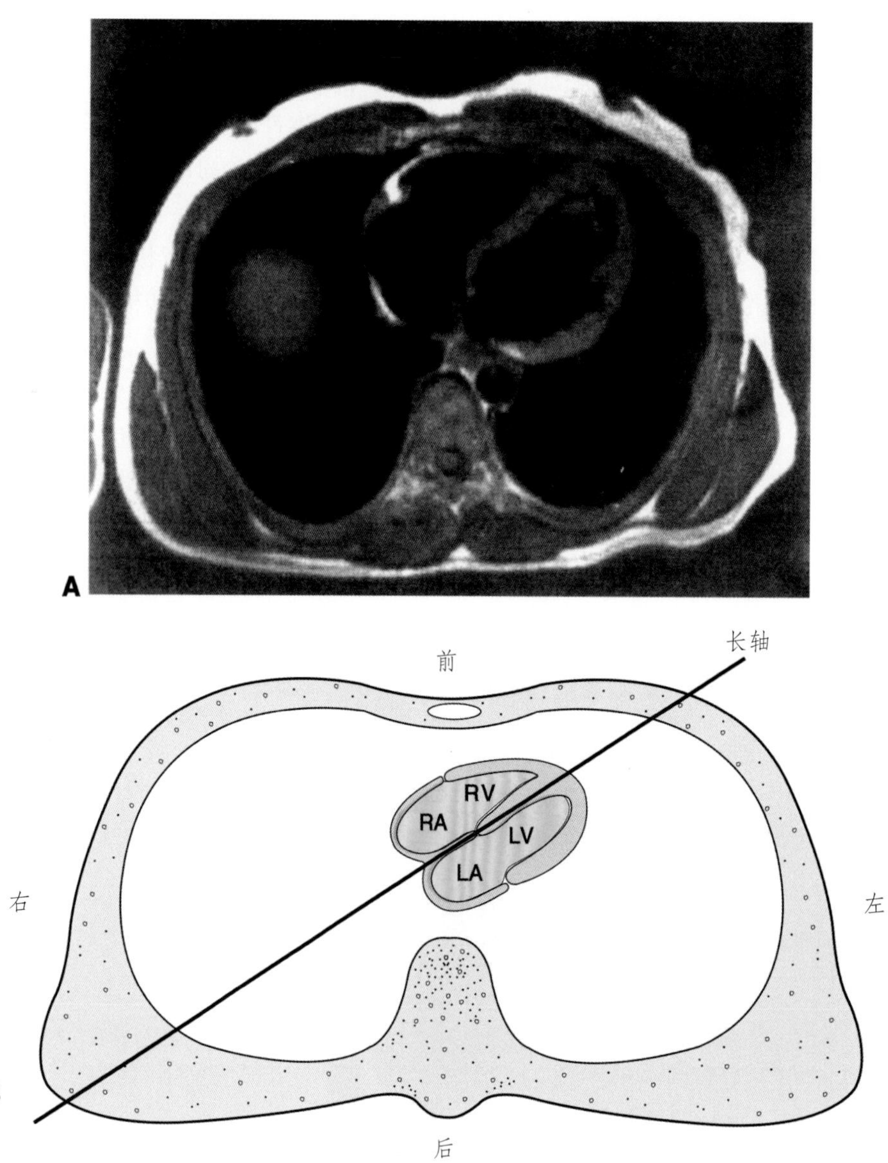


图 1.2　(A)从下方观察的横面 MRI 图像。(B)心腔。LA,左心房;LV,左心室;RA,右心房;RV,右心室。

| 表 1.1　描述心动周期的术语 | |
|---|---|
| 收缩 | 舒张 |
| 电学 | |
| 激动 | 恢复 |
| 兴奋 | 恢复 |
| 除极 | 复极 |
| 力学 | |
| 缩短 | 延长 |
| 收缩 | 松弛 |
| 排空 | 充盈 |

达细胞后,带正电荷的离子开始穿过细胞膜进入细胞内,导致其去极化。这种离子运动引发"电收缩",其特征是产生动作电位。然后,该电事件触发机械收缩,心肌细胞内的收缩蛋白相互结合并滑动,从而缩短细胞。电收缩持续到带正电荷的离子被泵出细胞为止,此过程称为"复极"。细胞下方是内部电极记录的单个心肌细胞的电活动图示(动作电位),从负静息电位开始,经历去极化,然后返回到负静息水平(图 1.3B)。复极初始耗时短,之后跟随平台期,不同心肌细胞的平台期时间长短不同。最后由快速复极期结束复极。这种"电舒张"的恢复过程导致细胞内的收缩蛋白分离。然后,当另 1 个电脉冲到达细胞膜时,细胞能够被重新激活。

图 1.4 显示一系列心肌细胞（端对端排列）在 1 个心动周期中的电和机械变化。在图 1.4A 中，4 个代表性细胞处于静息或复极状态。电学上，这些细胞带有负电荷。机械上，这些细胞的收缩蛋白质彼此分离。电刺激到达图 1.4B 中的第 2 个心肌细胞，引起电收缩和随后的机械收缩。图 1.4C 显示除极波在所有心肌细胞中传播。在图 1.4D 中，第 2 个细胞开始恢复（复极），并最先恢复到极化状态。最后，在图 1.4E 中，复极波在所有心肌细胞中传播；然后等待另 1 个电刺激的到来[1,2]。

图 1.5 揭示了单个心肌细胞的心脏周期和 ECG 的关系，前者使用细胞内电极记录，后者通过安置于体表的正负电极组成的导联记录。该 ECG 记录是所有心肌细胞电信号的总和。在 2 种不同的情况下会记录到平坦的基线：①当细胞处于静息状态时，此时无电活动产生；②当心脏电活动的总和方向垂直于连接正极和负极组成导联的导联轴时。心肌细胞的去极化（除极）产生高频 ECG 波。在初始瞬态和复极最终完成之间，ECG 逐渐恢复到基线。心肌细胞复极的完成在 ECG 上表现为与去极化相反方向的低频波形。

在图 1.6 中，置于体表的正负电极组成 1 个导联，然后把导联连接到单通道 ECG 记录仪。图中展示了从负极向正极扩布的除极和复极形成 ECG 的过程。在图 1.6A 中，所示 4 个心肌细胞的第 1 个细胞产生电激动，激动然后扩布到第 2 个细胞。这种向正极扩布的去极化在 ECG 上产生正向（向上）偏转。在图 1.6B 中，所有细胞都处于去极化状态，ECG 记录恢复到基线水平。在图 1.6C 中，复极开始于最先去极化的细胞，随后复极波扩散到邻近细胞。这种复极在 ECG 记录上产生相反方向的负向（向下）波形。

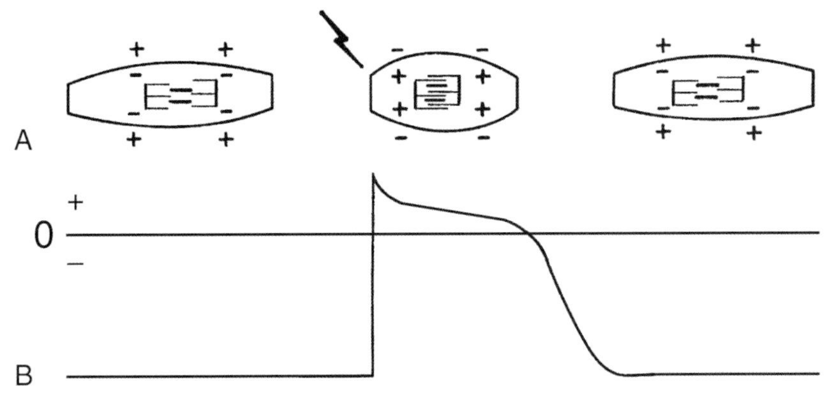


图 1.3 单个心肌细胞的心动周期。(A)闪电标志，电脉冲；+，正离子；–，负离子。(B)0 水平线代表零电位(0)，线上为正电位(+)，线下为负电位（–）。(Modified with permission from Thaler MS. The Only EKG Book You'll Ever Need. Philadelphia，PA：JB Lippincott；1988：11.)

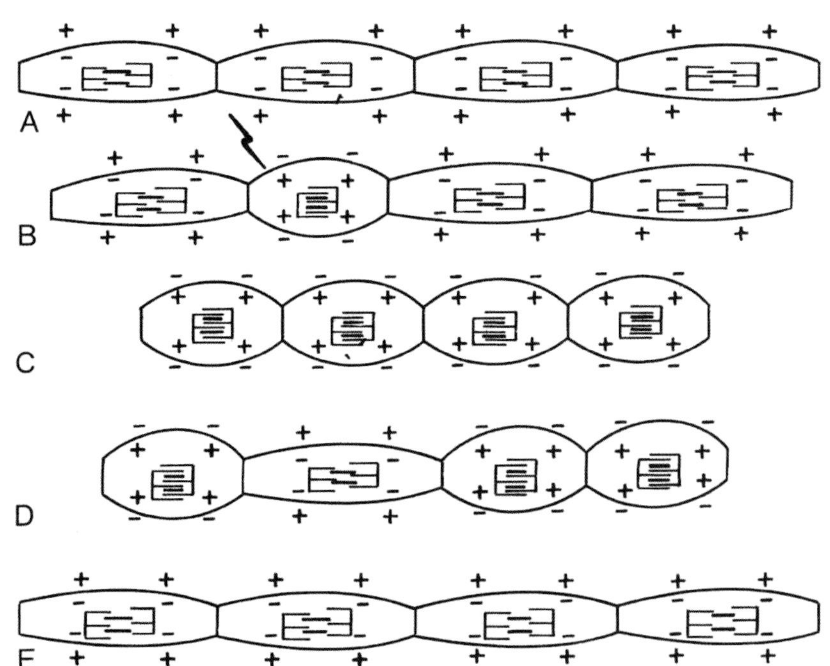


图 1.4 多个心肌细胞的心脏周期。符号同图 1.3。(Modified with permission from Thaler MS. The Only EKG Book You'll Ever Need. Philadelphia，PA：JB Lippincott；1988：9.)

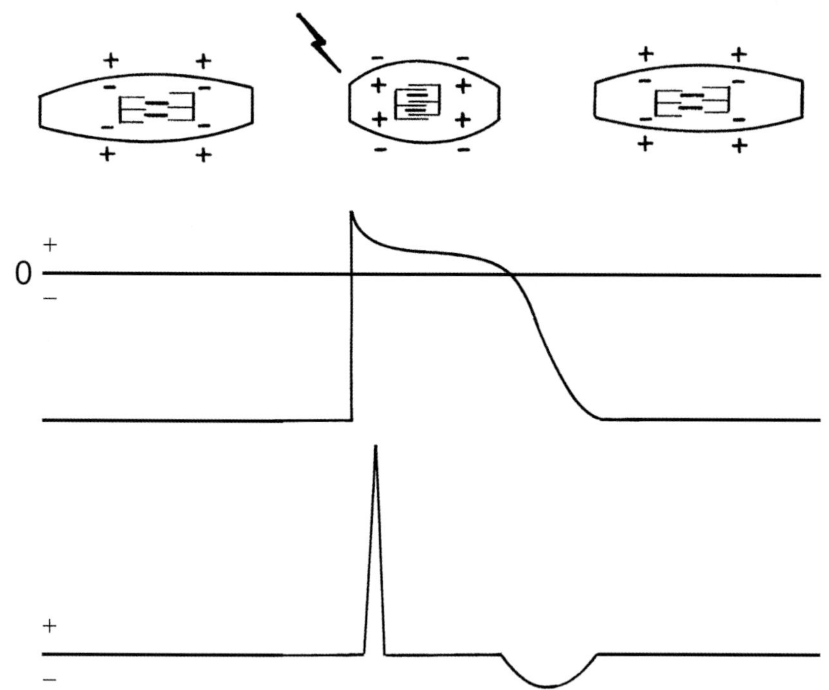


图 1.5 单细胞记录与 ECG 的对应关系。符号同图 1.3。(Modified with permission from Thaler MS. The Only EKG Book You'll Ever Need. Philadelphia, PA: JB Lippincott; 1988: 11.)

## 心脏冲动的形成和传导

单个心肌细胞或一小群心肌细胞的电激动产生的电压很小，导致体表 ECG 无法记录下来。临床 ECG 是记录整体心房和心室肌细胞的电活动，众多心肌细胞激动可以产生足够的可被体表 ECG 记录的电压。

普通心肌细胞没有自发形成或快速传导电冲动的能力，其依赖于心脏的起搏和传导系统的特殊细胞以实现这些功能(图 1.7)。起搏和传导系统位于心脏的特定解剖部位。解剖学上，这些细胞排列成结、束、束支和分支网络。这些结构的心肌细胞缺乏收缩能力，但可以自发产生电冲动(相当于起搏器的作用)和改变整个心脏的电传导速度。在心脏中，心房中特殊细胞的固有起搏频率最快，而心室中的最慢。自主神经系统的交感神经和副交感神经之间的平衡改变了固有起搏频率[3]。

图 1.7 显示了心脏泵腔、特殊起搏细胞和传导系统三者之间的解剖关系：心脏略微倾斜(图 1.7A)，右前观可见房间隔和室间隔穿过右心房和右心室(图 1.7B)，左后观可通过间隔见左心房和左心室(图 1.7C)。窦房结或窦结位于右心房高位，靠近右心房与上腔静脉的交界处。窦房结是心脏的主导起搏器，其高度发达的起搏能力可快速响应自主神经的信号输入，控制心脏泵的输送频率，以满足身体的各种需求。房室结位于右心房的下方，毗邻房间隔，其主要功能是充分减慢传导速度，使心房收缩与心室泵保持同步性。通常情况下，房室结是将心房冲动传导至心室的唯一结构，因为心房和心室的其他部位由不导电的纤维组织和脂肪组织分开[4,5]。

在心房内，窦房结产生的电冲动扩布到心肌无须通过特化传导束。电冲动抵达房室结，在进入室内传导系统前，发生缓慢传导。

室内传导通路包括 1 个共同束(希氏束)，该束从房室结到室间隔顶部，随后分出左束支和右束支，这些束支沿着室间隔表面延伸至各自的心室。左束支呈扇形发出左前分支和左后分支，沿着左心室间隔心内膜表面抵达二尖瓣的 2 个乳头肌。右束支在到达右侧室间隔远端之前保持 1 个整体，在那里沿着室间隔向右心室游离壁发出小分支。这些室内的传导通路由浦肯野细胞组成的纤维构成，其具有特殊的起搏功能和快速传导电冲动的能力。

终末分支由浦肯野纤维形成的网络(浦肯野纤维网)组成，分布到右心室和左心室的心内膜表面[6]。激动到达终末浦肯野纤维网络后，传导速度变慢，激动同时从左心室和右心室的心内膜传导至心外膜。这种同步激动过程在心室内是位于心尖的心肌先激动，上

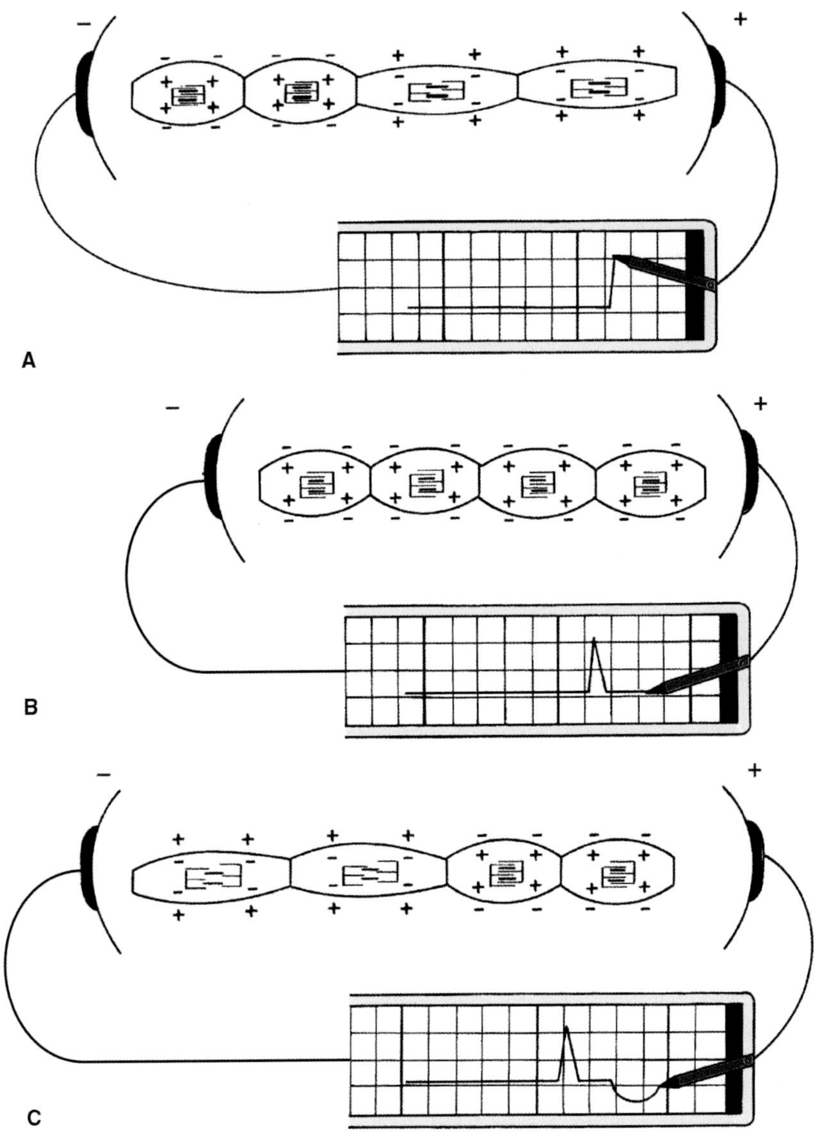


图 1.6　单通道 ECG 记录。符号同图 1.3。黑色半椭圆形代表电极。(Modified with permission from Thaler MS. The Only EKG Book You'll Ever Need. Philadelphia, PA: JB Lippincott; 1988: 29, 31.)

部(基底部)心肌后激动。这种电激活顺序有利于心室保持最佳的泵功能,因为肺动脉和主动脉流出道位于心室基底部。

## 记录长轴(基底部–心尖部)心脏电活动

胸部心脏的额面示意图见图 1.1B,正负电极沿心脏长轴安放于身体表面。记录心脏长轴(基底部–心尖部)电活动的最佳体表位置是心脏长轴延伸与体表相交的位置(图 1.8)。负极安放于右肩,正极安放于左下胸,这种电极安放沿心脏基底部至心尖部平行于其长轴,即平行于房间隔和室间隔。这种长轴"ECG 导联"与标准 12 导联 ECG 的 aVR 导联方向相似(见第 2 章)。然而,图 1.8 中的导联实际上是–aVR 导联,因为 aVR 导联的正极安放于右臂上。之后,正极和负极都被连接到单通道 ECG 记录仪上,记录的 ECG 显示为直立波形,见第 2 章。

放大图 1.8 中长轴导联记录的 ECG,了解起搏和传导系统结构的激动顺序(图 1.9)。此图包含的重要信息将会在本书中多处出现并重复强调。在 1 个心动周期中,最先出现的心电波是 P 波,代表心房的激动。由于窦房结位于右心房,P 波的第 1 部分反映了右心房除极。P 波的中间部分代表右心房激动结束,左心房开始激动。P 波的最后一部分代表左心房激动的完成。在 P 波中部时,房室结开始激动,P 波后半部里是房室结内的缓慢传导。

心房复极过程产生的心电波太过微弱,以致 ECG

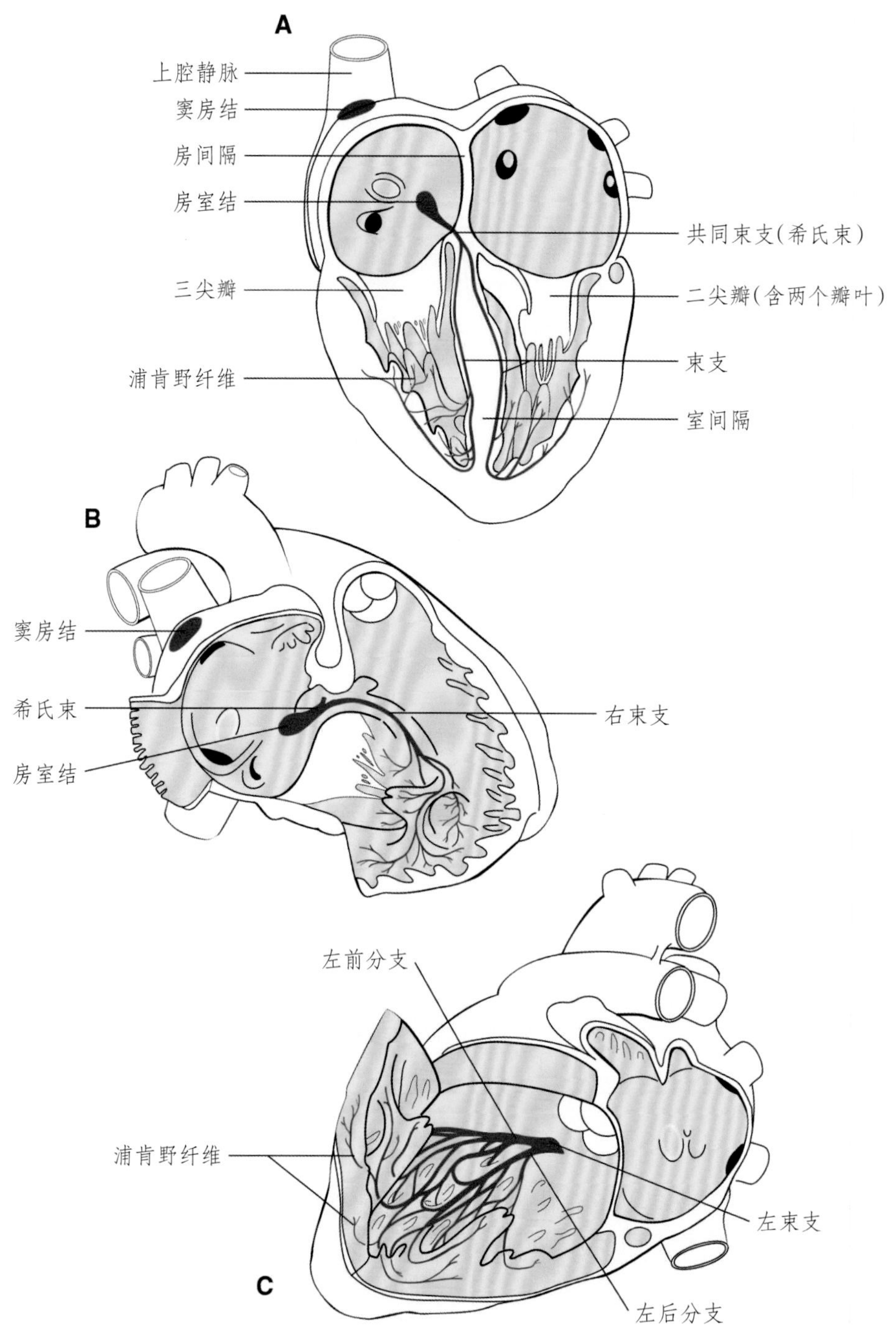


图 1.7 心脏起搏和传导系统的特殊细胞。(A)所有腔室的前壁都被移除,以显示整个房室传导系统和室内传导系统。(B)右心房和右心室的侧壁被移除。(C)左心房和左心室的侧壁被移除,显示右束支和左束支。(Modified from Netter FH. In:Yonkman FF,ed. The Ciba Collection of Medical Illustrations. Vol 5:Heart. Summit,NJ:Ciba-Geigy;1978:13,49.)

无法测量,但可能表现为 PR 段的变形。希氏束和束支在 PR 段被激活,但不在体表 ECG 产生心电波。

记录的下一组波称为 QRS 波群,代表右心室和左心室的同步激活。在长轴记录的 ECG 中,P 波完全直立,QRS 波群主波直立。

通常,QRS 波群表现为 1 个波(单相)、2 个波(双相)或 3 个波(三相)(图 1.10)。按照惯例,QRS 波群开始的第 1 个负向波被命名为 Q 波。从心脏长轴导联记录的 QRS 主波通常正向,称为 R 波,无论其前是否有 Q 波。R 波之后的负向波被命名为 S 波。当出现第 2 个正向波时,称为 R’波(R 首)。单相负向 QRS 波被命名为 QS 波(见图 1.10 左下)。双相波群被命名为

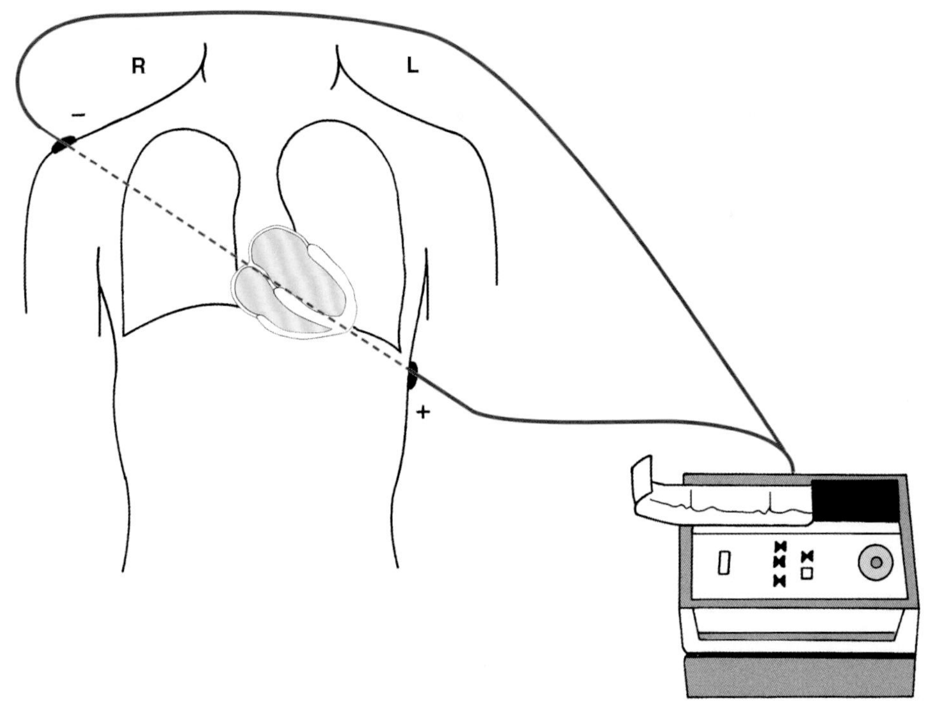


图 1.8　记录心脏长轴电活动的最佳电极安放位置。黑色半椭圆形代表电极。

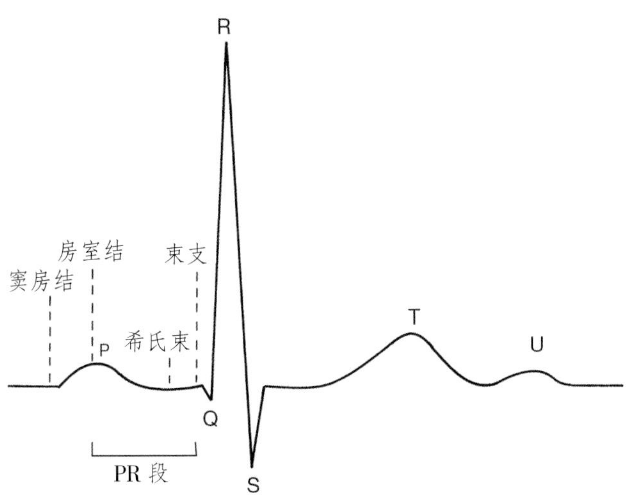


图 1.9　波形。P 波，心房激动；Q、R 和 S 波，心室激动；T 和 U 波，心室复极。

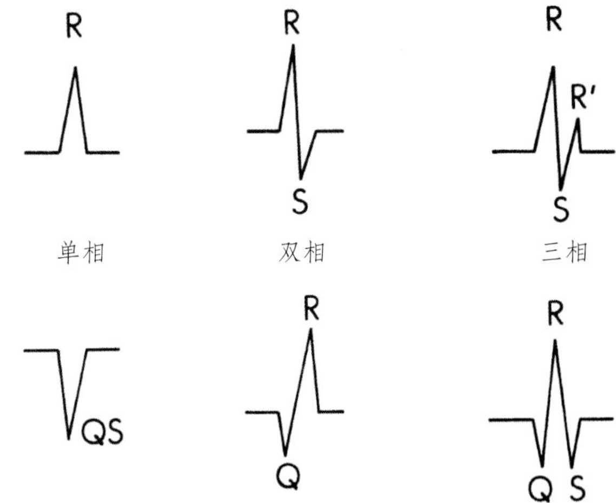


图 1.10　QRS 波形态及其命名的术语。(From Selvester RH, Wagner GS, Hindman NB. The development and application of the Selvester QRS scoring system for estimating myocardial infarct size. Arch Intern Med. 1985;145:1879, with permission. Copyright 1985, American Medical Association.)

RS 波或 QR 波(见图 1.10 中列)，三相波群被命名为 RSR'或 QRS 波(见图 1.10 右列)。偶尔会记录到更复杂 QRS 波形(见第 3 章)。

心脏周期中代表心室复极的波称为 T 波。图 1.7A 是右心室和左心室的额面视图，图 1.11 重点展示了左心室心肌细胞从心内膜至心外膜表面的记录。图下方的数字是连续电事件发生所需的时间(单位为 s)。浦肯野纤维首先激动心内膜，启动心室除极，然后通过心肌壁扩散到心外膜表面细胞。由于心室细胞恢复(复极)的离子流与除极时相反，可能认为 T 波方向与 QRS 波方向相反(见图 1.5 和图 1.6)。然而，心外膜细胞的复极早于心内膜细胞，从而导致复极波的扩布方向与除极波方向相反(心外膜到心内膜；图 1.11A)。最终导致长轴体表 ECG 波形(见图 1.9)的 T 波偏转方向与 QRS 波群的方向相同(图 1.11B)。T 波之后有时跟随另一个较小的正向波(其来源尚不明确)，称为 U 波，如图 1.9 所示。

把图 1.9 中的心电波放大，以便展示 ECG 分段（PR 段和 ST 段）和时间间隔（PR、QRS、QT 和 TP），如图 1.12。从 P 波起点到 QRS 波起点的时间间期称为 PR 间期，无论 QR 波的第 1 个波是 Q 波还是 R 波。PR 间期测量心房激动开始至心室激动开始之间的时间。PR 段指的是从 P 波结束到 QRS 波群开始的时间。QRS 间期测量从心室激活开始到结束的时间。因为较厚的左心室游离壁和室间隔激动需要比较薄的右心室游离壁花费更多的时间，所以 QRS 波群的终末部是这些较厚区域基底部的电势平衡。

ST 段是心室激活结束和心室复极开始之间的时间。无论 QRS 波群的终末部分是 R 波或 S 波，一律使用"ST 段"这一术语。QRS 波群和 ST 段的交界点称为 J 点。从心室激动开始到心室复极结束的时间间期称为 QT 间期，无论 QRS 波群是以 Q 波或 R 波开始。

健康人心率较慢时，PR 段、ST 段和 TP 段大致处于相同水平（等电位线）。T 波或 U 波终点与 P 波起点之间的 TP 段通常用作测量各种心电波振幅的基线。

## 记录短轴（左向右）心脏电活动

通常，心脏短轴 ECG 的重要功能是识别异常起源于左侧心脏还是右侧心脏。

记录左侧和右侧心脏电活动的最佳电极安放位置是延伸心脏短轴与体表的相交点，如心脏横面示意图所示（图 1.13）。负极放置于左后胸（背部），正极放置于右前胸（胸骨右缘），电极安放垂直于房间隔和室间隔，然后与单通道 ECG 记录仪相连。短轴 ECG 导联的方向类似于标准 12 导联 ECG 中的 V1 导联（见第 2 章）。V1 导联的正极置于前胸第 4 肋间的胸骨右缘。在这些部位记录的 ECG 图形中，P 波和 T 波呈典型的双相波，QRS 主波负向。

图 1.14 为图 1.13 所示的从心脏短轴面记录的 ECG 波形，展示主要的 ECG 分段和时间间期。P 波前半部的正向部分仅代表右心房的激动，因为右心房内的激动从房间隔朝向右心房游离壁，朝向体表 ECG 记录电极的正极。P 波后半部的负向部分仅代表左心房的激动，因为激动扩布从房间隔朝向左心房游离壁，朝向体表 ECG 记录电极的负极，因此记录到负向波。这种激动序列产生 1 个双相 P 波。

QRS 波群的起始部分反映了室间隔的激动过程。激动从室间隔左侧朝向右侧，面对心脏短轴导联的正极部位（右前胸），由此记录到初始正向 R 波。QRS 波群的中部反映了左心室心肌和右心室心肌的电激动过程。解剖上，左心室后游离壁比右心室前游离壁厚得多，优势电势朝向左心室，背离心脏短轴导联的正极部位（右前胸），由此记录到 S 波。QRS 波的终末部反映了左心室游离壁和室间隔激动的完成。向后的电势完成 S 波。心脏短轴导联记录的 T 波通常是双相波，一般不会记录到 U 波。

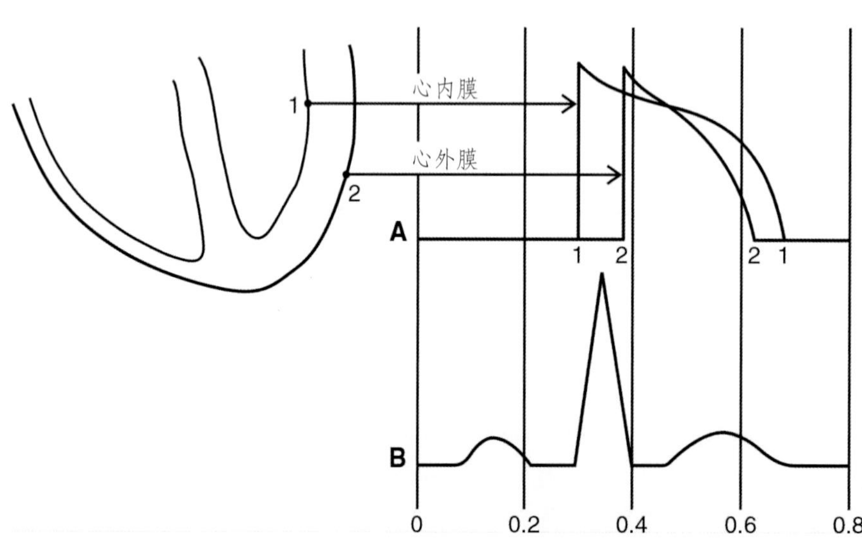


**图 1.11** (A)左心室心肌细胞的动作电位；(B)长轴体表 ECG 波形。

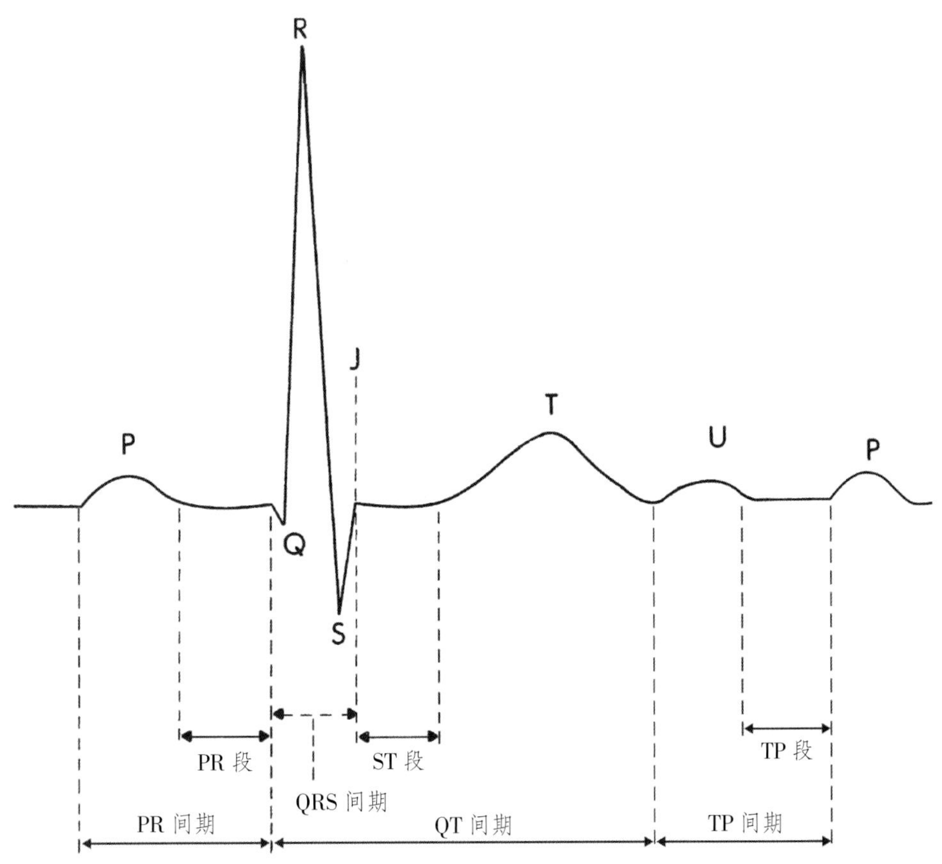


图 1.12　放大心脏长轴的心电波以显示 ECG 的各种分段和时间间期。

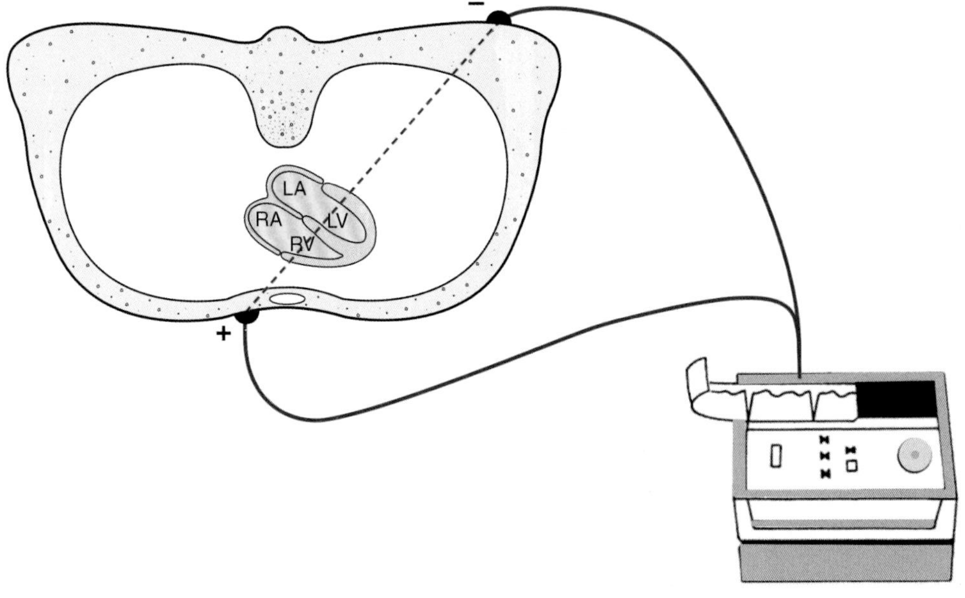


图 1.13　左侧和右侧心脏电活动最佳记录位置的上面观。黑色半椭圆形表示电极。LA，左心房；LV，左心室；RA，右心房；RV，右心室。

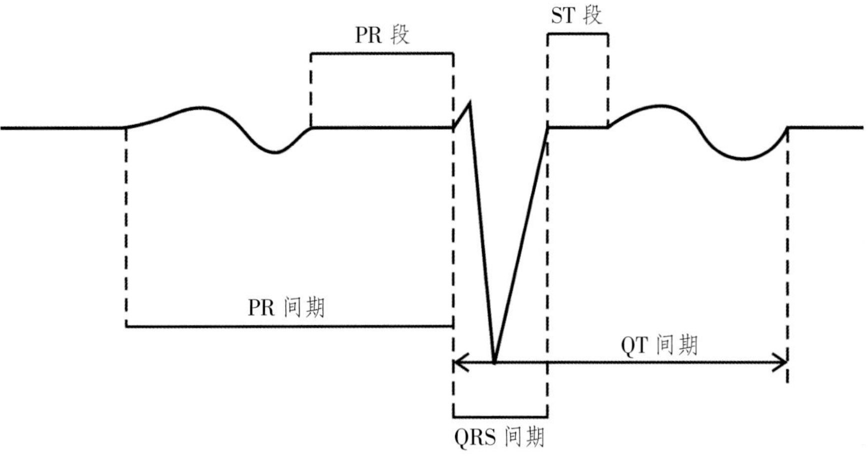


图 1.14 放大心脏短轴的心电波以显示 ECG 的各种分段和时间间期。

# 第 1 章总结图

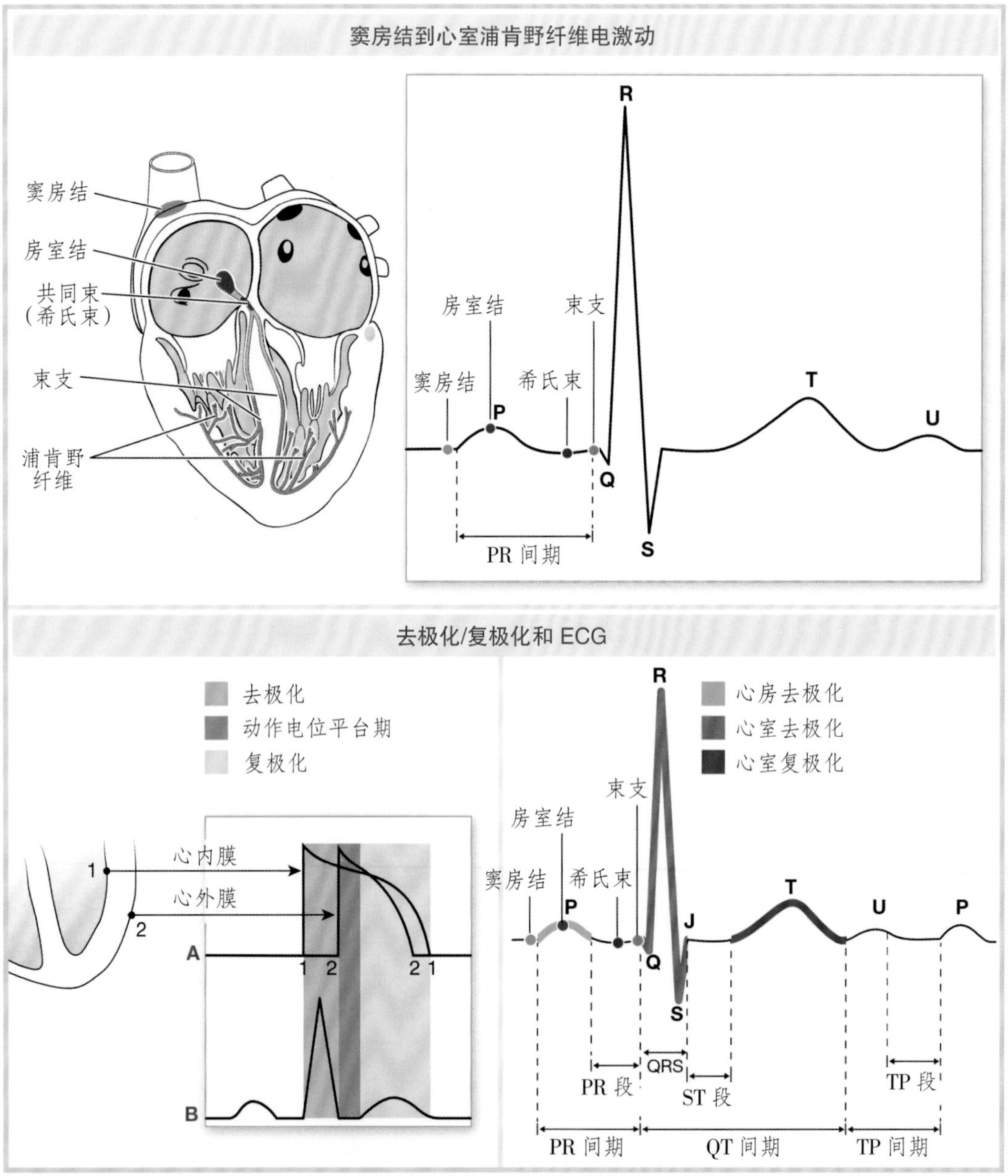

窦房结到心室浦肯野纤维电激动

窦房结
房室结
共同束（希氏束）
束支
浦肯野纤维

R
房室结
束支
窦房结
希氏束
P
T
U
Q
S
PR 间期

去极化/复极化和 ECG

去极化
动作电位平台期
复极化

1
心内膜
心外膜
2
A
1 2
2 1
B

R
心房去极化
心室去极化
心室复极化

束支
房室结
窦房结
希氏束
P
J
T
U
P
Q
S
QRS
PR 段
ST 段
TP 段
PR 间期
QT 间期
TP 间期

## 相关术语

**动作电位**:细胞被外来性电刺激或自发性电冲动激动后,细胞内电极记录的电位。

**前部**:位于身体前方。

**房室结**:位于右心房下部的一小团组织,靠近左心房和右心房之间的隔膜(房间隔)。其功能是减慢从心房到心室的冲动,让心房和心室的泵送维持同步。

**心房**:心脏的一个腔室,从静脉中接收血液并将其输送到相应的心室。

**基底部**:心房所在的心脏的宽阔顶部。

**基线**:参见等电位线。

**束支**:从希氏束发出的成群的浦肯野纤维,右束支把冲动快速传导至右心室,而左束支将冲动传导至左心室。

**心动周期**:1 个心肌细胞或整个心脏的单次电-机械激动及其恢复过程。

**心脏起搏和传导系统**:位于心脏各处的特化成群心肌细胞,具有层次性,负责冲动的形成和传导,以及传导速度缓慢或快速。

**希氏束**:起源于房室结的一组致密浦肯野纤维,能迅速把电冲动传导至左心室和右心室。

**偏转**:ECG 的波形,方向可以向上(正向波)或向下(负向波)。

**去极化**:细胞内部和外部的电荷与电势的最小差异变化。在静息状态下,细胞处于极化状态,细胞内部与外部相比带有明显的负电荷。电流启动去极化过程,细胞膜通透性改变,进而正电荷进入细胞内。

**舒张期**:心脏电学和力学方面的基础状态或静息状态。电学舒张期是指心肌的复极期,力学舒张期是指心肌松弛。在力学舒张期,心脏腔室充盈血液。

**双相**:包含正向和负向 2 个组成部分。

**远端的**:远离附着点或起点,与近端相反。

**ECG**:通过心电图仪记录到的图形,显示心脏的电活动。

**电极**:安放于皮肤表面并与 ECG 记录仪相连。

**心内膜**:心肌壁的内部,靠近充盈血液的邻近腔室。

**心外膜**:心肌壁的外部,与紧密包裹心脏的心包内层相邻。

**分支**:发自传导束或束支的一小丛浦肯野纤维,能够快速地将冲动传导给心室的心内膜表面。

**等电线**:ECG 记录的形成基线的水平线,既不表示正电位也不表示负电位。

**J 点**:QRS 波群与 ST 段的连接点。

**侧位**:位于心脏或整个身体的右侧或左侧。

**单相**:单组分,要么正向,要么负向。

**P 波**:在心动周期内,ECG 的第一个波,代表心房激动。

**PR 间期**:P 波起始至 QRS 波起始的时间,代表心房肌激动开始与心室肌激动开始之间的时间间期。

**PR 段**:P 波终点至 QRS 波起点的时间。

**浦肯野细胞或纤维**:起搏和传导系统远端的特化心肌细胞,形成希氏束、束支、分支和终末浦肯野纤维网。

**Q 波**:QRS 波起始负向波。

**QRS 波**:ECG 记录心室除极的波,通常指第 2 个波或整组波。

**QRS 间期**:QRS 波起点至终点的时间,代表全部心室肌细胞激动所需时间。

**QS 波**:单相负向 QRS 波。

**QT 间期**:QRS 波起点至 T 波终点的时间, 代表心室除极开始至复极结束的总时间。

**R 波**:QRS 波群中出现的第 1 个正向波, 可以是 QRS 波群的第 1 个波,也可以出现于 Q 波之后。

**R'波**:QRS 波群的第 2 个正向波。

**复极**:细胞内部相对于细胞外部恢复较多负电荷的过程。这种情况由细胞膜中的泵维持,并受到抵达电流的干扰。

**间隔**:分隔心房和心室的肌肉壁。

**窦房结**:位于右心房上部的一小块组织,靠近上腔静脉入口。起主导起搏器的作用,形成电脉冲,然后传导至整个心脏。

**ST 段**:QRS 波终点至 T 波起点的时间间期。

**上部**:位于上方,比身体其他部位更靠近头部。

**上腔静脉**:引流静脉血液至右心室的大静脉。

**收缩期**:心脏电学和力学的激动状态:电收缩的特征是去极化,机械收缩是心肌缩短。在机械收缩时,血液被泵出心脏。

**T 波**:在心动周期中,ECG 最后的一个主波,代表心室复极。

**三相**:3 个组成部分。

**U 波**:部分个体在 ECG 紧随 T 波之后出现的一个波,通常较小,发生机制尚不明。

**心室**:接受心房泵出血液的心腔,并把接受的血液泵入动脉。

**波形**:在 ECG 上,代表心脏电活动除极期和复极期的形状。

(詹中群 译 刘彤 校)

## 参考文献


1. Hoffman BF, Cranefield PF. *Electrophysiology of the Heart*. New York, NY: McGraw-Hill; 1960.
2. Guyton AC. Heart muscle: the heart as a pump. In: Guyton AC, ed. *Textbook of Medical Physiology*. Philadelphia, PA: WB Saunders; 1991.
3. Rushmer RF. Functional anatomy and the control of the heart and electrical activity of the heart, part I. In: Rushmer RF, ed. *Cardiovascular Dynamics*. Philadelphia, PA: WB Saunders; 1976:76-104.
4. Truex RC. The sinoatrial node and its connections with the atrial tissue. In: Wellens HJJ, Lie KI, Janse MJ, eds. *The Conduction System of the Heart*. The Hague, The Netherlands: Martinus Nijhoff; 1978.
5. Becker AE, Anderson RH. Morphology of the human atrioventricular junctional area. In: Wellens HJJ, Lie KI, Janse MJ, eds. *The Conduction System of the Heart*. The Hague, The Netherlands: Martinus Nijhoff; 1978.
6. Guyton AC. Rhythmic excitation of the heart. In: Guyton AC, ed. *Textbook of Medical Physiology*. Philadelphia, PA: WB Saunders; 1991.

# 第 2 章

# 心电图的记录

David G. Strauss, Tobin H. Lim, Douglas D. Schocken

## 标准 12 导联 ECG

### 额面

标准 ECG 使用第 1 章中介绍的两个视图(见图 1.8 和图 1.13):基底部-心尖部(长轴)和左方-右方(短轴)加上 10 个其他视图来记录心脏电活动。每一个视图通过正极和负极连接的导联,探查两个电极之间的电势差。其中 6 个导联提供身体额面的视图,另外 6 个导联提供身体横面的视图。每个导联的正极由安放于体表的单个电极组成,负极既可以是另一个安放于体表的电极,也可以是中心电端,后者平均记录多个体表电极的输入。记录 ECG 的设备称为心电图机,包含创建"中心电端"的电路,中心电端用作 9 个标准导联(称为 V 导联)的负极。

100 多年前,Einthoven 等人在手臂及左侧下肢安放记录电极,并把记录的图形称为心电图(elektrokardiogramme),简写为 EKG。在本书中,用英文缩写 ECG 取代 EKG。Einthoven 创建了 3 个导联(Ⅰ、Ⅱ和Ⅲ),每一个导联由一对肢体电极组成,其中一个电极作为导联的正极,另一个电极作为导联的负极(图 2.1)。这些导联的正极安放于体表的左方和下方,所记录 ECG 的心电波主要为正向波。产生这种波形方向的原因是心房和心室的电势总和通常朝向心尖。Ⅰ导联的正极安放于左上肢,负极安放于右上肢。Ⅱ导联的正极安放于左下肢,负极安放于右上肢,记录心脏长轴的电活动,但与第 1 章介绍的略有不同(见图 1.8、图 1.9 和图 1.12)。Ⅲ导联的正极安放于左下肢,负极安放于左上肢。安放于右下肢的电极让整个系统接地。

ECG 的Ⅰ、Ⅱ和Ⅲ导联形成的夹角相等,均为 60°,组成等边三角形,即 Einthoven 三角(图 2.2A)。想象这 3 个导联,它们在心脏电活动的中心相交。保持它们的原始空间方向。现在我们得到了一个三轴参考系统,用于观察心脏的电活动(图 2.2B)。它们是标准 12 导联 ECG 中唯一使用 2 个体表电极记录的 ECG,通常称为双极导联。实际上,其他 9 个导联也是双极的,只是负极连接于中心电站。

导联Ⅰ、Ⅱ和Ⅲ之间的夹角为 60°,在心脏电活

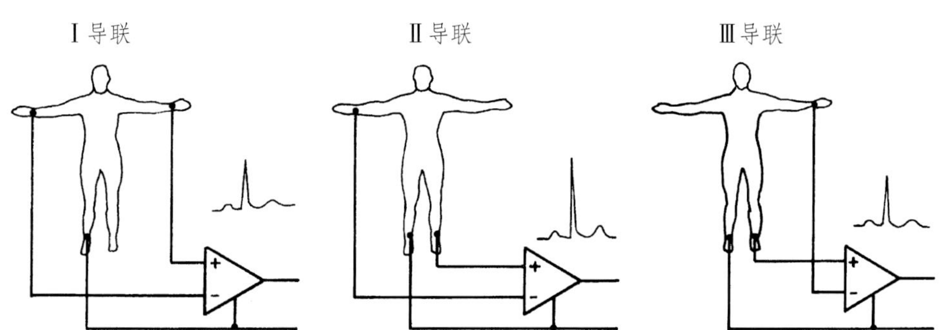


图 2.1 Einthoven 最初创建的 3 个原始肢体导联:连接于肢体末梢的成对(+)正极和(-)负极。(Modified from Netter FH , ed. The CIBA Collection of Medical Illustrations. Summit, NJ : Ciba-Geigy ; 1978 : 51 . Heart ; vol 5.)

动的 3 个视图中产生很大的间隙。Wilson 及其同事开发了一种填补心脏电活动探查间隙的方法，这种方法不需要增加额外的体表电极：他们把左上肢、右上肢和左下肢的肢体电极连接在一起，从而创建了中心电端。ECG 导联使用中心电端作为负极，体表的记录电极作为正极，这样的导联连接方式，早期称为 V 导联。

然而，当中心电端和连接到肢体上的记录电极组成的附加额面肢体导联时，记录的心电信号很小，这是因为当正极和负极 3 个元件中的一个位于同一肢体时，来自记录电极的电信号被部分抵消。此时，当作为正极的记录电极安放于某个肢体时，从中心电站断开该肢体电极，可以增加或“增强”心电信号的幅度。这种增强的 V 导联称为 aV 导联。图中的“波浪”线表示将 2 个记录电极连接于电阻器，然后组成每个 aV 导联的负极。例如，aVR 导联通过记录右上臂和左上肢与左下肢平均电势的差来填补Ⅰ和Ⅱ导联之间的间隙（图 2.3）。aVR 导联与Ⅱ导联一样，提供了心脏电活动的长轴视图，但方向与Ⅱ导联相反（见第 1 章图 1.8）。

Ⅱ和Ⅲ导联之间的间隙由 aVF 导联填补，Ⅲ和Ⅰ导联之间的间隙由 aVL 导联填补。这 3 个 aV 额面导联是由 Goldberger 开发的。

在图 2.2B 的三轴参考系统中，增加 3 条 aV 导联，就得到了一个六轴参考系统（图 2.4），用于查看额面的心脏电活动。六轴参考系统包括 6 个导联，其中 5 个导联相互夹角为 30°。除外 aVR 导联，因其正极位于右上肢，朝向–150°。

这种导联安排提供了额面 360°视图，相当于时钟表面上 2、3、5、6、7 和 10 点的位置。按照惯例，度数安排如图所示。Ⅰ导联作为参考导联，度数为 0°，正极以 30°的增量顺时针方向增加至 180°，负极则以 30°增量逆时针方向增加至–180°。Ⅱ导联朝向+60°，aVF 导联朝向+90°，Ⅲ导联朝向+120°。aVL 导联朝向–30°，aVR 导联朝向–150°。每个导联的负极构成

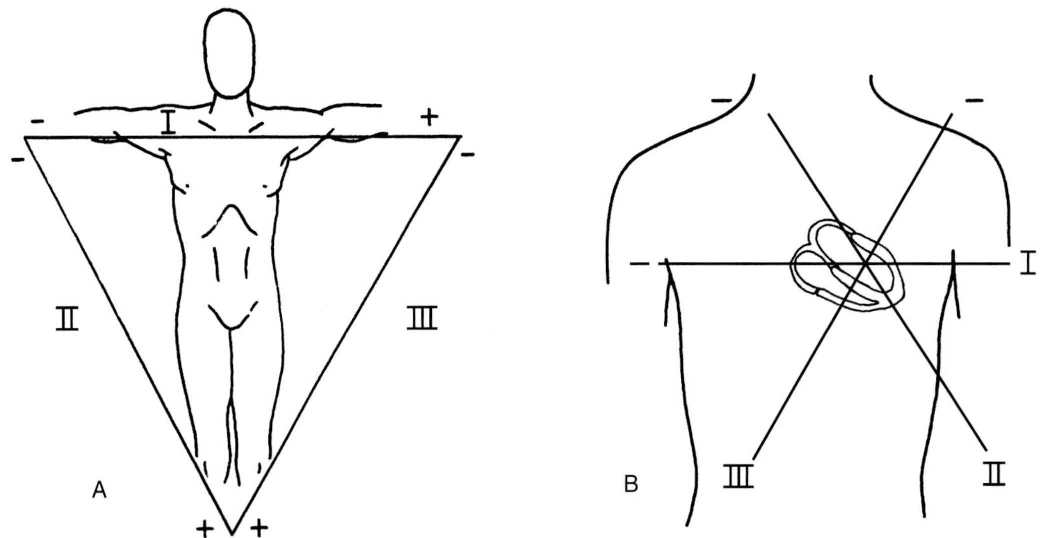


图 2.2 Ⅰ、Ⅱ和Ⅲ导联的正极和负极。(A)Einthoven 三角。(B)Einthoven 三角与心脏的关系示意图。

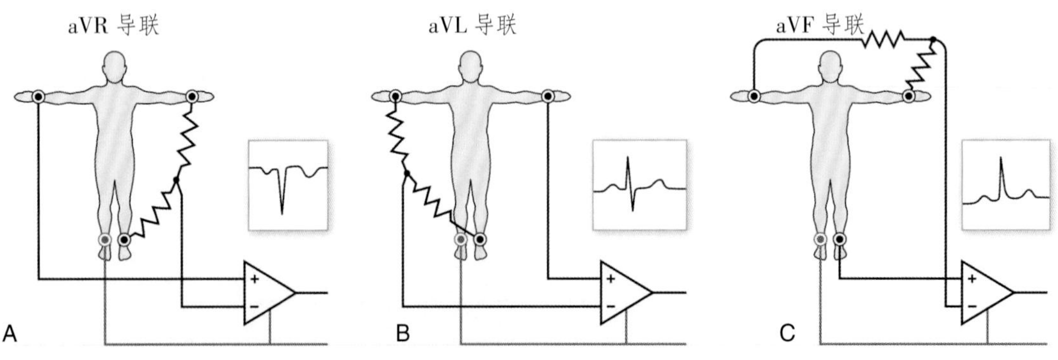


图 2.3 每个 aV 导联的正极(+)和负极(–)。

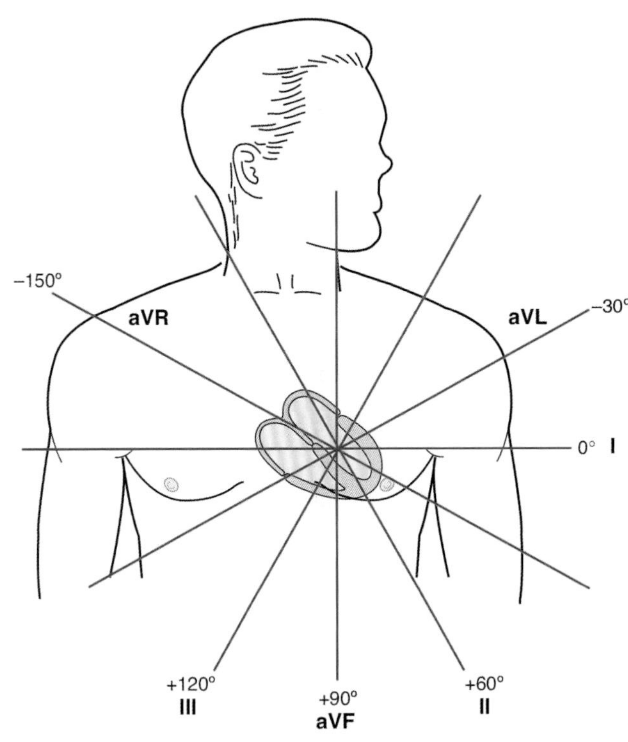


图 2.4　根据正极安放位置命名的额面肢体导联系统。

“钟面”(见图 2.11)。

使用数字技术的现代心电图机仅记录Ⅰ和Ⅱ导联,然后基于 Einthoven 定律=Ⅰ+Ⅲ=Ⅱ,实时计算剩余肢体导联的电压。从Ⅰ、Ⅱ和Ⅲ导联计算 aV 导联电压的代数计算公式如下:

aVR=-1/2(Ⅰ+Ⅱ)

aVL = Ⅰ-1/2Ⅱ

aVF = Ⅱ-1/2Ⅰ

因此,

aVR + aVL + aVF= 0。

## 横面

标准 12 导联 ECG 包括六轴系统的 6 个额面导联和身体横面的 6 个附加导联。这些附加导联由 Wilson 等人提出,使用六轴系统的中心电端作为负极,置于前胸壁和左外侧胸壁不同位置的探查电极作为正极。由于后面这些导联几乎位于心脏前面,故也称为心前区导联。由于这些导联的正极不参与中心电站的组成,因此,不需“加压”记录波形。在 12 导联 ECG 中,6 个附加的胸导联分别称为 V1~V6 导联。

图 2.5 展示了 V1 导联的安放,正极放置于右前胸部,负极由中心电站组成。该导联提供了心脏电活动的短轴视图,有助于区分各种异常情况的左侧或右侧位置(见图 1.13)。图中的波浪线表示每个 V 导联的负极由添加电阻后的 3 个肢体导联连接组成(即中心电站)。

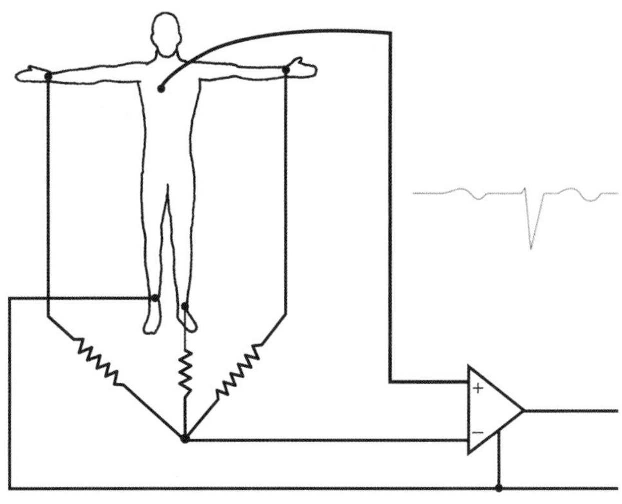


图 2.5　胸导联 V1(右前胸区)的正极(+)和负极(-)。负极由中心电端组成。

这些电极的体表安放位置由胸部的骨性标志确定(图 2.6)。锁骨应作为定位第 1 肋骨的参考。第 1 和第 2 肋骨之间的间隙称为第 1 肋间隙。V1 导联安放于胸骨右侧的第 4 肋间。V2 导联的电极放置在胸骨左侧的第 4 肋间(心脏电活动中心的正前方),V4 导联的电极放置在左锁骨中线上的第 5 肋间。V3 导联的电极放置在 V2 导联和 V4 导联连线的中点。V5 和 V6 导联直接位于 V4 导联的左侧面,V5 导联的电极放置在第 5 肋间的左腋前线处,V6 导联的电极放置在第 5 肋间的左腋中线处。对于女性,V4 和 V5 导联的电极应放置在乳房下方的胸壁上。

**心前区V导联的电极安放位置**(见图2.6)

- V1 位于第 4 肋间的胸骨右缘
- V2 位于第 4 肋间的胸骨左缘
- V3 位于 V2 导联和 V4 导联连线的中点
- V4 位于第 5 肋间的左锁骨中线处
- V5 位于 V4 导联水平的左腋前线
- V6 位于 V5 导联水平的左腋中线

图 2.7 显示了 6 个胸导联通过近似心脏电活动中心的方向。6 个横面导联之间的夹角约为 30°,如额面所示(见图 2.4)。从上面看,导联位置处于时钟表面

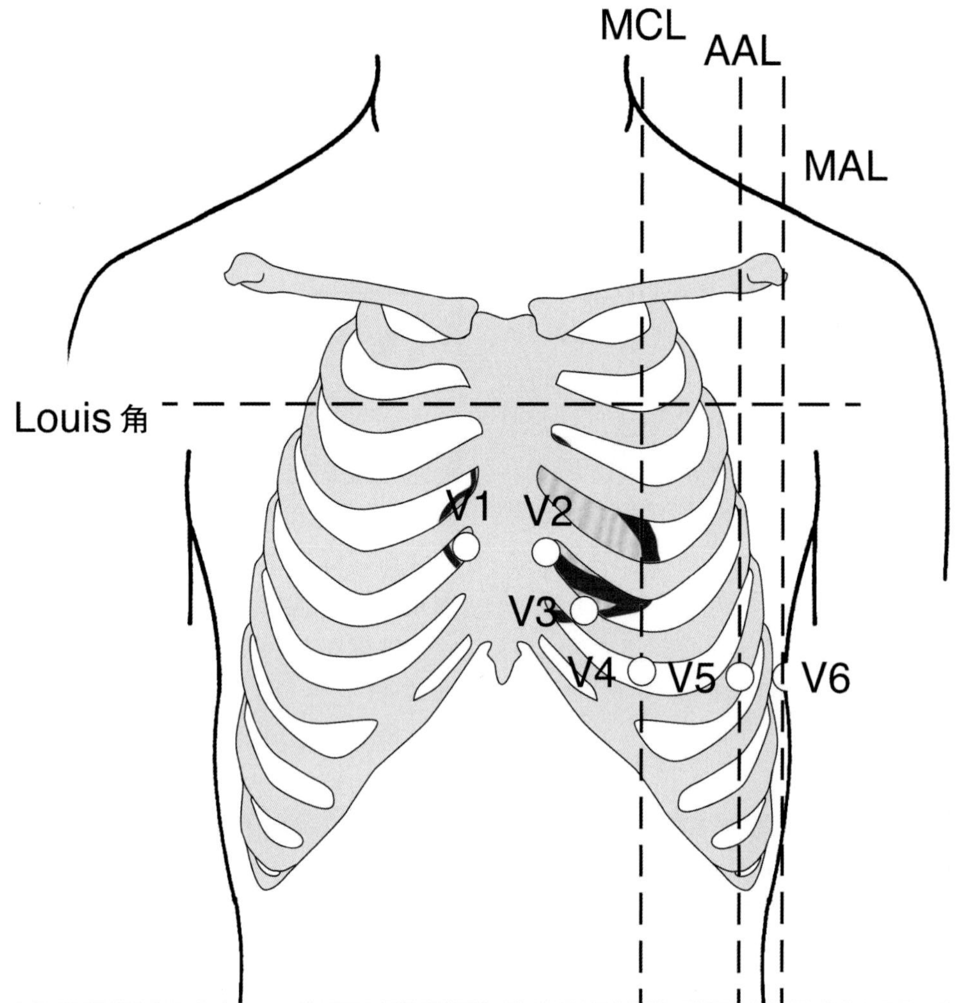


图 2.6 胸导联电极安放的骨性标志。垂直虚线分别为锁骨中线(MCL)(通过 V4 导联)、腋前线(AAL)(通过 V5 导联)和腋中线(MAL)(通过 V6 导联)。水平虚线沿 Louis 角(第 2 肋骨的肋软骨连接处)。(Modified with permission from Thaler MS, ed. The Only EKG Book You'll Ever Need. Philadelphia, PA : JB Lippincott ; 1988 : 41.)

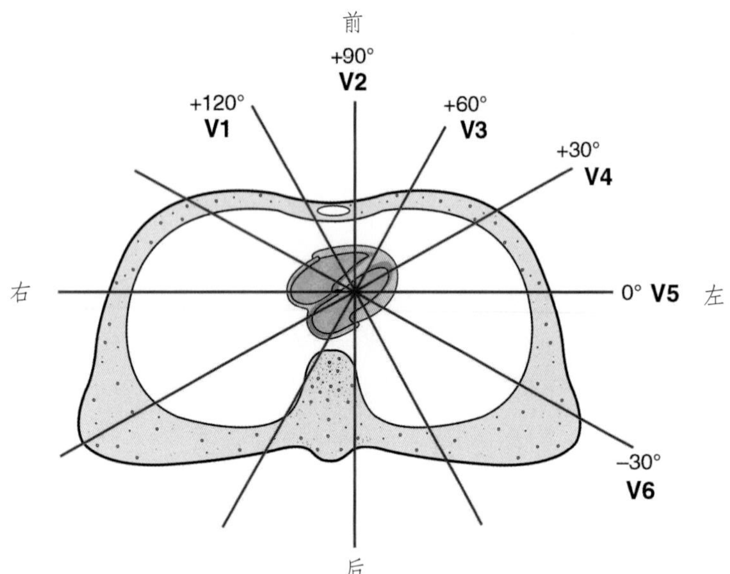


图 2.7 横面胸导联的下面观。实心红线表示根据正极位置命名的 6 条胸导联。

的11、12、1、2、3和4点钟方位。为了完成钟面,需要穿过胸部延长这些导联线至胸部的相对位置,它们可以看作6个胸导联的负极位置。按照图2.4相同的格式表示钟面上的角度。

## 正确和不正确的电极放置

健康个体的标准12导联ECG所记录的单个心动周期,应确保所有9个记录电极的安放位置正确,如图2.8A所示。只有将记录电极放置在体表的正确位置,才能进行准确的ECG解释。用于记录6个肢体导联的3个额面电极(右上肢、左上肢和左下肢)应放置在指定肢体的远端位置。需要注意的是,当肢体电极的安放位置更靠近肢体近端时,尤其是在左臂上,可能会出现QRS波群的显著畸变。采集ECG时,四肢应该放松并保持在"静息"位置,这样才能记录到高质量的ECG。

9个ECG电极的安放可能存在许多错误。这包括反接任何一对6个胸部电极。V1和V2电极位置的反转产生如图2.8B所示的记录。

图2.8C~F显示了在同一个体上错误放置肢体电极以后记录的ECG实例。2个电极反接是额面记录中最常见的错误。其中的一个例子是右上肢和左上肢的电极反接(图2.8C)。在这种情况下,Ⅰ导联心电波反转,Ⅱ和Ⅲ导联的心电波反转,aVR和aVL导联的心电波反转,aVF导联的心电波正确。另一个特征性ECG实例是右下肢电极与其中一个上肢电极反接。当右上肢电极位于右下肢时(图2.8D),Ⅱ导联的所有波形呈现极低振幅;当左上肢电极位于右下肢时,Ⅲ导联的所有波形呈现极低振幅(图2.8E)。这些心电波振幅很低的原因是两条下肢之间的电势差几乎为零。左上肢和左下肢的电极反接最难检测;Ⅲ导联的心电波反转,Ⅰ和Ⅱ导联的心电波反转,aVL和aVF导联的心电波反转(图2.8F)。

然而,在横面记录中常见的错误是未能根据指定的解剖标志正确安放单个探查电极(见图2.6)。在女性、肥胖者和胸壁畸形患者中,精确识别正确放置电极的骨性标志可能很困难。这些电极位置的轻微改变,也可能显著扭曲心电波的外观。比较系列ECG更依赖于精确的电极放置。

图2.9显示了ECG模拟软件的屏幕截图,该软件允许用户互换和错接电极。

## 12导联的其他显示方式

改变12导联ECG的显示方式也能提高ECG依据波形形态的诊断能力。每个导联提供它们独特的心脏电活动视图,但只有6个胸部导联通常按其空间顺序显示。

6个肢体导联显示在其2个经典导联序列中,即两列三导联(Ⅰ、Ⅱ和Ⅲ导联和aVR、aVL和aVF导联,图2.10A)。标准显示的局限性对于急性心肌缺血和梗死的诊断有重要的临床意义;2个或多个空间相邻导联的ST段抬高是诊断ST段抬高型心肌梗死的基石(见第7章和第8章)。

### 卡布雷拉序列

只有在瑞典及其邻近国家,6个额面导联按照Cabrera的描述从aVL导联到Ⅲ导联整合成单一有序序列。注意:在Cabrera导联体系中,aVR导联反转为–aVR导联,提供另一个朝向Ⅱ导联轴方向的长轴。钟面上10点钟的位置对应aVR导联,4点钟的位置对应–aVR导联。该导联序列提供了6个独立的空间连续导联(从aVL到Ⅲ导联)和额面五对空间连续导联(aVL和Ⅰ;Ⅰ和aVR;aVR和Ⅱ;Ⅱ和aVF;aVF和Ⅲ)。2000年,欧洲心脏病学会/美国心脏病学会发布的共识指南推荐了Cabrera导联系统。

额面导联系统的这种有序排列加上横面导联系统提供了从左(aVL导联)至右(Ⅲ导联),然后从右(V1导联)至左(V6导联)的全景显示(图2.10B)。瑞典全景倍速(50mm/s)记录的12导联ECG如图2.10C所示。

12导联ECG的显示提供了包含额面和横面150弧度有序视图,其中包括了大多数左心室心肌视图。根据立体角理论,信号幅值可能与空间和非空间因素有关[34]。然而,正如第6章所述,在这些弧度之外的一些左心室壁可能发生缺血和梗死。

### 24导联ECG

正如Cabrera序列中的–aVR导联提供了经典序列中aVR导联的反向图形,其余导联的反向可以提供11个额外的心脏电活动视图。因此,"12导联ECG"有可能成为"24导联ECG"。图2.4和图2.7再

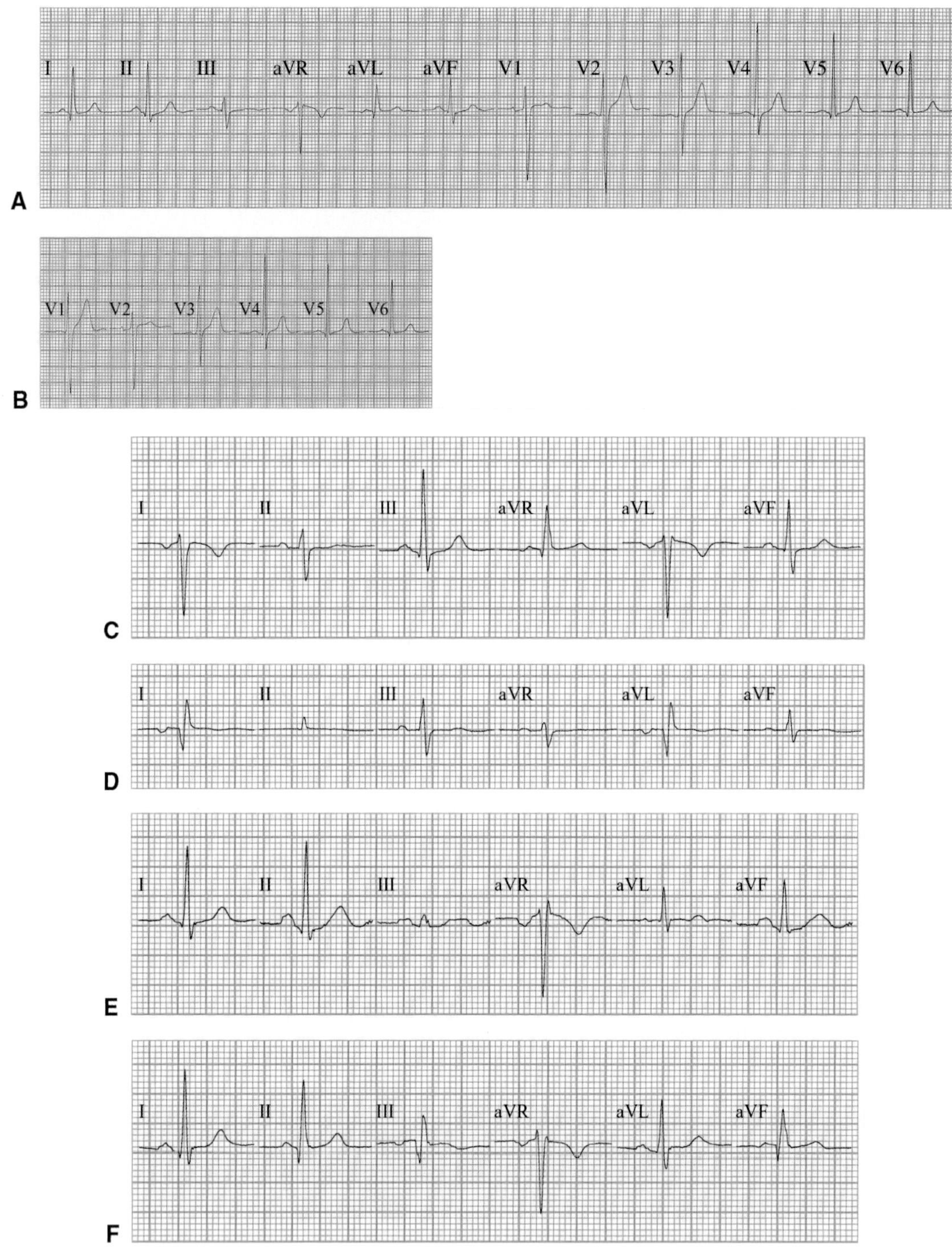


图 2.8 (A)正常 ECG。(B)胸导联电极反接。(C~F)肢体导联电极反接。

现了 ECG 所有 24 条正负导联,这些导联在额面和横面呈钟面排列(图 2.11)。当心脏解剖位置的示意图显示在时钟中心时,所有 24 个视图都在各平面上提供完整的全景显示。

## 连续监测

标准电极安放位置不适合连续监测心脏电活动,例如,标准电极安放部位产生的骨骼肌电位和伪差会掩盖 ECG 记录。心电监测可应用于床旁、日常活动和运动应激试验。

## 监测

既往,每次 ECG 记录都需要更换电极,而现今安放的电极可用于连续性记录。这种监测已成为心律失

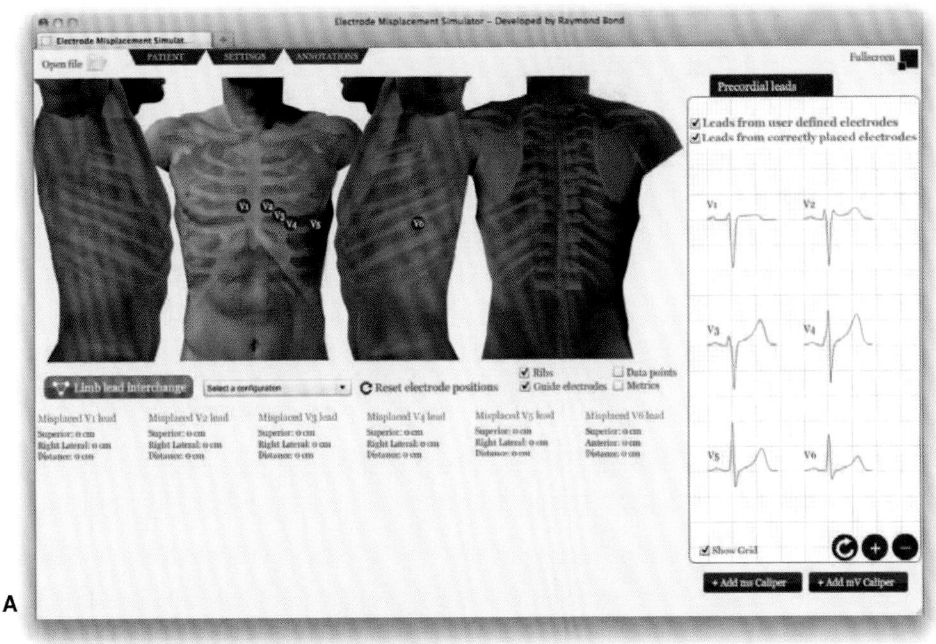


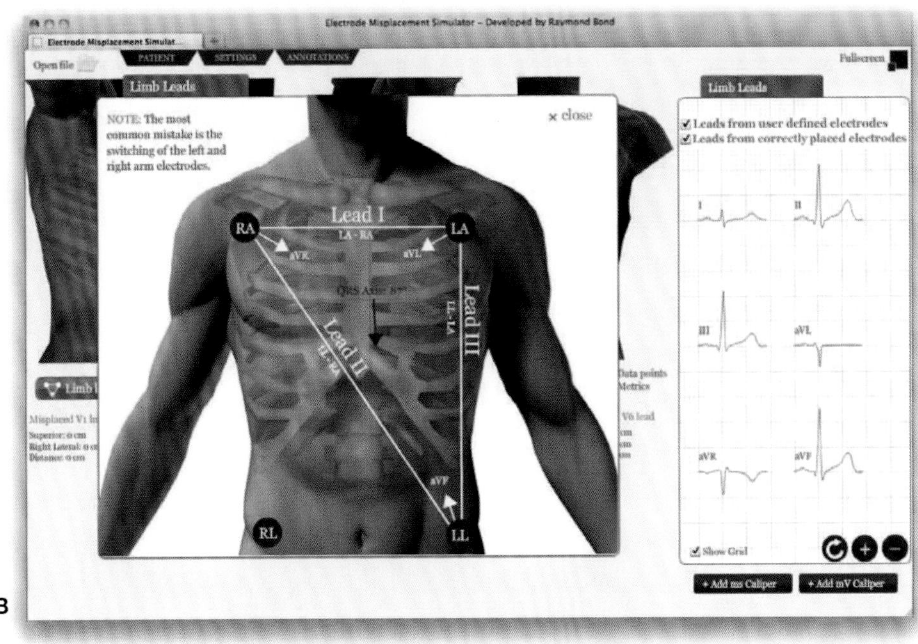


图 2.9 ECG 模拟软件的屏幕截图，允许用户互换和错接电极。LA，左臂；LL，左侧下肢；RA，右臂；RL，右侧下肢。

常和应激试验期间的日常工作。此外，持续性监测也用于缺血性监测。实际上，现已使用诊断监测这个术语，但需要多个视图的心脏电活动。3 条正交导联或全部 12 条标准导联都可以用于缺血性监测。所有监测方法记录的心电波的形态都会发生一些改变。肢体电极移动到躯干位置会改变所有肢体导联的 ECG 波形，而改变中央电端会改变所有胸导联的负极。许多监测方法为了提高记录效率，减少了胸导联的数量。根据记录导联推演缺失导联的波形改变。因此，监测过程中观察到的变化应与使用这些导联记录的基础 ECG 比较，而不是标准导联。

## 临床情况

**床旁** 监测心律失常时，监护电极应放置在左侧胸骨旁区域之外的部位，便于临床检查心脏和使用体外除颤器。改良导联，即改良胸导联 V1（MCL1），正极

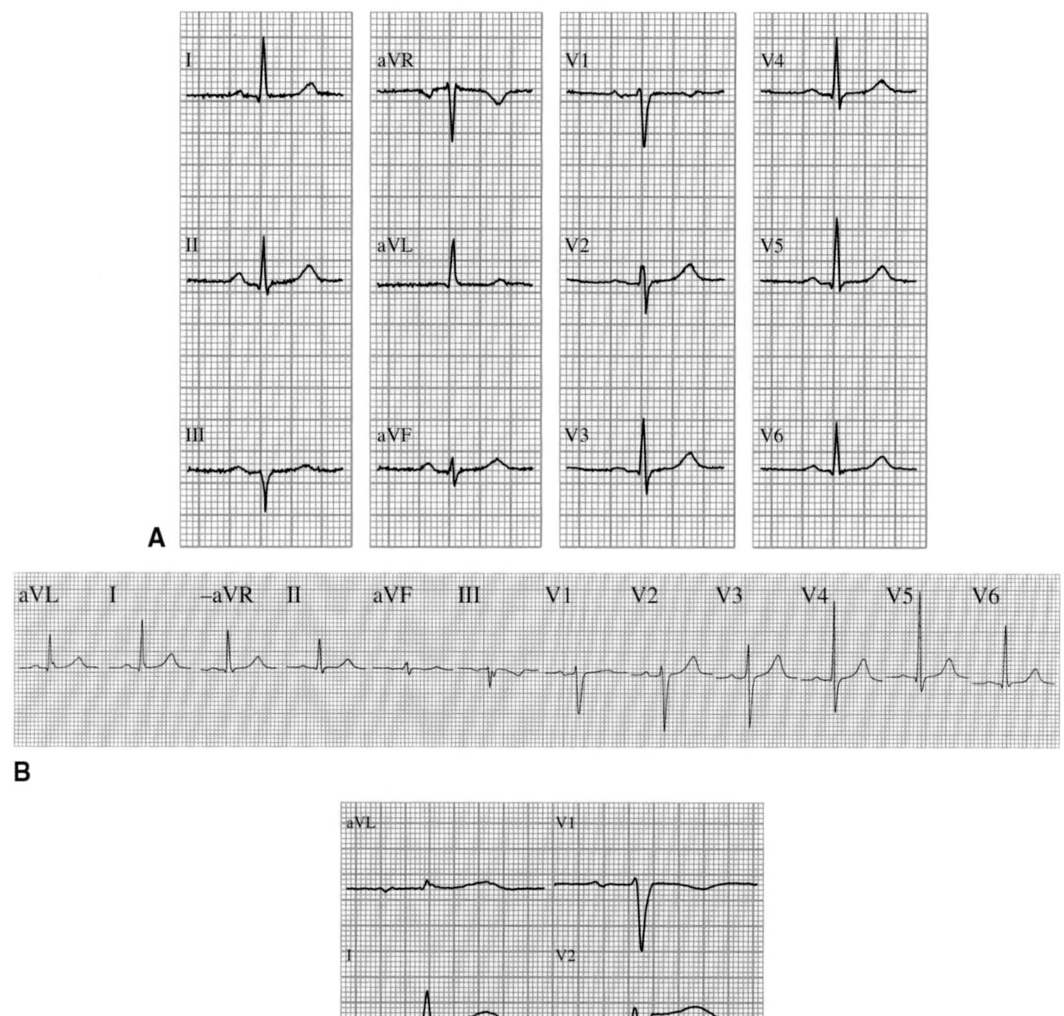


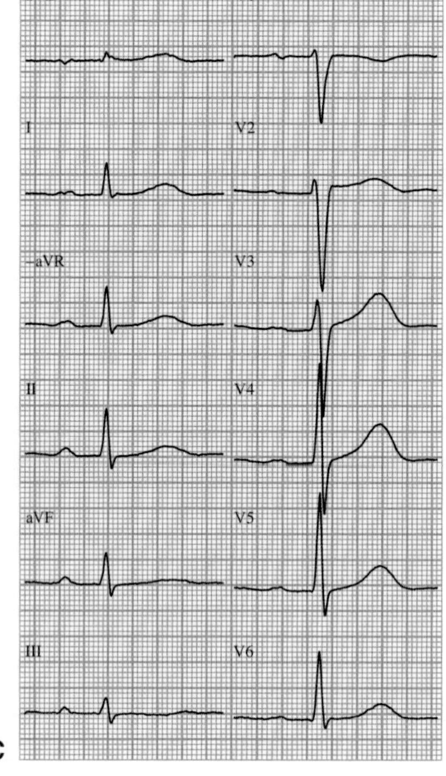


图 2.10 (A)经典显示。(B)单条水平显示。(C)平行垂直显示。

位置与常规 ECG 的 V1 导联位置相同,负极位于左肩附近,通常可以很好地显示心房活动(图 2.12,特别是图 2.12C),并区分左、右心脏活动(见图 1.13 和图 1.14)。

当监测缺血迹象时,最好使用一整套的 12 导联记录 ECG。Krucoff 及其同事描述了在各种不稳定冠

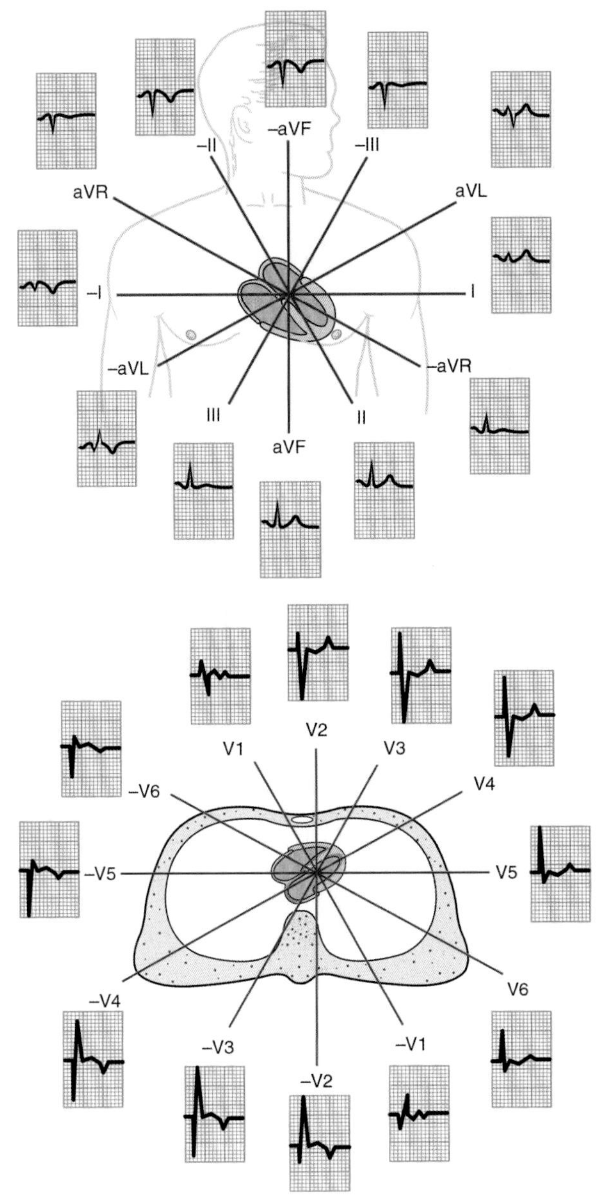


图 2.11　钟面。上图：额面，从正面观察。下图：横面，从底部观察。

状动脉综合征期间使用 12 导联连续进行 ST 段监测的实用性。该技术的主要应用包括经皮冠状动脉介入术后冠状动脉再闭塞的监测、急性心肌梗死期间再灌注和再闭塞的监测，以及急性冠状动脉综合征期间的监护。

**常规步行活动**　连续监测和记录心脏电活动的方法称为 Holter 监测，这是以其发明人的名字命名的。最初，只使用了一根导联。在监测心律异常时，AHA 建议使用“V1 型”导联，正极放置于距离胸骨右缘 2.5cm 的第 4 肋间，负极位于左锁骨下方。目前，3 个正交导联用于提供所有 3 个维度（左右、上下和前后）的视图。这为一条或多条导联失效时的 ECG 信息提供了冗余。EASI 导联系统方法（图 2.12）产生衍生的 12 导联 ECG。

**运动负荷试验**　运动负荷试验期间进行 ECG 监测用于诊断或评估由代谢增加引起的心脏缺血。通常需要 12 导联 ECG 监测，肢体导联的电极放置于躯干部位，这种监护电极的安放最初由 Mason 和 Likar 描述。

连线 ECG 监测时，躯干上的骨性标志是左上肢、右上肢和左下肢的电极替换部位。理想情况下，这些部位：①避免骨骼肌伪差；②为记录电极提供稳定性；③记录与肢体电极相似的波形。Mason-Likar 系统（见图 2.3A）和改良的 Mason-Likar 系统已用于连续 ST 段监测。然而，两种记录的 ECG 波形都和常规 12 导联标准 ECG 存在差异。

除了最初或改良的 Mason-Likar 方法之外，已经出现了使用替代电极放置和减少电极部位的连续 12 导联 ECG 监测方法：①减少电极组和②EASI。它们都是基于通过空间和时间测量双极正交导联，即心向量图进行 ECG 重建的替代方法。心电向量图到 12 导联 ECG 转换的表明，可以使用数学转换矩阵较好的近似重建 12 导联 ECG。

连续性心电监测时，减少标准 12 导联 ECG 中的电极数目有助于精简过多的电极，以及避免胸部电极线过多对心前区检查的干扰。该方法基于系统地去除提供冗余信息的心前导联。这些较少的、经选择性精简的导联能够提供充足的用于 12 导联重建的诊断信息。利用一般和特定患者的基础 12 导联 ECG 进行系数计算，可以从现有的肢体导联和胸导联重建精简掉的胸导联 ECG。Simon Meij 算法重建（SMART）系统使用 Mason-Likar 躯干部位和 6 个电极，需要从Ⅰ、Ⅱ、V2 和 V5 导联重建胸导联 V1、V3、V4 和 V6（图 2.12）。

Dower 等人介绍的 EASI 系统使用 5 个电极（图 2.12C）。通过数学转换，重构生成 12 导联 ECG。电极安放位置 I、E 和 A 合并自 Frank 心电向量图系统。I、A 分别位于与 E 相同横面上的右腋中线和左腋中线上。S 电极位于胸骨柄的最上方。

图 2.12B、C 列出了使用重建导联放置方法（EASI 系统或 Simon-Meij 算法重建）胜于 Mason-Likar 系统的优点。其他优点包括连续监测、电极放置的清

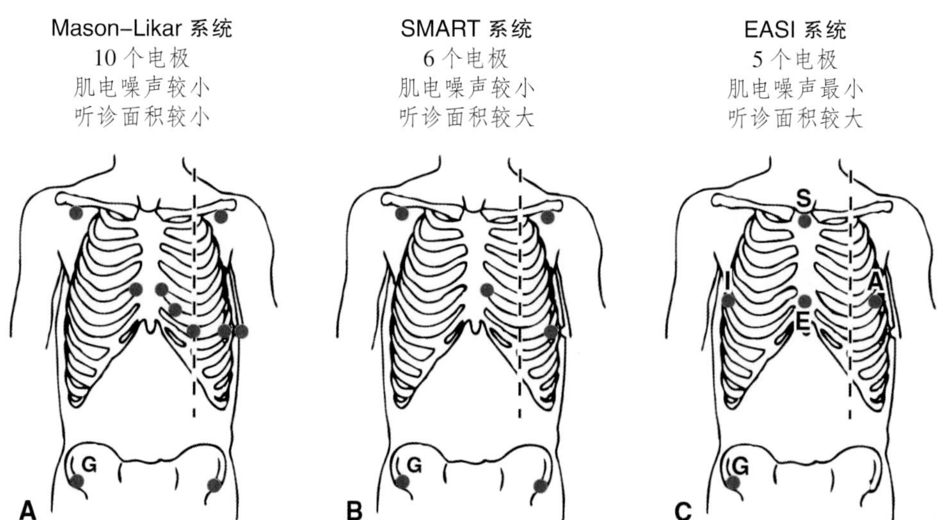


图 2.12 ECG 监测的电极安放方法。圆圈表示电极位置。(A)Mason–Likar 系统,标准 12 导联 ECG 的胸导联和肢体导联,肢体电极向肢体近端移动。(B)Simon–Meij 算法重建(SMART)系统,近端肢体导联与 Mason–Likar 系统相近,但胸导联仅采用于 V2 和 V5(其他导联衍生)。(C)EASI 系统,E、A、S 和 I 是"EASI"系统的电极位置,其中 E、A 和 I 是 Frank 心电向量导联系统的电极安放位置,S 是胸骨。电极位置 G 为接地电极。

晰解剖标志(EASI)、可重复性,以及时间和成本的节约(使用更少的电极)。因此,两种重建导联放置方法都可能用于心肌缺血和心律异常的诊断性 ECG 监测。

## 替代电极放置

### 临床适应证

选择 ECG 电极的替代安放位置有几个原因:标准安放位置无法使用、特定的心脏异常和持续监测。这些替代位置应在记录上突出标注。如果未使用标准导联的电极安放位置,则应在记录的显著位置进行说明。

#### 标准电极安放位置不可用

由于患者的病变(如截肢或烧伤)或其他障碍(如绷带),标准电极安放的位置可能不可用。在这些情况下,电极应尽可能靠近标准位置,并明确表明受非标准电极放置影响的导联。

#### 特定心脏异常

标准电极安放位置并非检测心脏特殊波形或心脏畸形的最佳位置,例如,重叠于 T 波中的 P 波或右位心。P 波的检测需要在心动周期之间有足够的时间,用以观察 T 波终点至 QRS 波起点之间的 ECG 基线。在存在快速心率(心动过速)的情况下,替代电极安放位置可能产生一个可识别心房活动的导联(图 2.13A)。替代导联的放置方法包括:①将 V1 导联的正极在其标准位置上方移动一个肋间隙;②将该部位用作 V1 导联的正极,负极置于将胸骨剑突;或③经食管放置 V1 导联的正极。

当心脏的位置先天性向右(右位心)时,采集 ECG 时,右上肢和左上肢的电极应颠倒,胸导联的正极应安放在右胸(V1R~V6R)(图 2.13B)。右心室肥大和梗死最好通过 V3R 或 V4R 位置的电极检测。在婴儿中,右心室优势是一种正常现象,标准导线 V3 安放于 V4R 导联。

试验研究在躯干的前部和后部使用多排电极进行体表标测来识别特定的心脏异常。这项技术提高了诊断左心室肥厚或不同部位的心肌梗死等临床问题的能力。

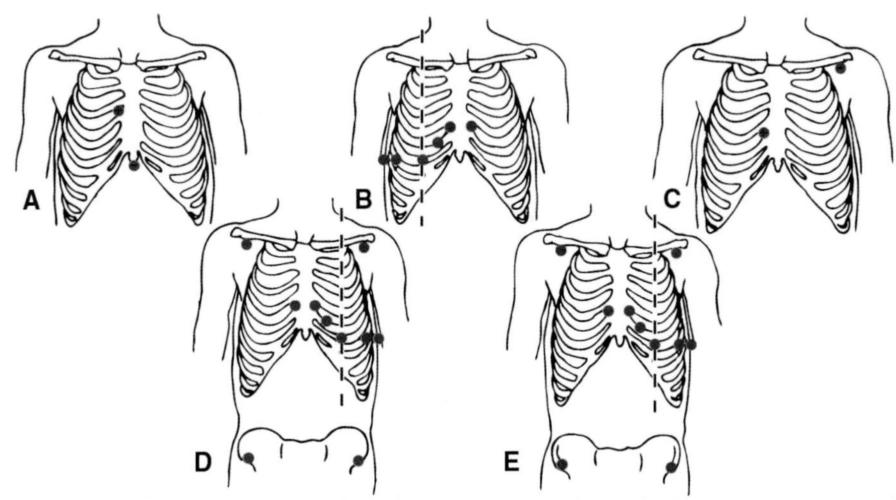


图2.13 (A,C)单个ECG导联的正极和负极安放部位。胸导联V电极的安放位置见(B~D)。(D,E)躯干正极的安放位置。(B,D,E)中的垂直虚线代表锁骨中线。

## 记录ECG的其他实用要点

应注意连续采集的ECG保持一致的技术性。

**关键点**

在准备记录ECG时,以下几点很重要。

1.选择的电极应具有最大的黏附性和最小的不适性、电噪声和皮肤-电极阻抗。应遵循美国医疗器械促进协会发布的电极标准。

2.电极和皮肤之间的有效接触至关重要。应避免易产生皮肤刺激或骨骼异常的部位。电极接触不良或身体轻微移动可能会导致基线记录的不稳定,称为基线漂移(不稳定性逐渐发生时)或基线偏移(不稳定性突然发生时)(为便于说明,图2.14A以半比例显示)。

3.ECG信号的校准通常为1mV=10mm。当QRS波形较大时,振幅要求校准降低到1mV=5mm,注意这些记录改变以正确解释ECG。

4.日常工作中,ECG纸张走纸速度通常为25mm/s,但应注意在特定临床目的时,会改变ECG的走纸速度。加快走纸速度能更清晰地描述波形,而减慢走纸速度能显示更多的心脏周期,以便于心律分析。

5.ECG的电子伪差包括外源性伪差和内源性伪差。线路电流(50Hz或60Hz)引入的外部伪差可通过拉直导线使其与患者身体对齐来最小化。内部伪差可能由肌肉震颤、颤抖、打嗝或其他因素引起,产生"噪声基线"(图2.14B)。

6.记录ECG时,患者保持仰卧姿势很重要。如果临床上需要其他体位,则应记下改变的体位。侧卧或抬高躯干可能会改变心脏在胸部内的位置。身体位置的改变可能会影响ECG记录的准确性,类似于电极位置的改变。

II
A
II
B

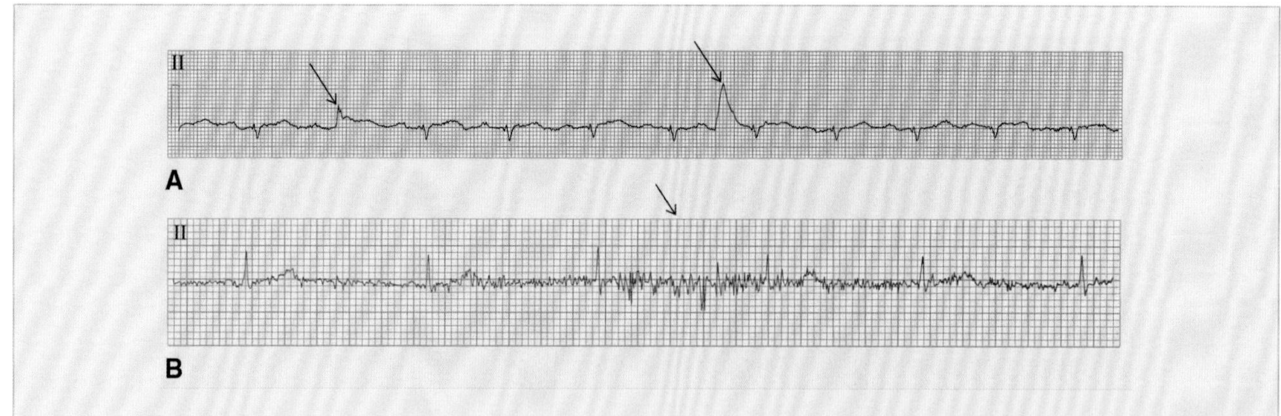

图 2.14 (A)基线漂移。箭头显示第 2 个心动周期漂移,第 6 个和第 7 个心动周期之间的 ECG 基线漂移。(B)噪声基线。箭头显示最大基线畸形部分。

# 第 2 章总结图

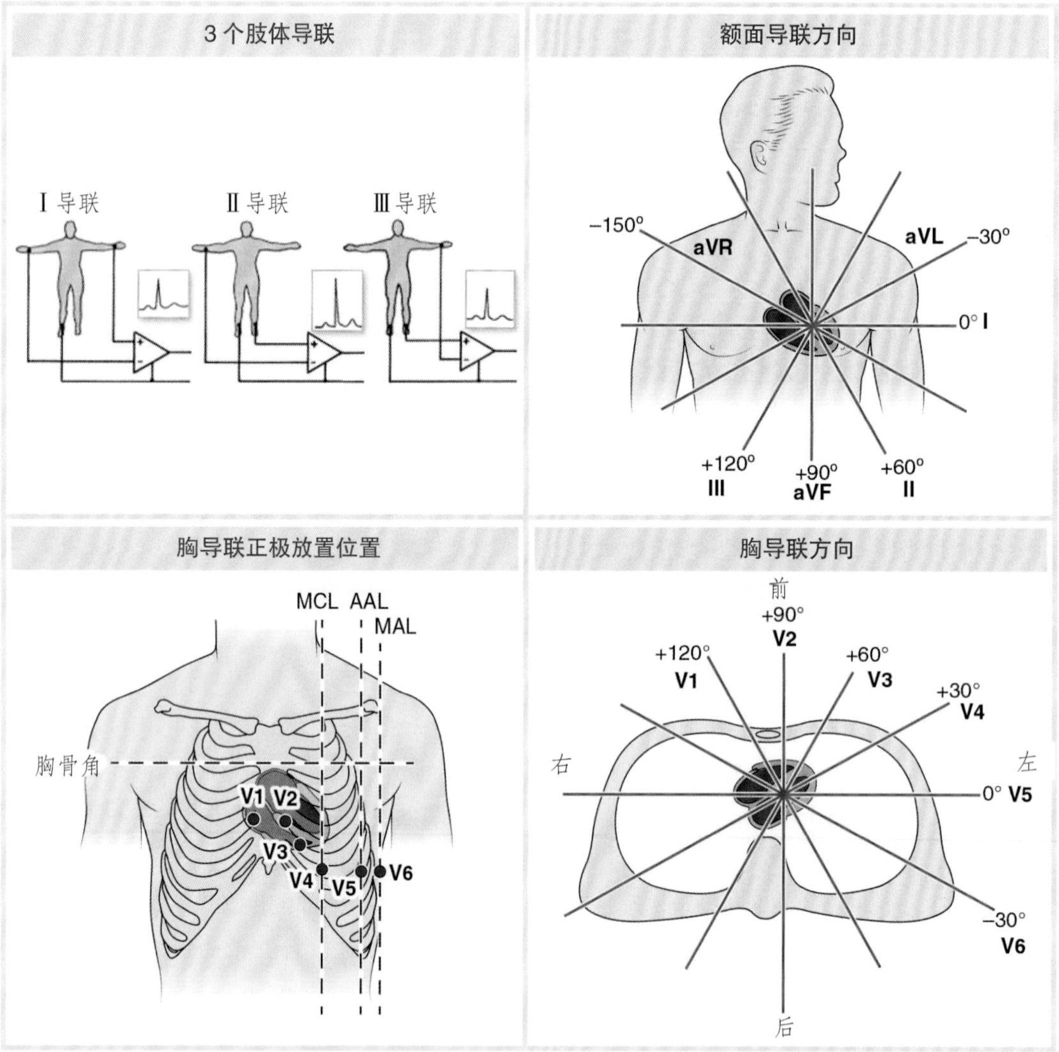

3 个肢体导联
Ⅰ导联
Ⅱ导联
Ⅲ导联
额面导联方向
−150°
aVR
aVL
−30°
0° I
+120°
III
+90°
aVF
+60°
II
胸导联正极放置位置
MCL AAL
MAL
胸骨角
V1 V2
V3
V4
V5
V6
胸导联方向
前
+90°
V2
+120°
V1
+60°
V3
+30°
V4
右
左
0° V5
−30°
V6
后

AAL,腋前线;MAL,腋中线;MCL,锁骨中线。

## 相关术语

**腋前线**：一条腋下前方平面的胸部垂直线，即手臂与身体连接的区域。

**伪影**：非心肌来源产生的 ECG 波形。

**aV 导联**：一种加压 V 导联，通过使用一个改进的中央端子，输入来自指定肢体上的电极(R 代表右上肢，L 代表左上肢，F 代表左足)作为其正极，而来自其他 2 个肢体上导联的电位平均值作为其负极。

**基线漂移**：等电线或基线来回移动，干扰各种 ECG 波形的精确测量；当其突然发生时，称为基线偏移。

**中心电站**：由 Wilson 和同事创建终端。他们把 3 个肢体导联的电极各加 5000 电阻，然后连接在一起，作为探查电极阳极的阴极，组成 V 导联。

**Einthoven 三角形**：由肢体Ⅰ、Ⅱ和Ⅲ导联组成的等边三角形，提供额面上电学信息的方向性。

**心电图机**：用于记录 ECG 的设备。

**额面**：也称为冠状面，是身体的垂直平面，并与横面和侧面垂直。

**肥厚**：肌肉质量增加，最常见于代偿压力(收缩期)超负荷的心室。

**梗死**：器官由血液供应受阻引起的坏死区域。

**肋间**：肋骨之间的解剖间隙。

**缺血**：动脉供血不足导致器官功能遭到严重破坏；心脏缺血通常伴有心前区疼痛和收缩减弱。

**导联**：记录体表电极正极和负极之间的电势差。负极可以由 2 个或 3 个电极组合产生(见 V 导联和 aV 导联)。

**MCL 1**：改良的 V1 导联，用于突出显示心房活动。

**腋中线**：手臂与身体连接的区域，腋下中点水平的胸部垂直线。

**锁骨中线**：经过锁骨中点的胸部垂直线。

**胸前**：心脏部位的胸部。

**再闭塞**：完全性血流阻塞的复发。

**再灌注**：完全阻塞的血流重新开通，器官或组织的血液循环恢复。

**心律**：心动周期反复发生的模式。

**右位心**：一种心脏位于身体右侧，左右两侧的大血管颠倒的异常状态。

**胸骨**：前胸中部狭窄扁平的骨头。

**心动过速**：心率过快，频率>100 次/分。

**横面**：身体的水平面；它垂直于额面和侧面。

**V 导联**：一种 ECG 导联，由导联Ⅰ、Ⅱ和Ⅲ输入的中心端子作为负极，探测电极作为正极。

**剑突**：胸骨下端的解剖结构，呈三角形。

(詹中群 译 刘彤 校)

## 参考文献


1. Einthoven W, Fahr G, de Waart A. Uber die richtung und die manifeste grosse der potentialschwankungen im menschlichen herzen und uber den einfluss der herzlage auf die form des elektrokardiogramms. *Pfluegers Arch.* 1913;150:275-315.
2. Wilson FN, Macloed AG, Barker PS. The interpretation of the initial deflections of the ventricular complex of the electrocardiogram. *Am Heart J.* 1931;6:637-664.
3. Goldberger E. A simple, indifferent, electrocardiographic electrode of zero potential and a technique of obtaining augmented, unipolar, extremity leads. *Am Heart J.* 1942;23:483-492.
4. Wilson FN, Johnston FD, Macloed AG, Barker PS. Electrocardiograms that represent the potential variations of a single electrode. *Am Heart J.* 1934;9:447-458.
5. Kossmann CE, Johnston FD. The precordial electrocardiogram: I. The potential variations of the precordium and of the extremities in normal subjects. *Am Heart J.* 1935;10:925-941.
6. Joint Recommendations of the American Heart Association and the Cardiac Society of Great Britain and Ireland. Standardization of precordial leads. *Am Heart J.* 1938;15:107-108.
7. Barnes AR, Pardee HEB, White PD, Wilson FN, Wolferth CC; and Committee of the American Heart Association for the Standardization of Precordial Leads. Standardization of precordial leads: supplementary report. *Am Heart J.* 1938;15:235-239.
8. Cabrera E. *Bases Electrophysiologiques de l'Electrocardiographie: ses Applications Clinique*. Paris, France: Masson; 1948.
9. The Joint European Society of Cardiology/American College of Cardiology Committee. Myocardial infarction redefined—a consensus document of The Joint European Society of Cardiology/American College of Cardiology Committee for the redefinition of myocardial infarction. *J Am Coll Cardiol.* 2000;36:959-969 and *Eur Heart J.* 2000;21:1502-1513.
10. Anderson ST, Pahlm O, Selvester RH, et al. Panoramic display of the orderly sequenced 12-lead ECG. *J Electrocardiol.* 1994;27:347-352.
11. Krucoff MW, Parente AR, Bottner RK, et al. Stability of multilead ST-segment

"fingerprints" over time after percutaneous transluminal coronary angioplasty and its usefulness in detecting reocclusion. *Am J Cardiol.* 1988;61:1232-1237.

12. Krucoff MW, Wagner NB, Pope JE, et al. The portable programmable microprocessor-driven real-time 12-lead electrocardiographic monitor: a preliminary report of a new device for the noninvasive detection of successful reperfusion or silent coronary reocclusion. *Am J Cardiol.* 1990;65:143-148.
13. Krucoff MW, Croll MA, Pope JE, et al. Continuously updated 12-lead ST-segment recovery analysis for myocardial infarct artery patency assessment and its correlation with multiple simultaneous early angiographic observations. *Am J Cardiol.* 1993;71:145-151.
14. Holter NJ. New method for heart studies. *Science.* 1961;134:1214-1220.
15. Mason RE, Likar I. A new system of multiple-lead exercise electrocardiography. *Am Heart J.* 1966;71:196-205.
16. Sevilla DC, Dohrmann ML, Somelofski CA, Wawrzynski RP, Wagner NB, Wagner GS. Invalidation of the resting electrocardiogram obtained via exercise electrode sites as a standard 12-lead recording. *Am J Cardiol.* 1989;63:35-39.
17. Pahlm O, Haisty WK, Edenbrandt L, et al. Evaluation of changes in standard electrocardiographic QRS waveforms recorded from activity-compatible proximal limb lead positions. *Am J Cardiol.* 1992;69:253-257.
18. Dower GE, Yakush A, Nazzal SB, Jutzy RV, Ruiz CE. Deriving the 12-lead electrocardiogram from four (EASI) electrodes. *J Electrocardiol.* 1988;21(suppl):S182-S187.
19. Nelwan SP, Kors JA, Meij SH, Bemmel JH, Simoons ML. Reconstruction of the 12-lead electrocardiogram from reduced lead sets. *J Electrocardiol.* 2004;37:11-18.
20. Dower GE. *EASI 12-Lead Electrocardiography.* Washington, DC: Totemite Inc; 1996.
21. Mirvis DM, Berson AS, Goldberger AL, et al. Instrumentation and practice standards for electrocardiographic monitoring in special care units. A report for health professionals by a Task Force of the Council on Clinical Cardiology, American Heart Association. *Circulation.* 1989;79:464-471.
22. Sutherland DJ, McPherson DD, Spencer CA, Armstrong CS, Horacek BM, Montague TJ. Effects of posture and respiration on body surface electrocardiogram. *Am J Cardiol.* 1983;52:595-600.

# 第 3 章

# 正常心电图的解读

David G. Strauss, Tobin H. Lim, Douglas D. Schocken

## ECG 特征

**系统判读 ECG 的顺序**

1.频率和规律性
2.P 波形态
3.PR 间期
4.QRS 波形态
5.ST 段形态
6.T 波形态
7.U 波形态
8.QTc 间期
9.节律

频率、规律性和节律通常成组合出现。为了准确评估心律，不仅需要考虑心率和规律性，还需要考虑各种波形和间期。描述 ECG 特征需要了解心电图纸提供的网格标记(图 3.1)。纸上每 1mm 显示 1 条细线，每 5mm 显示 1 条粗线。因此，细线形成边长为 1mm 的正方形，粗线形成边长为 5mm 的大正方形。垂直线用于测量各种间期和心率。在 25mm/s 的标准走纸速度下，细线以 0.04s(40ms)的间隔出现，粗线以 0.20s(200ms)的间隔出现。水平线便于测量波形幅度。在 10mm/mV 的标准校准下，1mm 细线的增量为 0.1mV，5mm 粗线 5mm 的增量为 0.5mV。因此每个小正方形为 40ms×0.1mV，每个大正方形为 200×0.5mV。

ECG 提供的大部分信息包含在 3 种主要波形的形态中：P 波、QRS 波群和 T 波。开发分析这些波形的系统方法是最有效的。

**ECG 波形形态学**

1.一般形态
2.间期
3.正向波和负向波的振幅
4.额面和横面的电轴

本章是 P 波、QRS 波和 T 波 3 种主要心电波按照形态、间期、振幅和电轴 4 个参数进行测量和评估的指南。第 1 章介绍了各种波形和间期的定义。

## 心率和节律

心脏节律很少绝对规整。即使窦房结能够产生

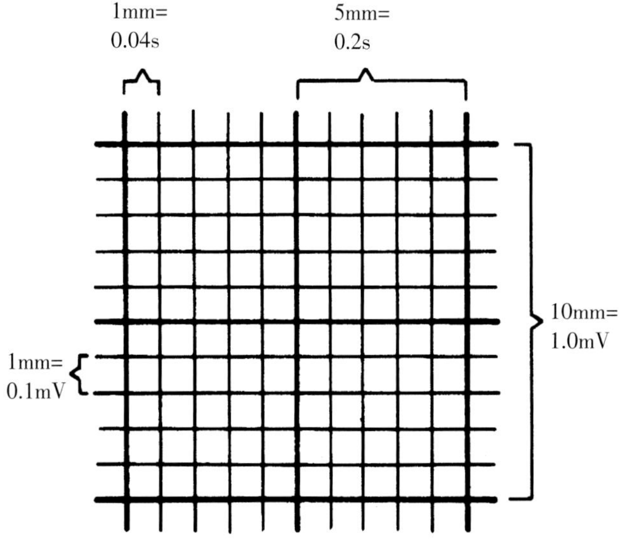


图 3.1 标准心电图纸的网格线。

正常的电活动，其频率也会受到自主神经系统的影响。当一人处于静息状态时，呼吸周期的各个阶段都会产生轻微的自主神经平衡变化。粗略地浏览心动周期序列，就足以确定心率是否规整。正常情况下，P 波和 QRS 波的个数相等。这种情况下，P 波或 QRS 波都可以用于计算心率和判读节律的规整性。在某些心律失常的情况下，P 波和 QRS 波的数量是不相同的，此时应分别判读心房和心室的心率和规整性。

如果心脏节律有基础的规律性，那么可以通过计算心动周期之间的大方格数确定心率。因为每个大方格代表 1/5s，1 分钟里有 300 个 1/5s，计算连续心动周期之间的大方格个数，用 300 除以大方格个数就得到了心率。最方便的方法是选择出现在粗线上的显著 ECG 波形的峰值，然后计算大正方形的数量，直到在下 1 个周期中重复出现相同的波形。当这个间隔只有 0.2s 时，心率为 300 次/分；如果间隔为 0.4s，则心率为 150 次/分；如果间隔为 0.6s，则心率为 100 次/分，依此类推。如图 3.2 所示Ⅱ导联，在 4 个大方格（心率 75 次/分）后，初始 QRS 波后出现第 2 个 QRS 波。

当心率<100 次/分时，心率可以通过心电波之间的间期计算（每个大方格 200ms）。而当心率>100 次/分（心动过速）时，心率的微小差异也会改变对节律的评估，因此，必须考虑小方格的数量（图 3.3）。该图说明了在评估心动过速的心率范围时，小方格数（0.04s 或 40ms）比大方格数（0.2s 或 200ms）更重要，心动周期中数个小方格的差异就可以导致心率评估出现巨大差异。因为每个大方格含有 5 个小方格，用 1500 除以相同类型连续波形之间的小方格数量，就得到了心率，例如，连续相同心电波之间的间期占据 6 个小方格，心率为 1500/6=250 次/分，占据 7 个小方格的心率为 1500/7=214 次/分，以此类推。

## P 波形态

在缓慢或正常心率时，在振幅更高、波形更尖锐的 QRS 波群之前，可以清楚地看到矮小、圆钝的 P 波。然而，在快速心率时，P 波可能与之前的 T 波重叠，变得难以识别。根据下文介绍的内容，应采取 4 个步骤确定 P 波形态。

### 一般形态

通常，P 波轮廓平滑，除 V1 导联（可能还有 V2 导联）以外，在其他导联上，P 波是完全正相或完全负相的（见图 1.9，单相 P 波）。在 V1 导联提供的短轴视图中，最能区分左侧和右侧心脏活动，右心房和左心房活动的分离通常会产生双相 P 波（见图 1.14）。图 3.4A 显示了长轴导联（如Ⅱ）和短轴导联（如 V1）（图 3.4B）中正常 P 波的典型表现。图示正常 P 波在长轴观（Ⅱ导联，图 3.4A）和短轴观（V1 导联，图 3.4B）的形态特征。

### P 波时限

正常 P 波时限通常<120ms。如图 3.4 所示，P 波时限可以三等分（垂线），分别对应于右心房和左心房的相对激动时间。

### 正相和负相振幅

正常情况下，最大 P 波振幅在肢体导联不应超过 0.2mV，横面导联不应超过 0.1mV。

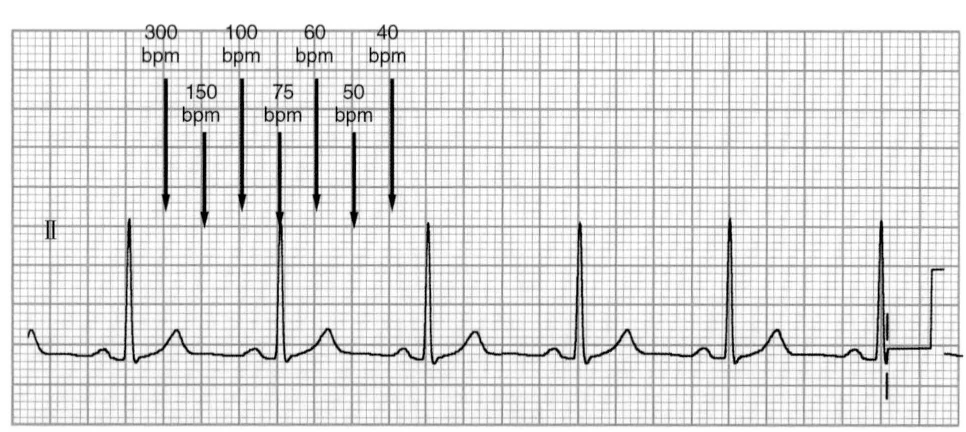


图 3.2 Ⅱ导联。bpm，次/分。

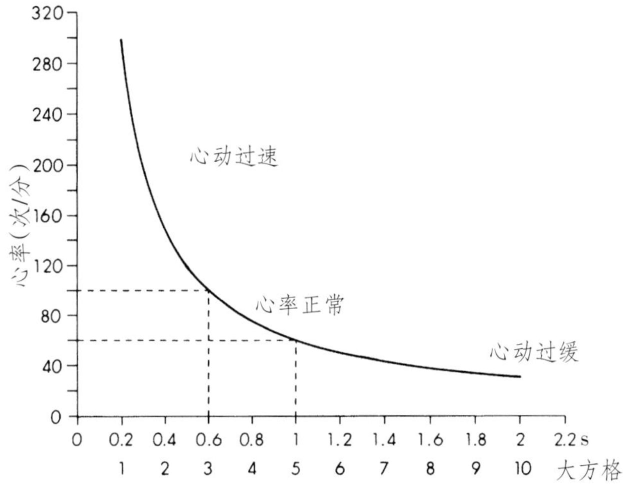


图 3.3　ECG 波形之间的间期可用于评估心率。

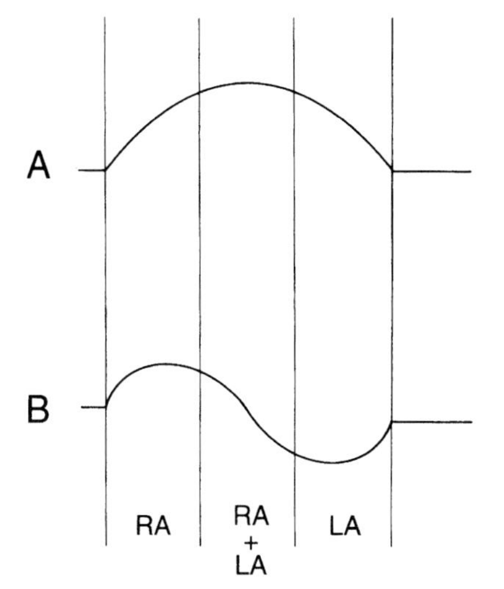


图 3.4　典型正常 P 波。(A)长轴(额面，Ⅱ导联)。(B)短轴(横面，V1 导联)。LA，左心房；RA，右心房。

### 额面和横面的 P 波电轴

通常，P 波在朝向左方和下方的导联中完全直立，例如，Ⅰ、Ⅱ、aVF、V4~V6 导联。aVR 导联朝向右方，故该导联的 P 波负向，其他标准导联的 P 波极性多变。P 波方向或其在额面中的轴，应根据后文“QRS 波的形态”介绍的心电波轴的确定方法来判读。P 波电轴的正常范围为 0°~75°[1]。

## PR 间期

PR 间期是测量电冲动从窦房结附近的心房肌传播到心室肌附近的浦肯野纤维网所需的时间(见图 1.12)。PR 间期通常为 0.10~0.21s。PR 间期的主要部分反映了冲动通过房室结的缓慢传导，这是由自主神经系统的交感神经和副交感神经之间的平衡控制的。因此，PR 间期随心率变化而变化：当交感神经成分占优势时，心率越快，PR 间期越短；而当副交感神经占优势时，心率越慢，PR 间期越长。随着年龄的增长，PR 间期往往增加[2]：

儿童期：0.10~0.12s；

青春期：0.12~0.16s；

成年期：0.14~0.21s。

## QRS 波形态

在开发波形分析的系统方法时，应采取以下步骤来确定 QRS 波群的形态。

### 一般形态

QRS 波群由比 P 波和 T 波更高频率的信号组成，因而其轮廓呈尖峰形态，而不是圆钝形态。P 波和 T 波的正向组分和负向组分被简单地称为正向波和负向波，而 QRS 波群的正向波和负向波则有特定命名，如 Q 波(见图 1.10)。

### Q 波

在一些导联(V1、V2 和 V3)中，出现任何 Q 波都应被视为异常情况，而在其他导联(除了向右的Ⅲ和 aVR 导联)中，“正常”Q 波很小。图 3.5 和表 3.1 显示每个导联中此类 Q 波的正常上限[3]。

V5 和 V6 导联缺失小 Q 波应视为异常情况。Ⅲ和 aVR 导联出现任何大小的 Q 波都是正常现象，因为这 2 个导联的导联轴方向朝向右方(见图 2.4)。Q 波可能会因局部心肌丢失(梗死)、心室扩大(肥厚或扩张)或室内传导异常等情况而增大。

### R 波

胸导联提供了心脏电活动的全景视图，包括从较薄的右心室到较厚的左心室，因此，从 V1 至 V4 或 V5 导联，正向 R 波的振幅和持续时间逐渐增加(图 3.6)。右心室肥厚可以导致 V1 和 V2 导联 R 波振幅增高，而左心室肥厚可以导致 V5 和 V6 导联的 R 波振幅增高。如果 V1~V4 导联的正常 R 波振幅递增丧失，可能表明左心室心肌丢失，如心肌梗死

**表 3.1 正常 Q 波持续时间限制[a]**

| 肢体导联 | | 胸前导联 | |
|---|---|---|---|
| 导联 | 上限(s) | 导联 | 上限(s) |
| Ⅰ | <0.03 | V1 | 任何 Q[b] |
| Ⅱ | <0.03 | V2 | 任何 Q[b] |
| Ⅲ | 无 | V3 | 任何 Q[b] |
| aVR | 无 | V4 | <0.02 |
| aVL | <0.03 | V5 | <0.03 |
| aVF | <0.03 | V6 | <0.03 |

[a] Modified with permission from Wagner GS, Freye CJ, Palmeri ST, et al. Evaluation of a QRS scoring system for estimating myocardial infarct size. I. Specificity and observer agreement. Circulation. 1982;65:345.

[b] 在这些导联中,任何 Q 波都是非正常的。

(见第9 章)。

## S 波

胸导联的 S 波也有正常的振幅进展序列。通常,V1 导联的 S 波振幅很深,V2 导联的 S 波振幅更深,然后从 V3 至 V6 导联,S 波振幅进行性降低(图 3.5)。和 R 波一样,一侧心室肥厚、心肌梗死和心室内传导紊乱等情况可以改变 S 波振幅顺序。

## QRS 时限

QRS 波群的持续时间称为 QRS 时限,其范围通常为 0.07~0.11s(见图 1.12)。男性的 QRS 时限较女性轻度延长[4]。QRS 时限测量从 Q 波或 R 波起点测量至最末的 R、S、R'或 S'波组分。图 3.7 说明了采用 3 个同步记录的肢体导联(Ⅰ、Ⅱ和Ⅲ)来识别 QRS 波群的真正起点和终点。在Ⅱ导联中,QRS 波起始 0.02s 表现为等电位线,而在Ⅲ导联中,QRS 波终点 0.01s 表现为等电位线。请注意,只有Ⅰ导联显示真实的 QRS 时限(0.12s)。

这种多导联比较是必要的,在特定导联中,QRS 波的起始部或终末部可能是等电位线(既不是正向波,也不是负向波),从而导致 QRS 时限明显缩短。这种等电位线现象发生在总心室电势(综合心室除极电

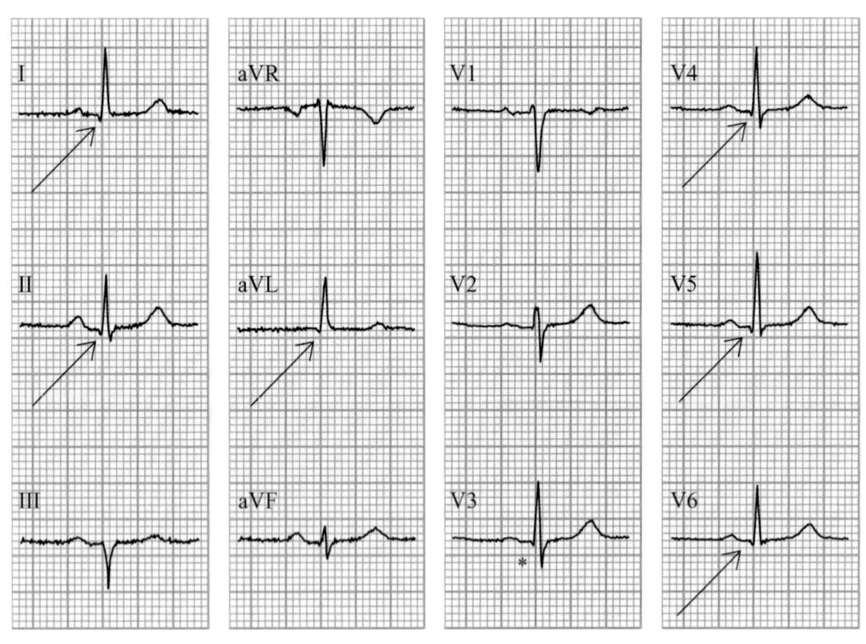


图 3.5 以经典格式显示的正常 12 导联标准 ECG。箭头示小 Q 波;星号示轻微 Q 波。

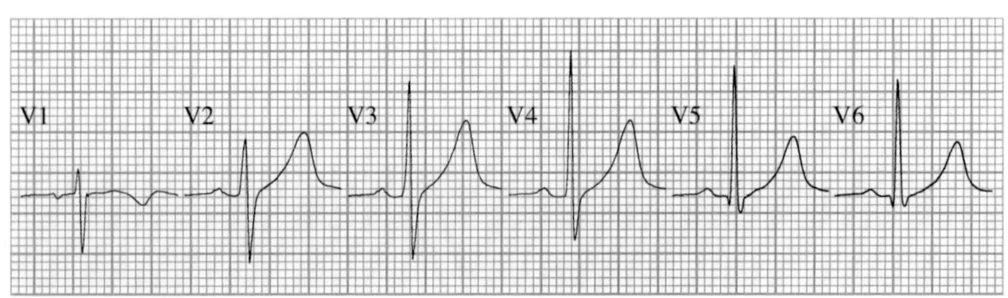


图 3.6 全景展示胸导联。

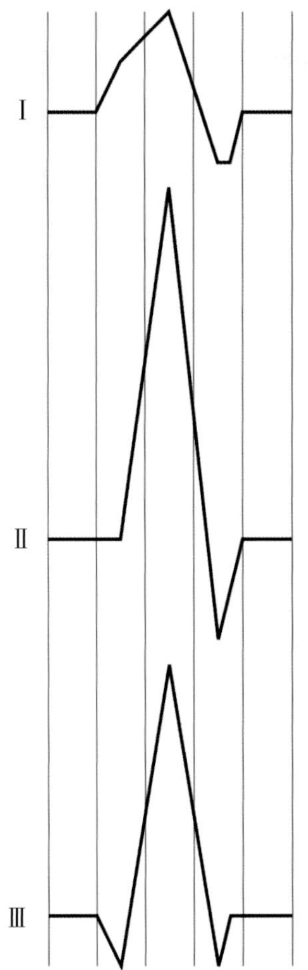


图 3.7　QRS 波群。相邻竖线的时间间隔为 0.04s。

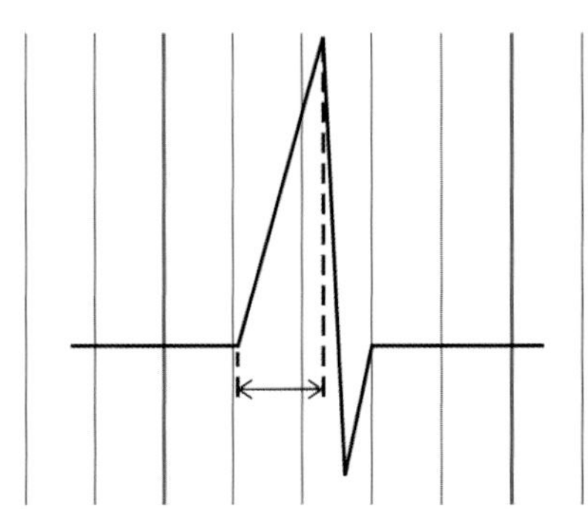

图 3.8　放大的 QRS 波群。相邻竖线的时间间隔为 40ms。双箭头长度表示类本位曲折间期 0.05s。

势)垂直于某导联轴时。QRS 波的起点在所有导联上都很明显,但其在与 ST 段交界处的终点(称为 J 点)往往模糊不清,尤其是胸导联。QRS 时限没有异常的下限值。QRS 时限延长常见于左心室肥厚、室内传导紊乱和起源于心室的室性冲动。

在几个胸导联中,从最早出现的 Q 或 R 波开始到 R 波波峰的持续时间称为类本位曲折(图 3.8)。心肌的电激动始于浦肯野网络的心内膜插入处。类本位曲折的结束表示特定导联处的电冲动抵达心外膜表面的时间。当电极安放在心外膜表面上时(电极直接接触心外膜),这种偏转被称为本位曲折,而当电极在体表上时(电极间接接触心外膜),称为类本位曲折[5]。

## 正向和负相振幅

整个 QRS 波群的正常振幅范围较宽。振幅随着年龄的增长而变化,一直增加至 30 岁左右,然后逐渐减少。男性的振幅通常大于女性。总 QRS 波振幅从波群中的正向波最高顶点测量至负向波最低谷点。

当每个肢体导联的 QRS 波总振幅不足 5mV 且每个胸导联的 QRS 波总振幅不足 10mV 时,是异常的低 QRS 振幅现象。任何增加心肌和记录电极之间距离的情况会导致 QRS 振幅降低,例如,厚胸壁或各种减少到达电极的电信号的胸内情况,如甲状腺功能减退、淀粉样变性或其他浸润过程。

## 额面和横面的轴

QRS 轴表示右心室和左心室去极化产生总力的平均方向。尽管浦肯野网络有利于去极化波阵面从心室顶部扩散到心室底部(见第 1 章),但由于左心室壁较厚,从心内膜至心外膜的去极化力更大,QRS 轴通常在额面导联(aVR 除外)处于正向。

在额面中,6 轴参考系统的整个 360°圆周由 6 个肢体导联的正极和负极提供(见图 2.4),而在横面中则由 6 个胸导联的正极和负极提供(见图 2.7)。应该注意的是,2 个平面中的导联并非以精确的 30°分开。在额面上,不等边的 Burger 三角形比等边 Einthoven 三角形更适用[6]。当然,躯体形状和电极位置决定了相邻导联之间的间距。如果 6 条导联按其有序顺序显示(见图 2.10B,C),则识别 QRS 波群的额面电轴将比按其典型的经典顺序显示更容易。图 3.9 显示了识别 QRS 波群额面电轴的简单方法,肢体导联按顺序排列[7]。注意图 3.9A 无移行导联,提示 QRS 波移行位于 aVF 和Ⅲ导联之间。

QRS 波群的额面电轴通常指向左侧-30°和+90°之间的区域内稍微向上或向下(图 3.10,右侧最上方)。因此,通常Ⅰ和Ⅲ导联的 QRS 波群均以正向波为主

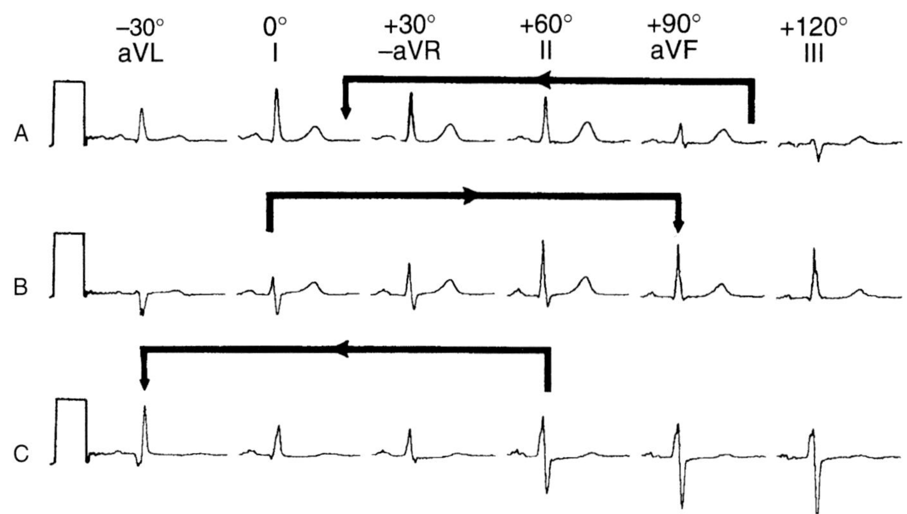


图 3.9　判读额面 QRS 波电轴。没有箭头的垂直线表示额面 QRS 波过渡导联的位置。请注意,(A)中没有过渡导联,这表明 QRS 过渡位于 aVF 和Ⅲ导联之间。包含 1 个箭头的长水平线从过渡导联到最高 R 波的方向移动 90°。带箭头的垂直线表示电轴的位置:(A)为+15°,(B)为+90°,(C)为-30°。

(图 3.10A)。一个非常有用的快捷方法如下:如果Ⅰ导联的净振幅为正,aVF 导联的净波幅为正,那么额面平均 QRS 电轴必定位于 0°和+90°之间, 对于大多数成年人来说,这是正常的。如果 QRS 波群在Ⅰ导联为负向,但在Ⅱ导联为正向,则其电轴向右偏移,偏移到+90°和±180°之间的区域(电轴右偏,图 3.10B)。如果 QRS 波群在Ⅰ导联中为正,但在Ⅱ导联中为负,则其电轴向左偏移至-30°和-120°之间的区域 (电轴左偏,图 3.10C,D)。右心室增大可产生 QRS 波群的电轴右偏, 左心室增大可引起 QRS 波群的电轴左偏。QRS 波群的电轴很少与正常方向完全相反(-90°和±180°之间),Ⅰ和Ⅱ导联的 QRS 主波负向(电轴极度右偏;图 3.10E)。

使用这种方法来确定额面中 QRS 群电轴的方向,只允许将方向"四舍五入"到最接近的 30°倍数。尽管自动 ECG 分析提供了最接近的电轴度数, 但这里介绍的人工快速判读方法已能满足临床需求。

QRS 波群的正常额面电轴在新生儿时期向右,在儿童时期移动到垂直位置,然后在成年时期移动到更向左的位置。正常成年人 QRS 波群的电轴在Ⅱ导联的方向上几乎平行于心脏基底至心尖解剖轴。然而,额面电轴在消瘦个体中更加垂直,在肥胖个体中更加水平。在额面中看到的 QRS 电轴从右到左的这种正常生长依赖性运动在横面中也很明显,但横面还可以显示从前到后的运动,而这是在额面看不到的。在成年人中, 过渡导联通常是 V3 或 V4, 因此垂直于该过渡导联方向的导联分别是 V6 或 V1。因为 QRS 波正常主波方向在 V6 导联正向而在 V1 导联负向,所以成人横面中的 QRS 电轴通常在 0°和-60°之间。

## ST 段形态

ST 段代表心室肌进行早期复极的时期。在其与 QRS 波的交界处(J 点),ST 段通常与 R 波的降支或 S 波的升支形成明显的角度,然后几乎水平的向前延伸,直到平缓地弯曲成 T 波。ST 段的长度受改变心室激动时间的因素影响。沿着 ST 段的点是根据超过 J 点的 ms 数来定义的,例如,"J 点后 20","J 点后 40"和"J 点后 60"。

ST 段的第 1 段通常位于与 TP 段形成的基线相同的水平面上,TP 段填充了心动周期之间的空间(图 3.11A)。ST 段轻微的上斜、下斜或水平型压低可能是正常变异(图 3.11B)。另一种 ST 段的正常变异出现在心室早期复极时[9]。早期复极导致 ST 段在其后的 T 波方向上位移多达 0.1mV(图 3.11C)。有时,年轻男性的 ST 段可能在 V2 和 V3 导联上出现更大程度地抬高(见图 3.11D)[9]。当 QRS 波异常延长时,ST 段形态也可能发生改变(见图 3.11E)。

## T 波形态

在波形分析的连续系统方法中,检查 T 波形态所采取的步骤如下。

### 一般轮廓

正常 T 波的形态和电轴与 P 波相似(见图 1.9 和

图 1.14)。这 2 种情况下,波形都是光滑和圆润的,除了 aVR 导联负向外,其他所有导联都是正向的,V1 导联可能是双向的(起始正向,终末负向)或全部负向。

## T 波时限

T 波自身时限通常不测量,但在第 10 章的 QT 间期中也有讨论。

## 正向和负向振幅

像 QRS 波一样,T 波振幅有很宽的正常上限。其往往随着年龄的增长而降低,男性大于女性。T 波振幅随着 QRS 波振幅变化而变化,如果 U 波存在,T 波振幅应始终大于 U 波振幅。肢体导联 T 波振幅通常不超过 0.5mV,胸前导联不超过 1.5mV。女性的 T 波振幅上限为以上数值的 2/3。

### 确定额面 QRS 电轴

1.通过定位 QRS 波群具有最接近相等振幅的正向波和负向波的导联来识别过渡导联(垂直于波形轴的导联)。这些正向波和负向波振幅可能从非常微小到非常显著不等。

2.使用 6 轴参考系统识别垂直于过渡导联的导联(图 3.10,左侧最上方)。

3.判读步骤 2 中确定导联 QRS 主波方向。如果方向为正,则电轴与该导联的正极相同。如果方向为负,则电轴与该导联的负极相同。请注意,图 3.10 中每根导联的正极都标有导联名称。

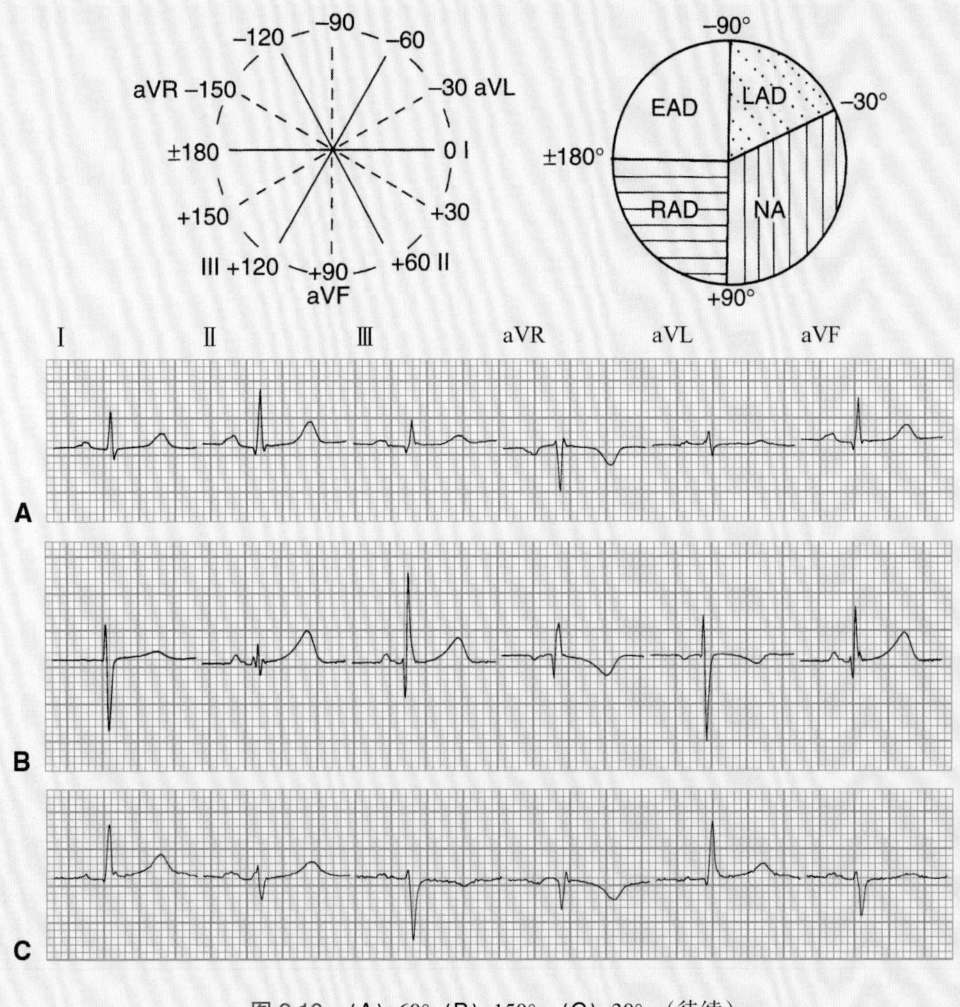


图 3.10 (A)+60°;(B)+150°。(C)-30°。(待续)

确定额面 QRS 电轴(续)

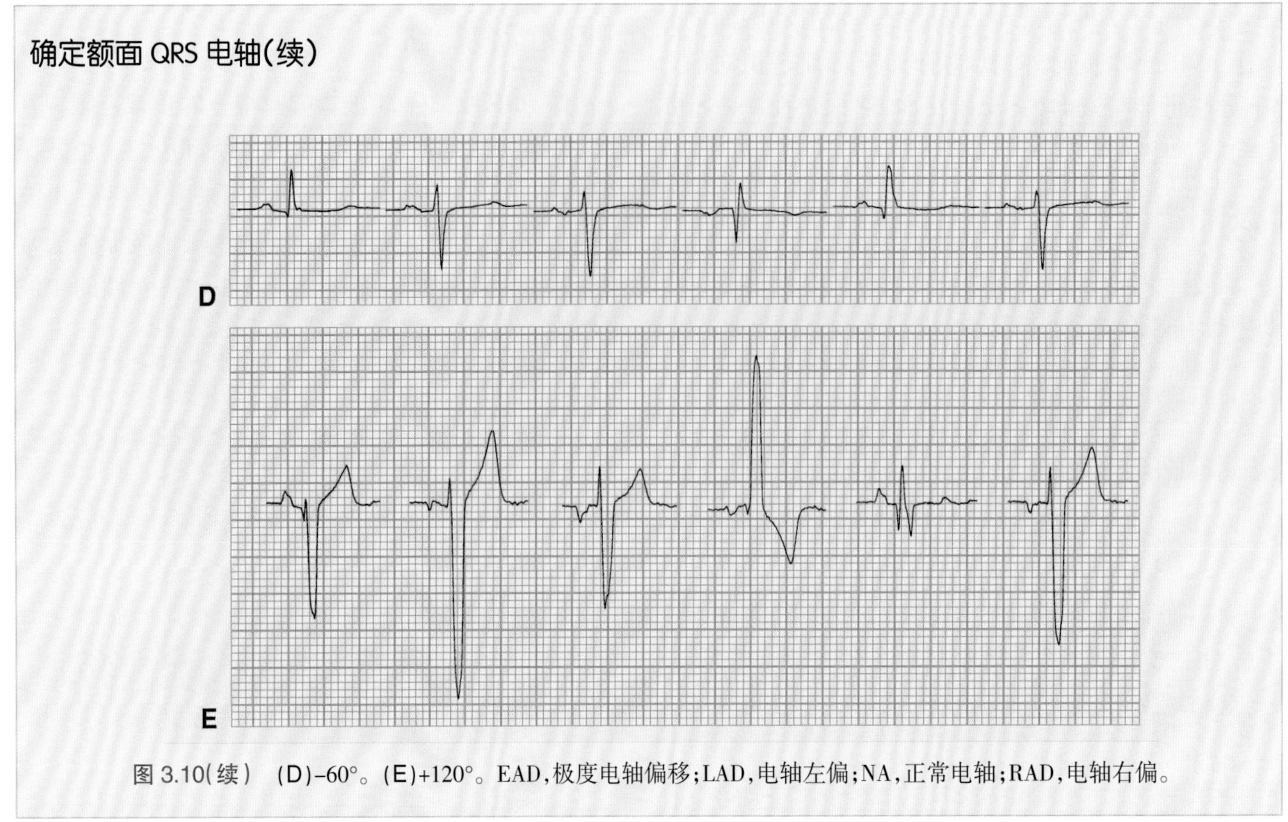


图 3.10(续) (D)-60°。(E)+120°。EAD,极度电轴偏移;LAD,电轴左偏;NA,正常电轴;RAD,电轴右偏。

在额面和横面全景视图的极值处(见图 2.10B),T 波振幅往往较低。在这些极端情况下,aVL 和Ⅲ导联的波幅通常不超过 0.3mV,V1 和 V6 导联的波幅通常不超过 0.5mV[8]。

## 额面和横面电轴

T 波电轴的评价应与 QRS 波电轴相关联。尽管这 2 种 ECG 特征代表了激活和恢复相反的心肌电活动事件,但其波形方向相似的基本原理已在第 1 章中介绍。前面提出的在 2 个平面上确定 QRS 波电轴的方法应用于确定 T 波电轴。QRS-T 夹角用于表示在额面和横面 QRS 波与 T 波电轴之间的度数[10],其在心室肥大、心肌梗死或传导异常时具有临床应用价值。

额面上 T 波电轴在整个生命周期趋于稳定,而 QRS 波电轴则从垂直方向向水平方向移动,如图 3.12 上部所示[8]。然而,在儿童期,T 波电轴比 QRS 波更加水平,而在成人期,T 波电轴变得比 QRS 波垂直。尽管存在这些变化,QRS-T 夹角在额面上通常不会超过 45°[10]。

正常儿童横面上 T 波电轴可能太过靠后导致在最左的胸前 V5 和 V6 导联 T 波可能为负(图 3.12)。在儿童期,T 波电轴向前移动, 指向 V5 导联正极,QRS 波电轴向后移动,指向 V1 导联负极,这 2 个轴的变化贯穿整个生命周期,成人横面上的 QRS-T 夹角通常不超过 60°[10]。

# U 波形态

U 波通常不出现在 ECG 上,或在 T 波之后出现 1 个小的圆形波(见图 1.9 和图 1.12)。U 波通常与 T 波方向相同,振幅约为 T 波的 1/10,通常在 V2 或 V3 导联上最为突出。心率较慢时,U 波较大,在心率较快时,U 波和 T 波的振幅均降低,并与其后的 P 波融合。通常,U 波与 T 波分离,TU 交界处是 ECG 基线。可能存在 T 波和 U 波融合,使得 QT 间期的测量更加困难。U 波的起源尚不确定。关于其起源有 3 种可能的理论:①心内膜下浦肯野纤维延迟复极;②中层细胞(M 细胞)复极延长;③心室壁机械力引起的后电位[11]。

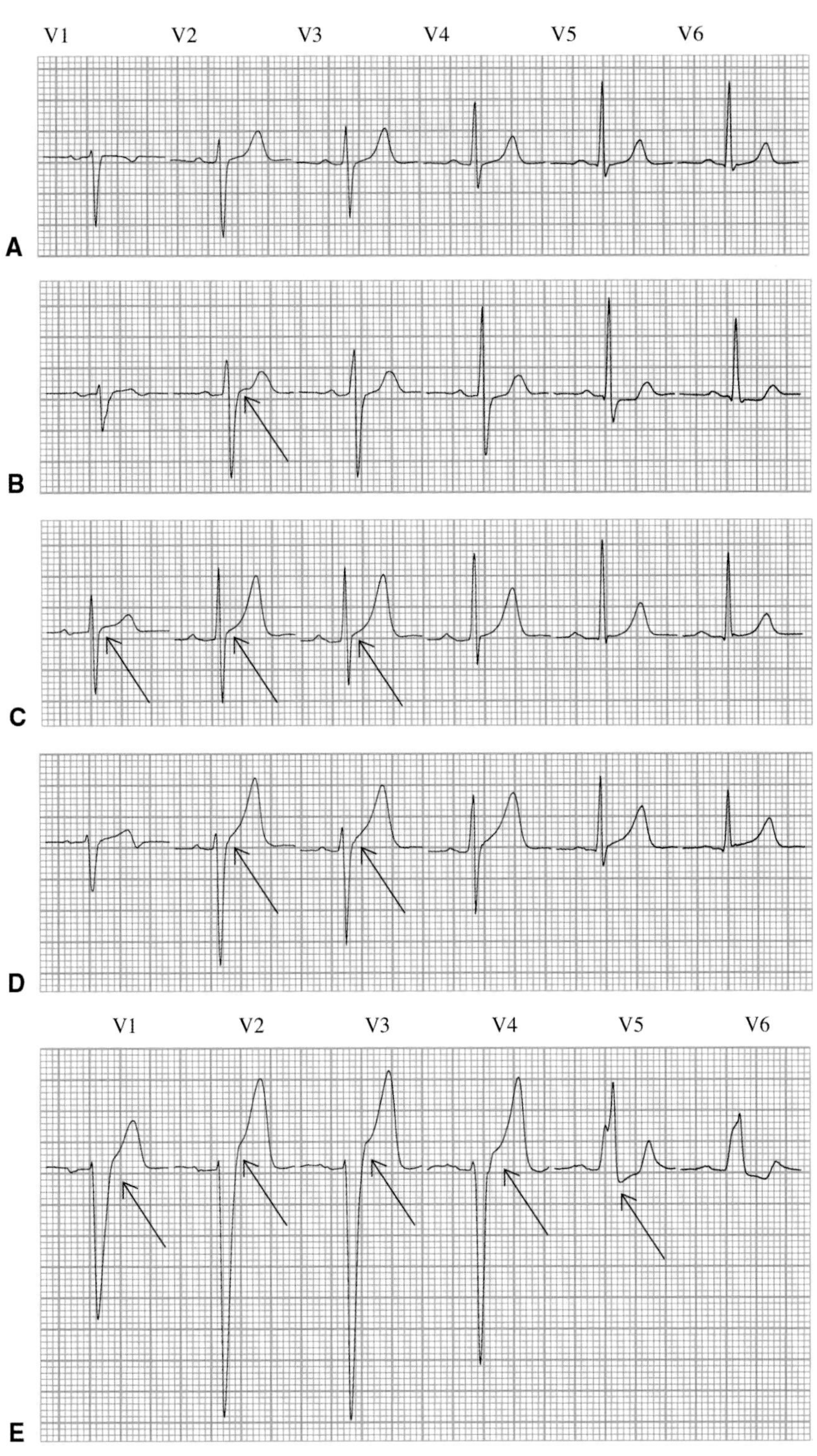


图3.11 (A)正常 ECG。(B~D)正常变异 ECG。(E)异常 ECG。胸前导联 ST 段偏移(箭头所示)。

## QT 和 QTc 间期

QT 间期测量心室电激动和恢复的持续时间。目前,用于确定 QT 间期 T 波终点的方法是切线法。被定义的切线是在横跨等电位线的 T 波最陡峭的部分末端绘制的(图 3.13)[12]。另外,QT 间期与心率成反比。为了确保 1 个心动周期在下 1 个心动周期开始前完全恢复,恢复的时间必须随着激动频率的增加而减少。因此,QT 间期的"正常"只能通过校正心率来确定。常规 ECG 分析包括校正的 QT 间期(QTc 间期)而不是测量的 QT 间期。Bazett[13]开发了以下公式来执行

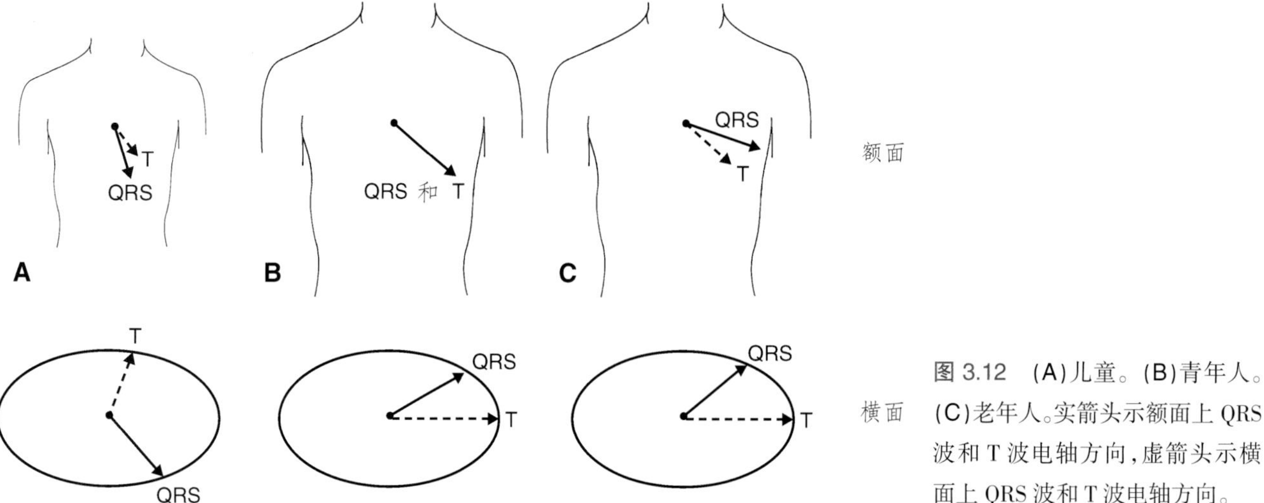


图 3.12 (A)儿童。(B)青年人。(C)老年人。实箭头示额面上 QRS 波和 T 波电轴方向，虚箭头示横面上 QRS 波和 T 波电轴方向。

该校正：

$$QTc=QT/\sqrt{RR}$$

RR 为 2 个连续 R 波之间的间隔时间，单位为 s。Hodges 及其同事[14,15]对 Bazett 公式进行了如下修改，修正了高和低心率：

$$QTc=QT+0.00175\times(心室率-60)$$

QTc 间期的上限约为 0.46s(460ms)。成年女性的 QTc 间期比男性稍长，并随着年龄、生理状态和药物治疗而略有增加(见第 10 章)。电恢复持续时间对电激动频率的调整不会立即发生，需要经过几个心动周期。因此，QTc 间期的精确测量只能在一系列规律的、相等的心动周期后进行。

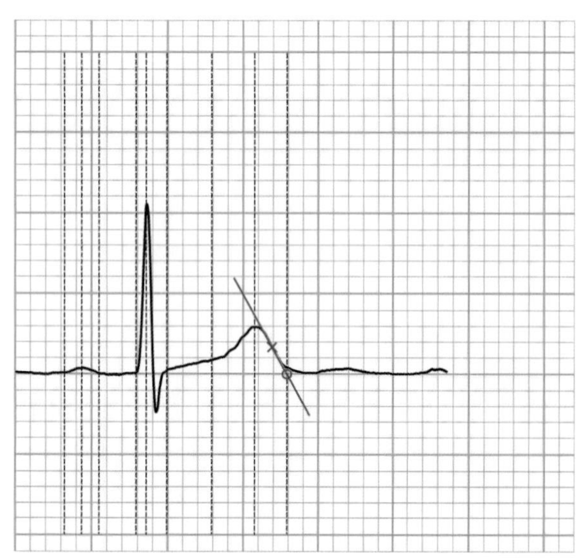

图 3.13 切线法用于确定 T 波终点。T 波终点是一条穿过 T 波降支最陡峭部分与基线相交的点。

## 心脏节律

若要评估本章开头提到的最后 1 个 ECG 特征——心律，需要考虑其他 8 个 ECG 特征。心率和节律，P 波形态，PR 间期的某些不规则性本身可能提示心律异常，其余 5 项 ECG 特征的某些不规则性可能提示心律异常的潜在发展。节律失调在本书的第 3 部分讨论。

### 心率及规律性

正常的心律被称为窦性心律，因其是由窦房结内形成的电脉冲产生的。在清醒和休息时，窦性心律的频率通常在 60~100 次/分。当<60 次/分时称为窦性心动过缓，当>100 次/分时称为窦性心动过速。然而，“正常”的定义需要考虑个体的活动水平：睡眠时窦性心动过缓低至 40 次/分可能是正常的，运动时窦性心动过速快至 200 次/分可能是正常的。事实上，在睡眠或剧烈运动期间，90 次/分的心率都是“异常”的。窦性心动过缓范围内的心率在清醒时可能是正常的，特别是训练有素的运动员，其静息心率在 30 次/分，即使在中等强度运动时也经常<60 次/分。

由于自主神经系统的交感神经和副交感神经之间的平衡不断变化，正常的窦性心律基本上是规整的，但不是绝对规整。这种正常心律变异性的丧失可能与显著的潜在自主神经或心脏异常有关[16]。窦性心律失常描述的是心率随呼吸周期的正常变化，窦性心律随吸气加速，随呼气减慢（图 3.14）。有时，窦性心律失常会产生明显的不规则性，从而与临床上重要的心律失常相混淆。

## P 波电轴

“P 波形态”中讨论了正常的 P 波额面电轴。电轴<30°或>75°可能表明心律起源于右心房下部、房室结或者左心房。

## PR 间期

P 波和 QRS 波的正常关系（PR 间期）如图 3.15A 所示，P 波和 QRS 波的各种异常关系如图 3.15B~F 所示。异常的 P 波电轴常伴有异常短的 PR 间期，因为脉冲形成的位置已从窦房结移动到更靠近房室结的位置（图 3.15B）。然而，在 P 波电轴正常的情况下，PR 间期短（图 3.15C）表明房室结内存在异常快速传导的路径，或者存在连接心房和希氏束的异常心肌束（一种不寻常的心室预激起源，见第 19 章）。短 PR 间期本身并不是心律异常，然而，在负责预激的房室结内或绕过房室结的通路会产生电再激活或者重新进入心房的可能性，从而产生快速心律失常。

在 P 波电轴正常的情况下，PR 间期异常延长表明心房和心室肌之间的正常通路在某个点上脉冲传导延迟（图 3.15D）。当 PR 间期延长合并异常 P 波形态，应该考虑 P 波实际上可能与前一个 QRS 波有关，而不是与后一个 QRS 波有关，因为反向（逆向）激动从心室到心房（图 3.15E）。当心脏激动来自心室而非心房时，逆向激动就会发生。在这种情况下，P 波可能只能被识别为 T 波的变形。当没有可见的 P 波而无法确定 PR 间期时，心律明显异常（图 3.15F）。因此，ECG 判读者有责任定位 P 波（如果存在）。

## QRS 波形态

图 3.15A 在图 3.16A 再次呈现，以参考不典型的、正常出现的 QRS 波，其中存在 Q、R 和 S 波。导致 QRS 波异常形态的各种原因见图 3.16B~D。

当没有房室结旁路直接传入心室肌时，P 波电轴

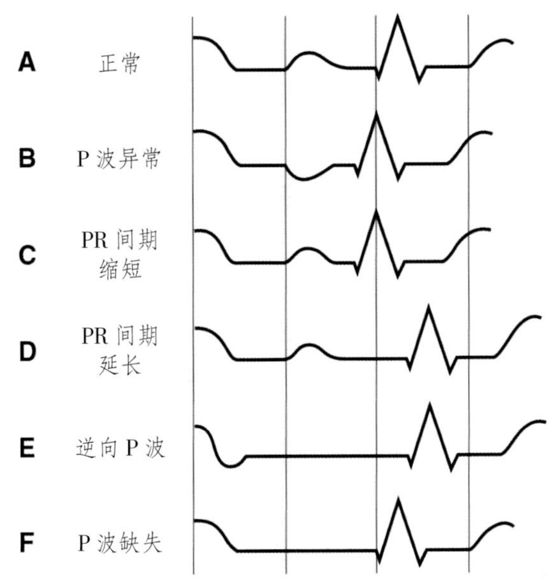


图 3.15 垂直网格线，0.2s 的时间间隔。注意，在（A）中，PR 间期为 0.2s（正常上限）。

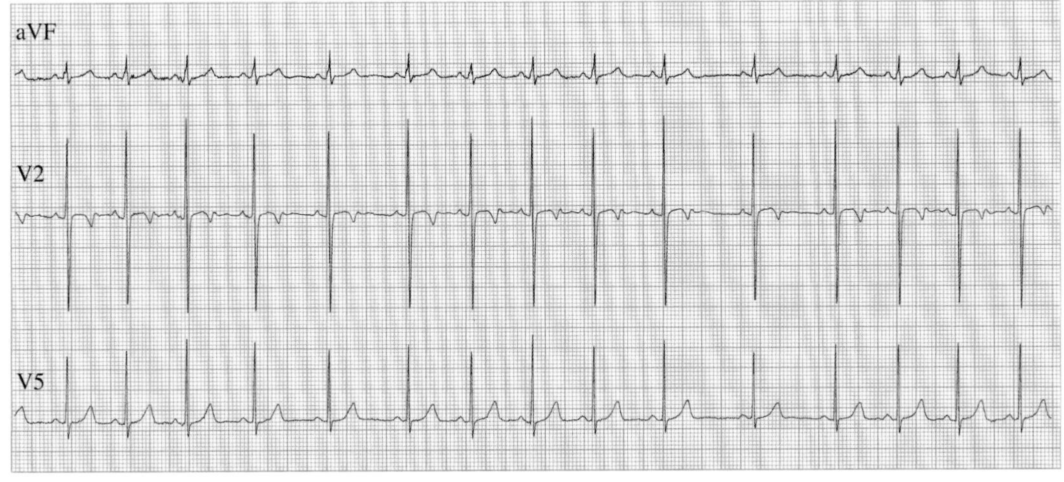


图 3.14 窦性心律失常。

正常、PR 间期异常短伴 QRS 波形态正常（见图 3.15C)。当这种旁路直接进入心室肌时，会引起 QRS 波形态异常(图 3.16B)。这种心室“预激”消除了 PR 段等电位线并导致 P 波和 QRS 波融合。Q 或 R 波起始缓慢(命名为 δ 波)，延长了 QRS 波的时限。

正常室内传导通路内异常缓慢的脉冲传导也会导致 QRS 波形态异常(图 3.16C)。当传导异常局限在左右束支时，心律保持正常。然而，如果导致传导缓慢的过程扩展到其他束支，则可能突然发生部分甚至全部房室传导失败的严重心律失常。

在没有 P 波的情况下，QRS 波时限延长表明心律可能源自心室而非心房(图 3.16D)。

### ST 段、T 波、U 波和 QTc 间期

图 3.17A 显示了正常波形。ST 段明显抬高（图 3.17B)、T 波振幅增高或降低(图 3.17C，E)、QTc 间期延长(图 3.17D)或 U 波振幅增高(图 3.17E)可能提示潜在的心脏疾病，导致严重的心律异常。每个示例以 TP 段结束开始，以下一个 TP 段开始结束。这些异常的 QRS、T 波关系在第 8 章(图 3.17B，C)和第 13 章(图 3.17C~E)中进行了讨论。

## 总结

与之前的追踪相比，如果没有出现最重要的特征，任何关于解释 ECG 的系统方案的讨论都是不完整的。ECG 捕捉到的是一个瞬间。心脏的生理和电活动是高度动态的，可能随时都在变化。将当前 ECG 与近期甚至过去的远程追踪进行比较，可以提供有关疾病发展过程和对治疗反应的重要信息。定位先前的 ECG 并将其与当前 ECG 进行比较是 ECG 判读者最重要的任务之一，也是患者护理诊断和管理决策的关键因素。

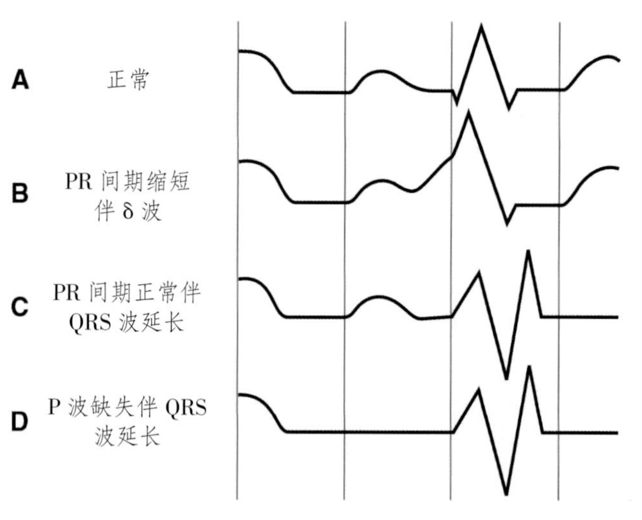


图 3.16 (A)正常。(B~D)异常。垂直网格线，0.2s 的时间间隔。

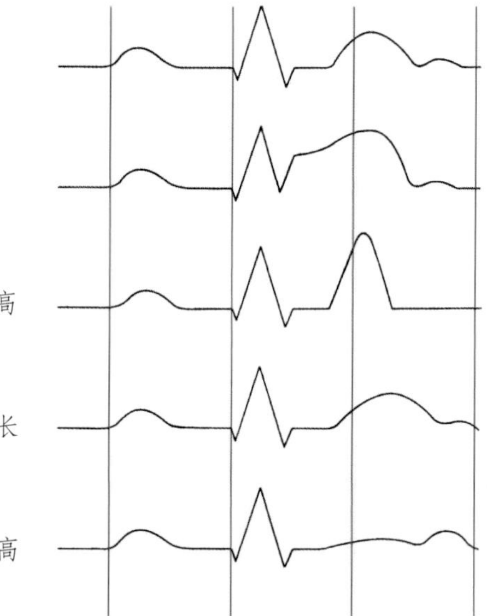


图 3.17 QRS、T 波关系。(A)正常。(B~E)异常。

# 第 3 章总结图

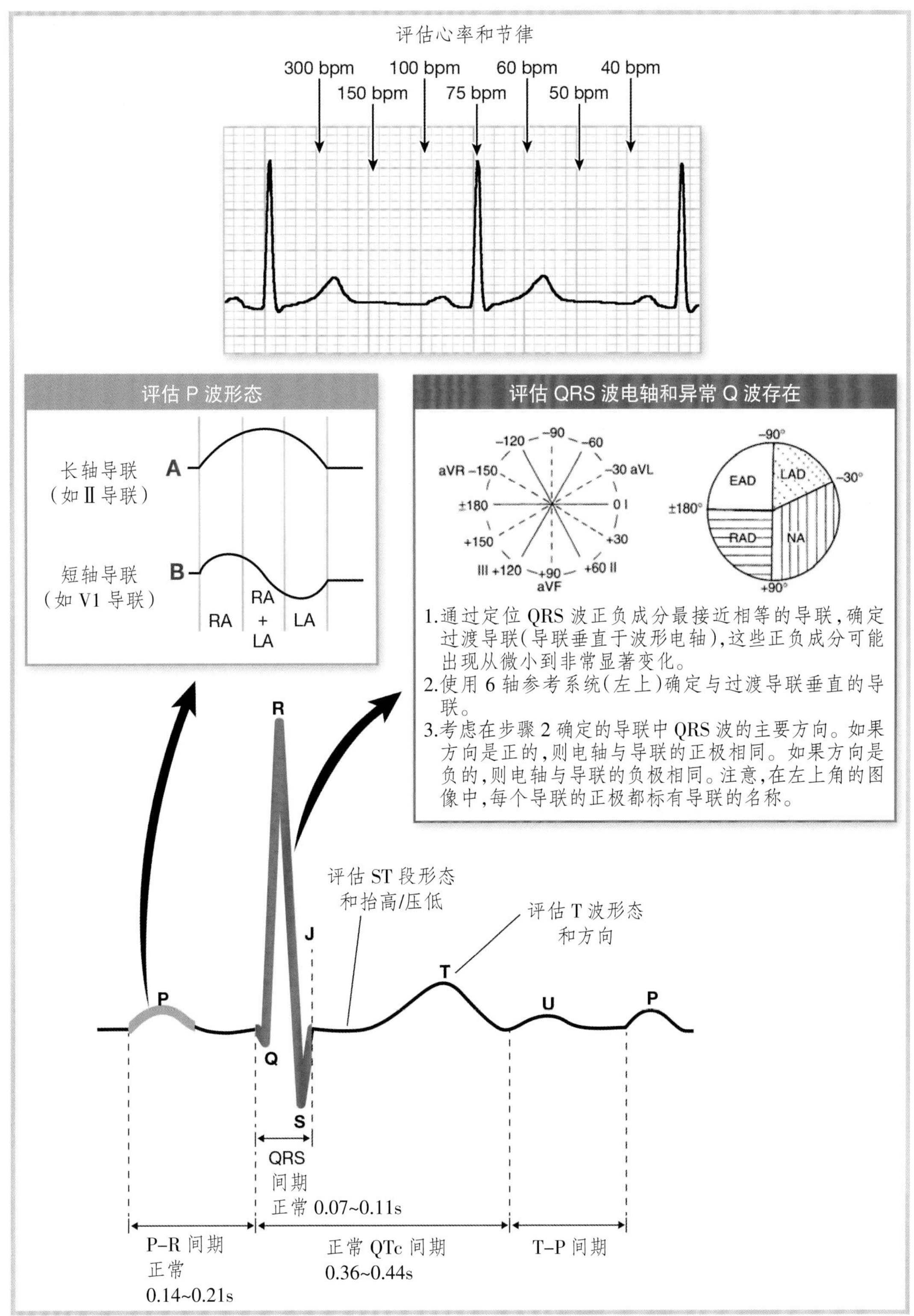


bpm，次/分；EAD，电轴偏移极限；LA，左心房；LAD，电轴左偏；NA，正常心电轴；RA，右心房；RAD，电轴右偏。

## 相关术语

**振幅**:波形从等电位线延伸到波形峰值的垂直幅度。

**自主神经系统**:自发控制非自主身体功能的神经系统,支配腺体、平滑肌组织、血管和心脏。

**轴**:ECG 波形在额面或横面上的方向,以度为单位。

**心动过缓**:心率缓慢,<60 次/分。

**轮廓**:波形的一般形状——尖峰或平坦。

**偏移**:ECG 波形相对于基线向上移动(正偏移)或向下移动(负偏移)。

**时限**:波形开始和终止之间的 ms 间期。因为波的初始部分或终末部分垂直于导联呈等电位性,导致单个导联的表面持续时间可能不同,因此,波形真实的持续时间应在多个 ECG 导联中同步记录从最早开始延伸到最后结束的时间。

**电轴偏移极限**:额面 QRS 波电轴偏离正常,电轴位于 −90°和±180°之间。

**融合**:波形合并在一起(即 P 波和 T 波)。

**心率变异性**:在静息状态下观察到的正常心率变异的范围。

**本位曲折**:QRS 波开始到 R 波峰值之间的时间间期,代表电脉冲从心室肌的内膜到外膜表面传递所需的时间。

**电轴左偏**:额面 QRS 波电轴偏离正常,电轴位于−30°和−90°之间。

**QRS−T 夹角**:在额面和横面上 QRS 波与 T 波电轴之间的度数。

**QTc 间期**:校正的 QT 间期,表示心室肌激活和恢复的持续时间。校正是通过使用考虑心室率的公式来实现的。

**心率**:衡量心动周期发生频率的指标,以每分钟跳动的次数表示。

**折返或再激活**:心脏电脉冲第 2 次或多次通过房室结或心房或心室心肌等结构,这是心脏该区域传导异常的结果。正常情况下,心脏电脉冲在特殊的起搏细胞中产生后,只在心脏的每个区域传播 1 次。

**规律性**:表示一段时间内心率的一致性。

**电轴右偏**:额面 QRS 波电轴偏离正常,电轴位于+90°和+180°之间。

**窦性心律失常**:在呼吸的吸气期和呼气期发生的窦性心律的正常变化。

**窦性心律**:源自窦房结或窦房结冲动形成的正常心律。

**心动过速**:心率加快>100 次/分。

**TP 交接**:心跳加快时 T 波和 P 波的交汇点。

**过渡导联**:ECG 波形的正负成分振幅几乎相等的导联,表明导联垂直于波形方向。

**TU 交接**:T 波和 U 波的交汇点,有时在等电位线,有时不在等电位线上。

**心室预激**:由于连接心房和心室的肌肉纤维束异常,当心脏激活冲动绕过房室结和浦肯野系统时发生的事件。正常情况下,电脉冲必须通过传导缓慢的房室结和传导迅速的浦肯野系统从心房肌传导到心室肌。

(詹中群 聂连涛 译 刘彤 校)

## 参考文献


1. Grant RP. *Clinical Electrocardiography: The Spatial Vector Approach*. New York, NY: McGraw-Hill; 1957.
2. Beckwith JR. *Grant's Clinical Electrocardiography*. New York, NY: McGraw-Hill; 1970:50.
3. Wagner GS, Freye CJ, Palmeri ST, et al. Evaluation of a QRS scoring system for estimating myocardial infarct size. I. Specificity and observer agreement. *Circulation*. 1982;65:342-347.
4. Macfarlane PW, Lawrie TDV, eds. *Comprehensive Electrocardiology*. Vol 3. New York, NY: Pergamon Press; 1989:1442.
5. Beckwith JR. *Basic Electrocardiography and Vectorcardiography*. New York, NY: Raven Press; 1982:46.
6. Macfarlane PW, Lawrie TDV, eds. *Comprehensive Electrocardiology*. Vol 1. New York, NY: Pergamon Press; 1989:296-305.
7. Anderson ST, Pahlm O, Selvester RH, et al. Panoramic display of the orderly sequenced 12-lead ECG. *J Electrocardiol*. 1994;27: 347-352.
8. Macfarlane PW, Lawrie TDV, eds. *Comprehensive Electrocardiology*. Vol 3. New York, NY: Pergamon Press; 1989:1459.
9. Surawicz B. STT abnormalities. In: Macfarlane PW, Lawrie TDV, eds. *Comprehensive Electrocardiology*. Vol 1. New York, NY: Pergamon Press; 1989:515.
10. Beckwith JR, ed. *Grant's Clinical Electrocardiography*. New York, NY: McGraw-Hill; 1970:59-63.
11. Ritsema van Eck HJ, Kors JA, van Herpen G. The U wave in the electrocardiogram: a solution for a 100-year-old riddle. *Cardiovasc Res*. 2005;67:256-262.
12. Castellanos A, Inerian A Jr, Myerburg

RJ. The resting electrocardiogram. In: Fuster V, Alexander RW, O'Rourke RA, et al, eds. *Hurst's The Heart*. 11th ed. New York, NY: McGraw-Hill; 2004: 295-324.

13. Bazett HC. An analysis of the time-relations of electrocardiograms. *Heart*. 1920;7: 353-370.
14. Hodges M, Salerno D, Erlien D. Bazett's QT correction reviewed. Evidence that a linear QT correction for heart is better. *J Am Coll Cardiol*. 1983;1:69.
15. Macfarlane PW, Lawrie TDV, eds. The normal electrocardiogram and vectorcardiogram. In: *Comprehensive Electrocardiology*. Vol 1. New York, NY: Pergamon Press; 1989:451-452.
16. Kleiger RE, Miller JP, Bigger JT Jr, Moss AJ. Decreased heart rate variability and its association with increased mortality after acute myocardial infarction. *Am J Cardiol*. 1987;59:256-262.

第 2 部分

# 心腔增大和传导异常

# 第 4 章

# 心腔增大

Douglas D. Schocken, Ljuba Bacharova, David G. Strauss

心腔增大是指心腔(心房和心室)大小的增加。这种增大可能是由血流动力学超负荷(压力或容量)或结构改变(心肌病)造成的。主要使用影像学方法测量心腔大小。ECG 的改变可以和影像学上的心腔增大(图 4.1)相伴随,甚至早于影像学改变。这样,ECG 就提供了额外的诊断和预后信息[1]。

## 心房增大

通常壁较薄的心房对压力和容量负荷过重都会产生特征性 ECG 改变。心房增大包括右心房增大和左心房增大。由于在受累心房出现可观测的增大(如超声心动图所见到的)之前就可出现 ECG 的改变,因此,在出现增大的 ECG 改变时,用"负荷过重"比"增大"更精确,但"增大"在临床上更常用。这些变化反映了心房肌的电特性的改变先于解剖学上的增大。

2 个心房开始激动的时间和激动传导方向不同,

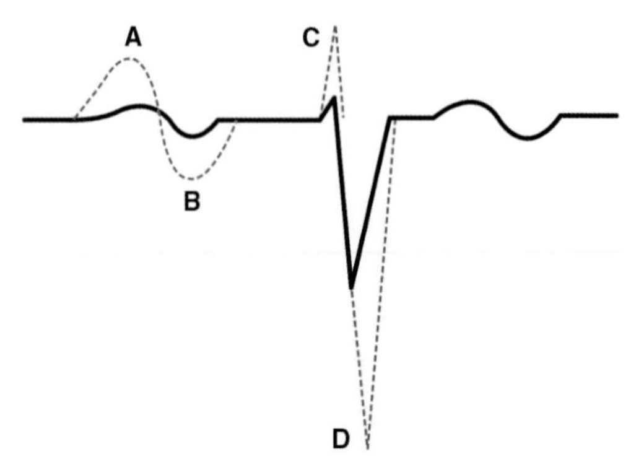


图 4.1 心腔增大对 ECG(短轴 V1 导联)的影响。黑色实线是正常的 ECG,虚线分别表示(A)右心房;(B)左心房;(C)右心室;(D)左心室肥大。

这有助于对右心房增大和左心房增大进行 ECG 评估。右心房先激动,该激动从窦房结开始,向前、下方传导,产生 P 波的初始向量,即除 aVR 导联外的所有导联 P 波初始向量均为正向。左心房的激动开始较晚,其激动从高位房间隔开始向左、下、后方传导,产生 P 波的终末向量,在Ⅱ导联为正向,但在 V1 导联为负向(图 4.2A)。因此,右心房增大以初始向量的增加为特征(图 4.2B 和图 4.3A),可见明显增高的正向波(肺型 P 波)。左心房增大表现为Ⅱ导联的 P 波增宽,常呈 M 型(二尖瓣 P 波),在 V1 导联由于终末向量的增加可见更深的终末负向部分(图 4.2C 和图 4.3B)。P 波的起始和终末部分均增加提示双心房增大(图 4.2D 和图 4.3C)。

## 心房增大的心电图特征

### 整体轮廓

右心房增大可改变 P 波圆钝而光滑的轮廓,可见 P 波高尖。左心房增大在 P 波中部形成 1 个切迹,紧接着出现第 2 个"隆起"。在某些导联,如Ⅱ导联,右心房增大 P 波呈"尖峰"状(称为肺型 P 波)(振幅>0.20mV),左心房增大 P 波呈 M 型(称为二尖瓣 P 波)。

### P 波时限

右心房增大不影响 P 波的时限,左心房增大使Ⅱ导联的 P 波时限延长,>0.12s。左心房增大也使 V1 导联 P 波终末负向时限延长,>0.04s。

### 正向和负向的振幅

右心房增大使 P 波的最大振幅增加,在Ⅱ和 aVF

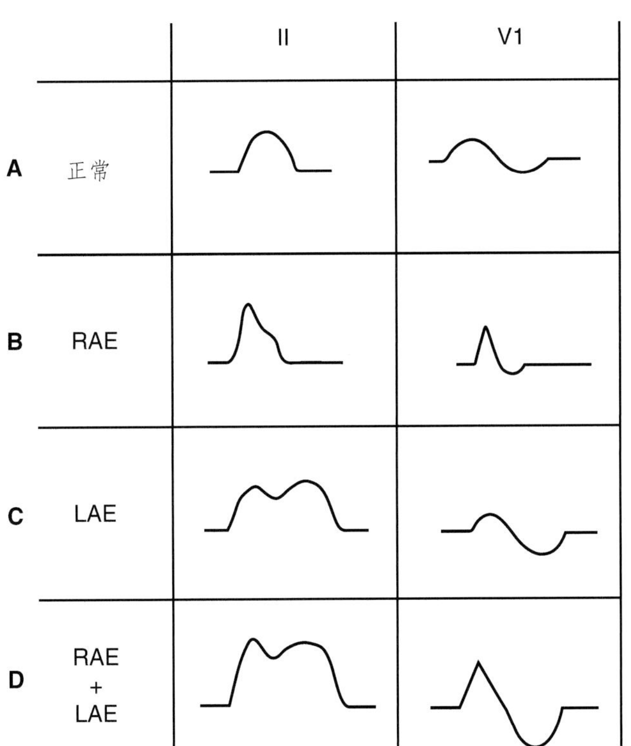


图 4.2 典型心房增大时Ⅱ导联和 V1 导联 P 波形态的改变。LAE,左心房增大;RAE,右心房增大;RAE+LAE,双心房增大。

导联>0.20mV,在 V1 和 V2 导联>0.10mV。通常情况下，左心房增大不增加 P 波的总振幅，但可增加 V1 导联终末负向的振幅>0.10mV。

### 额面和横面的电轴

评估 P 波在 2 个心电平面的电轴。右心房增大时,额面 P 波电轴轻度右偏;左心房增大,额面 P 波电轴轻度左偏。在没有心房增大的情况下,电轴的正常范围在 0°和+75°。

重度右心房增大时,V1 导联 P 波可倒置,易误认为是左心房增大。重度左心房增大时,Ⅱ、Ⅲ、aVF 导联的 P 波振幅可增加,P 波终末部分变为负向。右心房和左心房均增大称双心房增大(见图 4.2D 和图 4.3C)。

Munuswamy 及其同事[2]利用超声心动图作为左心房增大的标准，评价了左心房增大 ECG 标准的真阳性率和真阴性率(表 4.1)。该研究发现左心房增大最敏感的指标是 V1 导联 P 波终末负向部分的时限增加(>0.04s)。而最特异的指标是宽而有切迹的 P 波(二尖瓣 P 波),类似心房内传导阻滞(译者注:现代概念心房间传导阻滞)。

## 心室增大

### 血流动力学超负荷导致的心室增大

心室增大可能由心室内血容量的增加或心室的

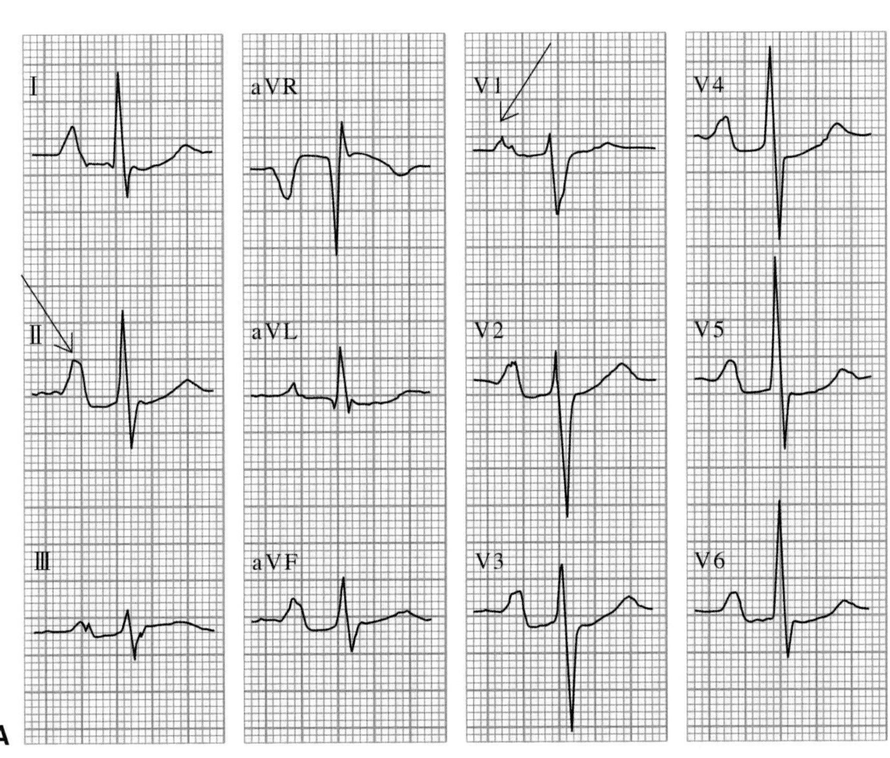


图 4.3 显示心房增大的 ECG。注意 PR 间期延长,(A)中为 0.28s。(A)右心房增大。(待续)

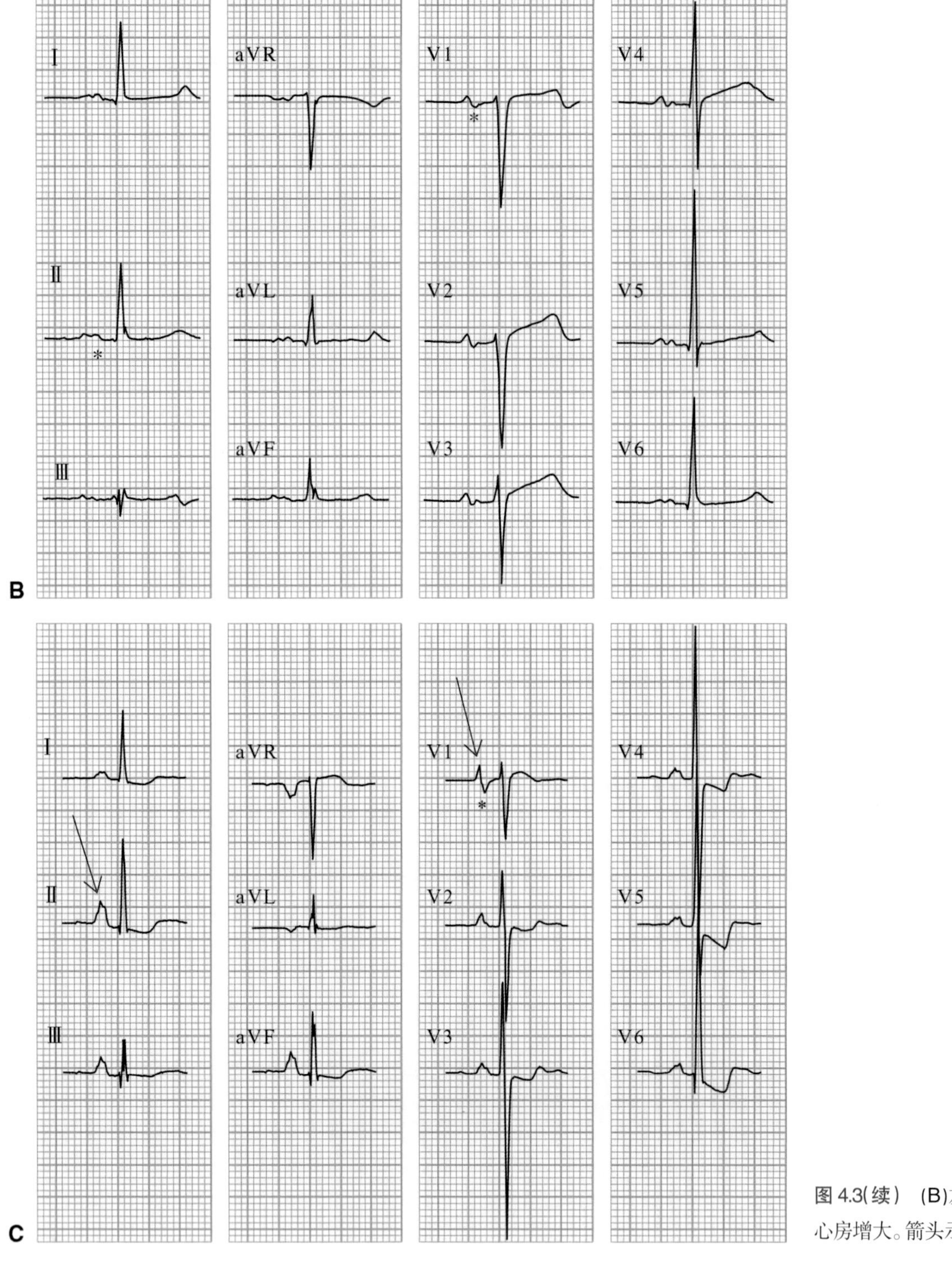


**图 4.3(续)** (B)左心房增大。(C)双心房增大。箭头示诊断的关键特征。

射血阻力过大导致。前者称为容量超负荷或舒张期超负荷,后者称为压力超负荷或收缩期超负荷。血容量的增加引起心室扩张,射血阻力的过大引起心室壁增厚(肥大)。

在舒张期,心室因接受过多的血液而扩张,在收缩期,由于射血阻力过大而肥大(图 4.4)。心室容量超负荷可能是由于血液通过未闭合回流到部分排空的心室(图 4.4A)。

图 4.4B 显示通过狭窄的瓣膜流出时射血受阻引起的压力超负荷。右心室或左心室的增大通常伴随相应的心房增大。因此,符合心房增大标准的 ECG 表现应考虑提示心室增大。

表 4.1 左心房增大 ECG 标准与超声心动图测量结果的比较[a]

| ECG 标准 | 真阳性率(%)[b] | 真阴性率(%)[c] |
|---|---|---|
| V1 导联终末负向时限 >0.04s | 83 | 80 |
| V1 导联终末负向振幅 >0.10mV | 60 | 93 |
| P 波切迹峰间时限 >0.04s | 15 | 100 |
| 最长 P 波时限 | 33 | 88 |
| P 波时限与 PR 段时间比值>1:1.6 | 31 | 64 |

[a] Modified from Munuswamy K, et al.[2] Copyright © 1984 Elsevier. With permission.

[b] 符合左心房增大心电图标准患者中心脏超声左心房增大的比例。

[c] 不符合左心房增大心电图标准患者中无心脏超声左心房增大的比例。

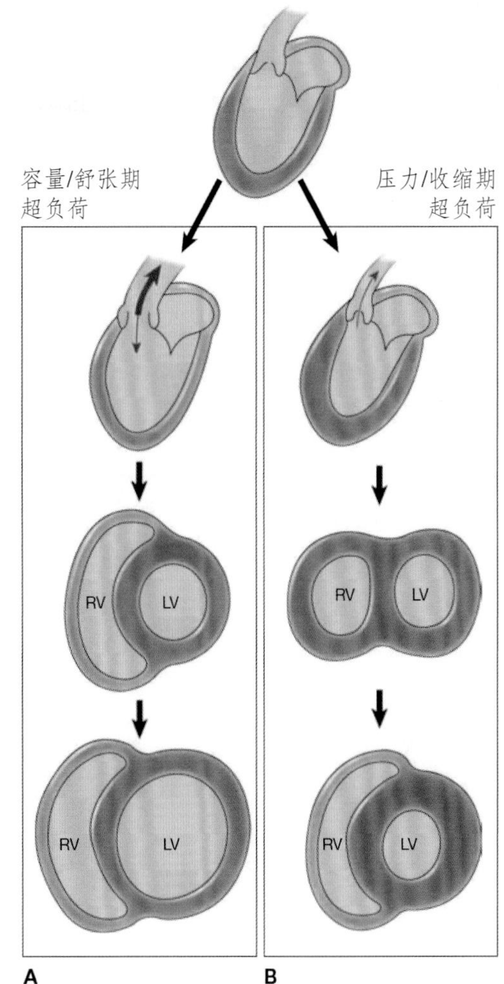


图 4.4 (A)容量负荷。向上的粗箭头示血流方向;向下的细箭头示血液反流。(B)压力负荷。向上的细箭头示血流通过狭窄的流出瓣膜。LV,左心室;RV,右心室。(Adapted from Rushmer RF. Cardiac compensation, hypertrophy, myopathy and congestive heart failure. In: Rushmer RF, ed. Cardiovascular Dynamics. 4th ed. Philadelphia, PA: WB Saunders; 1976:532-565. Copyright © 1984 Elsevier. With permission.)

## 结构改变(心肌病)引起的心室增大

与系统性高血压引起的压力超负荷反应和瓣膜反流或心内分流引起的容量超负荷反应不同,原发性心肌疾病(心肌病)直接影响心室收缩和舒张的能力。这些病理生理过程最终导致心力衰竭。在某些情况下,心力衰竭的发生是因为心肌细胞的丢失导致心肌收缩力的下降,从而导致心输出量减少。在另外一些情况下,输出量的下降是由于舒张功能障碍产生的舒张性心力衰竭。前者心肌细胞的丢失可能是由梗死或炎症过程(如心肌炎)产生的瘢痕引起的。后者的心肌细胞被一些病理因素,如结节病或异常蛋白质浸润,如淀粉样变性(见第 11 章)引起的心肌异常浸润所取代。舒张性心力衰竭最常见于老年人,尤其是女性高血压患者。当发生心室(和心房)增大时,在所有的检查方案中只有 ECG 提供了符合成本/效益、使用便捷、非侵入性的评估心腔增大的手段。

# 心室增大时 QRS 波的改变

图 4.5 显示了心室增大时 QRS 波群的典型改变。在没有心室增大的情况下,I 导联的 QRS 主波方向直立,V1 导联 QRS 主波方向倒置(图 4.5A)。左心室增大时,QRS 波群振幅增加,QRS 波群大体方向无变化(图 4.5B)。右心室增大时,QRS 波群大体方向将发生变化,在 I 导联主波向下,V1 导联主波向上(图 4.5C)。当左心室和右心室均增大,可出现上述异常波形的组合(图 4.5D)。

# 左心室扩张

左心室扩张是由对压力或容量超负荷的病理生理反应的适应不良导致的,或因梗死或心肌组织被外来蛋白(淀粉样蛋白)、细胞(结节病)或非细胞物质,如铁(血色素沉积症)浸润引起心肌细胞的丧失导致的。有 2 个因素会影响左心室扩张时的 ECG 表现：左心室的大小和解剖形态的改变，以及激动在左心室内传播速度的改变[3-5]。激动在扩张的左心室传导所需时间较长时，类似不完全性左束支传导阻滞（LBBB；见第 5 章）的 ECG 改变。QRS 波群时限更加延长可使左心室扩张的 ECG 改变类似于完全性 LBBB（见第 5 章）[6]。

左心室扩张增大了左心室激动的表面积，使 QRS 波群向左和向后的振幅增大（图 4.6）[3]。V2 和 V3 导联的 S 波振幅增加，Ⅰ、aVL、V5 和 V6 导联的 R 波振幅增加（图 4.6A）。T 波可与 QRS 波群的振幅同向增高（图 4.6A）[7,8]。T 波也可以与 QRS 波群方向相反，表明左心室"劳损"（图 4.6B）[7-9]。图 4.6A 中的 ECG 改变提示轻度至中度的左心室扩张，图 4.6B 显示更严重的改变，包括多个导联出现明显异常的 Q 波和左心室劳损。

## 左心室肥大

正常情况下，新生儿期以后左心室相对比右心室变得肥大。异常肥大可发生在压力负荷过重的情况

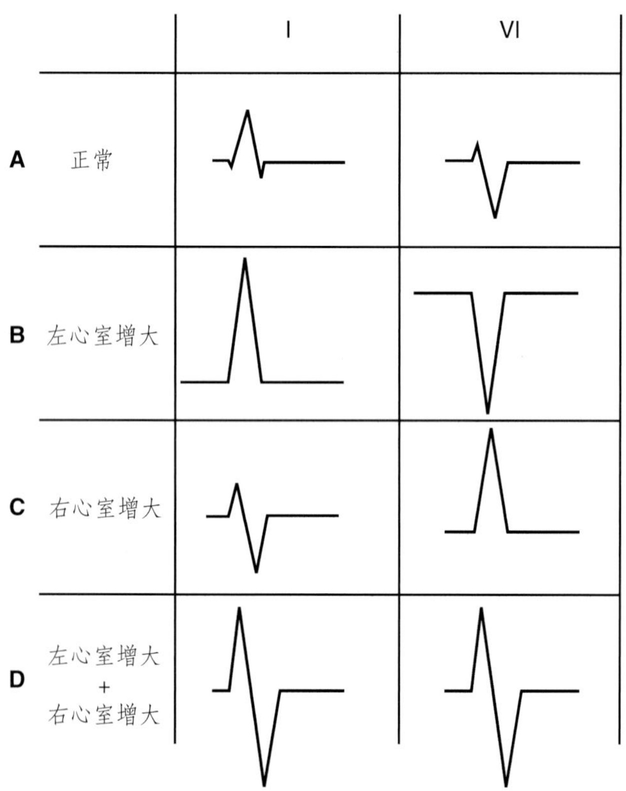


图 4.5 典型心室增大时 I 和 V1 导联 QRS 波群。

下，可引起 ECG 左心室优势导联正常波形的增大。与左心室扩张类似，左心室肥大增大了左心室激动的表面积，使 QRS 波群向左和向后的电压增加，额面和横面的电轴同样转为向左和向后。

与左心室扩张一样，有 2 个因素影响左心室肥大的 ECG 模式：左心室的大小和解剖形态学的改变以及左心室激动传播速度的改变[3,7,8]。因此，对于左心室肥大，从肥厚心肌的内膜到外膜传导时间延长，类本位曲折时间（R 峰时间）延长（见图 3.8），整个左心室的激动时间也延长。由于左、右心室激动的不均衡性，左心室肥大也可出现与左心室扩张同样的心室间的传导延迟，类似不完全性甚至完全性 LBBB（图 4.7A）[6]。

压力超负荷也会影响复极，引起左心室复极持久延缓，在左心室面的导联（即 V5~V6 导联）产生 ST 段压低和 T 波倒置；这种情况称为左心室劳损（图 4.7B）[8,9]。心外膜细胞不再先复极，复极的传导变为从心内膜向心外膜方向传导。这种"劳损"ECG 的机制尚不清楚，但"劳损"与左心室腔压力增加（超负荷）有关。计算机模拟研究表明，左心室除极延长本身也可引起 ST 段和 T 波的被称为"劳损"的复极改变[7]。

尽管左右心室的 2 种增大（扩张和肥大）对 ECG 的波形影响有所不同，但尚无一套关于扩张和肥大的特异性标准。"增大"一词目前被应用于心房。由于一些超出本书适用范围的原因，出于临床需要，ECG 术语"肥大"仍然用来代替心室的"增大"。此外，术语"增大"指的是尺寸的增加。"肥大"更为复杂，包括组织和细胞水平的根本变化，以及伴随的心肌细胞内和心肌细胞外成分的肥大性生长。因此，将第 3 章中介绍的系统的波形分析方法应用于"心室肥大"。

## 左心室肥大的 ECG

### 整体轮廓

左心室肌的类本位曲折时间的延长可降低 QRS 初始波形的斜率。随着心室肌细胞激动的传导，QRS 波群中部的平滑轮廓被打破，出现顿挫或切迹（图 4.7A）。延长的 QRS 波群的终末部为低频、平滑的波形。

ECG 可见基线水平的改变。心室肥大使 J 点偏离 PR 段和 TP 段形成的水平基线，并使 ST 段向 T 波方向倾斜（图 4.7B 和图 4.8C）。当这种变化发生在右胸

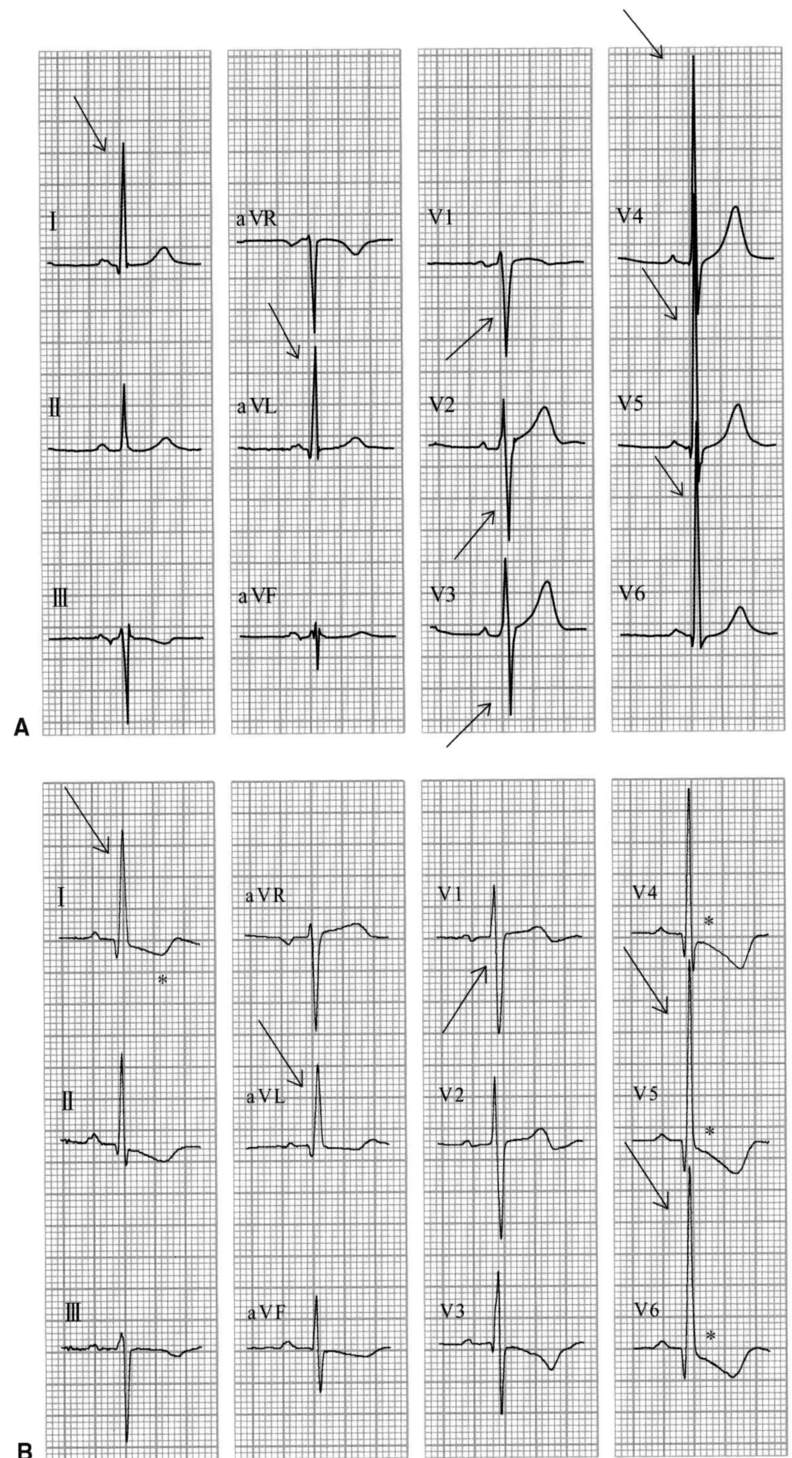


图4.6 (A,B)左心室扩张患者的ECG。箭头示QRS波群在左后和向上方向增加；星号示左心室劳损的ST段和T波改变。

导联时,称为右心室劳损;发生在左胸导联时,称为左心室劳损。

## QRS波群时限

左心室肥大可引起QRS波群时限的延长，超过0.11s(正常范围为0.07~0.11s),>0.10s表示开始出现除极延长(室内传导延迟)。右心室肥大通常不会显著延长QRS波群时限，但当伴右心室明显扩张时，可引起QRS波群时限的轻微延长。然而,左心室肥大在没有扩张的情况下，也可能使QRS波群延长至0.13s或0.14s(传导的减慢,如果其形态特征符合束支传导阻滞的典型特征，常被归类为束支传导阻滞；如果不符合,则诊断为非特异性室内传导延缓)。

## 正向和负向的振幅

QRS波群的振幅通常在左后方向最大。左后方向因左心室肥大而增大(右心室肥大则相反)。左心室肥大时心脏的额面电轴左偏(即上偏)。左心室肥大的诊断标准反映了这些变化。Sokolow-Lyon 标准(表 4.2)[10]考虑横面导联(V1、V5/V6)即左侧和后侧的波形振幅,而 Cornell 标准(表 4.3)[11]和 Romhilt-Estes 标准(表 4.4)[12]考虑横面导联和额面导联(aVL 电轴)即左偏(向上)电轴。Pegueto 及其同事通过测量 S 波振幅,提出了诊断左心室肥大的 ECG 新标准[13]。这些标准虽然很有希望,但仍有待进一步的应用和验证。

## 右心室肥大

右心室扩张出现在容量超负荷代偿期间,或是在其肥大最终不能代偿压力超负荷后。由于这种扩张,右心室需要比正常除极更长的时间才能完成除极,而不是在 QRS 波群的中间时段完成除极(见第 1 章)。

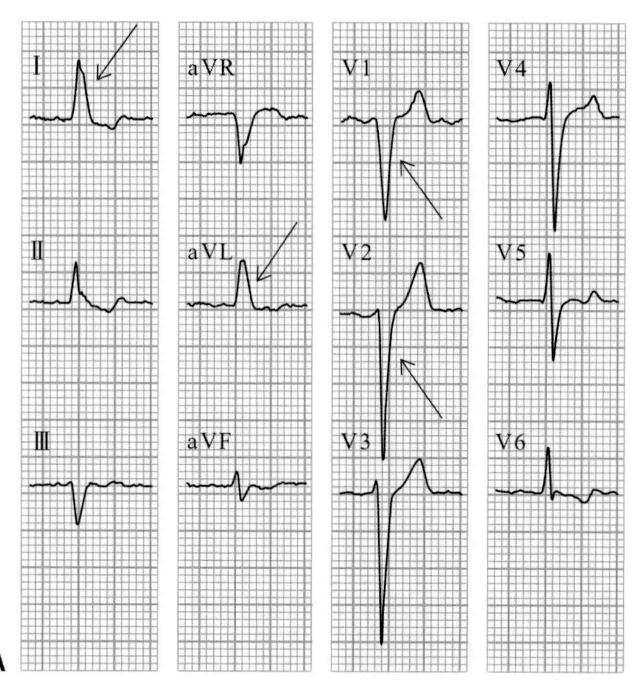


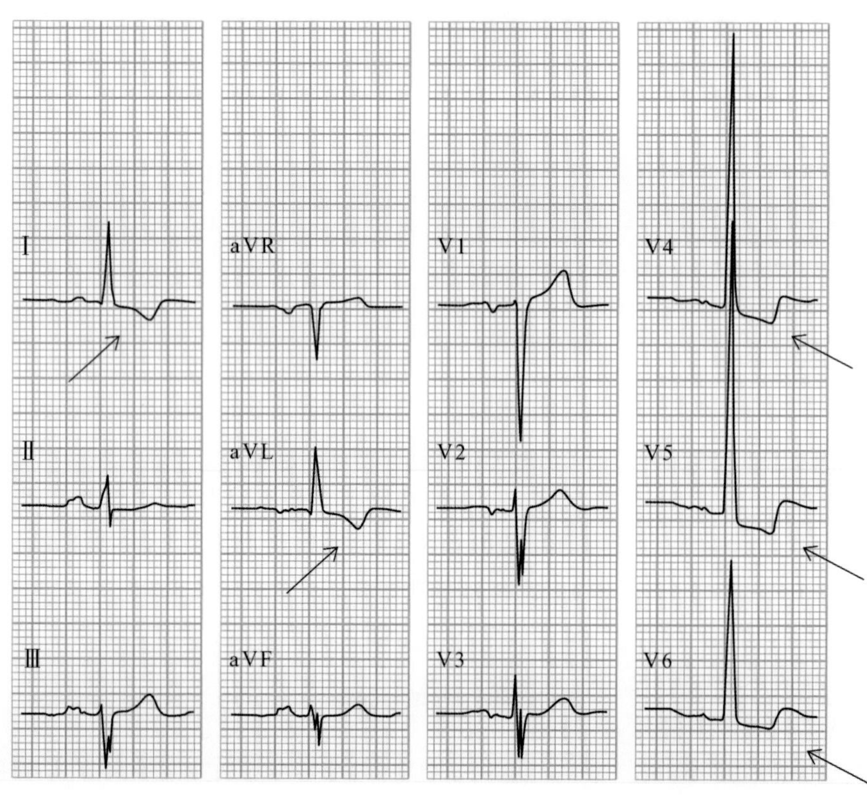


图 4.7　左心室肥大患者的 ECG。(A)中箭头示心室内传导延迟;(B)中箭头示 ST 段压低和 T 波倒置。

扩张的右心室在左心室激动完成时提供向前和向右的力，导致额面电轴右移，V1 导联出现 RSR'图形，类似不完全性右束支传导阻滞(见第 5 章)。QRS 波群时限更长时，ECG 改变可与完全性右束支传导阻滞类似。这些 ECG 改变可能出现在容量超负荷的早期或代偿期，也可能出现在压力超负荷的晚期或衰竭期[3]。

压力超负荷的代偿期可发生右心室肥大。QRS 波群的最后 1/3 时段通常仅由壁厚的左心室和室间隔的除极产生。随着右心室的肥大，右心室对 QRS 波群早期部分的影响增大，并开始对 QRS 波群的晚期形成产生影响。

与左心室肥大的有关标准不同，右心室肥大的 Sokolow-Lyon 标准(表 4.5)[14]包含横面(胸部)导联向前和向右的界值。右心室肥大的 Butler-Leggett 标准(表 4.6)[15]要求最大前向和最大右向振幅的组合超过最大左后向振幅的界值电压差。

## 额面和横面电轴

右心室肥大将额面 QRS 电轴向右移动到垂直或向右的位置，将横面 QRS 波群向前方移动(图 4.8C)。左心室肥大将额面电轴向左移动并将横面电轴向后移动(见图 4.3C)。

V1 导联处于从左到右的方位，因此是观察 2 个心室电优势对比的最佳导联。如图 4.5A，正常成年人的 QRS 波群在 V1 导联负向，产生 1 个小的 R 波和 1 个明显的 S 波。当右心室因压力超负荷而肥大时，这种主波方向向下的图形可能会消失，产生 1 个明显的 R 波和 1 个小的 S 波(见图 4.5C)。

轻度右心室肥大时，左心室仍占优势，ECG 无改变或电轴向右偏移(图 4.8A)。请注意，Ⅰ导联 S>R 振幅提示额面电轴略>+90°，满足电轴右偏的界值。

中度右心室肥大时，QRS 波群的初始方向向前(V1 导联 R 波增加)，QRS 波群的终末部分可能偏右，也可能不偏右(图 4.8B)。这些改变也可见于左心室侧壁的心肌梗死(见第 9 章)。

严重右心室肥大时，QRS 波群主要改变为Ⅰ导联主波向下，V1 导联主波方向为正向，右心室心肌延迟除极导致 ST 段压低和 T 波倒置，如 V1~V3 导联，即所谓的“右心室劳损”(图 4.8C)。

由于在胎儿发育期间，肺循环的阻力大于体循环，因此新生儿的右心室较左心室的更肥大(图 4.9)。肺组织充气时，右肺阻力显著降低，而当胎盘娩出时，左侧阻力显著增加[16]。从此时起，随着左心室相对于右心室的肥大，右心室优势的 ECG 征象逐渐消失。因此，像扩张一样，肥大可能是代偿状态，而不是病理状态。由于流经肺动脉瓣、肺循环或左侧心脏的血流阻力增大，在以后几年可再次发生右心室压力负荷过重。

左心室肥大和右心室肥大的大多数标准是基于电压测量。由于右心室是最大的前部心腔，因此前向和右向力的升高通常与右心室肥大一致。表 4.7 列出了一些其他考虑右心室肥大的 ECG 特征。

**表 4.2 左心室肥大的 Sokolow-Lyon 标准 [a]**

| |
|---|
| V1 导联的 S 波+V5/V6 导联的 R 波≥3.5mV |
| 或 |
| V5/V6 导联 R 波>2.6mV |

[a] Modified from Sokolow M, Lyon TP.[10] Copyright © 1949 Elsevier. With permission.

**表 4.3 左心室肥大的 Cornell 电压标准 [a]**

| |
|---|
| 女性 aVL 导联的 R 波+V3 导联的 S 波>2.00mV |
| 男性 aVL 导联的 R 波+V3 导联的 S 波>2.80mV |

[a] Modified with permission from Casale PN, Devereux RB, Alonso DR, et al.[11]

**表 4.4 左心室肥大的 Romhilt-Estes 评分系统 [a,b]**

| | 分值 |
|---|---|
| 1.任何肢体导联的 R 波或 S 波≥2mV | 3 |
| 或 V1 或 V2 导联的 S 波 | |
| 或 V5 或 V6 导联的 R 波≥3mV | |
| 2.左心室劳损 | |
| 与 QRS 波群方向相反的 ST 段和 T 波 | |
| 未应用洋地黄 | 3 |
| 应用洋地黄 | 1 |
| 3.左心房增大 | |
| V1 导联 P 波终末负向振幅≥0.10mV 和时限≥0.04s | 3 |
| 4.电轴左偏≥-30°(译者注：理论上应<-30°) | 2 |
| 5.QRS 时限≥0.09s | 1 |
| 6.V5 或 V6 导联的类本位曲折时间≥0.05s | 1 |
| 最大分值 | 13 |

[a] Modified with permission from Romhilt DW, Bove KE, Norris RJ, et al.[12]

[b] 5 分=左心室肥大；4 分=可能为左心室肥大。

## 双心室肥大

有许多情况会出现双心室肥大。右心室衰竭的主要原因是左心室衰竭。双心室增大或肥大的发展过程与压力或容量超负荷导致非缺血性心肌病最终共同途径的概念是一致的。在 ECG 上,LVH 和 RVH 的各种诊断标准的组合可提示为双心室肥大。图 4.10A~C 显示了这些患者 ECG 的一些可变特征。

## 左心室肥大和右心室肥大的评分系统

本章介绍了左心室肥大的 3 套标准(见表 4.2 至表 4.4)和右心室肥大的 2 套标准(表 4.5 和表 4.6)。如前所述,扩张和肥大的 ECG 标准没有区别。

**表 4.5 右心室肥大的 Sokolow-Lyon 标准 [a]**

| V1 导联的 R 波+V5/V6 导联的 S 波≥1.10mV |
|---|

[a] Modified from Sokolow M,Lyon TP.[14] Copyright ⓒ 1949 Elsevier. With permission.

右心室肥大使 ST 段和 T 波的方向偏离右心室的除极方向,转而与右心室肥大产生的 QRS 波群相反的方向移动。典型的右侧导联,如 V1,右心室肥大时,QRS 波群主波方向向上,而 ST 段压低和 T 波倒置(见图 4.8C)。左心室肥大使 ST 段和 T 波偏离左心室的除极方向,转而与左心室肥大产生的 QRS 波群相反的方向移动。因此,在 aVL 和 V5 等左侧导联中,QRS 波群异常直立,ST 段压低和 T 波倒置(见图 4.7B)。

**表 4.7 提示右心室肥大的 ECG 线索**

| 提示右心室肥大的 ECG 线索 |
|---|
| 1.电轴右偏(+90°或更大) |
| 2. RV1=7mm 或以上 |
| 3. RV1+SV5 或 SV6=10mm 或以上 |
| 4. V2 导联 R/S=1.0 或更高 |
| 5. V6 导联 S/R=1.0 或更高 |
| 6. V1 导联的类本位曲折时间延迟(>0.035s) |
| 7.不完全性右束支传导阻滞型 |
| 8. Ⅱ、Ⅲ、aVF 导联的 ST 段"劳损"改变 |
| 9.肺型 P 波或先心病 P 波 |
| 10. SⅠ、SⅡ、SⅢ模式(儿童) |

**表 4.6 右心室肥大的 Butler-Leggett 公式 [a]**

| 方位(说明) | 前向(A) | 右向(R) | 左后向(PL) |
|---|---|---|---|
| 振幅 | V1 或 V2 导联中最高的 R 或 R'波 | V5 或 V6 导联最深的 S 波 | V1 导联的 S 波 |
| 右心室肥大公式 | A+R−PL≥0.70mV | | |

[a] Modified from Butler PM,Leggett SI,Howe CM,Freye CJ,et al.[15] Copyright ⓒ 1986 Elsevier. With permission.

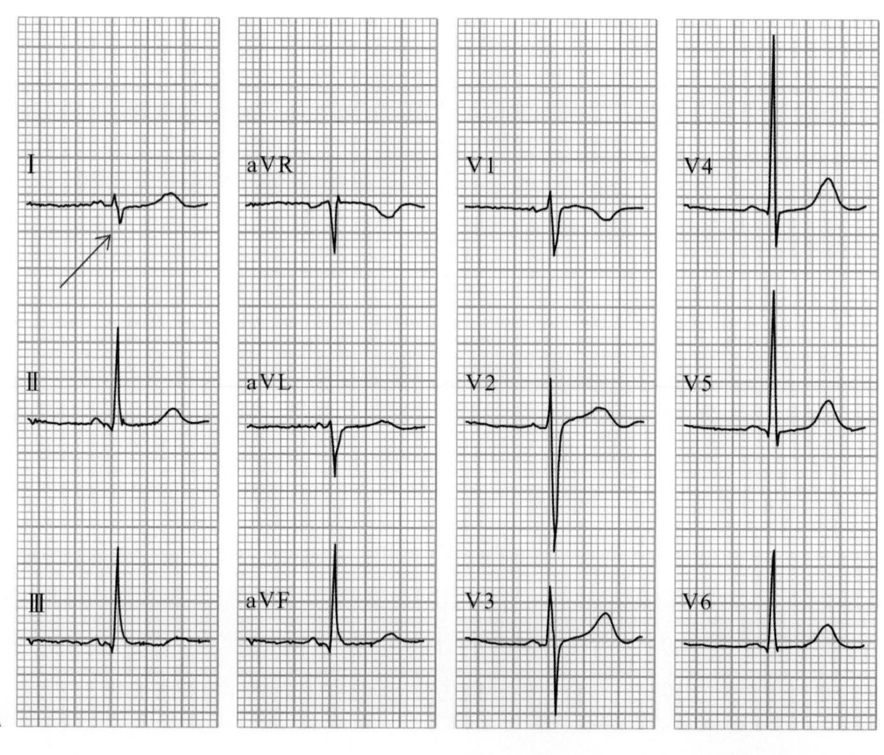


图 4.8 右心室肥大患者的 ECG。箭头示 QRS 波群的右心室肥大;星号示右心室劳损的 ST 段和 T 波改变。(待续)

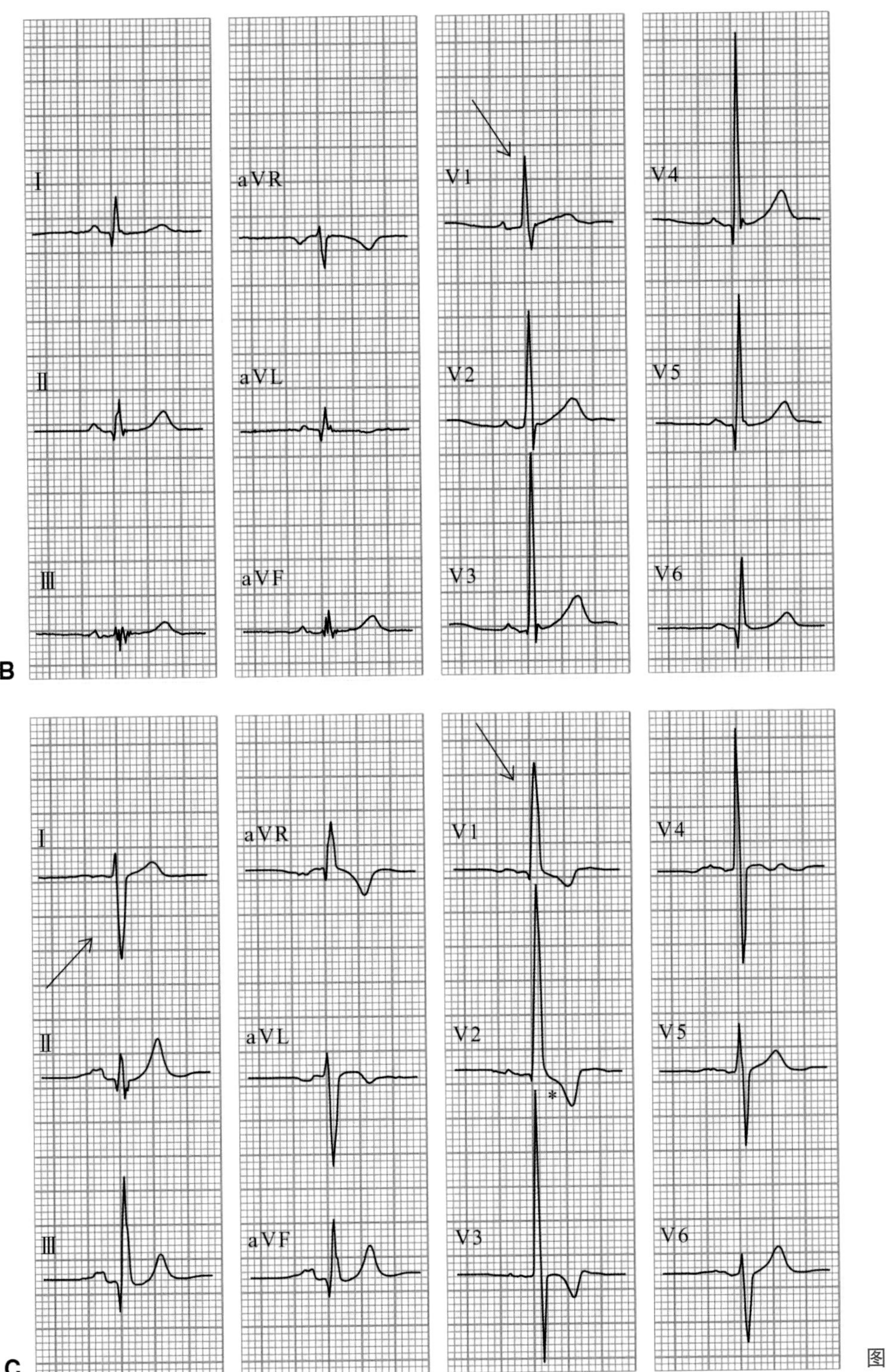
B
I
aVR
V1
V4
II
aVL
V2
V5
III
aVF
V3
V6
C
I
aVR
V1
V4
II
aVL
V2
V5
*
III
aVF
V3
V6

图 4.8(续)

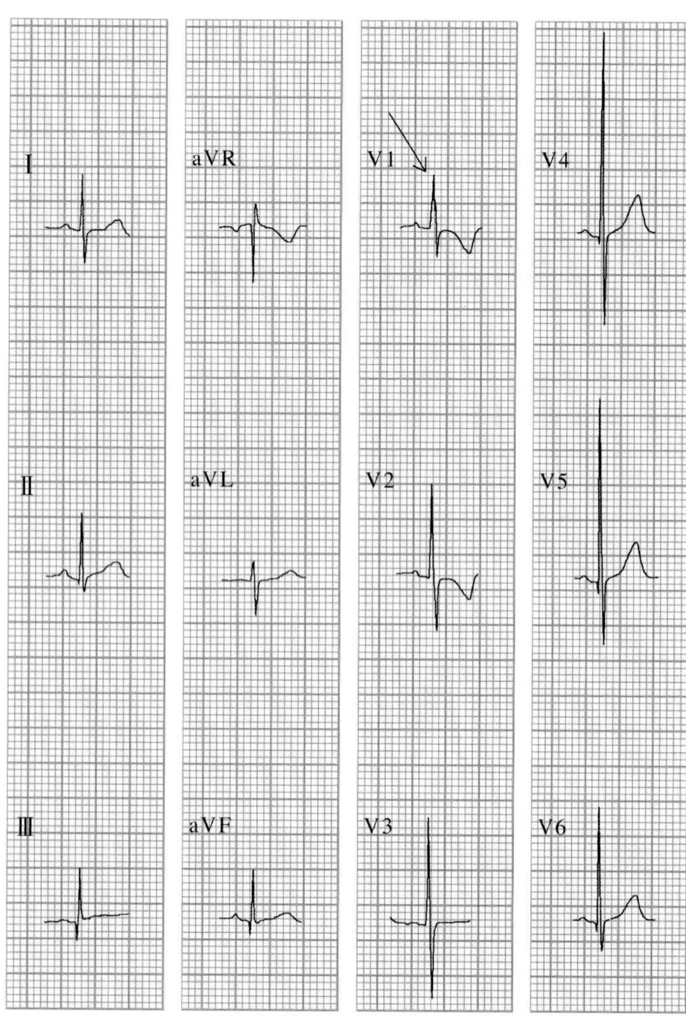


图 4.9 健康新生儿的 ECG。箭头示正常的右心室优势。

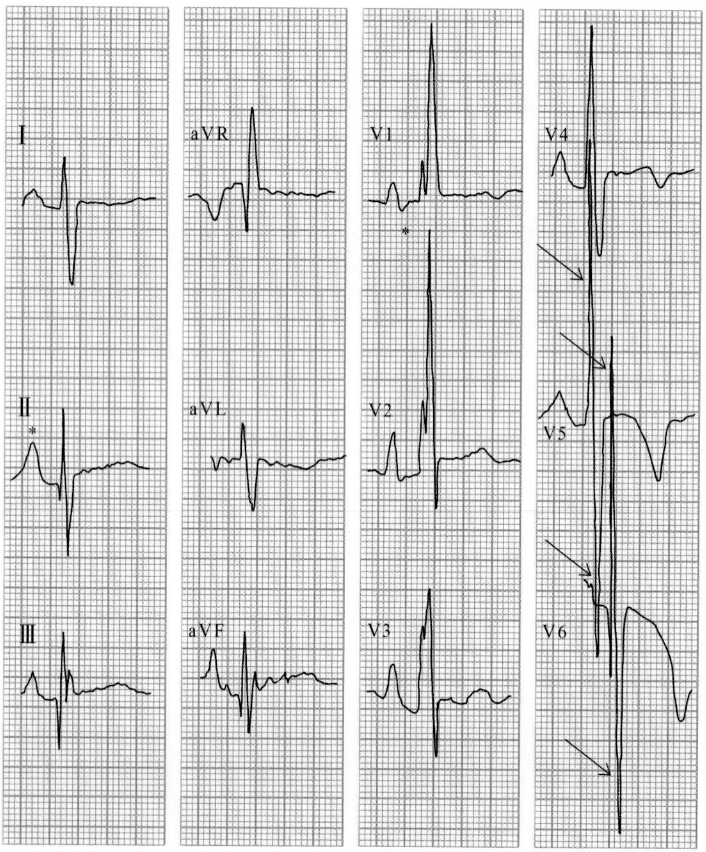


图 4.10 双心室肥大患者的 ECG。(A,B) 中的箭头，Ⅰ导联 S>R，V1 导联显著的 R 波，V3 导联 S 波加深；(C) 中的箭头示胸前导联明显的 R 波；(A) 中的星号示右心房和左心房增大的 P 波异常；(B) 中的星号示右心房增大的典型 P 波异常。(待续)

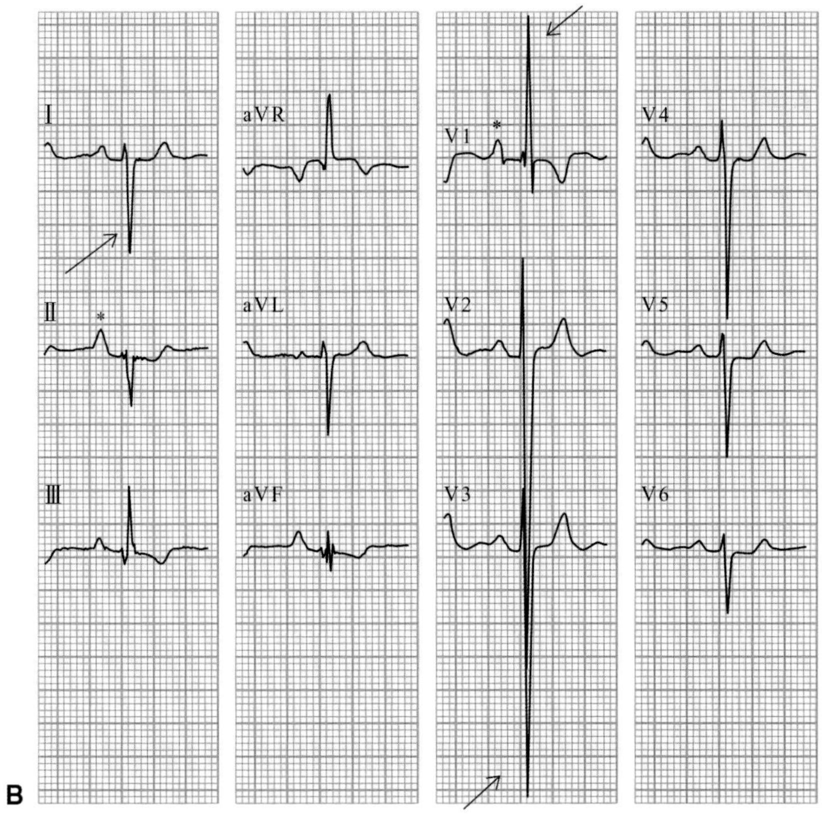

B

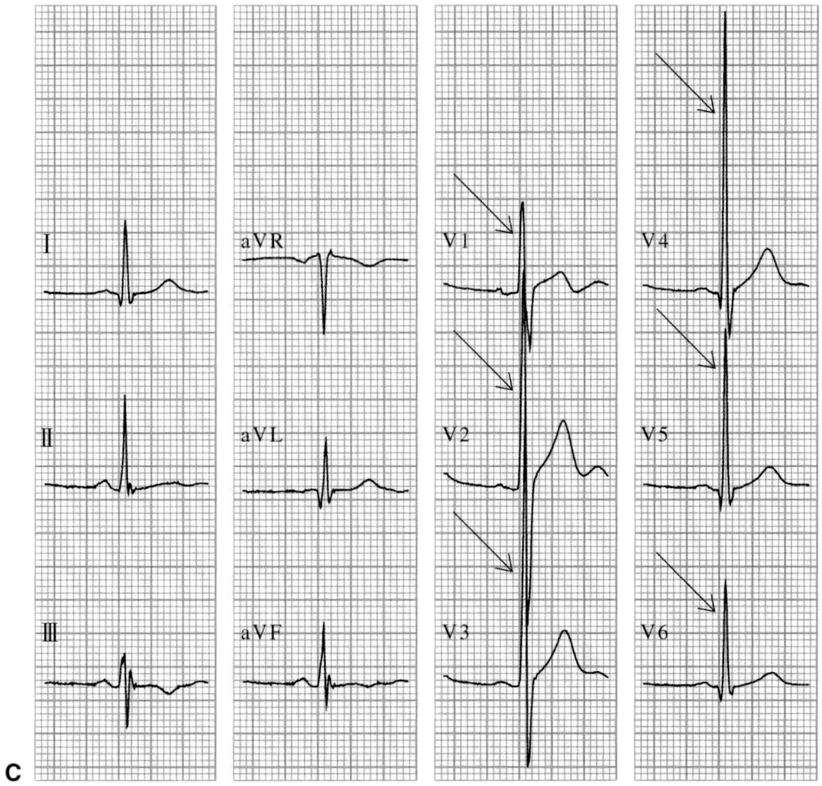

I aVR V1 V4
II aVL V2 V5
III aVF V3 V6

C

I aVR V1 V4
II aVL V2 V5
III aVF V3 V6

图 4.10(续)

# 第 4 章总结图

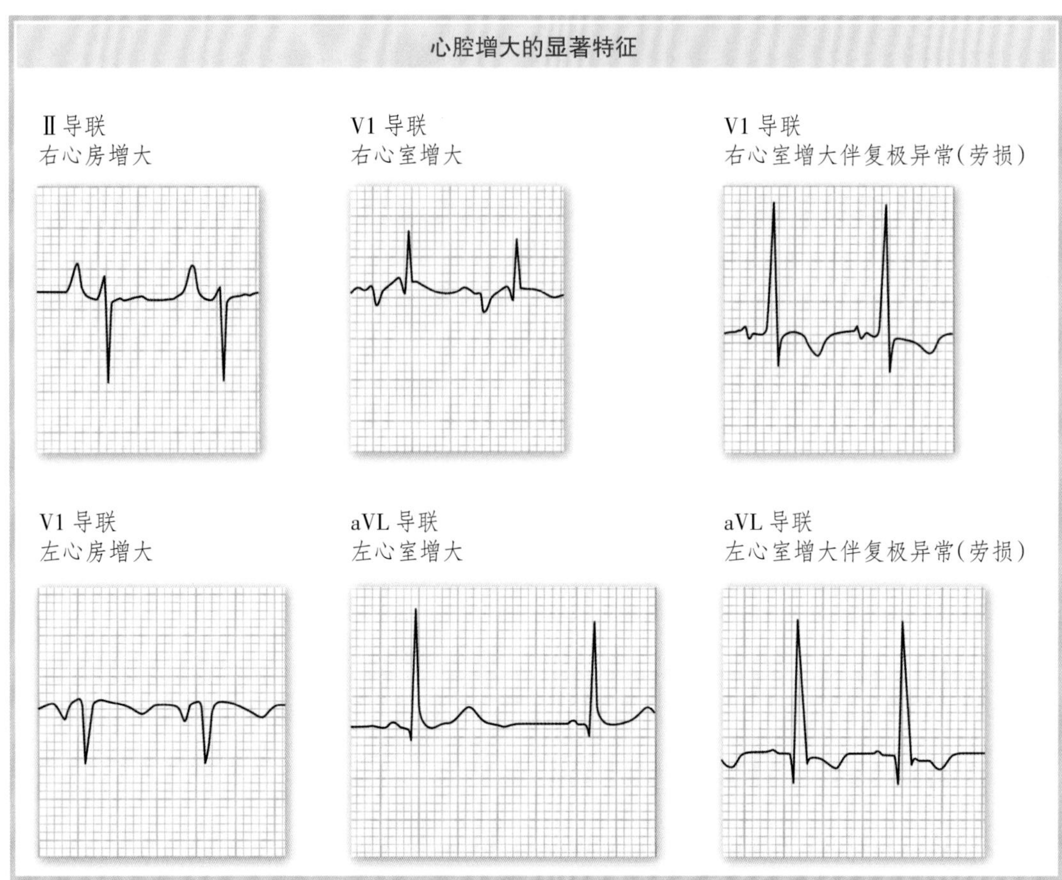


## 相关术语

**扩张:**心室内径超过正常尺寸。

**增大:**心腔的扩张或肥大。

**肥大:**(名词)心肌质量的增加,由心肌纤维的增厚、肌小节的增加引起。(动词)在质量上增加。

**不完全性束支传导阻滞:** 右束支或左束支的部分传导失败。

**心房内传导阻滞:**心房内的传导延迟。

**左心房增大(LAE):**左心房为适应血容量或血流阻力的增加而扩张。

**左束支传导阻滞(LBBB):**心室 Tawara 系统(传导系统)中的左束支传导障碍。

**左心室劳损:**左心室显著肥大的特征性 ECG 改变,在 QRS 波群改变的同时伴有 ST 段和 T 波的改变(ST 段压低,T 波倒置)。

**先天性 P 波:**右心房增大时出现的 P 波,最常与先天性心脏病相关。在Ⅰ导联、Ⅱ导联和右胸导联出现 P 波高尖,但与肺型 P 波相比,更少见额面 P 电轴的右偏。

**二尖瓣 P 波:**左心房增大时出现的 P 波;因常在二尖瓣疾病中出现而命名。典型特征为 P 波时限延长(>120ms);通常见于Ⅱ导联,整体呈 M 型,中间部分常有切迹;V1 导联 P 波终末负向部分加深(>0.01mV)。

**肺型 P 波:**右心房增大时出现的 P 波;因常出现于慢性肺部疾病而命名。典型特征为 P 波振幅增加(>0.20mV),Ⅱ导联最常见,额面 P 电轴在+70 °或以上。

**压力负荷过重或收缩期负荷过重:**在心室收缩期心室克服高阻力泵血的状态,如系统性高血压(左心室)或肺动脉高压(右心室)。

**右心房增大(RAE):**右心房为适应血容量或血流阻力的增加而扩张。

**右束支传导阻滞(RBBB):**心室 Tawara 系统(传导系统)中的右束支传导障碍。

**敏感性:**表达试验显示某种状态出现的能力(如果试验在每个患者个体均为阳性,则敏感性为100%)。

**特异性:**表达试验显示某种情况存在的能力(如果试验在每个没有这种情况的对照个体均为阴性,则特异性为100%)。

**劳损:**显著肥大的特征性 ECG 改变,表现为除 QRS波群的改变外,出现 ST 段和 T 波的改变。

**容量负荷过重或舒张期负荷过重:**在舒张期,过度增加的血容量充满心室的状态。

(孟晓晖 译 耿旭红 校)

## 参考文献


1. Bacharova L, Chen H, Estes EH, et al. Determinants of discrepancies in detection and comparison of the prognostic significance of left ventricular hypertrophy by electrocardiogram and cardiac magnetic resonance imaging. *Am J Cardiol.* 2015;115(4):515-522.
2. Munuswamy K, Alpert MA, Martin RH, Whiting RB, Mechlin NJ. Sensitivity and specificity of commonly used electrocardiographic criteria for left atrial enlargement determined by M-mode echocardiography. *Am J Cardiol.* 1984;53(6):829-832.
3. Bacharova L, Szathmary V, Kovalcik M, Mateasik A. Effect of changes in left ventricular anatomy and conduction velocity on the QRS voltage and morphology in left ventricular hypertrophy: a model study. *J Electrocardiol.* 2010;43(3):200-208.
4. Maanja M, Wieslander B, Schlegel TT, et al. Diffuse myocardial fibrosis reduces electrocardiographic voltage measures of left ventricular hypertrophy independent of left ventricular mass. *J Am Heart Assoc.* 2017;6(1):e003795.
5. Bacharova L, Estes EH, Schocken DD, et al. The 4th report of the working group on ECG diagnosis of left ventricular hypertrophy. *J Electrocardiol.* 2017;50(1):11-15.
6. Strauss DG, Selvester RH, Wagner GS. Defining left bundle branch block in the era of cardiac resynchronization therapy. *Am J Cardiol.* 2011;107(6):927-934.
7. Bacharova L, Szathmary V, Mateasik A. Primary and secondary T wave changes in LVH: a model study. *J Electrocardiol.* 2010;43(6):624-633.
8. Devereux RB, Reichek N. Repolarization abnormalities of left ventricular hypertrophy. Clinical, echocardiographic and hemodynamic correlates. *J Electrocardiol.* 1982;15(1):47-53.
9. Schocken DD. Electrocardiographic left ventricular strain pattern: everything old is new again. *J Electrocardiol.* 2014;47(5):595-598.
10. Sokolow M, Lyon TP. The ventricular complex in left ventricular hypertrophy as obtained by unipolar precordial and limb leads. *Am Heart J.* 1949;37(2):161-186.
11. Casale PN, Devereux RB, Alonso DR, Campo E, Kligfield P. Improved sex-specific criteria of left ventricular hypertrophy for clinical and computer interpretation of electrocardiograms: validation with autopsy findings. *Circulation.* 1987;75(3):565-572.
12. Romhilt DW, Bove KE, Norris RJ, et al. A critical appraisal of the electrocardiographic criteria for the diagnosis of left ventricular hypertrophy. *Circulation.* 1969;40(2):185-195.
13. Peguero JG, Presti SL, Perez J, et al. Electrocardiographic criteria for the diagnosis of left ventricular hypertrophy. *J Am Coll Cardiol.* 2017;69:1694-1703.
14. Sokolow M, Lyon TP. The ventricular complex in right ventricular hypertrophy as obtained by unipolar precordial and limb leads. *Am Heart J.* 1949;38(2):273-294.
15. Butler PM, Leggett SI, Howe CM, Freye CJ, Hindman NB, Wagner GS. Identification of electrocardiographic criteria for diagnosis of right ventricular hypertrophy due to mitral stenosis. *Am J Cardiol.* 1986;57(8):639-643.
16. Cabrera E, Monroy JR. Systolic and diastolic loading of the heart. II. Electrocardiographic data. *Am Heart J.* 1952;43(5):669-686.

# 第 5 章

# 室内传导异常

David G. Strauss, Tobin H. Lim

## 正常传导

许多心脏疾病会导致电脉冲通过心室肌传导异常，从而导致 QRS 波和 T 波发生改变。因此，了解容易与束支传导阻滞或分支传导阻滞（室内传导异常）混淆的诊断很重要。具体如下：

> **需要与束支传导阻滞鉴别的其他疾病和复杂情况**
>
> 1.右心室肥厚或左心室肥厚（见第 4 章）
>
> 2.心肌梗死或缺血（见第 6~9 章）
>
> 3.希氏束–浦肯野系统（简称"希–浦系统"）传导延迟（本章稍后讨论）
>
> 4.房室传导旁路（预先激动部分心室肌，常为差异性心室传导）（见第 19 章）

## 束支和分支传导阻滞

体表 ECG 并不能直接体现心室浦肯野系统电活动，因此必须通过其对心肌激动和恢复的影响间接检测心室浦肯野系统传导异常。图 5.1 表示增加特定异常 QRS 波后模拟室内传导阻滞 ECG 波形（见图 1.14）。右束支（RBB）传导异常时，在左心室激动完成后才发生右心室激动，导致 V1 导联高 R 波（图 5.1）。左束支（LBB）传导异常时，左心室激动显著延迟，产生 V1 导联异常 S 波（图 5.1）。

LBB 或浦肯野纤维与邻近心肌间传导延迟可能导致 QRS 波和 T 波形态改变（图 5.2）。希氏束传导异常时不会影响整个远端浦肯野系统电活动，因此不会发生 QRS 波或 T 波形态改变。

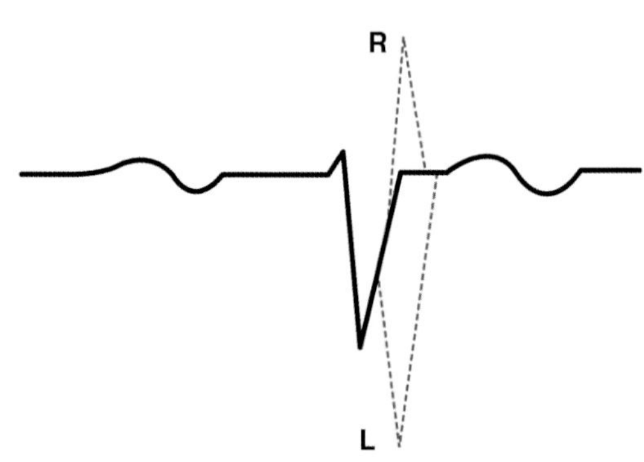


图 5.1 虚线表示右侧（R）和左侧（L）室内传导延迟时 V1 导联短轴观。

完全性束支传导阻滞定义为传导延迟一侧的心室激动完全来自其他部位心室的电活动，伴 QRS 波时限延长。RBB 完全传导阻滞称为完全性右束支传导阻滞（RBBB）。左束支完全传导阻滞称为完全性左束支传导阻滞（LBBB）。这 2 种情况下，心室先后激动而不是同步激动。当部分心室通过房室旁路预先激动（见第 19 章），或存在室性自主节律（见第 14 章和第 17 章），或导致心室激动不同步的其他情况发生时，ECG 波形态改变基本相似。QRS 波时限延长，ST 段以远离异常心室激动的方向倾斜融入 T 波。图 5.3 为双心室激动不同步时 V1 导联 QRS 形态。

束支传导延迟伴 QRS 波时限仅轻微延长的室内传导延迟称为不完全性 RBBB 或不完全性 LBBB。然而需要注意的是，第 4 章中右心室扩大可能会产生类似不完全性 RBBB 形态的 QRS 波（见图 4.11A）。左心室扩大可导致 QRS 波延长，类似于不完全性 LBBB

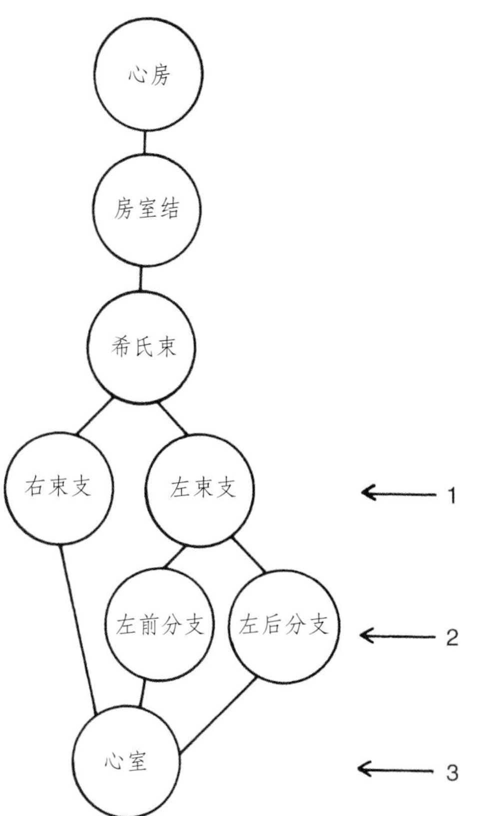


图 5.2 室内传导异常导致 QRS 波和 T 波可能改变的部位由数字 1、2 和 3 表示。(Modified from Wagner GS, Waugh RA, Ramo BW. Cardiac Arrhythmias. New York, NY: Churchill Livingstone; 1983: 18. Copyright © 1983 Elsevier. With permission.)

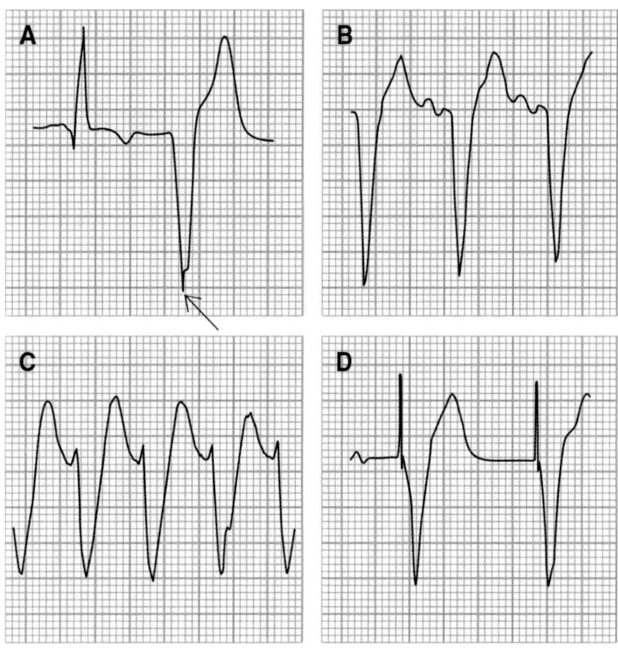


图 5.3 双心室顺序激动而非同时激动时 V1 导联 QRS 波形态。(A)心室搏动。(B)束支传导阻滞。(C)室性心动过速。(D)人工起搏心室节律。

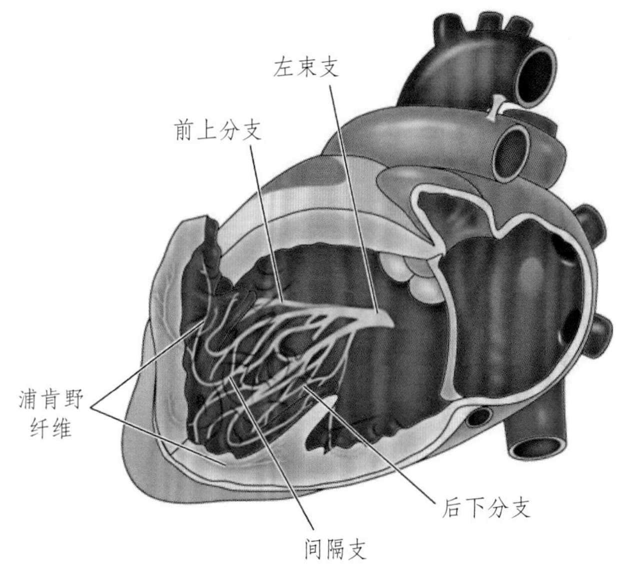


图 5.4 打开左心室显示左束支(LBB)及其分支,如图 1.7C 所示。LBB 前分支和后分支也分别被称为上分支和下分支反映其真实解剖位置。(From Netter FH, ed. The CIBA Collection of Medical Illustrations. Summit, NJ: Ciba-Geigy; 1978: 13. Heart; vol 5, with permission.)

(见图 4.7A)。由于 LBB 有多个分支,任何一个主要分支传导延迟均可导致其他形态的不完全性 LBBB。

通常认为心室浦肯野系统由 3 个分支组成,分别为 RBB 和 LBB 前后分支。近端 RBB 结构小而致密,因此被视为 1 个束支或 1 个分支。近端 LBB 也为致密结构,但由于太大无法被视为 1 个分支。LBB 主干长 1~2cm,其后呈扇形分为 2 个分支[1]。Demoulin 和 Kulbertus[2]的研究发现在人类正常心脏束支结构存在多种个体解剖变异。见图 1.7C,打开左心室示 LBB 及其束支(图 5.4)。LBB 前分支和后分支也分别被称为上分支和下分支,其名称也反映其实际解剖部位。根据其解剖位置,该 LBB 的 2 个分支被称为左前分支(LAF)和左后分支(LPF;图 5.4)。LBB 的 LAF 走行于前上乳头肌,LBB 的 LPF 走行于后下乳头肌。LBB 也有一部分浦肯野纤维,沿室间隔表面走行(有时称为左心室间隔支),并通过室间隔由左向右激动心室。

Rosenbaum 及其同事[3]最早描述了 LBB 分支传导阻滞的概念,分别为左前半传导阻滞和左后半传导阻滞。后来分别被称为左前分支传导阻滞(LAFB)和左后分支传导阻滞(LPFB)。孤立性 LAFB、LPFB 或

RBBB 被称为单分支传导阻滞。完全性 LBBB 或RBBB 伴 LAFB 或 LPFB 是双分支传导阻滞,RBBB 与 LAFB 和 LPFB 同时存在被称为三分支传导阻滞。

## 单分支传导阻滞

当 ECG 仅表现为 RBB、LAF 或 LPF 传导阻滞时,则称为“单分支传导阻滞”。孤立性 RBBB 或 LAFB 较常见,而孤立性 LPFB 相对罕见。据 Rosenbaum 及其同事[3]的报道,LAFB 患者有 900 例,而 LPFB 患者仅有 30 例。

### 右束支传导阻滞

由于右心室对正常 QRS 波贡献最小,因此左心室激动时 RBBB 导致 QRS 波变形较小。图 5.5 表示 RBBB 时常见的 QRS 波最初部分稍微变形和后面部分明显变形(V1 导联)。V1 导联 QRS 波形态与室间隔和左右心室游离壁除极顺序有关(图 5.5)。室内传导正常时,除极完成仅需 2 个连续 0.04s,而当 RBBB 时则延长至 3 个周期。此时 QRS 波早期正常右心室心肌的最小贡献完全消失,而后在左心室电脉冲通过室间隔传导至右心室时再逐渐增加。RBBB 传导延迟时,激动通过室间隔从左到右激动产生早期正向 R 波后,V1 导联会再产生 1 个晚期显著正向波,为 R’波(图 5.5;表 5.1)。

RBBB 在 ECG 上可呈多种形态(图 5.6)。图 5.6A 示“不完全性”RBBB,QRS 波持续时间只有 0.10s,图 5.6B,C 示“完全性”RBBB,QRS 波持续时间≥0.12s

V1 导联

| | 1 | 2 | 3 |
|---|---|---|---|
| 正常 | 间隔部平衡 + RV 和 LV | LV | — |
| 右束支传导阻滞 | 左→右室间隔 + LV | LV | RV |

图 5.5 正常室内传导(上)和右束支传导阻滞(下)时室间隔和左右心室游离壁激动对 V1 导联 QRS 波的贡献。1、2、3 分别代表第 1 个、第 2 个和第 3 个连续 0.04s。正常传导只需要 2 个 0.04s,但当 RBBB 时需要第 3 个周期。LV,左心室;RV,右心室。

### 左分支传导阻滞

正常左心室游离壁激动同时始于 2 个部位(均位于乳头肌插入二尖瓣附近)。电脉冲由心内膜扩散至心外膜。由于脉冲波沿相反方向播散,在 ECG 上相互抵消。当 LAF 或 LPF 发生传导阻滞时,游离壁激动始于其中 1 个部位,缺乏相互抵消的另 1 个电脉冲,QRS 波形态发生改变,如下文所述(表 5.2 和表 5.3)。左心室示意图如图 5.7 所示。

### 左前分支传导阻滞

当 LBB 的 LAF 发生传导阻滞时(图 5.7B),激动

**表 5.1 右束支传导阻滞标准**

QRS 时限≥0.12s

| | |
|---|---|
| V1 导联 | 较晚类本位曲折(R’峰或 R 峰),M 型 QRS 波(RSR);有时呈宽 R 波或 qR 型 |
| V6 导联 | 较早类本位曲折(R 峰值),宽 S 波 |
| Ⅰ导联 | 宽 S 波 |

**表 5.2 左前分支传导阻滞标准**

1.电轴左偏(通常≥-60°)
2. Ⅰ、aVL 导联小 Q 波,Ⅱ、Ⅲ、aVF 导联小 R 波
3.基线水平 QRS 时限轻度延长(0.020s)
4. aVL 导联的类本位(R 波峰)曲折较晚(>0.045s)
5.肢体导联 QRS 电压增大

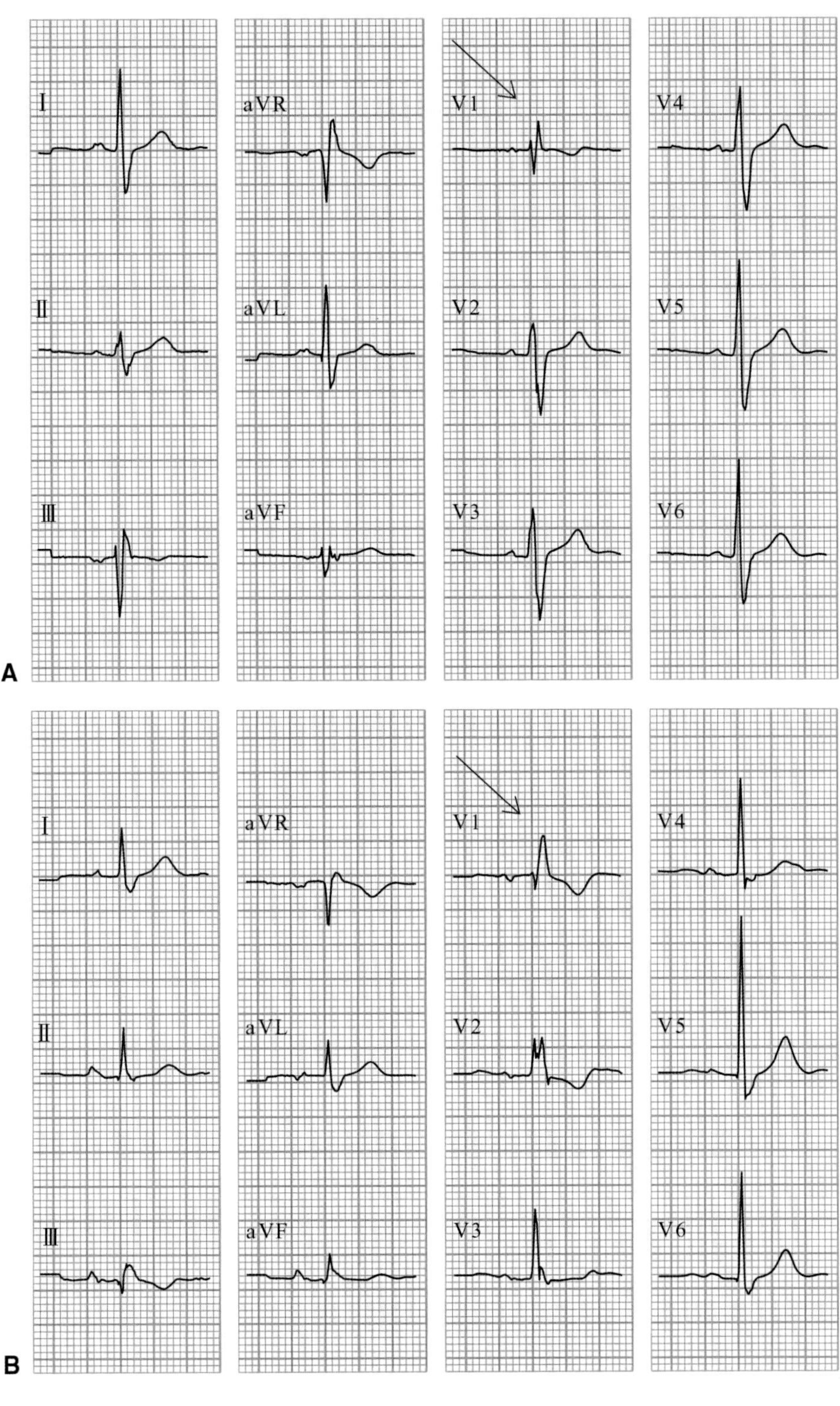


图 5.6 (A)患者女，17 岁，继发孔型房间隔缺损 12 导联 ECG。(B)患者女，81 岁，右束支纤维化 12 导联 ECG。(C)患者男，82 岁，右束支伴左前分支纤维化 12 导联 ECG。箭头提示 V1 导联 R'波。(待续)

| 表 5.3 左后分支传导阻滞标准 |
| --- |
| 1.电轴右偏(通常≥+120°) |
| 2.Ⅰ、aVL 导联小 R 波，Ⅱ、Ⅲ、aVF 导联小 Q 波 |
| 3.QRS 时限通常正常 |
| 4.aVL 导联类本位偏移曲折较晚(>0.045s) |
| 5.肢体导联 QRS 波电压增大 |
| 6.无 RVH 证据 |

沿 LPF 下传至左心室游离壁。从心内膜向下和向右激动心外膜。由于 LAF 传导阻滞使得初始向上向左的激动消失，正极朝向左上的导联呈 Q 波(即Ⅰ导联)，正极朝向右下的导联呈 R 波(即 aVF 导联)(图 5.8)。而随后激动向左心室游离壁的其余部分传导，Ⅰ导联显著 R 波，aVF 导联显著 S 波。这种左心室激动顺序改变使 QRS 波电轴左偏至少 45°。QRS 波持续时间可

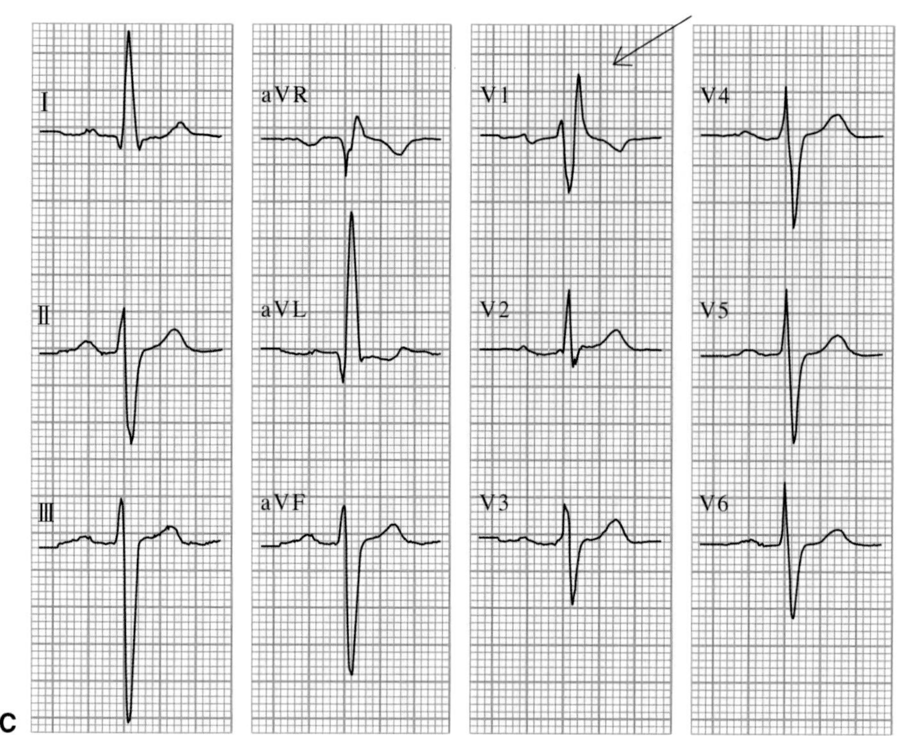


图 5.6(续)

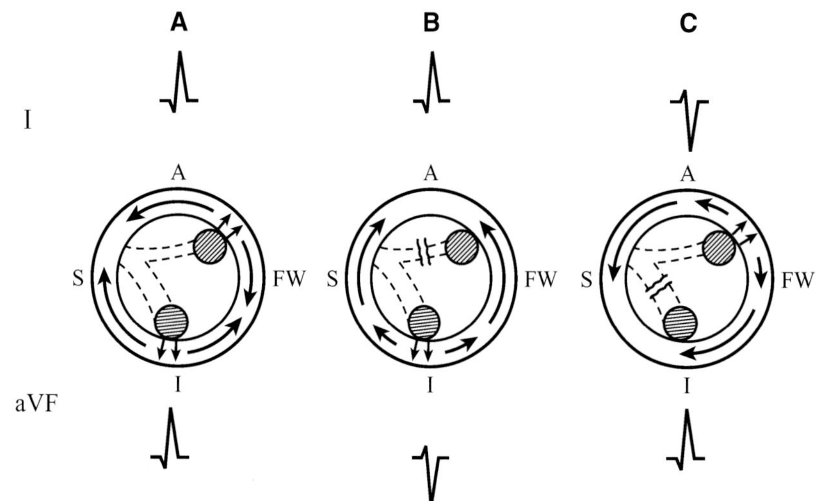


图 5.7 从心尖指向心底左心室的示意图。室间隔(S)、左心室游离壁(FW,也称侧壁),左心室前壁(A)和下壁(I)。传导正常(A)、左前分支传导阻滞(B)和左后分支传导阻滞(C)时Ⅰ导联(上)和aVF导联(下)典型QRS波。虚线表示分支;波浪线表示分支传导阻滞部位;圆圈表示乳头状肌;外圈表示左心室心肌心外膜和心内膜表面;箭头表示除极波方向。A,前壁;I,下壁;S,间隔;FW,游离壁。

在正常范围内,但通常在基线水平延长0.02s[4]。

## 左后分支传导阻滞

当LBB的LPF发生传导阻滞时(图5.7C)与LAF传导阻滞相反,激动通过LAF传导至左心室游离壁。该区域激动由心内膜向上向左传导至心外膜。由于LPF传导阻滞使得最初向下向右的激动消失,正极朝向右下方向导联呈Q波(即aVF导联),正极朝向左上方向的导联呈R波(即Ⅰ导联)。而随后激动沿下/右方向传导至左心室游离壁其他部分,aVF导联产生显著R波,Ⅰ导联产生显著S波。该左心室激动顺序改变导致QRS电轴右偏90°[5]。QRS波持续时间正常或轻微延长(图5.9)。

当怀疑LPFB时,需要根据心前区导联(图5.9)或其他临床资料排除右心室肥厚(RVH)。尽管如此,即使没有RVH也不能诊断LPFB,因为RVH可在肢体导联中产生与LPFB相同ECG形态,且RVH比LPFB更常见。

# 双分支传导阻滞

当ECG呈RBBB、LAF或LPF中任何2个发生

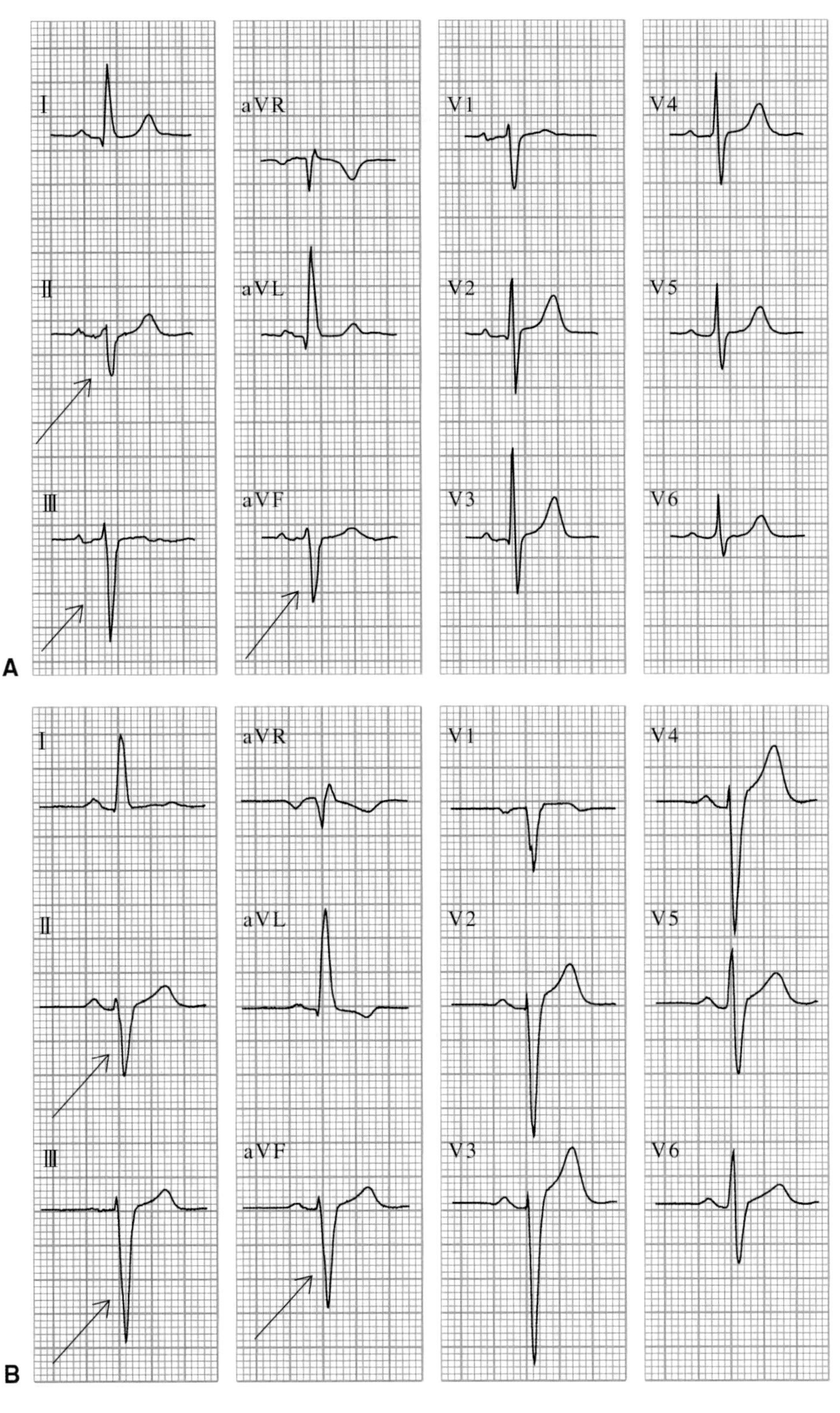


图 5.8 53 岁健康女性(A)和既往血压控制不佳的 75 岁男性(B)12 导联 ECG。箭头表示Ⅱ、Ⅲ和 aVF 导联可见深 S 波，提示极度电轴左偏。

传导阻滞时，则称为双分支传导阻滞。当阻滞 ECG 形态发生在不同时间段，也可同时表现在同一份 ECG 上。有时完全性 LBBB 也可视为双分支传导阻滞，但 RBBB 伴 LAFB 或 LPFB 更常见。大面积前间隔心肌梗死可以导致 RBBB 合并 LAFB。当 RBBB 合并 LAFB 或 LPFB 时称为双侧束支传导阻滞更合适[6]。发生双分支传导阻滞时，QRS 波持续时间≥0.12s。

## 左束支传导阻滞

图 5.10 表示 LBBB 导致 V1 导联 QRS 波形态改变。揭示了心室肌对 QRS 波各部分的贡献。完全性 LBBB 可能是由 LBBB 主干(分支发出前)或其 2 个 LBB 分支(分支发出后)病变导致。当 LBB 传导阻滞时，电脉冲首先激动右心室而后通过室间隔传导至左心室。

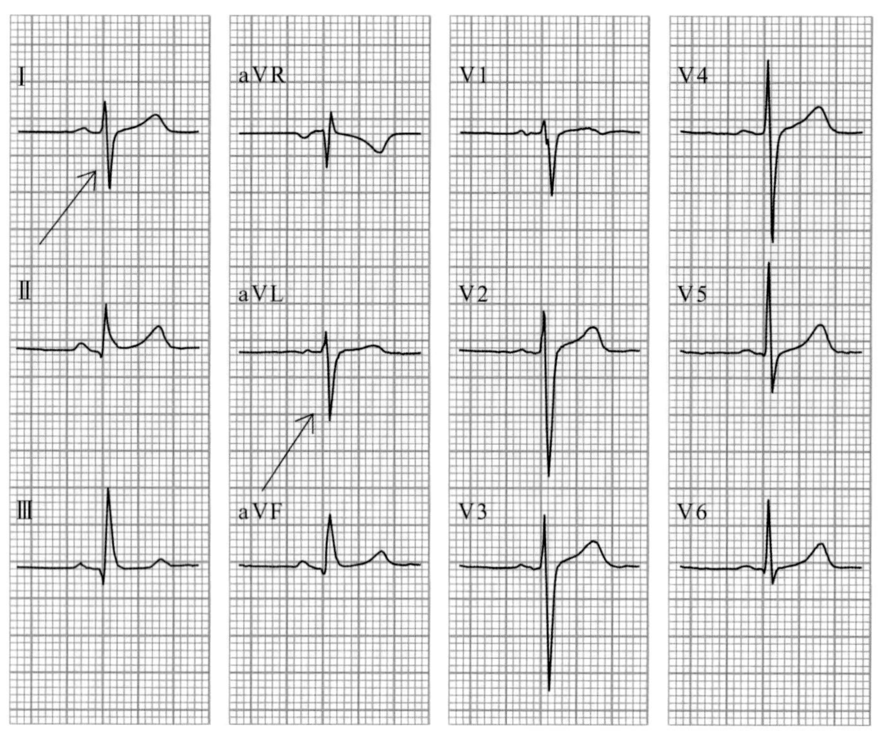


图 5.9 无症状患者 ECG 示Ⅰ和 aVL 导联深 S 波，典型左后分支传导阻滞和右心室肥厚（箭头所示）。当怀疑可能存在左后分支传导阻滞时，需要根据心前区导联或临床资料排除右心室肥厚。

图 5.11 表示正常的电激动（图 5.11A）和存在 LBBB 时的电激动（图 5.11B）。正常室内传导从左向右激动室间隔（图 5.11A 和图 5.12A），右心导联产生起始 R 波，Ⅰ、aVL 导联和左心导联呈 Q 波。而完全性 LBBB 时，室间隔从右向左激动（图 5.11B 和图 5.12C）。使得右心前区导联（V1 和 V2）产生小 R 波，而随后出现大 S 波或大 Q 波，但没有大 R 波，并使得左向导联（V5、V6、Ⅰ、aVL 导联）正常间隔 Q 波消失。然而 LBBB 伴前壁心肌梗死患者即使有 LBBB，左胸导联也会出现 Q 波（见第 9 章补充图 9.5B）。左心室激动顺序依次由室间隔到相邻前壁和下壁，然后到外侧游离壁（图 5.11B 和图 5.12C）。

激动顺序如图 5.11B 和图 5.12C 所示，前后方向导联（V1 和 V2）或左右方向导联（V5、V6、Ⅰ和 aVL）存在 QRS 切迹/顿挫是诊断 LBBB 的关键。图 5.12 为 82 岁女性发生 LBBB 前（图 5.13A）后（图 5.13B）的 ECG。注意其 QRS 持续时间随着 LBBB 进展由 0.076s 延长至 0.148s。除 QRS 持续时间显著增加外，QRS 波形态也发生改变，包括Ⅰ和 aVL 导联 QRS 波中间切迹，及 V5 和 V6 导联 QRS 波中间顿挫。图 5.14 表示另 1 例患者由 LBBB 导致波 QRS 时限突然延长，出现明显 QRS 波切迹/顿挫。

表 5.4 为 LBBB“传统”标准，主要包括 QRS 持续时间≥0.12s 和 V1 导联左侧传导延迟（QS 或 rS 形）。然而，模拟和心内膜标测研究表明，约 1/3 经常规标准诊断为 LBBB 的患者不是与 LBBB 一致的激动[7]。表 5.5 是“更为严格”的（Strauss 等人[7]）LBBB 标准，要求 QRS 波持续时间女性≥0.13s，男性≥0.14s；V1 导联呈 QS 波或 rS 波；Ⅰ、aVL、V1、V2、V5 或 V6 其中 2 个导联存在 QRS 波切迹/顿挫[7]。

## 右束支传导阻滞伴左前分支传导阻滞

正如 LAFB 作为单分支传导阻滞比 LPFB 更为常见，因此双束支传导阻滞最常见的是 LAFB 伴 RBBB。由于 RBB 和 LAF 是由同一支冠状动脉供血，RBBB 伴 LAFB 往往是房间隔大面积梗死的征兆（见第 9 章）[8]。图 5.12B 示 RBBB + LAFB 时心室激动顺序和相应

**表 5.4 左束支传导阻滞传统诊断标准**

| | |
|---|---|
| V1 导联 | 呈 QS 或 rS |
| V6 导联 | 类本位曲折较晚（R’或 R 峰），无 Q 波，单相 R 波 |
| Ⅰ导联 | 单相 R 波，无 Q 波 |

**表 5.5 更为严格的左束支传导阻滞诊断标准**

| | |
|---|---|
| QRS 持续时间 | 女性≥0.13s，男性≥0.14s |
| V1 导联 | 呈 QS 或 rS 形 |
| Ⅰ、aVL、V1、V2、V5 或 V6 其中 2 个导联存在 QRS 波切迹/顿挫 | |

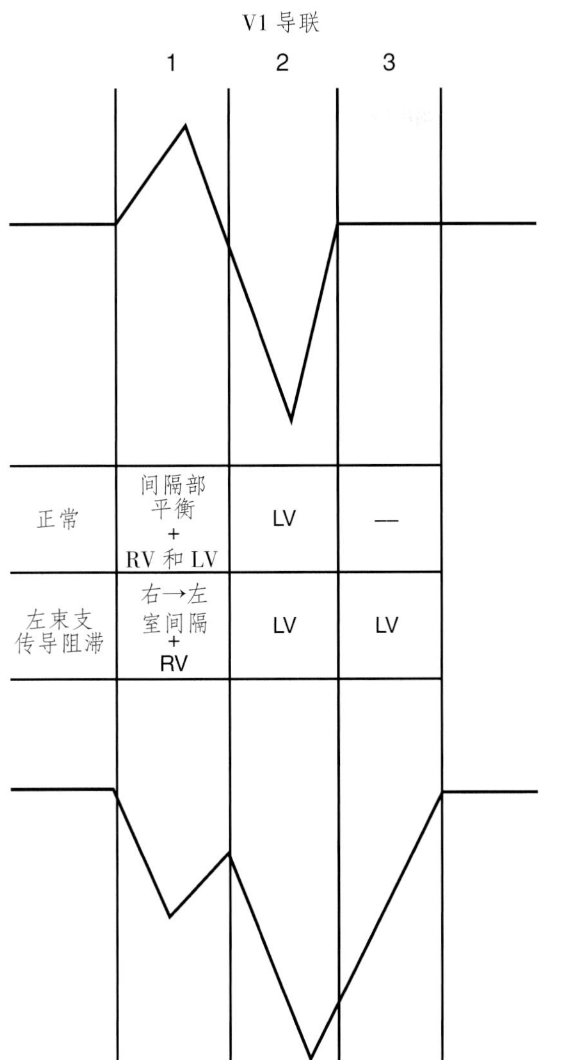


图 5.10 V1 导联 QRS 波各部分贡献成分。上:正常室内传导。下:左束支传导阻滞。数字表示第 1 个、第 2 个和第 3 个连续 0.04s。LV,左心室;RV,右心室。

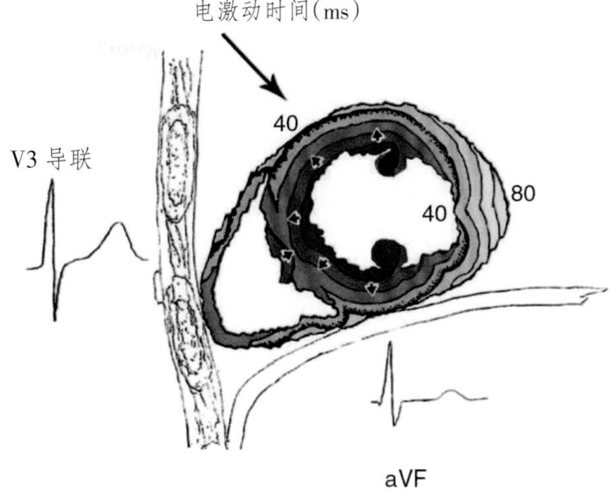


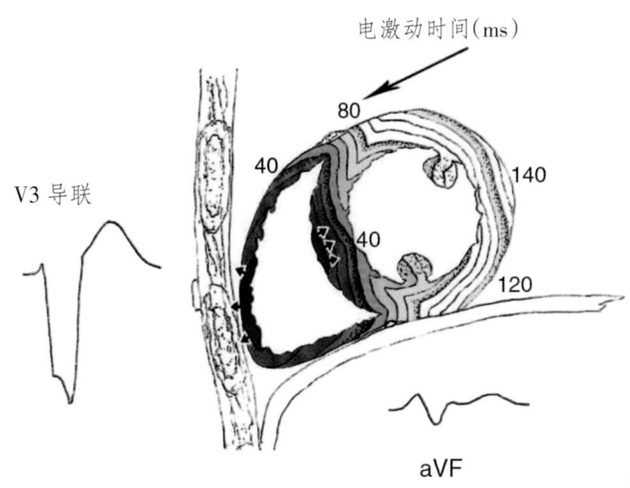


图 5.11 正常(A)和完全性左束支传导阻滞(LBBB)时(B)心室激动。作为参考,两种 QRST 波表示在其解剖位置。电脉冲从小箭头开始,以波峰传导,每条彩色线代表连续 0.01s。比较(A)和(B)即正常和完全性 LBBB 时心室激动差异。正常心室传导时左心室和右心室心内膜同时开始激动。完全性 LBBB 时仅右心室开始激动,经过间隔 0.04~0.05s 后才能传导至左心室心内膜。而后又需要 0.05s 才能重新传导至左心室浦肯野纤维并传导至外壁心内膜。随后还需要 0.05s 激动侧壁,使得总 QRS 持续时间为 0.14~0.15s。室间隔或侧壁厚度或左心室心内膜表面积增加都将进一步延迟 QRS 持续时间。人心肌电脉冲传导速度为 30~40mm/s,因此 LBBB 时左心室壁厚度每增加 3mm,QRS 波总持续时间将增加 0.02s(间隔 0.1s,侧壁 0.1s)。(Reprinted with permission from Strauss DG, Selvester RH, Lima JA, et al. ECG quantification of myocardial scar in cardiomyopathy patients with or without conduction defects: correlation with cardiac magnetic resonance and arrhythmogenesis. Circ Arrhythm Electrophysiol. 2008; 1:327-336 .)

QRST 波形。诊断 LAFB + RBBB 需结合 RBBB 时心前 V1 导联较晚的显著 R 波或 R'波,以及 LAFB 时Ⅱ、Ⅲ和 aVF 导联初始 R 波和显著 S 波。QRS 波持续时间为 0.12s,QRS 电轴在 45°~120°(图 5.15)。1 年前 12 导联 ECG(图 5.15A)中仅存在 LAFB(Ⅱ、Ⅲ和 aVF 导联深 S 波)。该患者当前 ECG(图 5.15B)显示 RBBB(V1 导联显著 R'波)表明发生双分支传导阻滞。

## 右束支传导阻滞伴左后分支传导阻滞

RBBB 伴 LPFB 的双分支传导阻滞很少发生。即使 ECG 改变完全符合,也只有在排除 RVH 时才应考虑此诊断。心前 V1 导联为典型 RBBB 改变,当肢体Ⅰ和 aVL 导联表现为 LPFB 典型的初始 R 波和显著

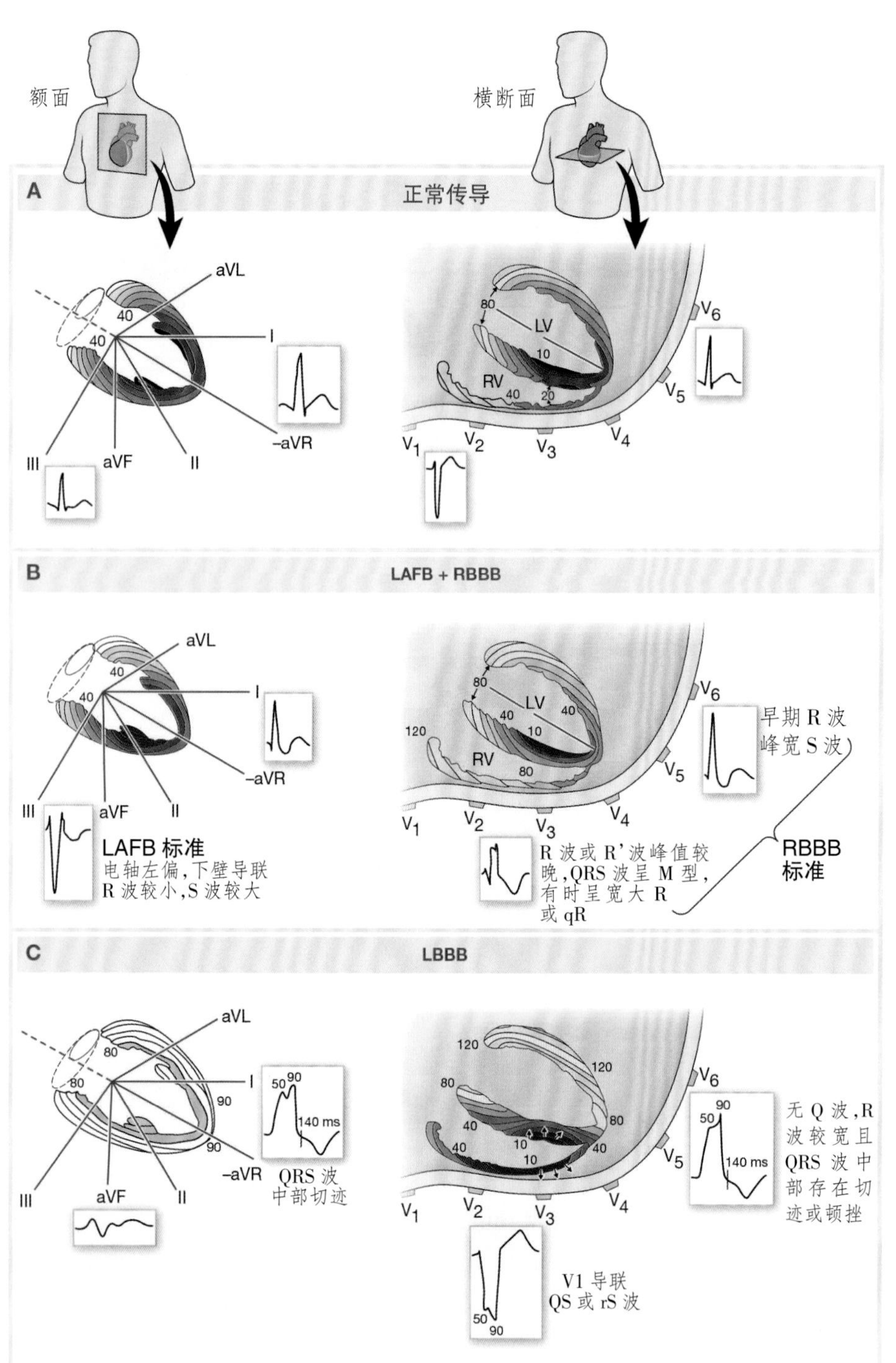


图 5.12 心室激动顺序的额面和横面 ECG 波形。(A)正常室内传导。(B)左前分支传导阻滞伴右束支传导阻滞。(C) 左束支传导阻滞。彩线表示相同 10ms 内激动心肌区域(等时线)。数字表示自激动开始的毫秒数。(Modified from Strauss DG, Selvester RH. The QRS complex—a biomarker that "images" the heart: QRS scores to quantify myocardial scar in the presence of normal and abnormal ventricular conduction. J Electrocardiol. 2009; 42:85-96. Copyright © 2009 Elsevier. With permission.)

S 波时，应考虑诊断 RBBB 伴 LPFB。QRS 波持续时间应≥0.12s，QRS 电轴≥+90°(图 5.16)[9]。

## 系统分析方法应用于诊断束支和分支传导阻滞

第 3 章中使用的系统波形分析方法可应用于分析束支和分支传导阻滞。

### QRS 波大致轮廓

RBBB 和 LBBB 的 QRS 波形态呈相反改变。RBBB 在激动左心室后导致波形轻微改变后，产生 1 个激动右心室的新波形（见图 5.5)。因此，RBBB 时 QRS 波倾向于三相外观。V1 导联最适合观察左右传导延迟，RBBB 中 QRS 波呈"兔耳"征(见图 5.6)。通常，"第 1 只耳朵"(R 波)比"第 2 只耳朵"(R'波)短。

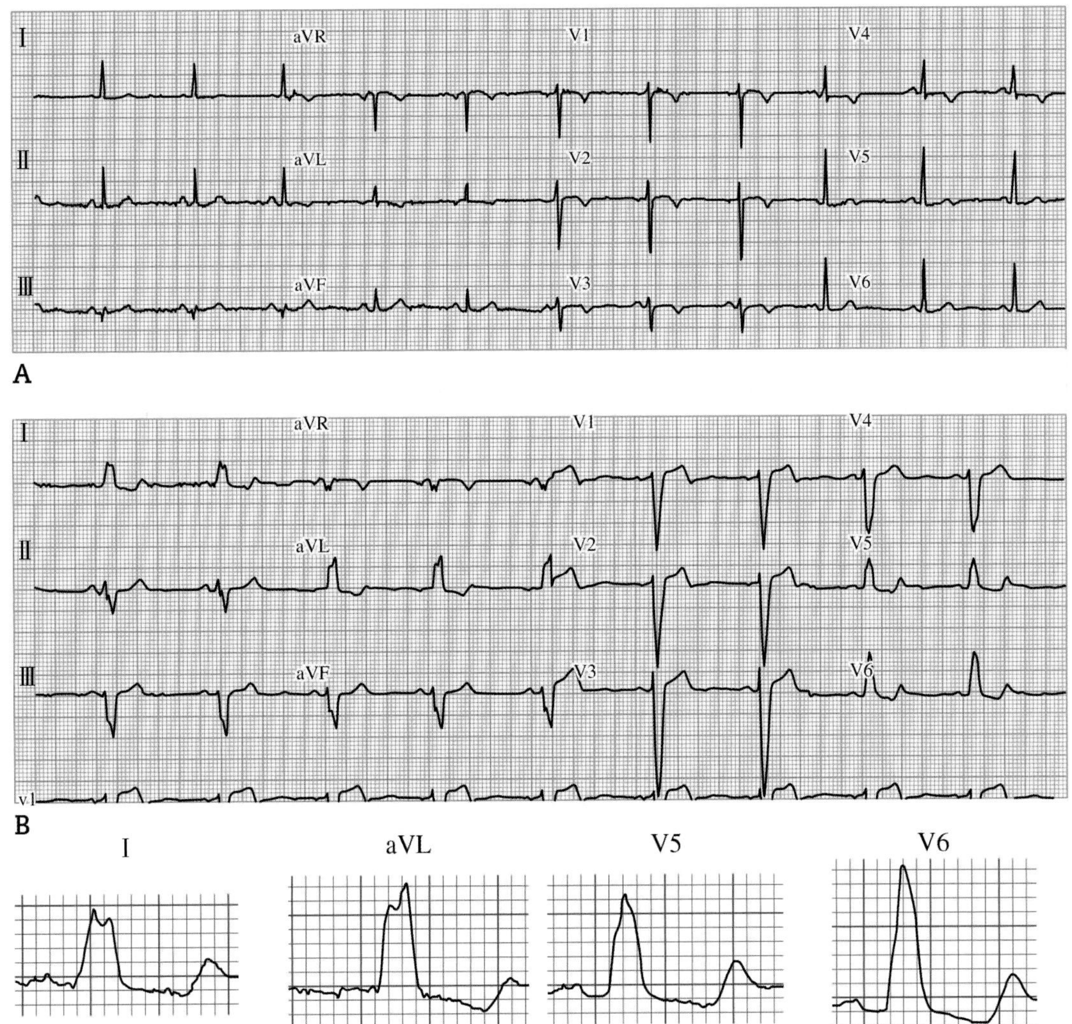


图 5.13 82 岁女性 ECG，1 年后 QRS 波持续时间从 0.076s(A)突然增加至 0.148s(B)(增加 95%)，呈完全性左束支传导阻滞。除 QRS 波持续时间增加外，QRS 波形态发生改变，包括 I 和 aVL 导联明显 QRS 波中部切迹，以及 V5 和 V6 导联 QRS 波中部顿挫。(Reproduced from Strauss DG, Selvester RH, Wagner GS. Defining left bundle branch block in the era of cardiac resynchronization therapy . Am J Cardiol. 2011; 107[6]: 927–934. Copyright © 2011 Elsevier. With permission.)

(虽然“兔耳”通常指三相 QRS 波，但也可以指单相 QRS 波中双峰)当 RBBB 伴 LBB 其中 1 分支传导阻滞时，V1 导联正偏通常呈单相(图 5.15)。

LBBB 时激动通过室间隔和左心室游离壁顺序传导，而不是正常的、竞争的、同步在这些区域传导。因此 V1、V2、V5、V6、I 和 (或)aVL 导联往往呈单相 QRS 波伴 QRS 波中部切迹。

虽然 LBBB 与左心室肥厚(LVH)有许多相似之处但也有显著差异。LVH 可能存在甚至会放大左心室正常 Q 波，但 LBBB 不会(当没有伴心尖梗死时)。此外，LBBB 会产生明显 QRS 波切迹，而 LVH 不会，但 LVH 伴心尖部心肌梗死时可能产生类似于 LBBB 的 QRS 波切迹。

## QRS 波持续时间

当完全性 RBBB 时，通常 QRS 波持续时间延长≥0.04s，完全性 LBBB 时，通常 QRS 波持续时间延长≥0.06s。LBB 的 LAF 或 LPF 传导阻滞通常使 QRS 波持续时间延长约 0.02s(见图 5.8B 和图 5.9)[4]。

## 正向或负向振幅

与心室肥厚相比，BBB 时 QRS 波形态电压更低切迹更明显。然而由于激动在左心室呈无相反传导 LBBB 时，QRS 波振幅增加。

区分 LBBB 和 LVH 的一般规则是，QRS 波振幅越大，越有可能是 LVH。同样，QRS 波持续时间越长，

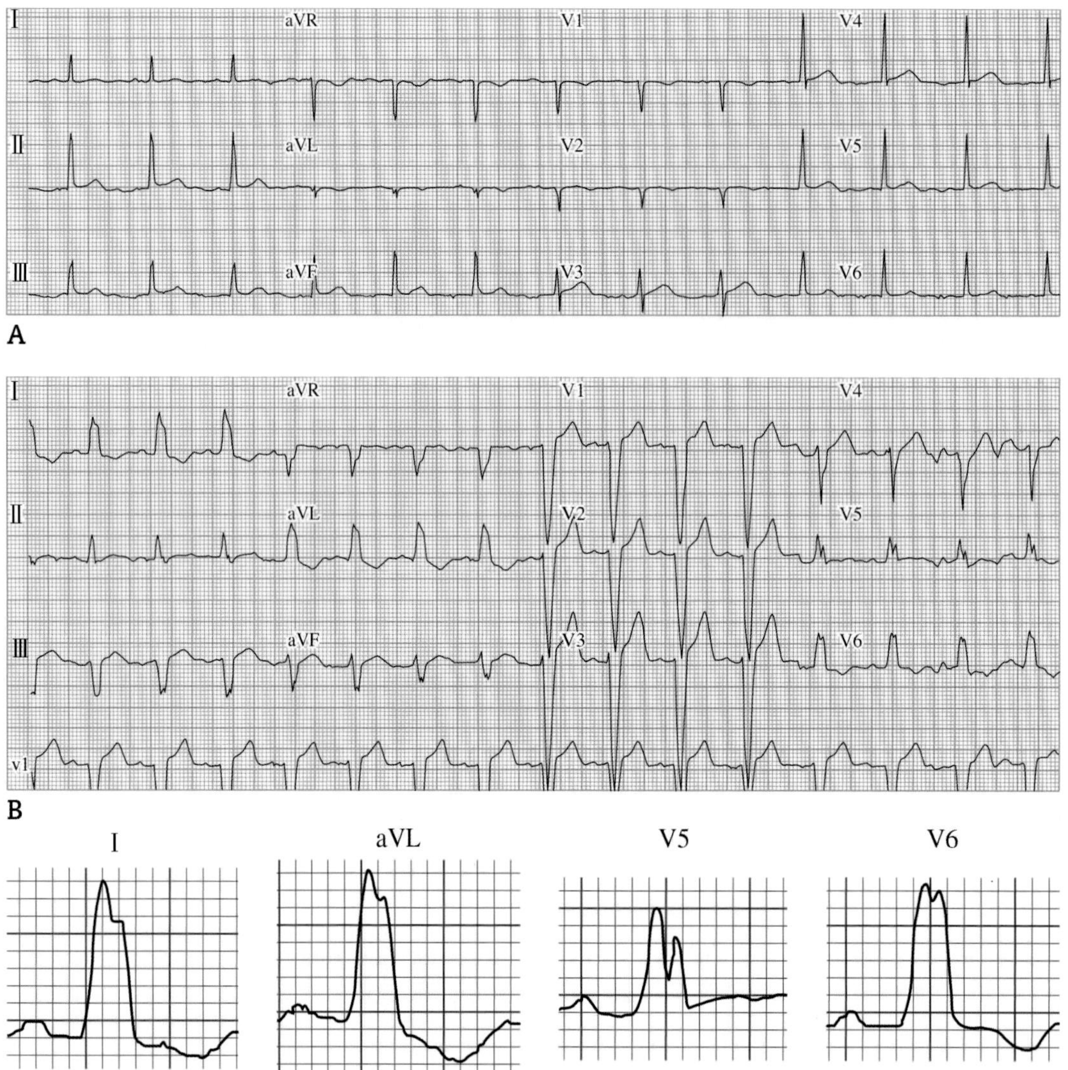


图 5.14 75 岁女性 ECG，QRS 波持续时间在 6 个月内突然从 0.092s(A)增加到 0.156s(B)(增加 70%)，进展为完全性左束支传导阻滞。Ⅰ、aVL、V5 和 V6 导联呈显著的 QRS 波切迹。(Reproduced from Strauss DG, Selvester RH, Wagner GS. Defining left bundle branch block in the era of cardiac resynchronization therapy . Am J Cardiol. 2011;107[6]:927–934. Copyright © 2011 Elsevier. With permission.)

就越有可能是 LBBB。Klein 及其同事[10]指出当存在 LBBB 时，合并以下任何 1 个标准可能提示合并 LVH：

**LBBB 时提示 LVH 的证据**

1.V2 导联 S 波振幅+V6 导联 R 波振幅>45mm

2.左心房扩大伴 QRS 持续时间>0.16s

## 额面和横断面 QRS 电轴

由于完全性 RBBB 和完全性 LBBB 使得整个心室传导改变，因此可能不会对额面 QRS 电轴产生太多改变。Rosenbaum 等研究发现在间歇性 LBBB 患者中传导阻滞和不阻滞可同时发生，研究发现 LBBB 产生显著电轴左偏，有时甚至是电轴右偏。只有少数患者电轴不变。

LBB 中 LAF 或 LPF 传导阻滞会产生明显电轴偏转。QRS 波起始 0.020s 呈远离传导阻滞分支，中间和后部分是面向传导阻滞分支，导致 QRS 电轴整体向阻滞位置偏转(见图 5.8 和图 5.9)。当 LBB 分支传导阻滞伴 RBBB 时，一个更晚的波出现在 QRS 波中从而进一步延长其持续时间。由于 RBBB，使得额面电轴约为 180°(见图 5.6C)。

当 BBB 时，T 波方向通常与 QRS 波的后半部分相反(图 5.17A，Ⅰ导联 T 波倒置，QRS 波后半部分直立；图 5.17B，T 波直立，QRS 波后半部分为负)。这种 T 波改变是由于 BBB 所导致的去极化-复极化干扰，

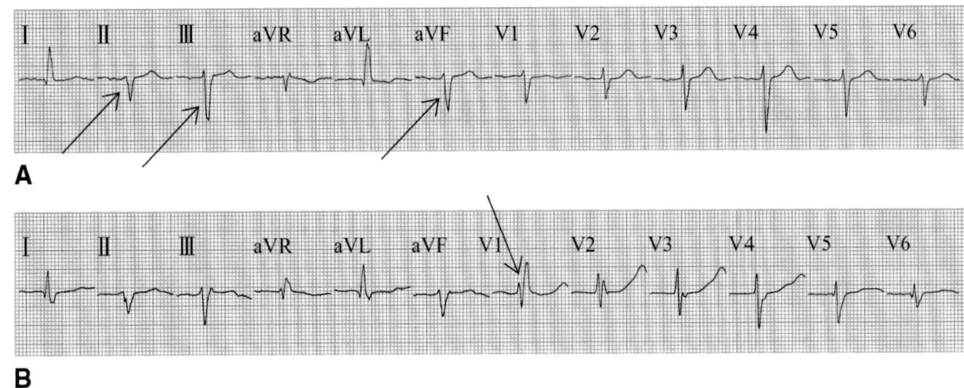


图 5.15 (A)左前分支传导阻滞深 S 波特征(箭头所示)。(B) 右束支传导阻滞显著 R' 波(箭头所示)。

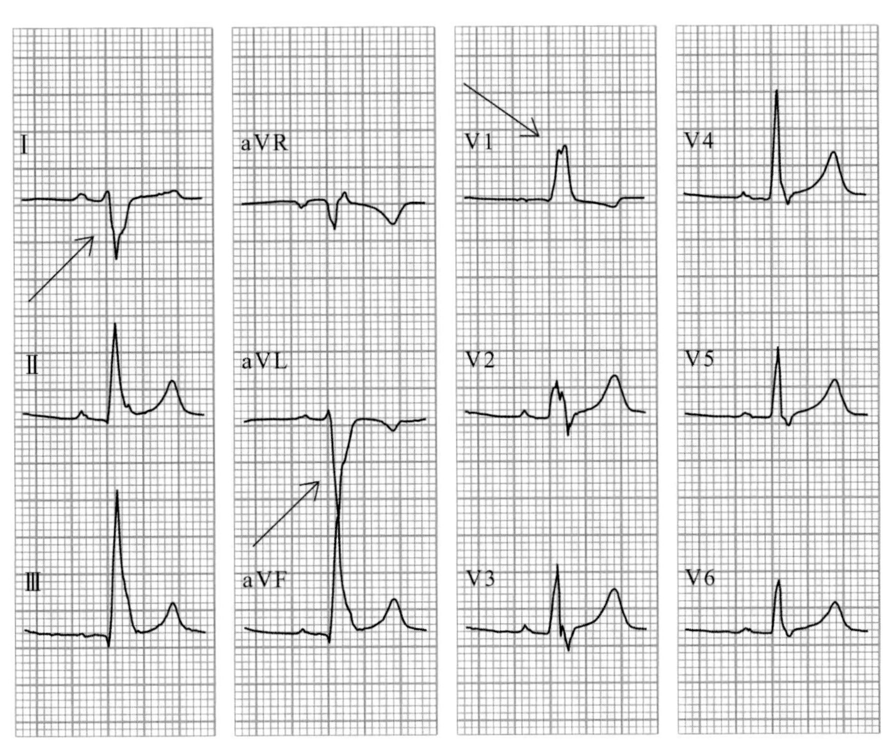


图 5.16 右束支传导阻滞伴左后分支传导阻滞。箭头示 I 和 aVL 导联 S 波和 V1 导联 RR'波。

因此被称为继发性改变。如果 T 波方向与 QRS 波末端部分方向一致(图 5.17C)应考虑为异常。该 T 波改变为原发性改变，提示存在心肌疾病。第 9 章讨论 BBB 时的心肌梗死诊断。

判断 BBB 时 T 波改变有意义的方法之一是测量 T 波轴与 QRS 波末端夹角。显然,如果两者方向相反(如继发 T 波改变),其间夹角很宽,可能接近 180°。有观点认为如果夹角<110°则存在心肌疾病。图 5.17B 示夹角约为 150°,而图 5.17C 示夹角仅为几度。

## 室内传导阻滞的临床展望

RBBB 和 LBBB 在正常人群中都很常见[11]。该传导异常比较常见的原因是浦肯野系统纤维化,称为 Lenègre 病[12]或 Lev 病[13]。浦肯野系统纤维化病程进展缓慢:1 项伴 BBB 飞行员的 10 年随访研究显示,随访期间受访者并未发生完全房室传导阻滞、晕厥或猝死[14]。Framingham 研究表明全身性高血压可加速病程,且 60%的患者高血压发生在 BBB 前。BBB 平均发病年龄为 61 岁[15]。

目前,对慢性 BBB 不伴其他心脏病患者群体长期预后的了解，主要来自对短暂或永久性完全性房室传导阻滞前 ECG 改变的研究。Lasser 及其同事[16]记录了房室传导阻滞发生之前束支传导阻滞或分支传导阻滞的常见组合,研究发现最常见的组合是 RBBB 伴 LAFB。

以上研究结果表明,Lenègre 病或 Lev 病是缓慢进展的浦肯野系统纤维化病程,由于双分支受累,最终可能导致完全性房室传导阻滞。由于浦肯野细胞缺乏像房室结细胞那样以不同速度传导的生理能力,因此可能发生从无房室传导阻滞突然进展为完全性房

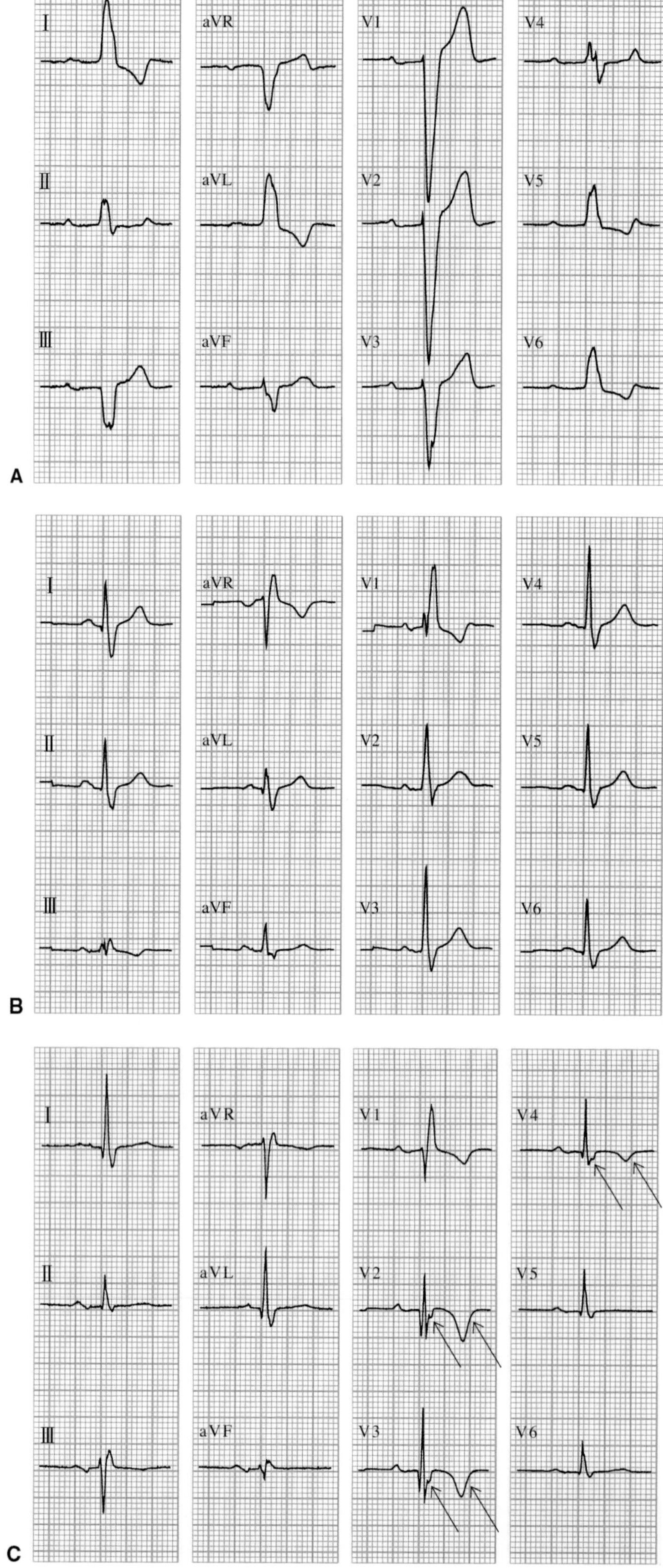


图 5.17 (A)89 岁女性,常规体检 ECG。(B)45 岁飞行员,健康体健 ECG。(C)64 岁女性,冠状动脉搭桥术后第一天。箭头示 V2~V4 导联 QRS 波终末部分方向与 T 波方向一致。

室传导阻滞[17]。当这种传导阻滞的快速进展发生时，心室激动只能由传导阻滞部位以外的浦肯野细胞内的脉冲形成引起。可能导致不同临床症状，包括晕厥和猝死。

束支或分支传导阻滞也可能是其他严重心脏疾病的结果。在中美洲和南美洲，由锥虫感染引起的 Chagas 病呈地方性，是引起 RBBB 和 LAFB 的常见原因[18]。如第 4 章所述，RBBB 通常右心室容量负荷过重导致右心室扩张时产生。右心导管检查中，导管头端导致的创伤可能会产生短暂性 RBBB(图 5.18)。由此产生的 RBBB 显示在示意图 V1 导联记录的第 3 和第 4 次心搏中。

传统教学观点认为急性心肌梗死伴发新发 LBBB 或 RBBB 与大面积心肌梗死相关[19]。病理学研究表明，在 90%的病例中左冠状动脉前降段近端间隔支供血 LBB 和 RBB 的 LAF，而在 90%的病例中右冠状动脉(通过房室结动脉)供血 LBB 后分支，在 40%~50%的病例中，两束均有双重血液供应。因此，左前降支近端闭塞可导致 RBBB 和(或)LAFB；然而在 90%的患者中，同时存在左前降支近端和右冠状动脉闭塞的心肌梗死才是导致 LBBB 的直接原因。图 5.19 为束支动脉和冠状动脉关系示意图。组织病理学研究发现 LBB 传导阻滞几乎总是发生在与束支主干交界处，主要是由于此处 LBB 可被室间隔底部的结缔组织之间

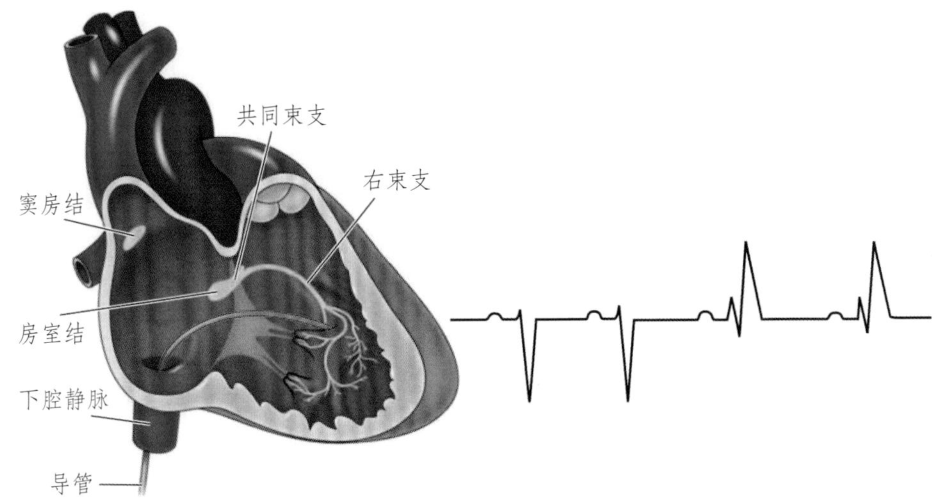


图 5.18　右束支损伤导致右束支传导阻滞。从股静脉经下腔静脉置入导管，其头端靠在右束支附近的右心室心内膜上。右束支传导阻滞在 ECG 上 V1 导联第 3 和第 4 次心搏中显示。(From Netter FH, ed. The CIBA Collection of Medical Illustrations. Summit, NJ: CIBA -Geigy; 1978: 13. Heart; vol 5, with permission.)

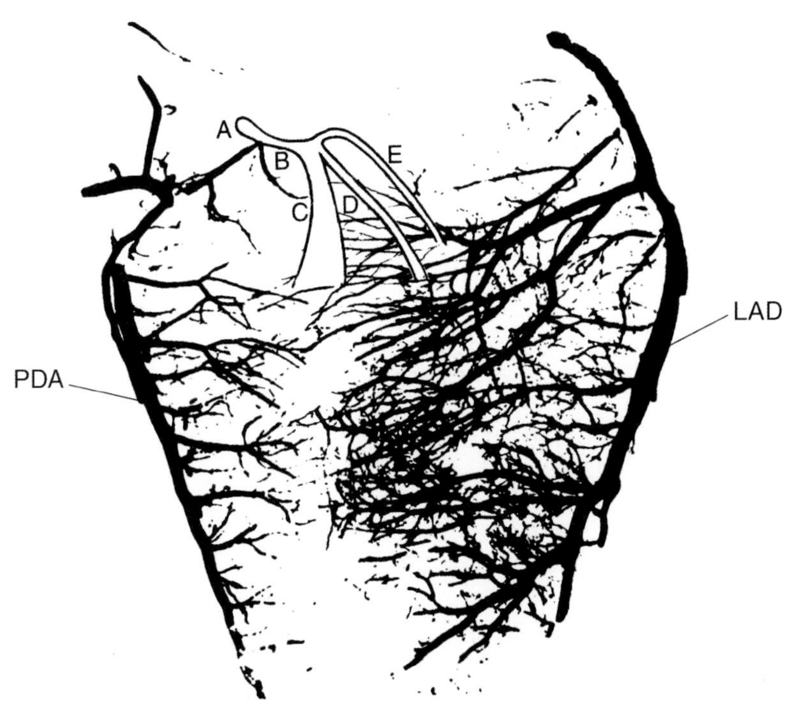


图 5.19　前斜位图显示传导系统近端部分与其血液供应的关系：A，房室结；B，总束支；C，左后分支；D，左前分支；E，右束支；LAD，左前降支；PDA，后降支。(Reprinted with permission from Rotman M, Wagner GS, Wallace AG. Bradyarrhythmias in acute myocardial infarction. Circulation. 1972; 45: 703 -722, with permission. Copyright 1972, American Heart Association.)

被压迫[20–22]。当心室因肥大或扩张而发生机械性结构改变时，压迫更容易发生。

间歇性 BBB（QRS 波时限延长，时而发生时而不发生）通常为永久性传导阻滞前的过渡阶段。图 5.20 为 62 岁女性在无并发症腹部手术后常规 ECG 监测中突发 LBBB（图 5.20A）和 54 岁男性在 24 小时 ECG 监测中出现的突发 RBBB（图 5.20B）。

有时间歇性 BBB 的发生取决于心率。随着心率增快，R–R 间期缩短，电脉冲下传时束支仍处于不应期。不完全性 RBBB 在较短周期间隔后的外观如图 5.21 所示。该心动过速依赖 BBB 发生时，减慢心率可使得电脉冲到达时在整个传导系统已处于不应期后，从而恢复正常传导。

一种罕见的间歇性 BBB 仅在心动周期延长而不是缩短时发生，称为心动过缓依赖性 BBB。所有心搏都是成对的窦性心律。心动周期较短时呈正常传导，

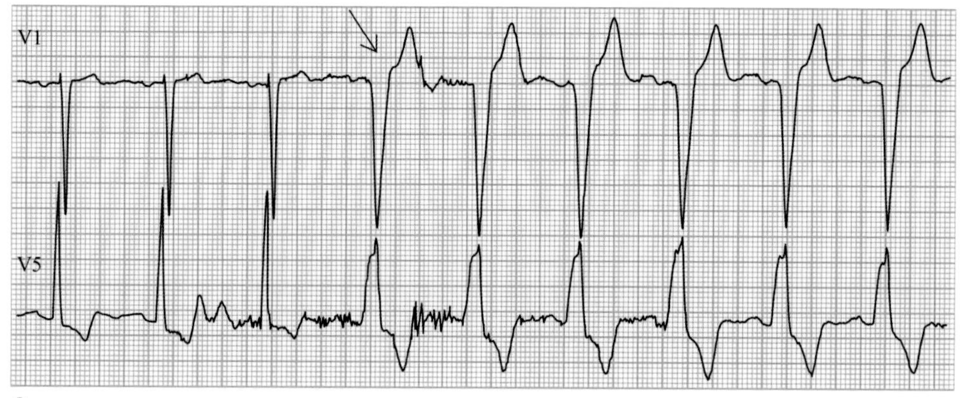


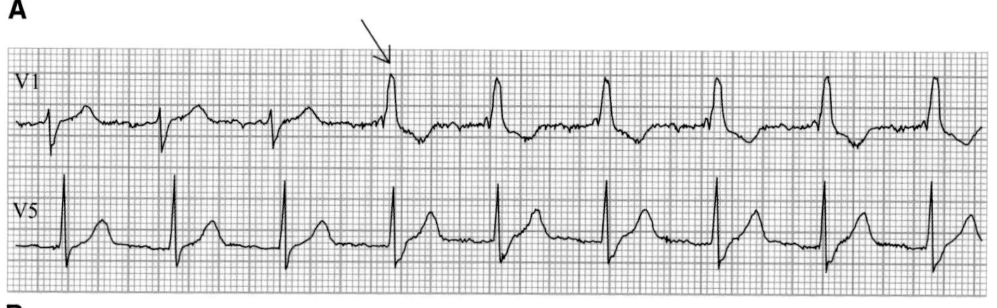


图 5.20 62 岁女性在简单腹部手术后的常规 ECG 监测（A）和 54 岁男性的 24 小时 ECG 监测（B），显示心前 V1 和 V5 导联。箭头示 V1 导联呈典型左束支传导阻滞（A）和右束支传导阻滞（B）。

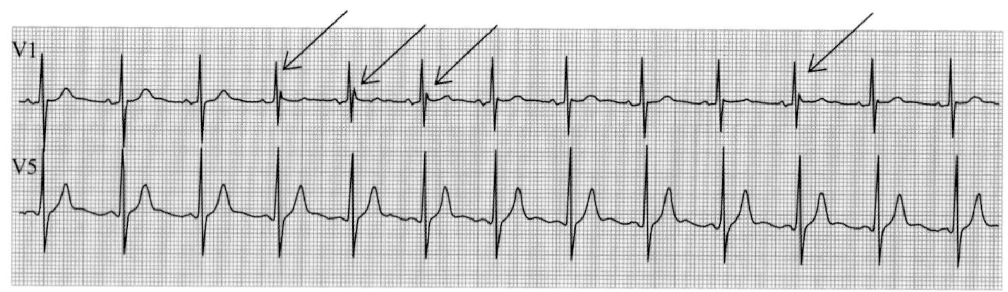


图 5.21 心动过速依赖性不完全性 RBBB（箭头所示）。

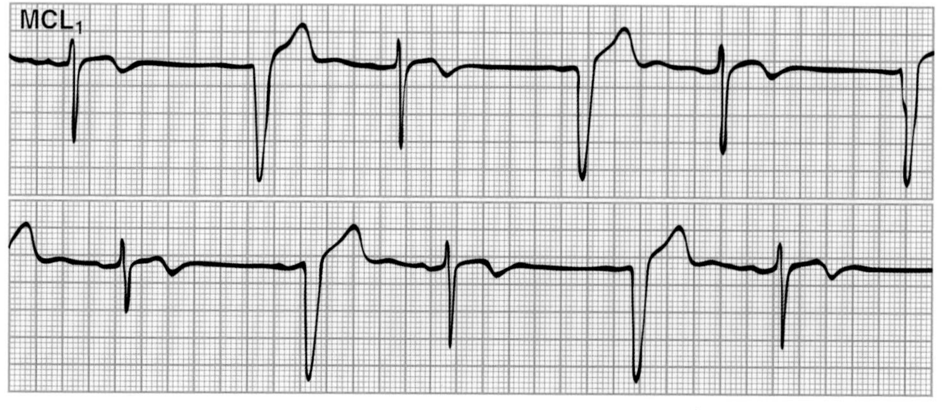


图 5.22 心动过缓依赖性束支传导阻滞。

# 第 5 章总结图

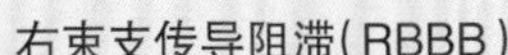

## 右束支传导阻滞(RBBB)

类本位曲折较晚(R'波峰值或 R 波峰值),M 型 QRS 波(RSR');有时呈宽 R 波或 qR 型

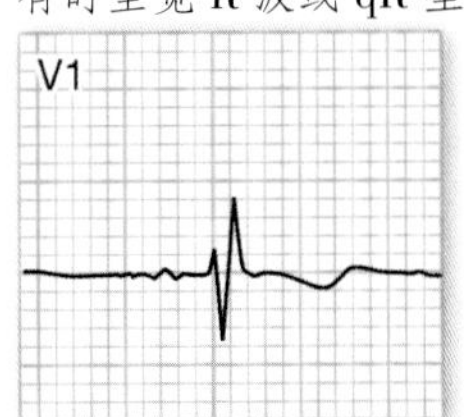


较早类本位曲折(R 峰),宽 S 波

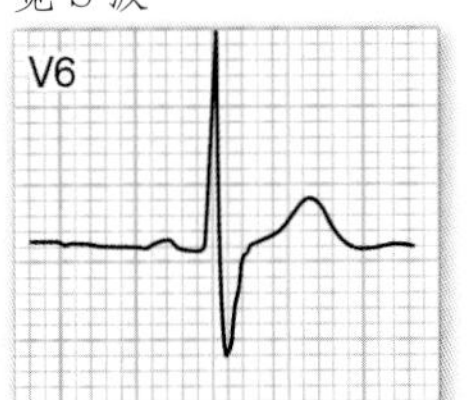


宽 S 波

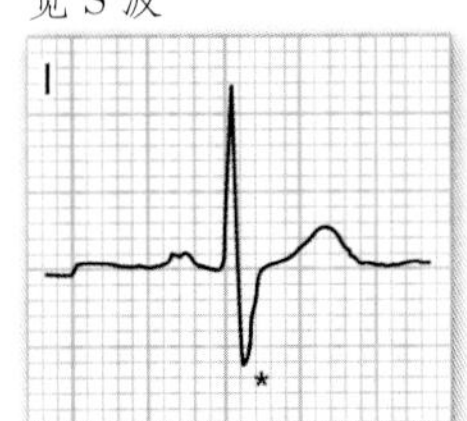


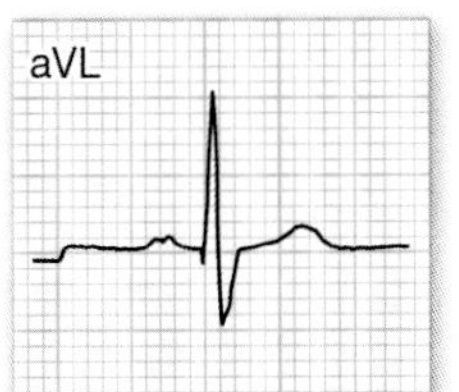


- QRS 波持续时间≥120ms

## 左束支传导阻滞(LBBB)

QS 波或 rS 波

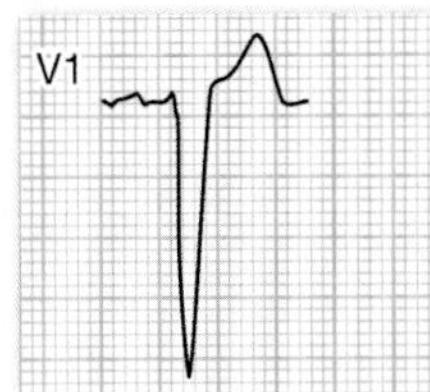


其中 2 个导联 QRS 波中部顿挫/粗钝

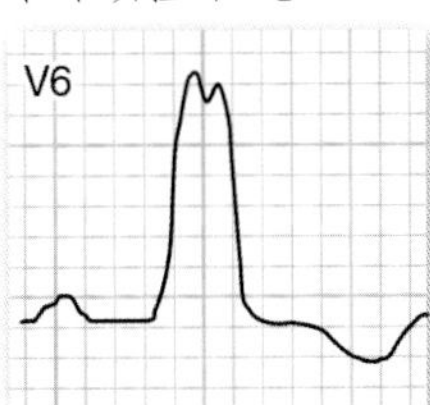


其中 2 个导联 QRS 波中部顿挫/粗钝

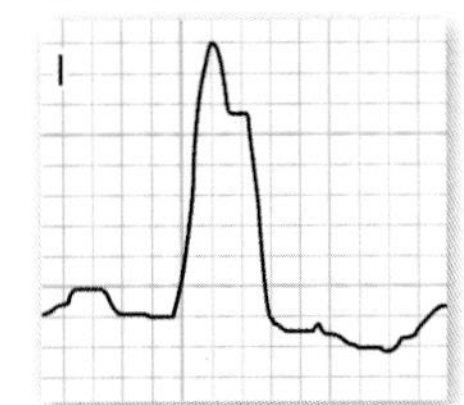


其中 2 个导联 QRS 波中部顿挫/粗钝

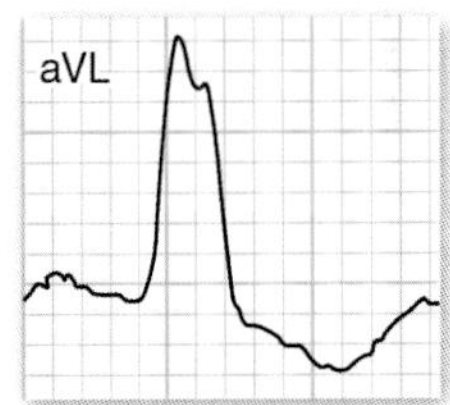


- 传统标准:QRS 波持续时间 120ms
- 更为严格标准:QRS 持续时间 130ms(女性)或 140ms(男性)伴Ⅰ、aVL、V1、V2、V5 或 V6 导联中至少 2 个导联 QRS 波中部顿挫

## 左前分支传导阻滞(LAFB)

小 Q 波,大 R 波

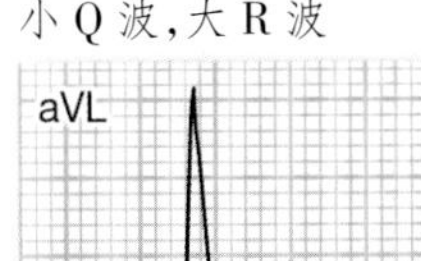


小 R 波,大 S 波

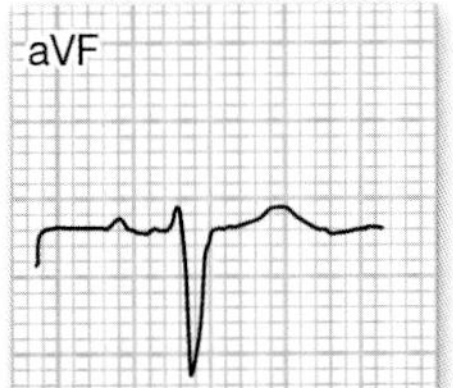


- LAFB:电轴左偏,QRS 波时限轻度延长(20ms)

## 左后分支传导阻滞(LPFB)

小 R 波,大 S 波

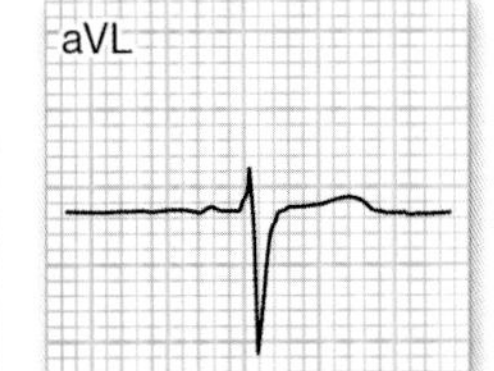


小 Q 波,大 R 波

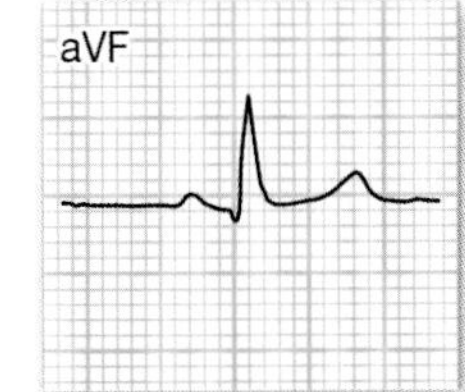


- LPFB:电轴右偏,无 RVH 证据

## RBBB+LAFB-同时符合 RBBB 和 LAFB 诊断标准

R 波峰值或 R'波峰值延迟,M 型 QRS 波

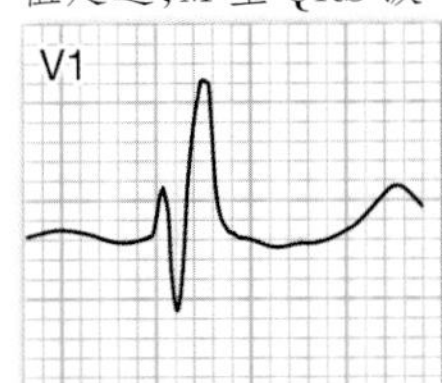


R 波峰值提前,宽 S 波

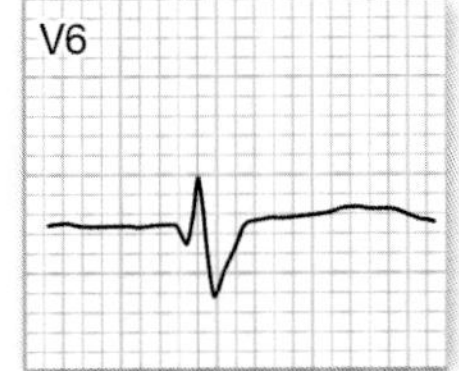


aVL

下壁导联小 R 波和大 S 波,电轴左偏

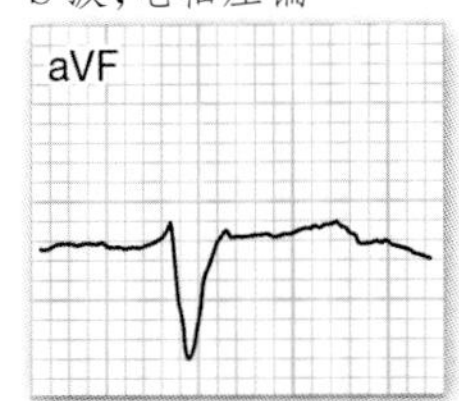

而心动周期较长时呈 LBBB(图 5.22)。间歇性 BBB 是一种通过心室肌的电脉冲间歇性异常传导。

## 相关术语

**房室传导阻滞**:心脏传导系统延迟导致心房到心室电活动传导中断。

**双分支传导阻滞**:室内传导异常,以下 3 分支中任何 2 分支发生传导阻滞(RBB、LBB 前分支和 LBB 后分支)。

**双侧束支传导阻滞**:左右束支同时发生室内传导异常,部分心搏呈 RBBB 伴其余心搏呈 LBBB,或发生于希氏束远端的房室传导阻滞。

**心动过缓依赖性 BBB**:仅在心房率减慢时发生间歇性 RBBB 或 LBBB。

**抵消**:由于 ECG 波形代表心脏激动和复极波前的总和,心脏相互对立的两部分心肌发生类似异常或心脏同一部分心肌发生不同异常导致异常 ECG 改变被抵消。

**Chagas 病**:由克氏锥虫感染的热带疾病,临床表现为长期高热,水肿,脾脏、肝脏和淋巴结肿大,可累及心脏。

**分支**:一组浦肯野纤维,由于太小不能被称为"束"。

**纤维化**:浦肯野纤维被非导电性间质纤维组织取代。

**左前分支传导阻滞**:LBB 前分支发生传导异常。

**左后分支传导阻滞**:LBB 后分支发生传导异常。

**Lenègre(Lev)病**:不伴其他心脏疾病,心室内浦肯野纤维发生纤维化,最早由 Lenègre 和 Lev 报道。

**原发性和继发性 T 波改变**:存在 RBBB 或 LBBB,原发性 T 波改变指异常 T 波与 QRS 波后半部分方向相同,继发性 T 波改变指正常 T 波与 QRS 波后半部分方向相反。

**不应期**:心肌细胞电激动后不能被再次激动的时期。

**RR 间期**:连续 QRS 波的间期。

**间隔 Q 波**:由于室间隔最早由 LBB 间隔支激动,产生由左向右的心电向量,导致 ECG 左胸导联产生正常小负向 QRS 波。

**晕厥**:暂时性脑血流中断导致的突发短暂意识丧失。

**心动过速依赖性 BBB**:仅在心房率加快时发生间歇性 RBBB 或 LBBB。

**三分支传导阻滞**:同时累及 RBB 和 LBB 前、后分支的室内传导异常。

**单分支传导阻滞**:仅心室浦肯野系统中 3 个主要分支中 1 个发生室内传导异常。

(吕童莲 译 刘彤 校)

## 参考文献


1. Wellens HJJ, Lie KI, Janse MJ, eds. *The Conduction System of the Heart: Structure, Function and Clinical Implications*. Hague, Netherlands: Martinus Nijhoff; 1978.
2. Demoulin JC, Kulbertus HE. Histopathological examination of concept of left hemiblock. *Br Heart J*. 1972;34:807-814.
3. Rosenbaum MB, Elizari MV, Lazzari JO. *The Hemiblocks*. Oldsmar, FL: Tampa Tracings; 1970.
4. Loring Z, Chelliah S, Selvester RH, Wagner G, Strauss DG. A detailed guide for quantification of myocardial scar with the Selvester QRS score in the presence of ECG confounders. *J Electrocardiol*. 2011;44:544-554.
5. Eriksson P, Hansson PO, Eriksson H, Dellborg M. Bundle-branch block in a general male population: the study of men born 1913. *Circulation*. 1998;98:2494-2500.
6. Hindman MC, Wagner GS, JaRo M, et al. The clinical significance of bundle branch block complicating acute myocardial infarction. 2. Indications for temporary and permanent pacemaker insertion. *Circulation*. 1978;58:689-699.
7. Strauss DG, Selvester RH, Wagner GS. Defining left bundle branch block in the era of cardiac resynchronization therapy. *Am J Cardiol*. 2011;107(6):927-934.
8. Frink RJ, James TN. Normal blood supply to the human His bundle and proximal bundle branches. *Circulation*. 1973;47:8-18.
9. Willems JL, Robles de Medina EO, Bernard R, et al. Criteria for intraventricular conduction disturbances and pre-excitation. *J Am Coll Cardiol*. 1985;5:1261-1275.
10. Klein RC, Vera Z, DeMaria AN, Mason DT. Electrocardiographic diagnosis of left ventricular hypertrophy in the presence of left bundle branch block. *Am Heart J*. 1984;108(3, pt 1):502-506.
11. Hiss RG, Lamb LE. Electrocardiographic findings in 122,043 individuals. *Circulation*. 1962;25:947-961.
12. Lenegre J. Etiology and pathology of bilateral bundle branch block in relation to complete heart block. *Prog Cardiovasc Dis*. 1964;6:409-444.
13. Lev M. Anatomic basis for atrioventricular block. *Am J Med*. 1964;37:742-748.
14. Rotman M, Triebwasser JH. A clinical and follow-up study of right and left bundle branch block. *Circulation*. 1975;51:477-484.
15. Schneider JF, Thomas HE Jr, McNamara PM, Kannel WB. Clinical-electrocardiographic correlates of newly acquired left bundle branch block: the Framingham Study. *Am J Cardiol*. 1985;55:1332-1338.

16. Lasser RP, Haft JI, Friedberg CK. Relationship of right bundle-branch block and marked left axis deviation (with left parietal or peri-infarction block) to complete heart block and syncope. *Circulation.* 1968;37:429-437.
17. Pick A, Langendorf R. *Interpretation of Complex Arrhythmias.* Philadelphia, PA: Lea & Febiger; 1979.
18. Acquatella H, Catalioti F, Gomez-Mancebo JR, Davalos V, Villalobos L. Long-term control of Chagas disease in Venezuela: effects on serologic findings, electrocardiographic abnormalities, and clinical outcome. *Circulation.* 1987;76:556-562.
19. Neeland IJ, Kontos MC, de Lemos JA. Evolving considerations in the management of patients with left bundle branch block and suspected myocardial infarction. *J Am Coll Cardiol.* 2012;60:96-105.
20. Lenegre J. *Contribution à l'etude des blocs de branche.* Paris, France: JB Bailliere et Fils; 1958.
21. Lev M, Unger PN, Rosen KM, Bharati S. The anatomic substrate of complete left bundle branch block. *Circulation.* 1974;50: 479-486.
22. Sugiura M, Okada R, Okawa S, Shimada H. Pathohistological studies on the conduction system in 8 cases of complete left bundle branch block. *Jpn Heart J.* 1970;11: 5-16.

第 3 部分

# 心肌缺血和心肌梗死

# 第 6 章

# 心肌缺血和心肌梗死简介

David G. Strauss, Douglas D. Schocken, Tobin H. Lim

## 心肌缺血和心肌梗死简介

维持心脏跳动所需的能量是由有氧代谢产生的，在这个能量产生的过程中需要氧气。氧气和必需的营养物质由血液通过冠状动脉供给心肌细胞（心肌灌注）。如果心肌的血液供应不足，就会出现能量不足。此时，为了代偿有氧代谢的减少，心肌细胞开始了一种不同的代谢过程——无氧代谢。在无氧代谢过程中，细胞利用储存在糖原分子中的葡萄糖来产生能量。然而，无氧代谢的效率低于有氧代谢，其产生的能量只够维持心肌细胞的生存，不能充分发挥心肌细胞的功能。此外，无氧代谢提供能量是暂时的，只在糖原耗尽之前起作用。

当灌注不足以满足心肌细胞生存和功能需要时，心肌细胞处于缺血状态。为了自我保护，缺乏能量的心肌细胞必须将其电激动与机械收缩分离，并保持在静息状态。这种机–电分离的状态如果发生在急性缺血时，则被称为心肌顿抑，如果发生在慢性缺血时，则被称为心肌冬眠[1]。因此，缺血区域的心肌细胞不能正常参与心脏的泵血过程[2,3]。

心肌的不同位置或多或少都会存在缺血。有以下几个决定因素。

**决定心肌缺血易感性的因素**

1.邻近心腔血液供应
2.与主要冠状动脉的距离
3.泵血时的工作负荷

### 邻近心腔血液供应

心内膜的心肌细胞因为与心腔内的血液直接接触，因此除了冠状动脉供血外，腔内血液也可以为其提供营养[4,5]。左右心房的心肌细胞层很少，几乎全是心内膜和内膜下层(图 6.1)。然而，在心室中，只有最内层的细胞受到类似的保护。浦肯野纤维系统位于这些内层细胞中，因此可以很好地避免缺血[6]。

### 与主要冠状动脉的距离

心室由多个心肌层组成，依赖冠状动脉维持血液供应。冠状动脉起源于主动脉，沿心外膜表面走行，直至穿入心肌内。然后，依次穿过心外膜、中膜和心内膜下层(图 6.2)。心内膜下层是最远最内层的心肌，承受最大的心肌张力，因而有更大的氧气需求[7]。因此，心内膜下层最容易发生缺血[8]。左心室比右心室更容易受到灌注不足的影响，一方面是由于左心室壁较右心室壁更厚，另一方面是由于左心室的工作负荷较大。

### 泵血时的工作负荷

心腔泵血所需的压力越大，工作负荷就越大，对氧气的需求也就越大。心房的工作负荷最小，右心室居中，左心室最大。因此，心房对缺血的耐受性最大，右心室居中，左心室最小。

心肌缺血是相对的状态，取决于冠状动脉供血、血氧水平和心肌工作负荷之间的平衡。理论上讲，即便是冠状动脉和血液氧合正常的人，如果动脉血压过高或心率过快而导致工作负荷明显增加，也可能会导致心肌缺血。或者，冠状动脉和心肌负荷正常的人，如果血液的氧合能力明显下降，也可能会发生心肌缺血。相反，对于冠状动脉严重狭窄的人，如果心脏负荷

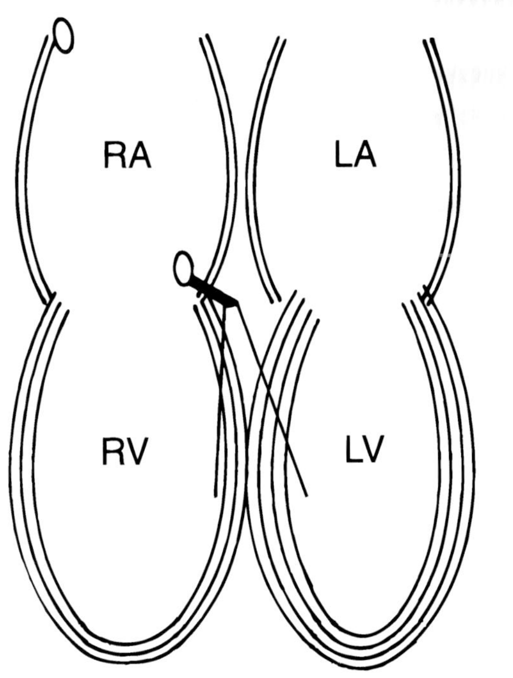


图6.1 4个心腔心肌的相对厚度比较，以及窦房结、房室结、希氏束和左右束支的示意图。(Modified from Wagner GS,Waugh RA,Ramo BW. Cardiac Arrhythmias. New York, NY: Churchill Livingstone;1983:2. Copyright © 1983 Elsevier. With permission.)

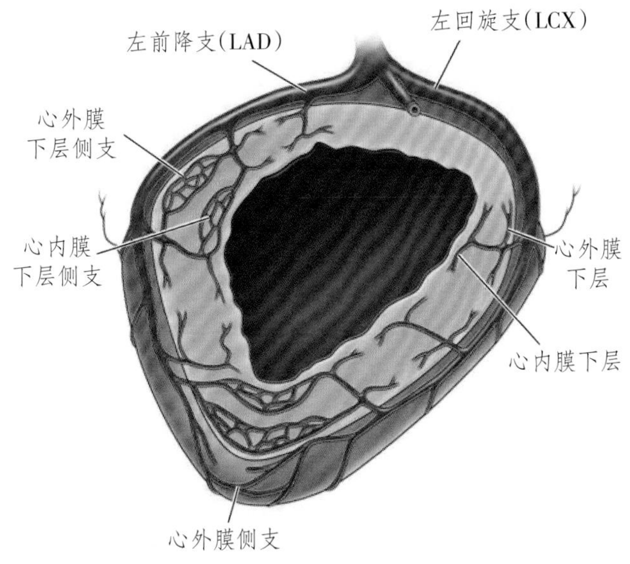


图6.2 左心室横切面左前斜位观。冠状动脉和其主要分支在心外膜的走行，以及在心肌内的分支。(Modified from Califf RM,Mark DB,Wagner GS,eds. Acute Coronary Care. 2nd ed. Chicago,IL:Mosby-Year Book;1994. Copyright © 1994 Elsevier. With permission.)。

很低,血液氧合良好,那么也有可能永远不会发生心肌缺血。

当心肌负荷增加而导致缺血时,在心肌细胞的糖原储备完全耗尽之前,如果恢复到静息状态,心肌缺血通常会得到逆转。然而,由冠状动脉供血减少而导致的心肌缺血可能不那么容易逆转。

在动脉粥样硬化的进展过程中,冠状动脉可能逐渐被斑块部分阻塞(图6.3)。即使在静息状态下心肌供血是充足的,但当情绪波动或身体活动量增加时，就会导致心肌供血不足。动脉粥样硬化逐渐进展的过程伴随着侧支动脉的生长,侧支动脉可以为心肌提供更多的血液,甚至可以逆转冠状动脉阻塞所导致的供血减少。事实上,如果冠状动脉被斑块完全阻塞,这些侧支动脉可能足以完全取代原有动脉的供血能力[9]。

当冠状动脉部分阻塞时,可因平滑肌层的痉挛或管腔内血栓形成,而发生急性完全闭塞[10,11]。此时,除非侧支循环的血流能够满足受影响心肌细胞的代谢需求,否则就会立即发生心肌缺血。如果在受影响细胞的糖原储备耗尽之前,痉挛解除或血栓溶解,心肌细胞就会迅速恢复收缩能力。然而,如果急性完全闭塞持续到心肌细胞的糖原严重耗竭,就会发生心肌顿抑[12]。即使在血流恢复后,这些细胞也要等到糖原储备补充完毕后才会恢复收缩能力。如果完全闭塞持续到心肌细胞的糖原完全耗尽,这些细胞就会受到不可逆转的损伤而死亡。该临床过程称为心肌梗死。

## ECG 改变

### 心肌缺血时的电生理改变

了解心肌缺血的部位及缺血时动作电位的变化，有助于了解缺血时的 ECG 改变。这个过程可以用交互式心电模拟程序来证明[13]。随着心肌缺血的发生，动作电位有 3 个主要的变化。

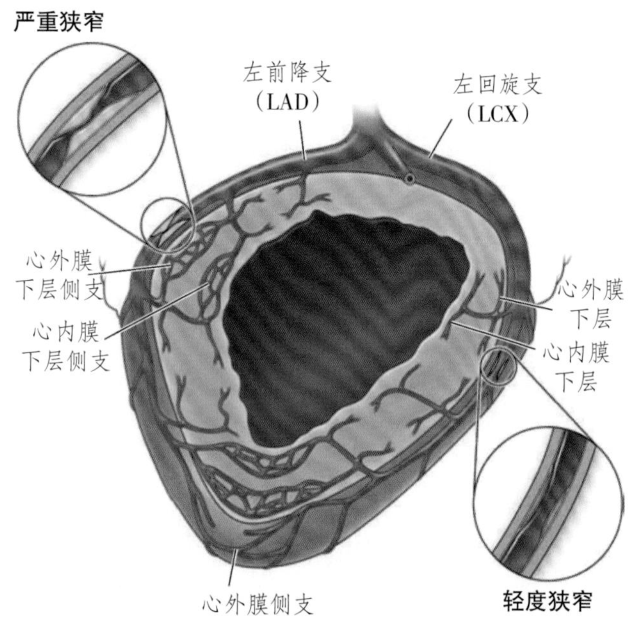


图 6.3 冠状动脉狭窄。（Reprinted from Califf RM, Mark DB, Wagner GS, eds. Acute Coronary Care. 2nd ed. Chicago, IL: Mosby-Year Book; 1994. Copyright © 1994 Elsevier. With permission.）。

> **心肌缺血时动作电位的变化**
>
> 1.动作电位持续时间缩短
> 2.动作电位振幅降低
> 3.动作电位的去极化延迟（传导速度减慢）

实验和模拟研究表明，细胞外 $K^+$和 pH 值的变化，以及 ATP 依赖的 $K^+$通道的开放，可以解释急性心肌缺血中发生的动作电位（AP）变化。

### 心肌供血不足时的 ECG 改变（供氧减少）

图 6.4 展示了左冠状动脉的前降支远端突然闭塞导致供血不足时动作电位的 3 种变化。ECG 的主要变化可在面向缺血区域的导联上观察到。在本例中，主要是 V3 和 V4 导联。

> **面向缺血区导联的 ECG 变化**
>
> 1.动作电位持续时间缩短，导致 T 波振幅增加
> 2.动作电位振幅降低，导致 ST 段抬高
> 3.去极化延迟，使 QRS 波群 R 波增高，S 波减小

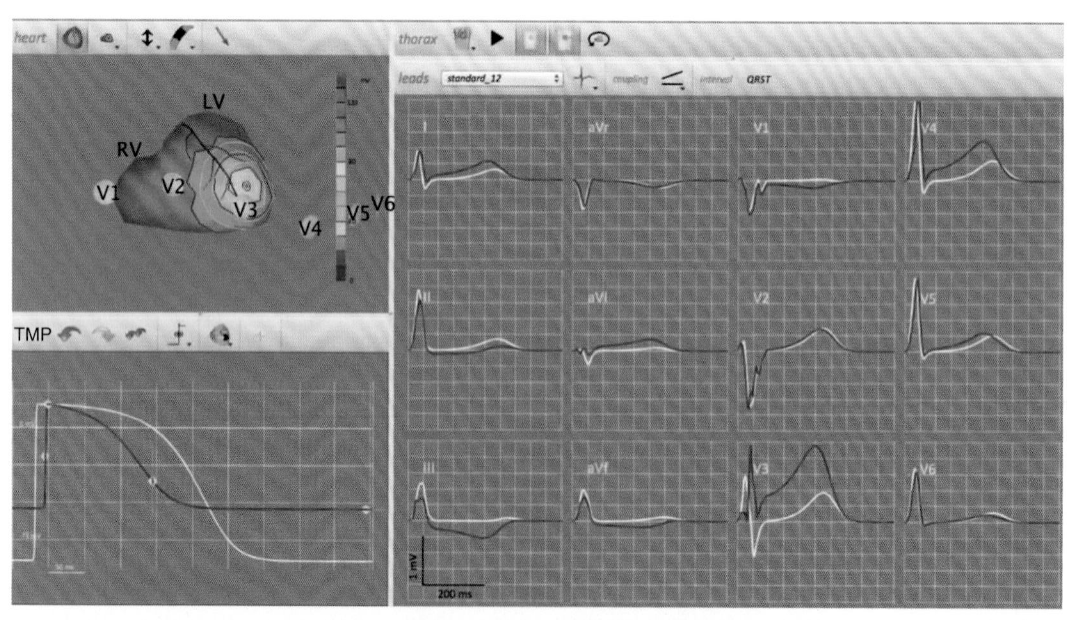


图 6.4 使用心电模拟软件研究供血不足导致的透壁性心肌缺血。图像显示心脏的缺血区域（左上），缺血时动作电位（左下；红色代表缺血）和 12 导联 ECG（右，红色代表缺血）由于左前降支闭塞导致的透壁性心肌缺血。LV，左心室；RV，右心室；TMP，跨膜电位（即动作电位）。

当缺血位置发生在左心室的不同位置时，面向缺血区域的导联也会发生相同的变化。这一现象将在第8章中进行更详细的讨论。

基于临床观察，Sclarovsky 和 Birnbaum 建立了一种评价方法，即对不同程度的供血减少引起的相应ECG改变进行分级，并证明随着缺血程度的增加，患者预后恶化[14]。

**Sclarovsky-Birnbaum 分级[14]**

- 1级：仅有T波振幅增加（图6.5A）
- 2级：T波振幅增加+ST段抬高（图6.5B）
- 3级：T波振幅增加+ST段抬高+QRS波群振幅增高；呈"墓碑"样改变（图6.5C）

1级缺血（仅T波振幅增加）意味着唯一的缺血改变是动作电位持续时间的缩短。2级缺血时，出现ST段抬高，提示动作电位振幅降低。3级缺血时，QRS波群出现变化，表明存在去极化延迟。墓碑样改变是描述最严重的心肌缺血情况的术语。ST段抬高幅度较大时，其波形酷似墓碑，预示患者如不能迅速恢复缺血区域的血流，往往出现不良预后。

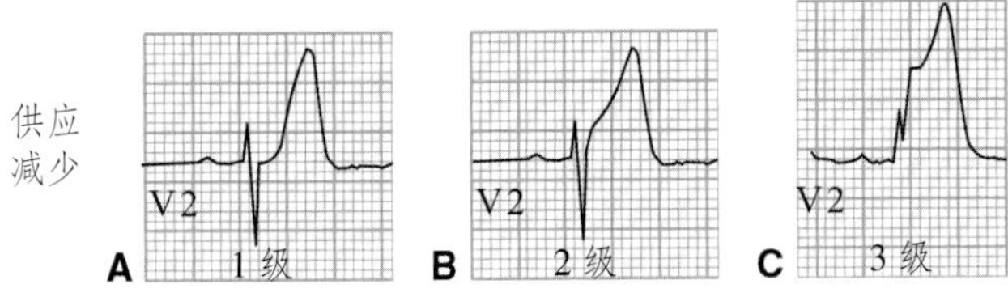


图6.5 （A）Sklarovsky-Birnbaum 1级缺血时V2导联的波形改变（仅T波振幅增加）。（B）2级缺血（ST段抬高和T波振幅增加）。（C）3级缺血（QRS波群振幅增高、ST段抬高和T波振幅增加；"墓碑"样改变）。

## 心肌需求增加导致的缺血的ECG改变（需氧增加）

心肌对供氧需求增加时，ECG最常见的改变是ST段的改变，同时也会导致QRS波群和T波改变[15]。由于心肌供氧需求增加时，心肌缺血仅局限于左心室的心内膜下层，故称为心内膜下缺血。此外，缺血通常发生在整个左心室的心内膜下，因此，不可能将这种类型的心肌缺血定位到某个单一的冠状动脉供血区域。前述的心肌供血不足时的ECG改变正好被面向缺血区域的导联记录到，而心肌需求增加导致的缺血的ECG改变与之正好相反，其ECG改变（ST段和T波的偏移）发生在背离缺血区域的导联（图6.6）。在12导联ECG中，由于导联的正极位于左心室心外膜上方，这种心内膜下缺血导致大多数导联ST段压低和T波倒置。而aVR导联的正极远离左心室内膜，因此导致其ST段抬高和T波直立。

图6.7显示了整个左心室心内膜缺血时动作电位的变化。

**整个心内膜下缺血时动作电位的变化及相应的ECG改变**

1. 动作电位持续时间缩短，导致除aVR导联外所有其他导联T波变平，然后倒置。在aVR导联中，T波则从倒置变为直立
2. 动作电位振幅降低，导致除aVR导联外所有其他导联的ST段压低，aVR导联则出现ST段抬高

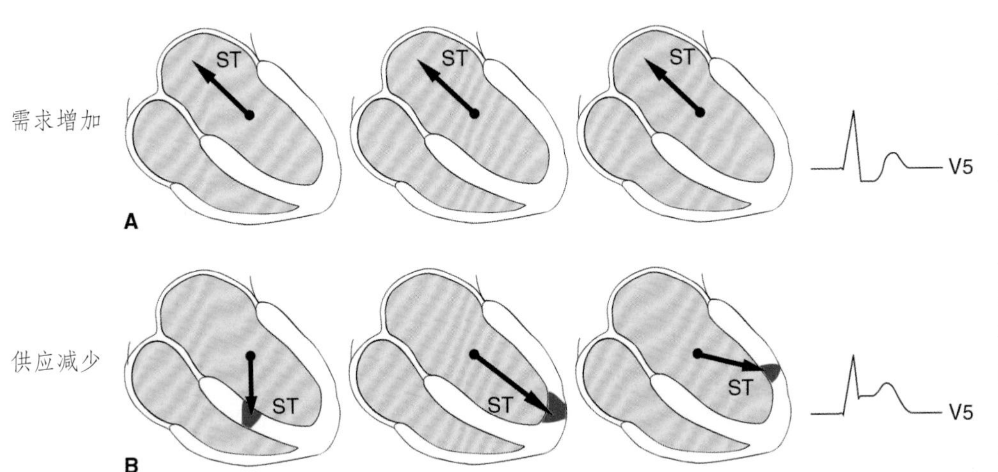


图6.6 心肌灌注异常时的ECG改变。（A）需求增加时，导致整个心内膜下缺血，因此ST段向量背离整个左心室（在V5导联中出现ST段压低）。（B）冠状动脉闭塞引起的透壁性心肌缺血（即供氧减少），导致ST段向量指向缺血区域，因此ST段抬高被面向缺血区域的导联记录到。箭头示ST段向量的方向。

## 透壁性心肌缺血到梗死的进展

冠状动脉完全闭塞引起的左心室心肌灌注不足，最初导致超急性 T 波改变：T 波高耸(图 6.8A)。除非闭塞时间很短或心肌得到良好的保护，否则心外膜损伤电流会产生 ST 段偏移：ST 段抬高(图 6.8B)。T 波和 ST 段均向缺血相关区域偏移。如果发生去极化延迟，QRS 波群的末端也会向缺血相关区域偏移。如果完全闭塞持续存在，则缺血的心肌细胞死亡而发生心肌梗死(图 6.8C；见第 9 章)。随着梗死过程的发展，QRS 波群和 T 波的改变都会背离梗死区域[16,17]。

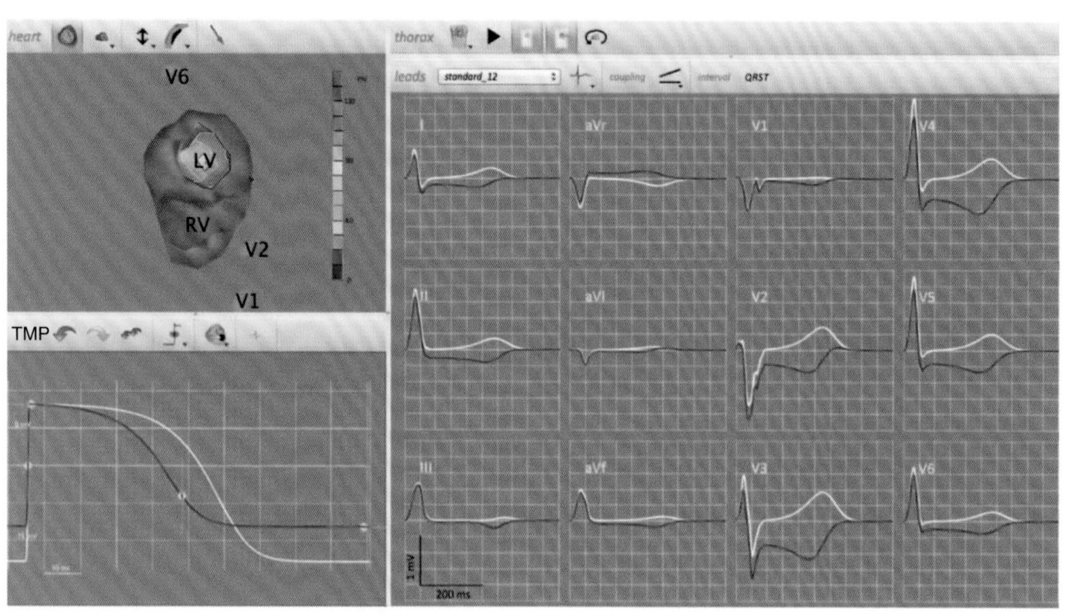


图 6.7 使用心电模拟软件研究因心肌需求增加而导致的心内膜下缺血。图中黄色的缺血区域贯穿左心室内部(左上)，缺血动作电位(左下，红色代表局部缺血)和 12 导联 ECG(右，局部缺血)改变均为心内膜下局部缺血所致。LV，左心室；RV，右心室；TMP，跨膜电位(也称动作电位)。

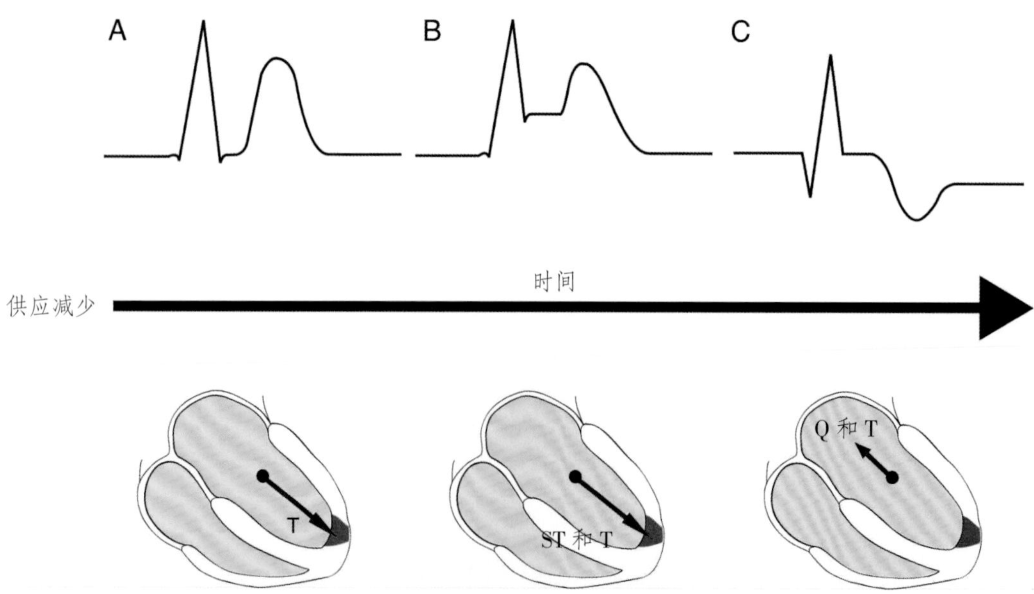


图 6.8 心肌缺血随时间变化的结果。透壁性心肌缺血早期导致(A)T 波振幅增加，(B)随后 ST 段抬高。(C)心肌梗死后(细胞死亡)，Q 波出现，T 波倒置。心脏内箭头示(A)T 波、(B)ST 段和 T 波、(C)Q 波和 T 波的方向。

Q波是心肌梗死的标志，异常的T波称为缺血后T波[18]。在许多ECG导联中，其与QRS波群的关系是相反的（见图6.8C）。第7、8、9章分别介绍了与本章所介绍的3种病理过程相关的ECG改变。

## 第6章总结图

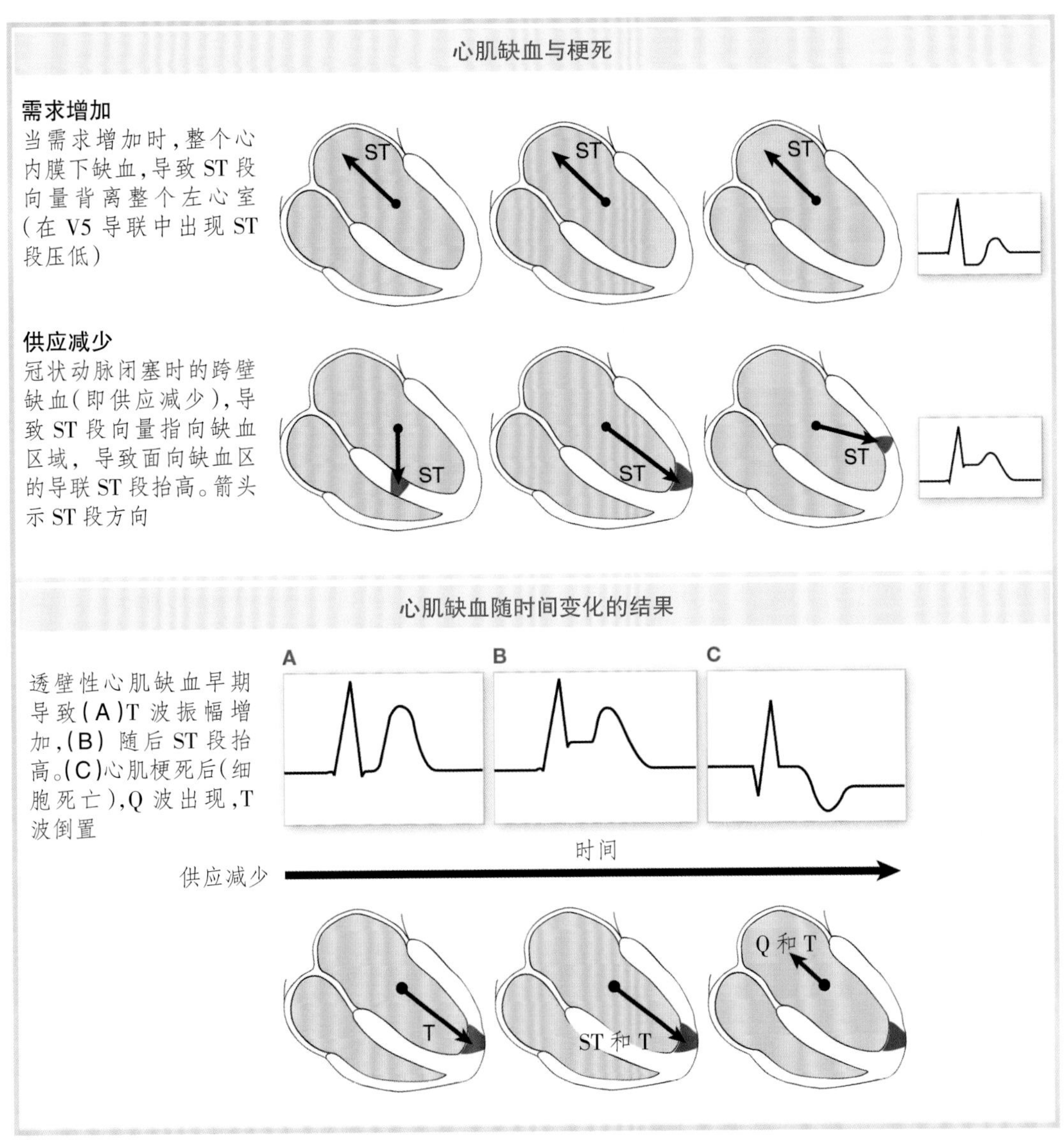


## 术语表

**有氧代谢：**是细胞内将葡萄糖转化为能量的一种方法，需要氧气的存在，可以产生足够的能量来滋养心肌细胞并使其收缩。

**无氧代谢：**是细胞内将葡萄糖转化为能量的一种方法，不需要氧气参与，只能产生足够的能量来滋养细胞，无法使细胞收缩。

**冠状动脉：**包括左冠状动脉和右冠状动脉，起源于半月瓣上方的主动脉根部，其血流供应心脏组织。

**超急性期T波：**指向左心室心外膜缺血区域的T波，在与缺血区域相关的导联中表现为T波振幅增加。

**心肌梗死：**在细胞内储存的糖原耗尽后，由循环不能提供足够的氧气以恢复代谢而导致的心肌细胞死亡。

**心肌缺血**：指供氧量减少到低于心肌细胞维持有氧代谢所需的量。

**心肌灌注**：携带氧气和营养物质进入心肌细胞的血流。

**缺血后 T 波**：当缺血从梗死或再灌注后恢复时，出现的背离左心室缺血区域的 T 波。

**顿抑心肌**：缺血时，由无氧代谢的心肌细胞组成的区域，这部分心肌虽然不能收缩，但没有发生梗死。

**心内膜下心肌**：位于心内膜深处的心肌区域，最容易发生缺血。

**血栓形成**：在血管或心腔内形成或存在血凝块。

**"墓碑"样改变**：严重心肌缺血时的一种 ECG 改变，其波形酷似墓碑。

**透壁**：包括整个心肌壁的厚度。

（张川海 译 刘彤 校）

## 参考文献


1. Kloner RA, Bolli R, Marban E, Reinlib L, Braunwald E. Medical and cellular implications of stunning, hibernation, and preconditioning: an NHLBI workshop. *Circulation*. 1998;97(18):1848-1867.
2. Reimer KA, Jennings RB, Tatum AH. Pathobiology of acute myocardial ischemia: metabolic, functional and ultrastructural studies. *Am J Cardiol*. 1983;52(2):72A-81A.
3. Lanza G, Coli S, Cianflone D, Maseri A. Coronary blood flow and myocardial ischemia. In: Fuster V, Alexander RW, O'Rourke RA, et al, eds. *Hurst's the Heart*. 11th ed. New York, NY: McGraw-Hill; 2004:1153-1172.
4. Reimer KA, Jennings RB. The "wavefront phenomenon" of myocardial ischemic cell death. II. Transmural progression of necrosis within the framework of ischemic bed size (myocardium at risk) and collateral flow. *Lab Invest*. 1979;40(6):633-644.
5. Reimer KA, Lowe JE, Rasmussen MM, Jennings RB. The wavefront phenomenon of ischemic cell death. 1. Myocardial infarct size vs duration of coronary occlusion in dogs. *Circulation*. 1977;56(5):786-794.
6. Hackel DB, Wagner G, Ratliff NB, Cies A, Estes EH Jr. Anatomic studies of the cardiac conducting system in acute myocardial infarction. *Am Heart J*. 1972;83(1):77-81.
7. Reimer KA, Jennings RB. Myocardial ischemia, hypoxia and infarction. In: Fozzard HA, ed. *The Heart and Cardiovascular System*. New York, NY: Raven Press Ltd; 1992:1875-1973.
8. Bauman R, Rembert J, Greenfield J. The role of the collateral circulation in maintaining cellular viability during coronary occlusion. In: Califf RM, Mark DB, Wagner GS, eds. *Acute Coronary Care*. 2nd ed. Chicago, IL: Mosby-Year Book; 1994.
9. Cohen M, Rentrop KP. Limitation of myocardial ischemia by collateral circulation during sudden controlled coronary artery occlusion in human subjects: a prospective study. *Circulation*. 1986;74(3):469-476.
10. Kolodgie FD, Virmani R, Burke AP, et al. Pathologic assessment of the vulnerable human coronary plaque. *Heart*. 2004;90(12):1385-1391.
11. Davies MJ, Fulton WF, Robertson WB. The relation of coronary thrombosis to ischaemic myocardial necrosis. *J Pathol. 1979*;127(2):99-110.
12. Cooper HA, Braunwald E. Clinical importance of stunned and hibernating myocardium. *Coron Artery Dis*. 2001;12(5):387-392.
13. van Oosterom A, Oostendorp TF. ECGSIM: an interactive tool for studying the genesis of QRST waveforms. *Heart*. 2004;90(2):165-168.
14. Billgren T, Birnbaum Y, Sgarbossa EB, et al. Refinement and interobserver agreement for the electrocardiographic Sclarovsky-Birnbaum Ischemia Grading System. *J Electrocardiol*. 2004;37(3):149-156.
15. Michaelides AP, Triposkiadis FK, Boudoulas H, et al. New coronary artery disease index based on exercise-induced QRS changes. *Am Heart J*. 1990;120(2):292-302.
16. Wagner N, Wagner G, White R. The twelve-lead ECG and the extent of myocardium at risk of acute infarction: cardiac anatomy and lead locations, and the phases of serial changes during acute occlusion. In: Califf RM, Mark DB, Wagner GS, eds. *Acute Coronary Care in the Thrombolytic Era*. Chicago, IL: Mosby-Year Book; 1988:31-45.
17. Sclarovsky S. *Electrocardiography of Acute Myocardial Ischemic Syndromes*. London, United Kingdom: Martin Duntz; 1999:99-122.
18. Surawicz B. ST-T abnormalities. In: MacFarlane PW, Lawrie TDV, eds. *Comprehensive Electrocardiology*. New York, NY: Pergamon Press; 1988:511-563.

# 第 7 章

# 心肌需氧增加引起的心内膜下缺血

David G. Strauss, Tobin H. Lim

## ST 段的变化

### 正常变异

正常情况下，ST 段与 PR 段和 TP 段均位于 ECG 的基线水平上(见图 1.12)。对于分级运动负荷试验的患者，观察其 ECG 中 ST 段位置的稳定性，为心肌缺血的存在与否提供了临床信息[1]。如果冠状动脉血流量能够增加到可满足左心室内膜下心肌细胞的代谢需求，则 ST 段仅发生轻微改变。然而，通常在 ST 段出现的一些变化可能被误认为是心肌缺血“阳性”。运动试验[2]前、中、后 12 导联 ECG 的正常变化见图 7.1。注意 J 点轻微下移伴 ST 段上斜型抬高朝向直立的 T 波(箭头所示)。明显的 ST-J 点下移伴 ST 段向上倾斜可能是因为心率增快时，心室的复极速度更快(注意图 7.1B 中运动时 ST 段缩短，QT 间期缩短)QRS 和 T 波几乎融合在一起。

### 典型的心内膜下心肌缺血

冠状动脉部分阻塞在静息状态下没有产生心肌供血不足的表现，因此不能被在静息状态下的 ECG 检测到(图 7.2A)。然而当部分梗阻的心肌血流量在负荷试验时不能增加到满足代谢需要时，由此产生的缺血(仅限于左心室心内膜下层)表现为水平型(图 7.2B)或下斜型的 ST 段压低。在停止运动试验几分钟内即可满足心肌需求，ST 段压低消失，恢复到基线水平(图 7.2C)，因为此时的心肌细胞仅发生可逆性缺血。运动中和运动后不久的 ECG 与标准的静息 ECG 是不同的，需要在临床背景下仔细解读。

诊断左心室心内膜下缺血通常需要 1 个心电导联的 2 项诊断标准(图 7.3)。

> **负荷试验诱发的左心室心内膜下缺血的诊断标准**
>
> 1. ST 段 J 点处压低≥1mm(0.1mV)
> 2. ST 段终末与 T 波连接处呈水平或向下倾斜

T 波的终末部分通常直立(图 7.3)，图 7.3B，C 可见振幅逐渐减小。

如第 2 章所示，大多数肢体导联和胸导联的正极指向左心室。心内膜下缺血导致 ST 段向远离左心室的方向移动(见图 6.6A)。在正极指向左心室的导联如左侧导联(Ⅰ、aVL、V2~V6 导联)和下壁导联(Ⅱ、Ⅲ、aVF 导联)中 ST 段下移或压低(图 7.4A，B)。正如前面在第 6 章所述，ECG 导联中显示 ST 段压低的位置并不能表明左心室心内膜下缺血的受累区域。在正极远离左心室的导联（肢体导联 aVR 和胸导联 V1、V2)中，可出现典型的 ST 段抬高(图 7.4)。

左心室心内膜下缺血的 ST 段改变(图 7.5A)类似于第 4 章描述的左心室劳损。左心室劳损还会导致 T 波背离左心室，并伴有左心室肥大的 QRS 改变(图 7.5B)。因此，当有急性冠状动脉综合征等症状的患者静息 ECG 不提示左心室肥大，但有 ST 段压低和 T 波倒置时，诊断就陷入两难(图 7.5C)。

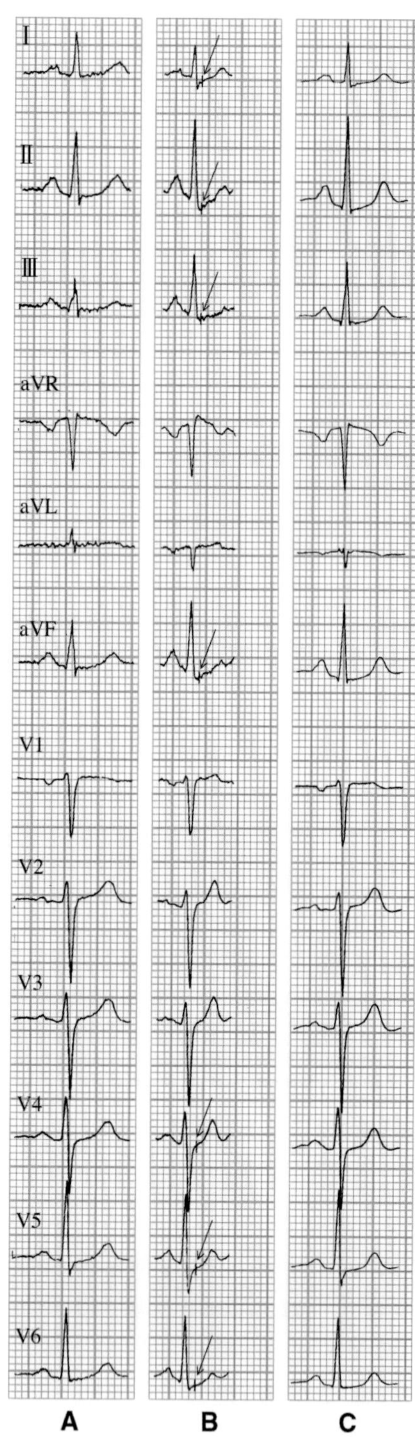


图 7.1 54 岁男子的 12 导联 ECG。(A)静息状态下。(B)在运动负荷试验期间。(C)运动试验结束后即刻。(B)中箭头所示为多导联的 ST-J 点轻微压低,ST 段向上倾斜, 为运动时 ECG 的一种常见的正常良性变异。

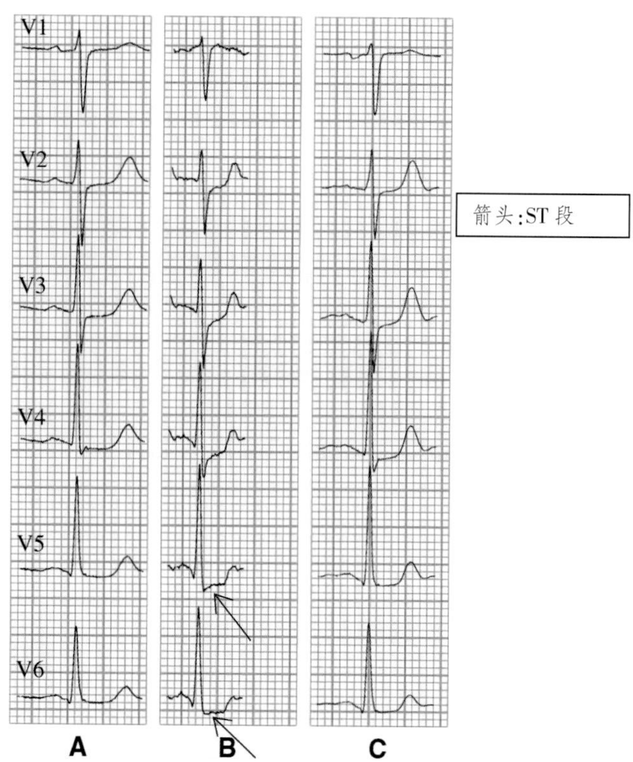


图 7.2 有劳累性胸痛病史的 60 岁男性的胸前 6 导联 ECG。(A)静息时。(B)运动试验时,心率 167 次/分。(C)运动试验后 5 分钟。(B)中箭头所示为 V5 和 V6 导联中水平压低的 ST 段。

## 不典型的心内膜下缺血

ST 段在 J 点处偏离基线, 继之上斜型的 ST 段,也可提示心内膜下缺血[2]。在 J 点处压低 0.1~0.2mV,继之上斜型 ST 段,在 J 点后 0.08s[3]ST 段压低仍保持在 0.1mV;或者在 J 点处 0.2mV 压低,继之上斜型 ST 段,J 点后 0.08sST 段压低仍保持在 0.2mV,可“诊断”为心内膜下缺血[4]。基于此观察的速记规则是:基线以下两小格和 J 点后两小格(80ms)的“2×2”标准,这表明心内膜下缺血,即使 ST 段在 J 点处向上倾斜,有时也指的是“缓慢上斜规则”(图 7.6;表 7.1)[3-5]。

## 正常变异还是心内膜下缺血?

ST 段的较小偏移(图 7.7)可由心内膜下缺血引起,也可能是正常变异。即使是“诊断”心内膜下缺血的 ST 段改变也可能是显著的正常变异。当较小的 ECG 改变出现时,需结合冠状动脉供血不足的其他表现,如心前区疼痛、呼吸困难、血压异常或心律失常[1]。使用附加心脏成像试验时,通常需要明确或排除心内膜下缺血的诊断,特别是对女性,或者为假阳性 ECG 改变,或者负荷试验提示为心内膜下缺血[6-8]。

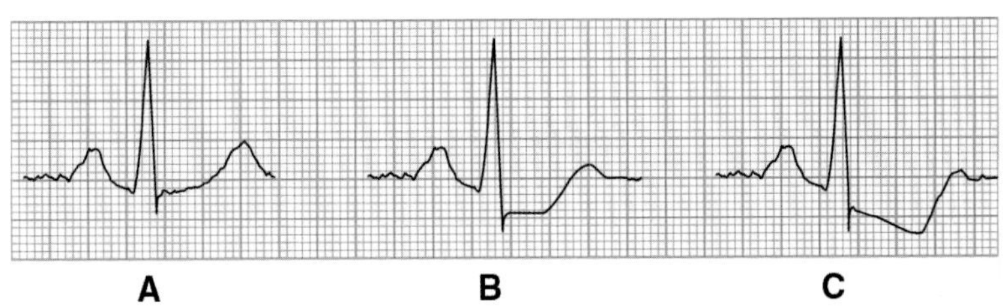


图 7.3 单个心电波形图解。(A)静息状态时。(B，C)运动诱发心内膜下缺血的两种异常状态。

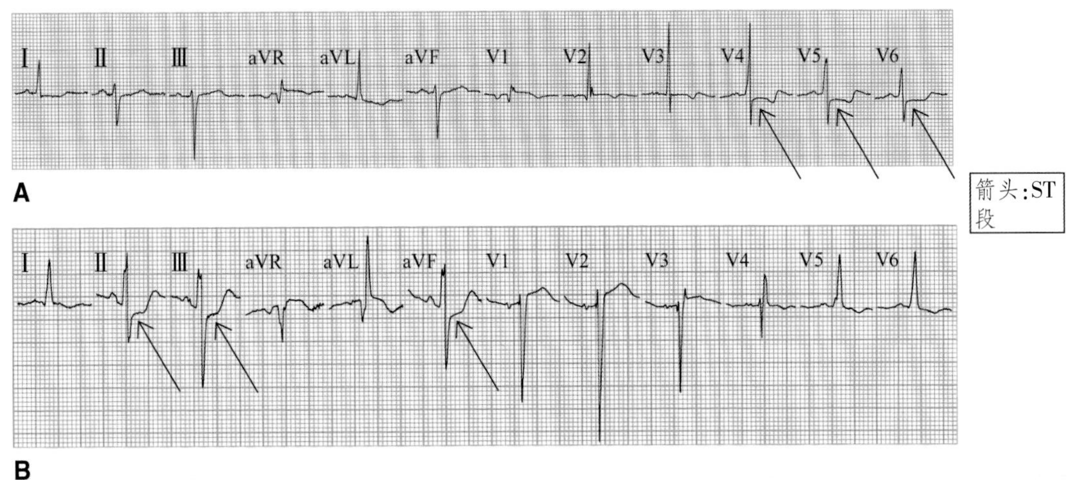


图 7.4 2 例左心室心内膜下缺血患者的 12 导联 ECG。(A)在 V4~V6 导联 ST 段压低(箭头所示)最明显，T 波起始为负向；在 I 和 aVL 导联的 ST 段也有轻微的压低。(B)在 II、III、aVF 导联 ST 段明显压低，因为这些导联的正极指向是远离左心室的心内膜下的，所以，心内膜下缺血时 ST 段压低。

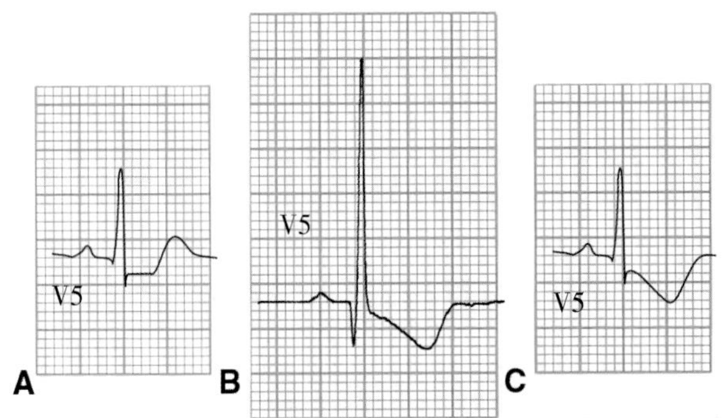


图 7.5 (A)ST 段水平压低，伴 T 波直立，符合心内膜下缺血。(B)左心室劳损引起的 ST 段压低，伴有 QRS 电压增高和 T 波倒置。(C)诊断的困难(心内膜下缺血还是左心室劳损)：ST 段压低，T 波倒置，但 QRS 电压正常。

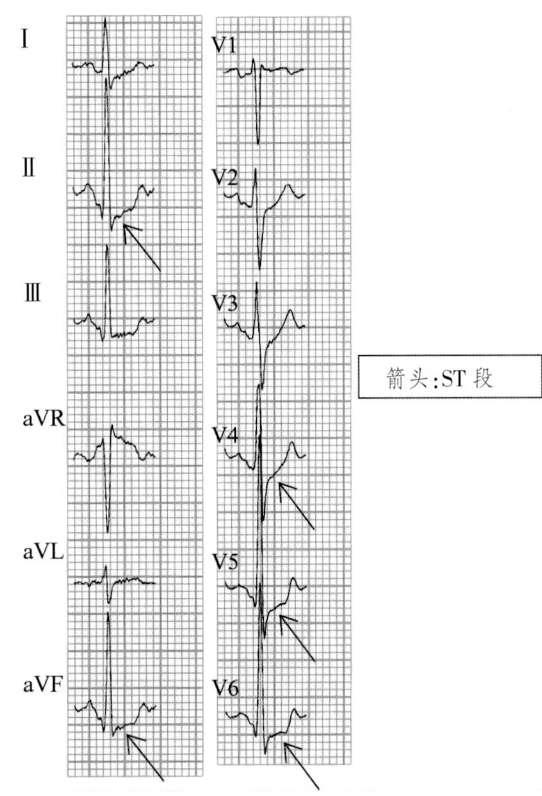


图 7.6 ST-J 点压低伴 ST 段上斜(箭头所示)可提示心内膜下缺血。心内膜下缺血的建议标准见表 7.1。

**表 7.1 心内膜下缺血的不同 ECG 标准**

| J 点压低(mV) | 倾斜 | J 点后 0.08s 的压低 |
|---|---|---|
| ≥0.1 | 水平，向下 | ≥同样水平 |
| 0.1~0.2 | 上斜 | ≥0.1mV |
| ≥0.2 | 上斜 | ≥0.2mV |

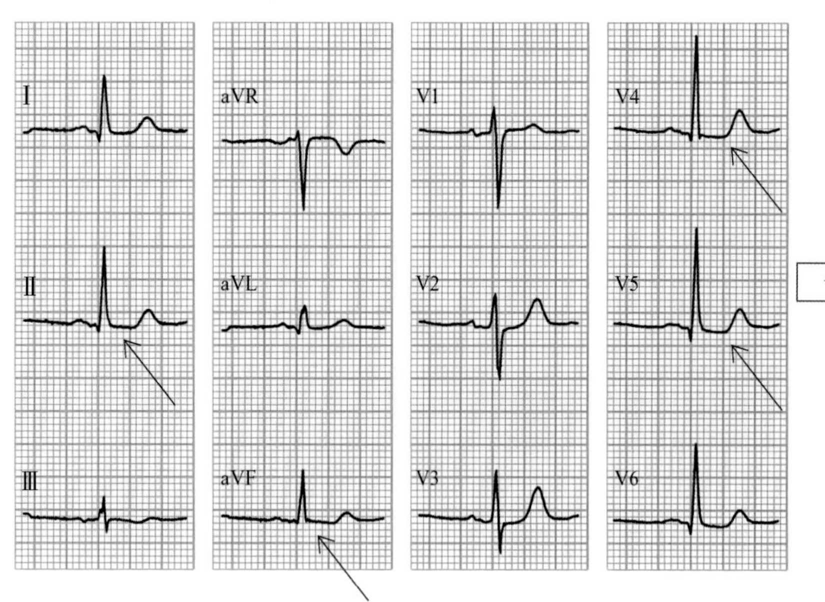


图 7.7 静息时有剧烈胸骨后疼痛的 69 岁女性的 12 导联 ECG。箭头示多导联 ST 段轻微压低。这一发现可能表示心内膜下缺血,也可能是正常变异。

## 心内膜下缺血的异常变异

运动试验时最大的 ST 段压低几乎无法在 V1~V3 导联看到[9]。当这些导联在 ECG 中出现 ST 段最大压低时,原因为右心室心内膜下缺血(图 7.8A)或左回旋支动脉闭塞引起的左心室侧壁的透壁性心肌缺血(图 7.8B)。在过度的心血管应激反应解除后,左心室心内膜下缺血的 ST 段压低在几分钟内恢复。偶尔,在左心室负荷没有明显增加的情况下,也可见 ST 段压低。此时应考虑心内膜下心肌梗死的可能性。

## 缺血监测

另一种用于诊断心内膜下缺血的临床检查是持续缺血监测。这项试验可以在日常生活活动中(动态监测)或住院期间(床旁监测)进行。这种持续缺血检测的方法根据其发明者的名字命名为 Holter 检测,在第 2 章已讨论过。最初,只是单导联心电监测,但现在可用 3 导联进行动态监测及 12 导联进行床旁监测。肢体导联必须移动到躯干位置,以避免过多的骨骼肌伪差(见第 2 章)。

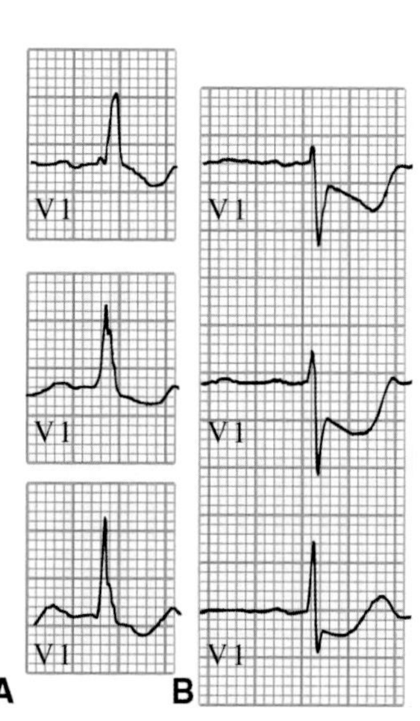


图 7.8 (A)来自 3 例患者 V1 导联的 ECG:右心室心内膜下缺血的 ECG。(B)来自 3 例患者 V1 导联的 ECG:左回旋支动脉闭塞引起的左心室侧壁的透壁性心肌缺血。

图 7.9 显示行走时出现 ST 段压低,并伴有非持续性室性心动过速的发作(见第 17 章)。Holter 监测时的日记记录使心脏事件同参与的活动(步行)和自觉症状(轻微呼吸困难)联系起来。由于此次发作不伴有胸痛,可认为是临床上称为“无症状心肌缺血”的例子[10,11]。

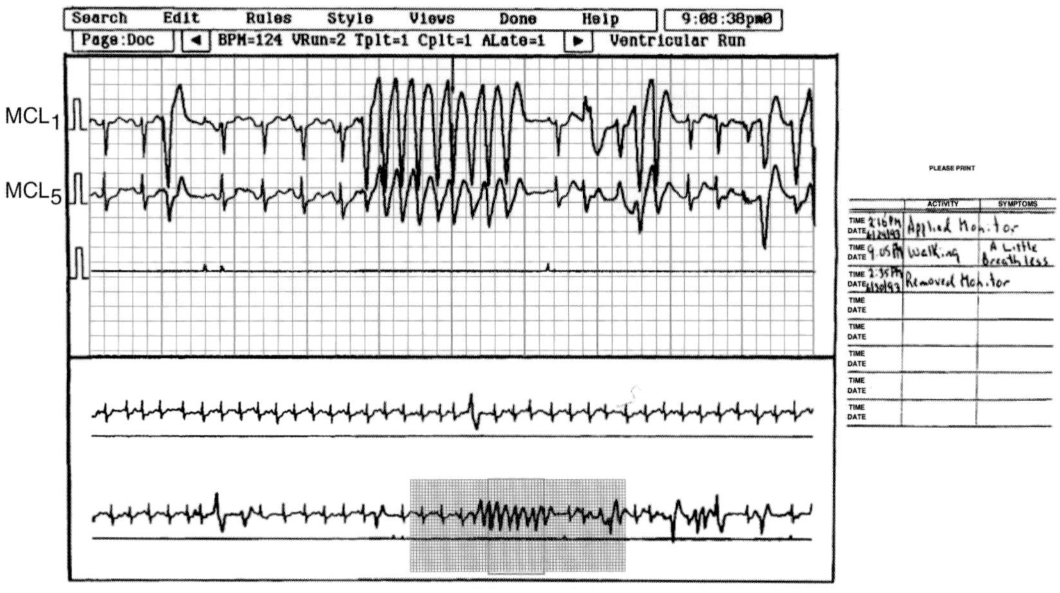


图 7.9　改良的胸导联。患者病史见正文。

# 第 7 章总结图

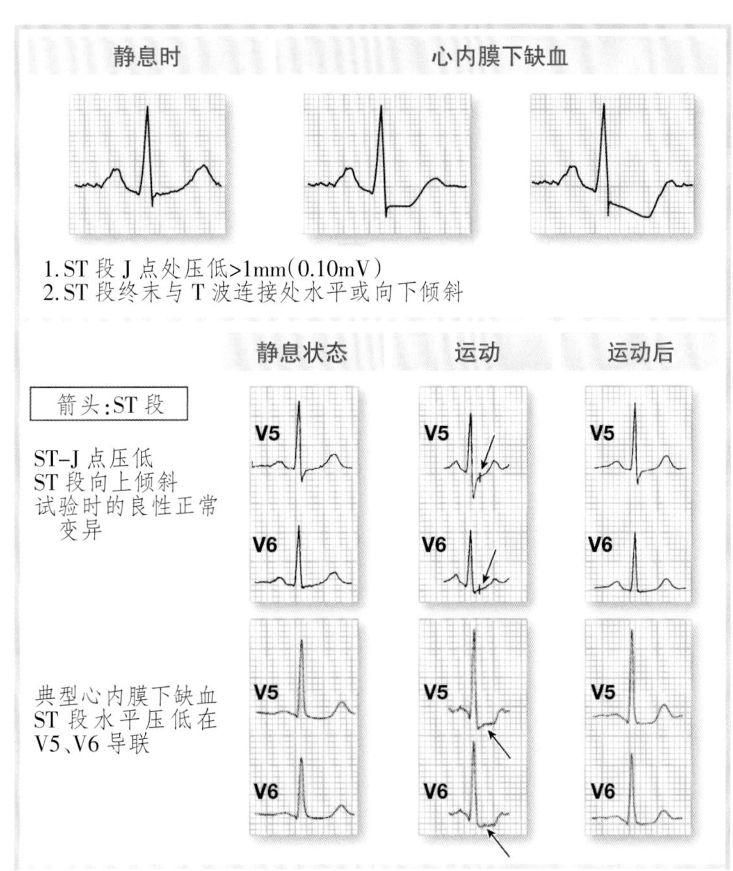

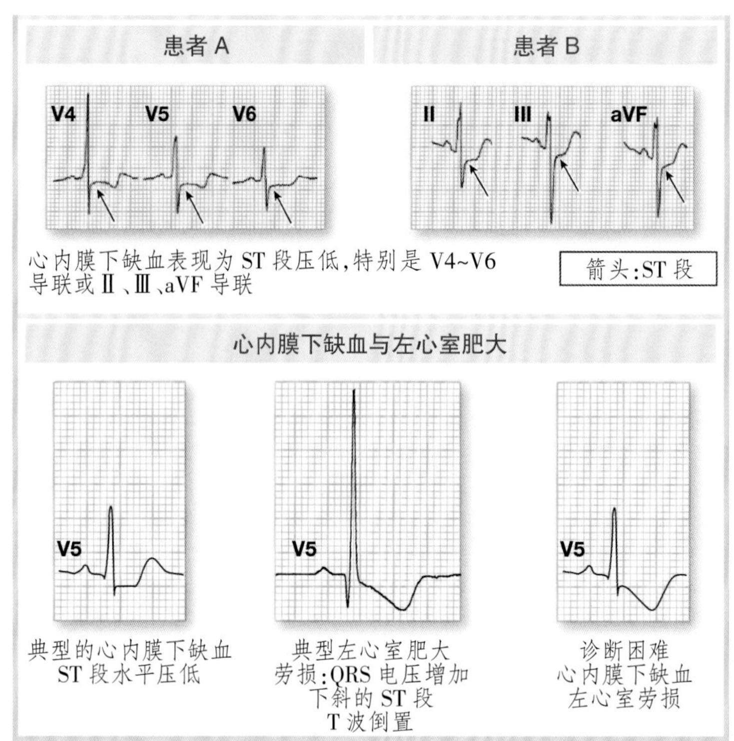


## 相关术语

**动态 ECG 检测：**连续记录 1 个或多个导联的 ECG，用于检测提示缺血的形态学异常或节律异常。

**无症状缺血：**患者没有感觉到任何缺血症状，ECG 可记录到心肌缺血的证据。

**运动试验：**在非静息状态下进行的心血管检查，使用运动、精神压力、模拟运动的药物，改变冠状动脉扩张的药物，甚至通过人工心脏起搏增加心率来模拟运动压力的一个方面等方法。在运动试验前、中、后，观察多个变量，包括症状、生命体征、节律、ECG 的波形和间期，特别是 ST 段和 T 波。通过对变量的检查进行成像显著拓展了运动试验的效用。成像可以采取多种形式，包括超声心动图、核显像、PET 和心脏 MRI 扫描。

**心内膜下缺血：**是 ECG 上 ST 段背离心室（通常为左心室）偏移的一种状态标志，并且只有心肌的内层部分是缺血的。

**心室劳损：**严重收缩期负荷过重或明显肥大的心室所产生的 ST 段和 T 波偏离的 ECG 表现。

（孟晓晖 译　耿旭红 校）

## 参考文献

1. Thomas GS, Wann LS, Ellestad MH. *Ellestad's Stress Testing: Principles and Practice*. 6th ed. New York, NY: Oxford University Press; 2018.
2. Ryik TM, O'Connor FC, Gittings NS, Wright JG, Khan AA, Fleg JL. Role of nondiagnostic exercise-induced ST-segment abnormalities in predicting future coronary events in asymptomatic volunteers. *Circulation*. 2002;106:2787-2792.
3. Sansoy V, Watson DD, Beller GA. Significance of slow upsloping ST-segment depression on exercise stress testing. *Am J Cardiol*. 1997;79:709-712.
4. Rijneke RD, Ascoop CA, Talmon JL. Clinical significance of upsloping ST segments in exercise electrocardiography. *Circulation*. 1980;61:671-678.
5. Kurita A, Chaitman BR, Bourassa MG. Significance of exercise-induced junctional S-T depression in evaluation of coronary artery disease. *Am J Cardiol*. 1977;40:492-497.
6. Ellestad MH, Savitz S, Bergdall D, Teske J. The false positive stress test. Multivariate analysis of 215 subjects with hemodynamic, angiographic and clinical data. *Am J Cardiol*. 1977;40:681-685.
7. Kohli P, Gulati M. Exercise stress testing in women: going back to the basics. *Circulation*. 2010;122:2570-2580.

8. Fitzgerald BT, Scalia WM, Scalia GM. Female false positive exercise stress ECG testing—fact versus fiction. *Heart Lung Circ.* 2019;28:735-741.
9. Shah A, Wagner GS, Green CL, et al. Electrocardiographic differentiation of the ST-segment depression of acute myocardial injury due to the left circumflex artery occlusion from that of myocardial ischemia of nonocclusive etiologies. *Am J Cardiol.* 1997;80:512-513.
10. Cohn PF, Fox KM, Daly C. Silent myocardial ischemia. *Circulation.* 2003;108:1263-1277.
11. Krucoff MW, Pope JE, Bottner RK, et al. Dedicated ST-segment monitoring in the CCU after successful coronary angioplasty: incidence and prognosis of silent and symptomatic ischemia. In: van Armin T, Maseri A, eds. *Silent Ischemia: Current Concepts and Management.* Darmstadt, Germany: Steinkopff Verlag; 1987:140-146.

# 第 8 章

# 血液供给不足引起的透壁性心肌缺血

David G. Strauss, Tobin H. Lim

## ST 段改变

ECG 上 ST 段的改变是诊断心内膜下缺血(由心肌需求增加)的可靠指标,同样也是诊断冠状动脉供血不足所致的透壁性心肌缺血的可靠指标。观察急性心前区疼痛患者 ST 段位置(与 PR 段、TP 段的关系),可为是否存在可进展为心肌梗死的严重透壁性心肌缺血提供临床证据。然而许多正常人在没有缺血的情况下,常规标准 ECG 上也可显示 ST 段抬高(图 8.1)[1-3]。

当突然发生冠状动脉完全闭塞时,血流不能到达相应的心肌供血区域,造成的透壁性心肌缺血[4-6]表现为 ST 段向量指向受累区域。这种 ST 段的抬高也见于患者在接受经皮冠状动脉成形术的球囊治疗前、中、后的 ECG 中(图 8.2)。当冠状动脉血流通过球囊血管成形术恢复正常后,短时间内典型的 ST 段改变突然消失。闭塞解除后 ST 段回至基线水平表明心肌细胞的缺血是可逆的,并没有发生心肌梗死。

透壁性心肌缺血所致的 ST 段异常改变与正常变异很难区别,特别是在 ST 段轻微改变时。诊断透壁性心肌缺血[7]通常需要下列标准之一:

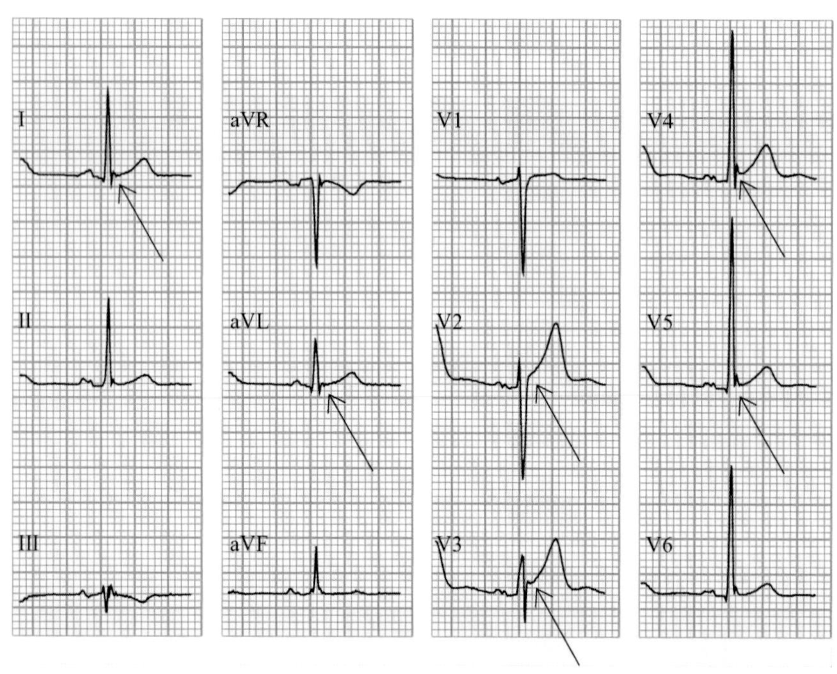


图 8.1 1 年内因严重胸痛 4 次就诊的 34 岁男性患者 ECG。患者没有其他缺血症状,每次就诊的 ECG 均没有变化。没有缺血的个体在常规标准 ECG 中有 ST 段的抬高。箭头所示为多导联的 ST 段抬高。

### 透壁性心肌缺血的 ECG 诊断标准

1.在 2 个或 2 个以上导联 QRS–ST 段的连接处,ST 段的起点(J 点)升高

- 除 V2 和 V3 导联外的任何导联 0.1mV(1mm)
- 在 V2 导联和 V3 导联中,ST–J 抬高应
  1)40 岁以下男性 0.25mV(2.5mm)
  2)40 岁以上男性 0.20mV(2.0mm)
  3)任何年龄女性 0.15mV(1.5mm)

2. V1~V3 导联中≥2 条导联 J 点处的 ST 段压低 0.10mV(1mm)

V2、V3 导联在正常情况下可有轻微的 ST 段抬高(见图 3.11),故诊断透壁性心肌缺血需要的界值更大。此外,年轻男性最有可能在 V2、V3 导联存在"正常"的 ST 段抬高,这就是因年龄和性别不同,所以诊断的界值不同。

由于左心室扩张(见图 4.6)或左束支传导阻滞(图 8.3),当 V1~V3 导联的终末 S 波的振幅和持续时间进一步增加时,ST 段的"正常"抬高程度通常更高。研究表明,左束支传导阻滞的情况下,V1~V3 导联的 ST 段抬高≥0.5mV 是诊断急性前壁透壁性心肌缺血的必要条件[8]。这一标准和其他 ECG 标准见表 8.1,但在 ST 段偏移方向与 QRS 波群终末方向相同时(一致性),诊断急性透壁性心肌缺血的界值为 0.1mV。

表 8.1　左束支传导阻滞时急性心肌梗死的诊断标准[a]

| 标准 |
|---|
| 在 QRS 波群主波明显正向的情况下,ST 段一致性抬高≥1mm |
| 在 V1、V2、V3 导联中 ST 段压低≥1mm |
| 在 QRS 波群主波明显负向的情况下,ST 段的不一致性抬高≥5mm |

[a] From Sgarbossa et al.[8]

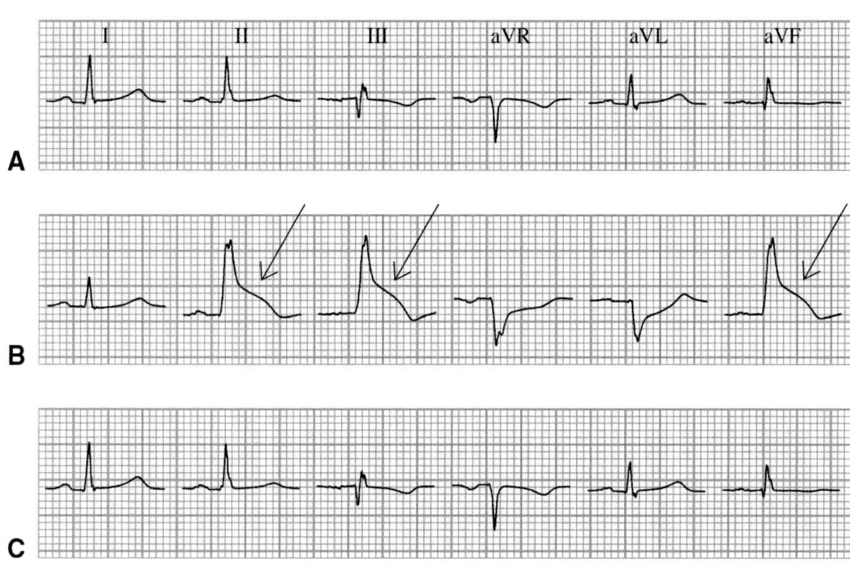


图 8.2　58 岁男性患者,右冠状动脉 90%闭塞导致胸痛,球囊封堵术治疗前(A)、中(B)、后 2 分钟(C)的肢体 6 导联 ECG。箭头所示为透壁性心肌缺血期间Ⅱ、Ⅲ、aVF 导联的 ST 段抬高向心肌受累区域移动。

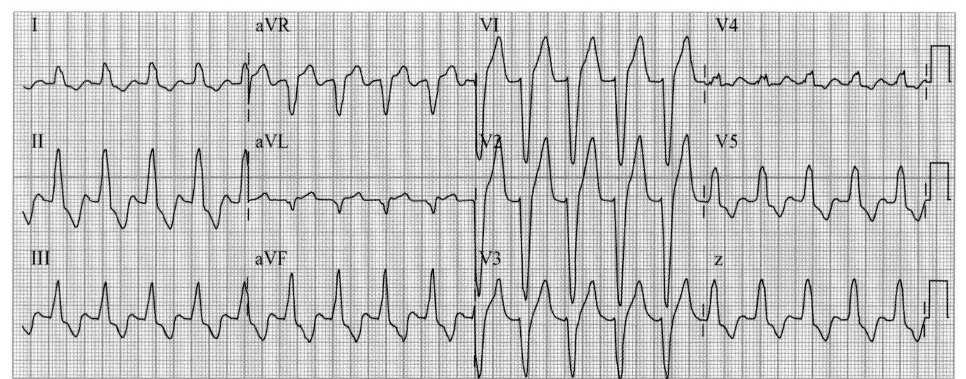


图 8.3　左束支传导阻滞(LBBB)患者的 12 导联 ECG。V1~V3 导联的 ST 段抬高在 LBBB 存在时,急性透壁性心肌缺血的诊断指标为:V1~V3 导联 ST 段抬高>5mm(0.5mV)。左束支传导阻滞时急性透壁性心肌缺血诊断标准的完整描述见表 8.1。(From Sgarbossa et al.[8])

有时选择 ST 段的不同位置来测量其与 PR-TP 水平基线的偏移量。ST 段偏移量的测定对诊断透壁性心肌缺血或评估其缺血程度是有用的。“J 点”和“J+0.08s 点”已在一些临床情况下使用(图 8.4)。ST 段的偏移可以是水平型(图 8.4A)、下斜型(图 8.4B)或上斜型(图 8.4C)。当 ST 段从 J 点向 T 波移动时,倾斜会产生不同的偏移量。请注意,在图 8.4B 中 J 点比 J+0.08s 点抬得更高,在图 8.4A 中两者一样高,在图 8.4C 中 J 点处抬得比 J+0.08s 点更低。ST 段抬高型心肌梗死的 ECG 标准可能是伴有心肌灌注不足的其他表现,如典型或不典型的心前区疼痛、血压下降、心律失常,或自主神经激活的其他症状,如恶心或出汗。

> “确定下壁缺血存在,排除其他导致下壁导联 ST 段抬高的关键因素是 aVL 导联的 ST 段压低。”
>
> ——HJL Marriott

由于透壁性心肌缺血时 ST 段的电轴向心肌受累区域偏移,ST 段电轴正极指向的左心室缺血的下壁(图 8.5A)或前壁(图 8.5B)的导联出现 ST 段抬高。在标准 12 导联 ECG 中,ST 段的抬高和压低出现在不同的导联上。通常,ST 段偏移较大的方向被认为是主要改变,偏移较小的方向被认为是次要改变或对应性改变。当透壁性心肌缺血同时累及左心室下壁和侧壁时,侧壁受累相关的 V1~V3 导联的 ST 段压低可能等于或超过Ⅱ、Ⅲ、aVF 导联下壁受累引起的 ST 段抬高。

在图 8.6 的心室剖面图中,这些“Mercator”视图中修改的类圆柱提供了平面视角去观察左心室的基底部、中段、心尖段或“心室壁”的解剖和病理的空间关系[9]。左心室通常被分为间隔部、前壁、外侧壁和下壁 4 个象限。主要冠状动脉[左冠状动脉、左前降支(LAD)冠状动脉、左回旋支(LCX)、右冠状动脉(RCA)和后降支(PDA);见图 8.6,顶部]与动脉闭塞导致的供血不足分布有关(见图 8.6,底部)。

透壁性心肌缺血最常发生在由 3 条冠状动脉之一供血的左心室心肌区域的远端。注意外侧象限基底段和中段受累可能是由近端 LCX 或大的(边缘)支闭塞所致。3 支冠状动脉的 7 个危险区与 ST 段抬高或压低的导联之间的关系见表 8.2。

约 90%个体的 PDA 起源于 RCA,LCX 仅供应单个左心室象限的 1 部分。这种解剖结构被称为右冠状动脉优势型。其余 10%的个体主要为左冠状动脉优势型,PDA 起源于 LCX,RCA 只供应右心室。

左心室侧壁象限的基底部和中部通常由 LCX 供应,LCX 分支位于标准 12 导联正极的远端。因此,LCX 闭塞的典型表现为前壁导联 ST 段压低而不是抬高(图 8.7)。注意任何标准导联的 ST 段均无 ST 段抬高,考虑上下颠倒观察描记的 ECG 来获得镜像图像,或加做胸部后外侧附加导联,可以看到由于该区域的透壁性心肌缺血引起的 ST 段抬高[10]。

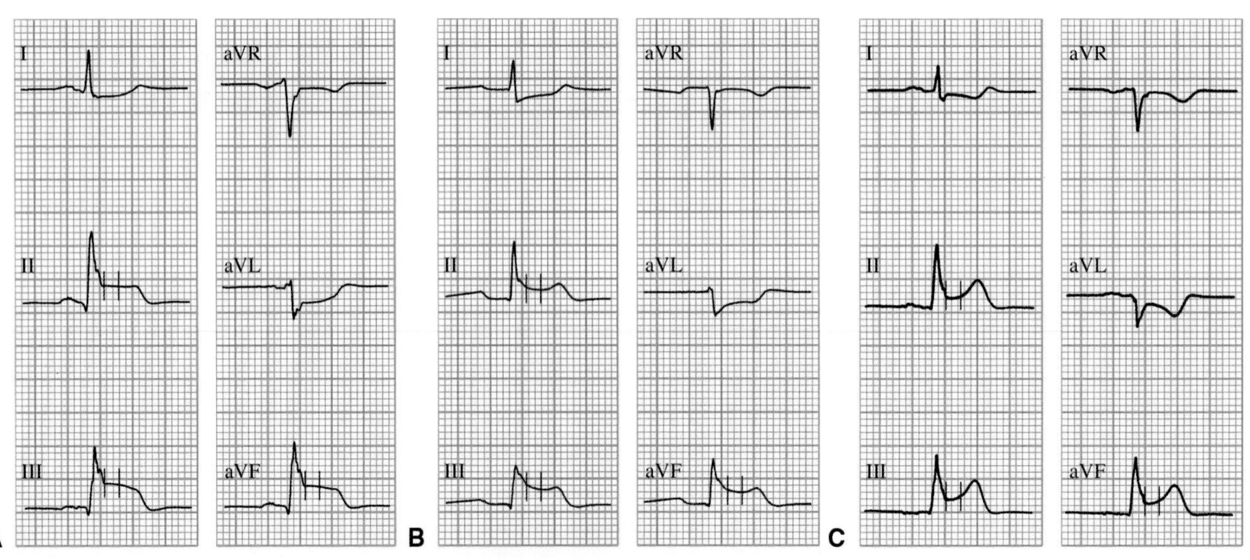


图 8.4 3 例右冠状动脉闭塞时透壁性心肌缺血 ST 段抬高的外观变异 ECG。(A)水平型。(B)下斜型。(C)上斜型。垂直线、J 点和 J+0.08s 点均用于测量 ST 段相对于 PR-TP 水平基线的偏移量。

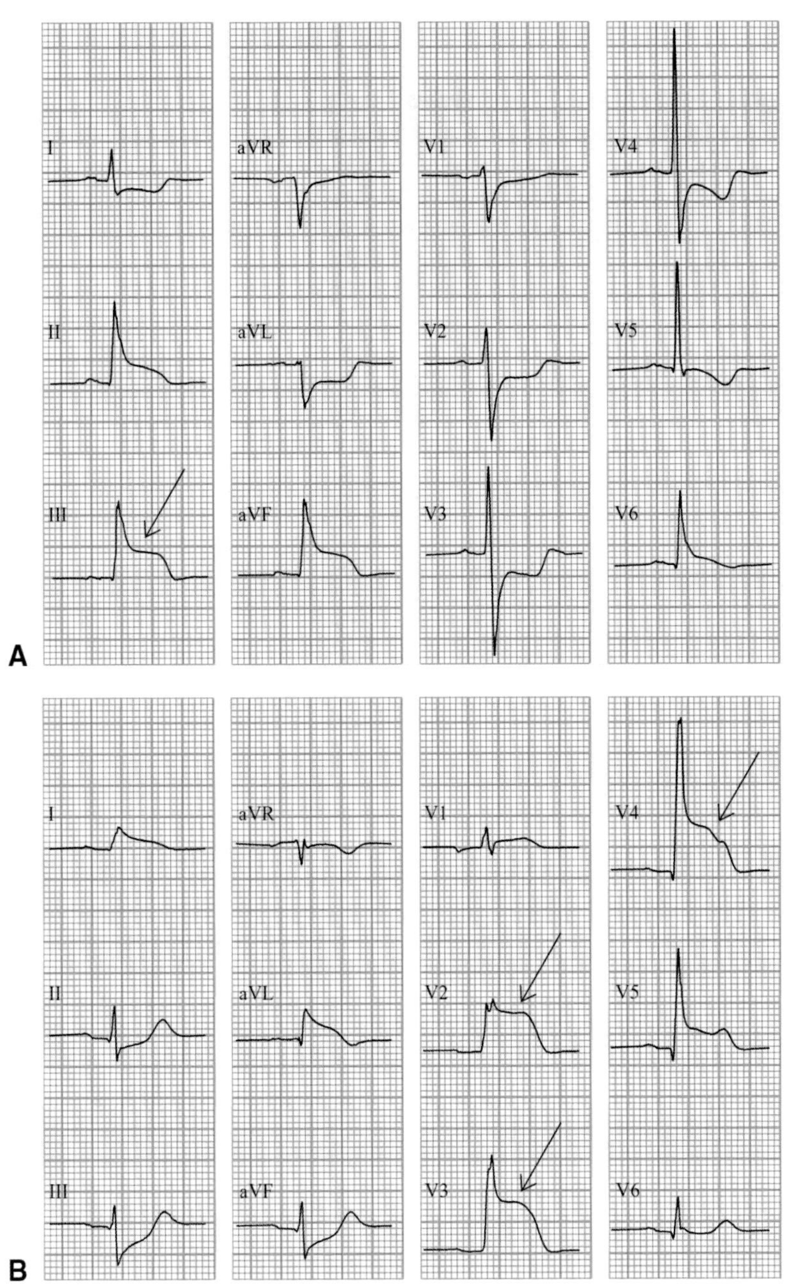


图 8.5　12 导联 ECG 显示的急性透壁性心肌缺血。(A)47 岁男性患者，在右冠状动脉中段球囊封堵 1 分钟后出现不稳定型心绞痛症状。(B)73 岁女性患者，因左前降支近端闭塞引起新近急性前壁心肌梗死。ST 段最大偏移指向受累区域(箭头所示)。

当RCA 的血液供应不足时，透壁性心肌缺血也可能累及壁很薄的右心室肌。右心室透壁性心肌缺血在标准 ECG 上的表现为 V1 导联 ST 段抬高的幅度大于 V2 导联(图 8.8)。右心室附加导联 V3R 导联和 V4R 导联 ST 段的抬高大于 V1 导联，也可以认为 V1 导联就是 V2R 导联。

## T 波的变化

T 波通常不被认为是心肌需求增加引起缺血的指标，但它被认为是由冠状动脉供血不足引起缺血的可靠指标。图 8.9 显示了 2 例患者 LAD 急性球囊闭塞后即刻出现 ST 段和 T 波的改变。2 例患者 ECG 的 ST 段和 T 波均向受累的左心室前壁偏移。在一些患者中，T 波的偏移程度与 ST 段类似(图 8.9A)。在其他患者中，T 波电轴的偏移程度明显偏大，表现为特征性的“超急期”T 波(图 8.9B)。这些典型的 T 波增高在急性冠脉血栓形成后仅持续很短时间[11]。因此，当患者出现急性心前区疼痛时，超急期 T 波可有助于确定缺血/梗死持续的时间。

## QRS 波群的变化

ST 段的改变是透壁性心肌缺血最突出的 ECG

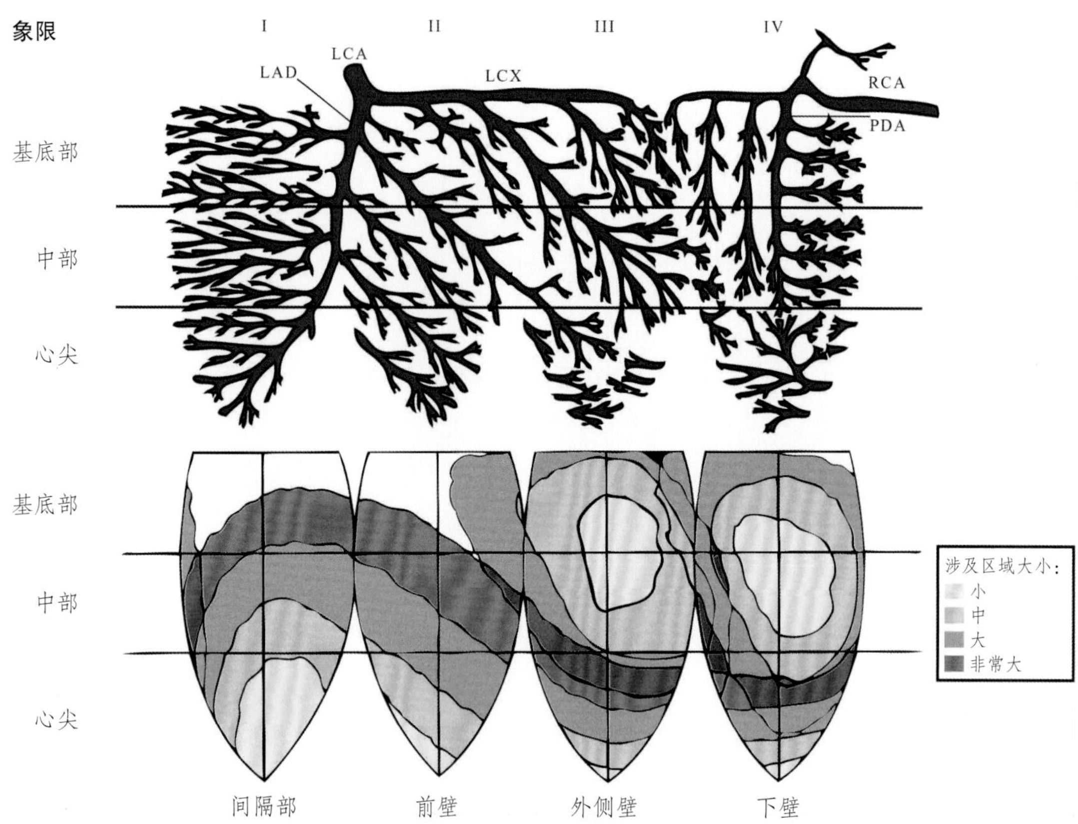


图 8.6 左心室肌被 4 象限和 3 个平面分成 12 个切面。冠状动脉(上)的分布[左冠状动脉(LCA)、LAD、LCX、RCA 及 PDA]与相应动脉闭塞(下)导致的供血不足的分布有关。从亮到暗的 4 个阴影等级分别表示所涉及区域的大小,分为小、中、大和非常大。(Adapted from Califf RM, Mark DB, Wagner GS. Acute Coronary Care in the Thrombolytic Era. Chicago, IL: Year Book; 1988:20–21. Copyright © 1988 Elsevier. With permission.)

**表 8.2 3 条冠状动脉的 7 个危险区**

1.近端 LAD
ST 段抬高:V1、***V2***、***V3***、V4、Ⅰ、aVL
ST 段压低:***aVF***、***Ⅲ***

2.对角支主干 LAD
ST 段抬高:Ⅰ、aVL(V1、V2、V3 导联的 ST 段抬高从轻微到无)
ST 段压低:***Ⅲ***、***aVF***

3.中远端 LAD
ST 段抬高:V3、***V4***、***V5***、V6、Ⅰ、Ⅱ、aVF
ST 段压低:aVR

4.非优势 LCX
ST 段抬高:(Ⅱ、Ⅲ、aVF 导联 ST 段抬高从轻微到无)
ST 段压低:V1、***V2***、***V3***、V4

5.优势 LCX
ST 段抬高:Ⅱ、***Ⅲ***、***aVF***
ST 段压低:V1、***V2***、***V3***

6.近端 RCA
ST 段抬高:Ⅱ、***Ⅲ***、***aVF***、V4R
ST 段压低:V1、V2、V3

7.远端 RCA
ST 段抬高:Ⅱ、***Ⅲ***、***aVF***
ST 段压低:(V1、V2、V3 导联 ST 段压低从轻微到无)

LAD,左前降支;LCX,左回旋支;RCA,右冠状动脉。
[a] 粗体/斜体表示具有最大偏移的常见导联。

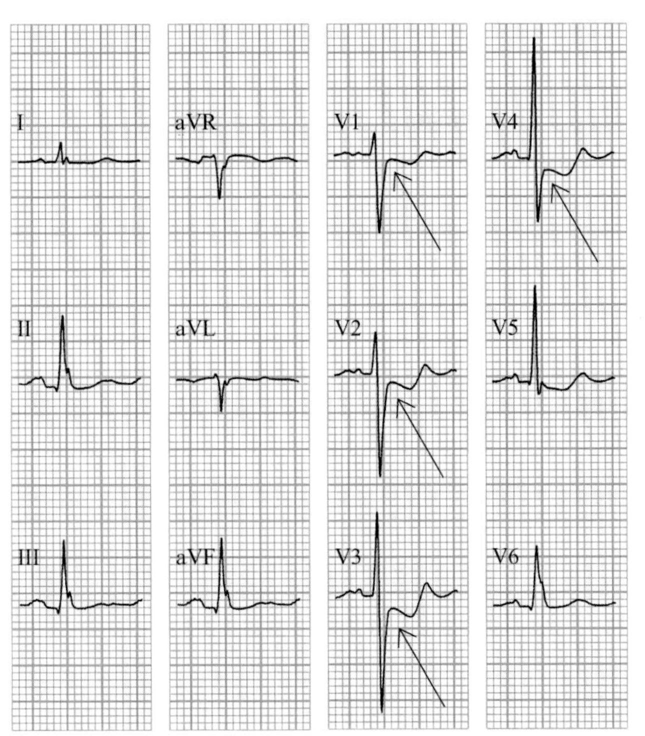


图 8.7　54 岁男性患者，有不稳定型心绞痛症状，行 LCX 中部球囊闭塞 1 分钟后记录的 12 导联 ECG。箭头示左心室侧壁透壁性心肌缺血引起的 V1~V4 导联的 ST 段压低。

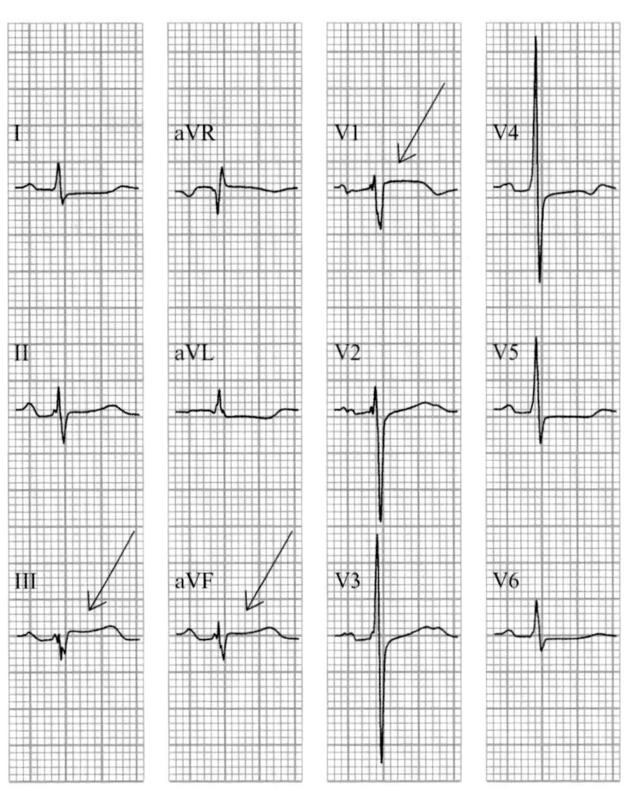


图 8.8　65 岁女性患者，突发急性心前区疼痛，行右冠状动脉近端球囊闭塞 1 分钟后的 12 导联 ECG。箭头示透壁性心肌缺血在Ⅲ导联和 aVF 导联上表现为 ST 段抬高，以及右心室透壁性心肌缺血表现为 V1 导联的 ST 段抬高。

表现。由透壁性心肌缺血引起的这些变化可能伴随着相邻波形（QRS 波群和 T 波）与 ST 段发生同向偏移，如 LAD 球囊扩张 2 所示（图 8.10）。这种偏移对 QRS 波群的较晚期振幅的影响程度大于较早期的 QRS 波形。这个概念可以通过比较扩张 2 和对照组的描记来理解[13]。在扩张 1 中，QRS 波群的畸变更大，表明缺血

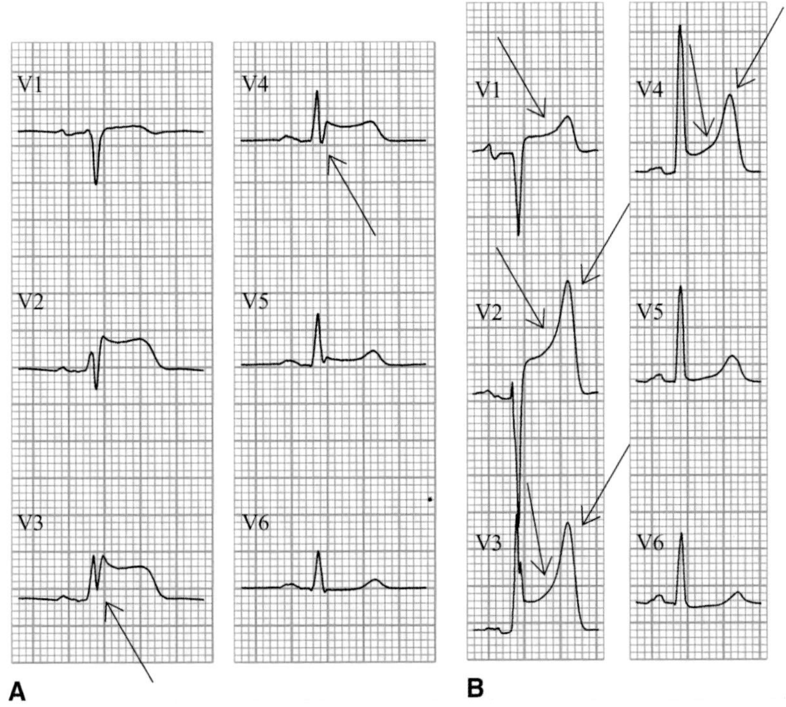


图 8.9　LAD 球囊闭塞 1 分钟后的 6 个胸前导联 ECG。(A)74 岁女性患者，有 5 年的劳累性心绞痛病史。(B)51 岁男性患者，初发心前区疼痛。箭头示 S 波从 TP-PR 段的基线以下消失（A）；ST 段抬高和超急期 T 波（B）。

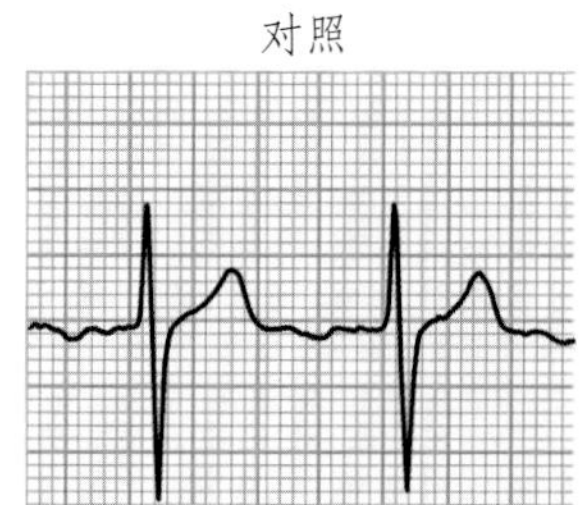


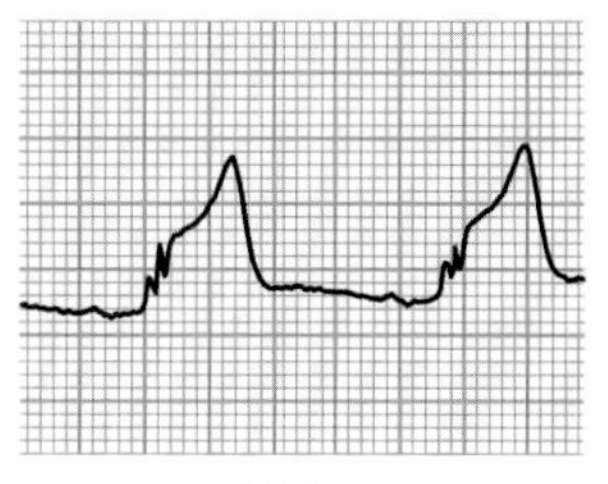


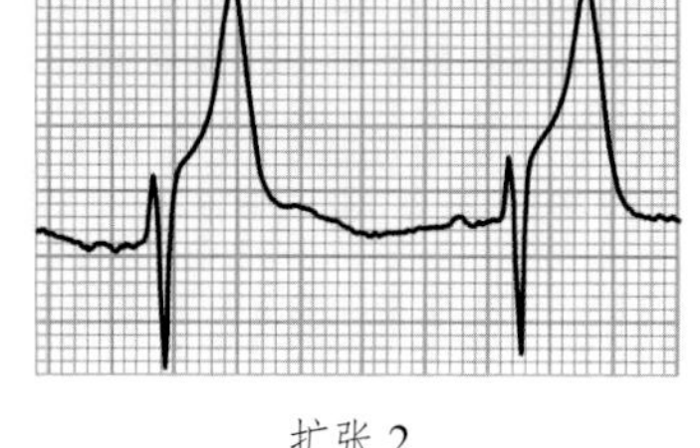


图 8.10 V2 导联的 2 个心动周期。基线(对照)开始和 2 个不同时期的左前降支球囊闭塞 2 分钟后。(Reprinted with permission from Murry et al.[12])

区的延迟除极。在扩张 2 中,QRS 波群微小改变,但 T 波幅度的增加更明显。这种现象可能是由“预适应”造成的,最初的亚致死缺血发作可以保护心肌免受未来缺血发作的影响[12]。

表现为“墓碑样改变”的 QRS 波群的主要改变可能发生在透壁性心肌缺血发作后,如图 8.10 中的扩张 1 和图 8.11B 所示。QRS 波群向缺血区的偏移是缺血区的传导缓慢(延迟除极)所致(图 8.11B 中的 V2 导联)。QRS 波群时限也可能延长。通常情况下,严重程度更高的急性缺血(3 级)发生在初始球囊闭塞时,此时侧支动脉或预处理提供的保护最少。缺血区延迟除极,从而产生 1 个没有对抗的正向 QRS 波群。当左心室侧壁发生透壁性心肌缺血时(通常由 LCX 闭塞引起),将会使 V1~V3 导联的 QRS 波群向负向偏移[14]。

透壁性心肌缺血时 ST 段的偏移使 QRS 波群振幅的测量变得复杂,因为 PR-ST-TP 段之间不是零电位差。如图 8.12 所示,PR 段的基线仍然作为 QRS 波群初始波形的参考,但随着 QRS 波群的偏移(图 8.12B),终末波形保持其与 ST 段基线的关系。图 8.12 从 ST 段基线测得的 S 波振幅相同,均为 0.03mV。

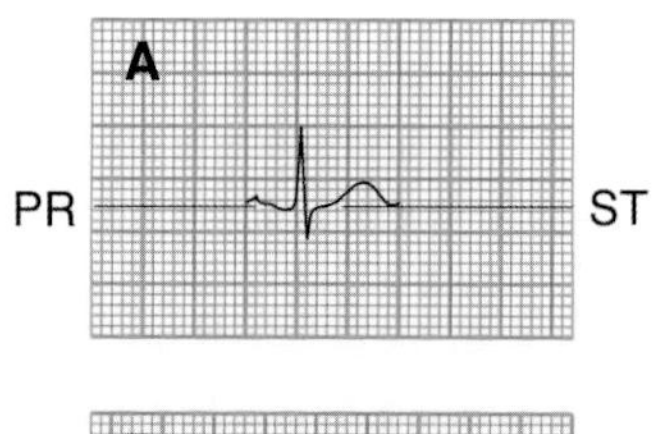


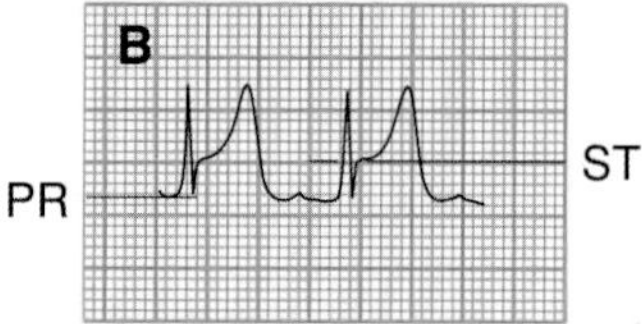


图 8.12 (A)球囊扩张前的 ECG。PR 和 ST 段处于同一基线水平,并且存在 1 个 0.03mV 的 S 波。PR 和 ST 基线。(B)球囊闭塞时心外膜的损伤电流使 ST 段抬高 0.03mV,S 波也向上偏移刚好到达 PR 段基线。

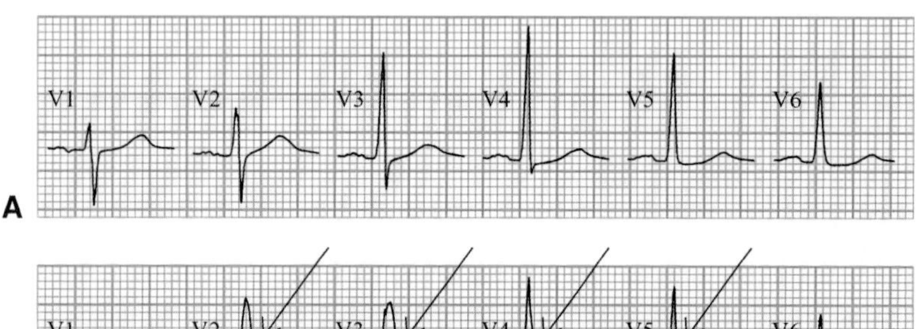


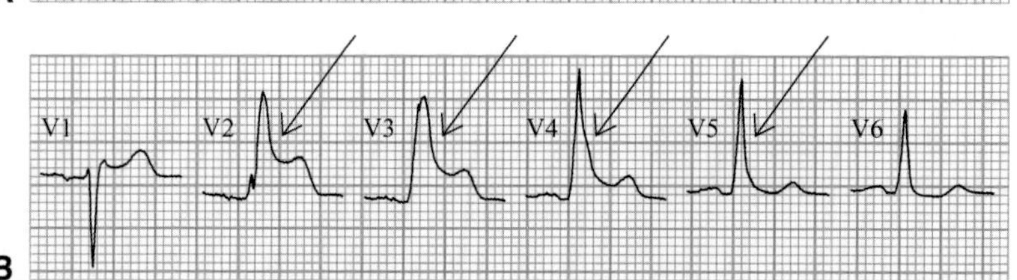


图 8.11 64 岁男性患者,急性不稳定型心绞痛,连续记录 6 个胸前导联的 ECG。(A)疼痛缓解后,血管成形术前的基础 ECG。(B)LAD 初始球囊闭塞 2 分钟后。QRS 波群时限延长(箭头所示),V2~V5 导联明显(B)。

# 第 8 章总结图

## 透壁性心肌缺血的诊断

透壁性心肌缺血的 ECG 诊断标准：
1.在 2 个或 2 个以上的导联(除 V2 和 V3 导联外的任何导联)QRS-ST 段连接处，ST 段的起点(J 点)升高 0.1mV (1mm)
在 V2 和 V3 导联中，ST-J 抬高应：
 1)40 岁以下男性>0.25mV(2.5mm)
 2)40 岁以上男性>0.20mV(2.0mm)
 3)任何年龄女性>0.15mV(1.5mm)
2.V1~V3 导联中 2 条或以上导联的 J 点处 ST 段压低 0.10mV(1mm)

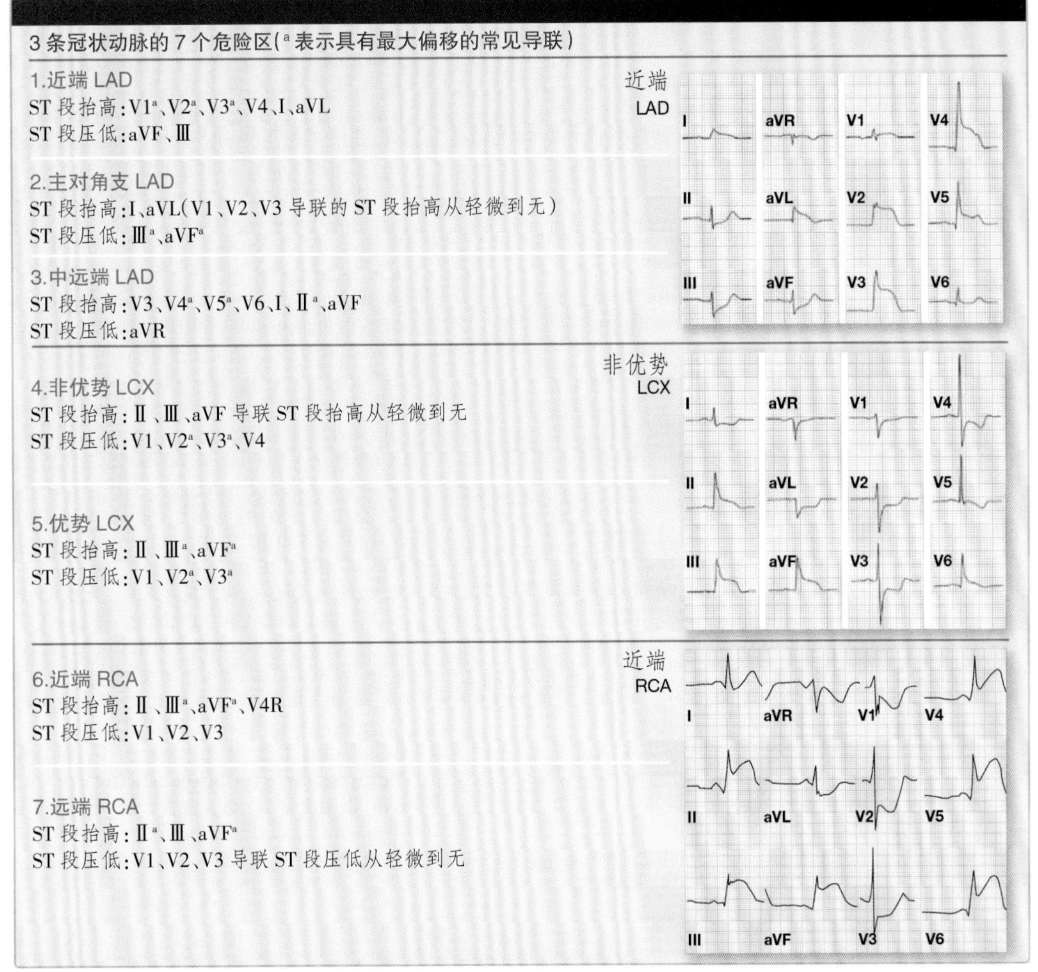

3 条冠状动脉的 7 个危险区([a]表示具有最大偏移的常见导联)

1.近端 LAD
ST 段抬高：V1[a]、V2[a]、V3[a]、V4、I、aVL
ST 段压低：aVF、Ⅲ

2.主对角支 LAD
ST 段抬高：I、aVL(V1、V2、V3 导联的 ST 段抬高从轻微到无)
ST 段压低：Ⅲ[a]、aVF[a]

3.中远端 LAD
ST 段抬高：V3、V4[a]、V5[a]、V6、I、Ⅱ[a]、aVF
ST 段压低：aVR

4.非优势 LCX
ST 段抬高：Ⅱ、Ⅲ、aVF 导联 ST 段抬高从轻微到无
ST 段压低：V1、V2[a]、V3[a]、V4

5.优势 LCX
ST 段抬高：Ⅱ、Ⅲ[a]、aVF[a]
ST 段压低：V1、V2[a]、V3[a]

6.近端 RCA
ST 段抬高：Ⅱ、Ⅲ[a]、aVF[a]、V4R
ST 段压低：V1、V2、V3

7.远端 RCA
ST 段抬高：Ⅱ[a]、Ⅲ、aVF[a]
ST 段压低：V1、V2、V3 导联 ST 段压低从轻微到无



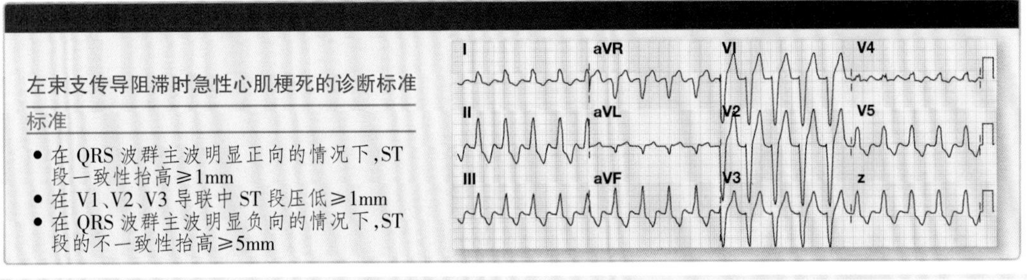

左束支传导阻滞时急性心肌梗死的诊断标准

标准
- 在 QRS 波群主波明显正向的情况下，ST 段一致性抬高≥1mm
- 在 V1、V2、V3 导联中 ST 段压低≥1mm
- 在 QRS 波群主波明显负向的情况下，ST 段的不一致性抬高≥5mm



LAD，左前降支；LCX，左回旋支；RCA，右冠状动脉。

## 相关术语

**左冠状动脉优势型：**不常见的冠状动脉解剖分布，PDA是 LCX 的分支。

**对应性：**指与最大偏移方向相反的 ST 段偏移。

**右冠状动脉优势型：**常见的冠状动脉解剖分布，PDA是 RCA 的分支。

（孟晓晖 译　耿旭红 校）

## 参考文献


1. Prinzmetal M, Goldman A, Massumi RA, et al. Clinical implications of errors in electrocardiographic interpretation; heart disease of electrocardiographic origin. *J Am Med Assoc*. 1956;161:138-143.
2. Levine HD. Non-specificity of the electrocardiogram associated with coronary artery disease. *Am J Med*. 1953;15:344-355.
3. Marriott HJ. Coronary mimicry: normal variants, and physiologic, pharmacologic and pathologic influences that simulate coronary patterns in the electrocardiogram. *Ann Intern Med*. 1960;52:413-427.
4. Vincent GM, Abildskov JA, Burgess MJ. Mechanisms of ischemic ST-segment displacement. Evaluation by direct current recordings. *Circulation*. 1977;56(4 pt 1):559-566.
5. Kléber AG, Janse MJ, van Capelle FJ, Durrer D. Mechanism and time course of S-T and T-Q segment changes during acute regional myocardial ischemia in the pig heart determined by extracellular and intracellular recordings. *Circ Res*. 1978;42:603-613.
6. Janse MJ, Cinca J, Moréna H, et al. The "border zone" in myocardial ischemia. An electrophysiological, metabolic, and histochemical correlation in the pig heart. *Circ Res*. 1979;44:576-588.
7. Wagner GS, Macfarlane P, Wellens H, et al. AHA/ACCF/HRS recommendations for the standardization and interpretation of the electrocardiogram: part VI: acute ischemia/infarction: a scientific statement from the American Heart Association Electrocardiography and Arrhythmias Committee, Council on Clinical Cardiology; the American College of Cardiology Foundation; and the Heart Rhythm Society. Endorsed by the International Society for Computerized Electrocardiology. *J Am Coll Cardiol*. 2009;53:1003-1011.
8. Sgarbossa EB, Pinski SL, Barbagelata A, et al. Electrocardiographic diagnosis of evolving acute myocardial infarction in the presence of left bundle-branch block. GUSTO-1 (Global Utilization of Streptokinase and Tissue Plasminogen Activator for Occluded Coronary Arteries) Investigators. *N Engl J Med*. 1996;334:481-487.
9. Wagner N, Wagner G, White R. The twelve-lead ECG and the extent of myocardium at risk of acute infarction: cardiac anatomy and lead locations, and the phases of serial changes during acute occlusion. In: Califf RM, Mark DB, Wagner GS, eds. *Acute Coronary Care in the Thrombolytic Era*. Chicago, IL: Year Book; 1988:31-45.
10. Seatre H, Selvester R, Solomon J, Baron KA, Ahmad J, Ellestad ME. 16-lead ECG changes with coronary angioplasty. Location of ST-T changes with balloon occlusion of five arterial perfusion beds. *J Electrocardiol*. 1992;24(suppl):153-162.
11. Dressler W, Roesler H. High T waves in the earliest stage of myocardial infarction. *Am Heart J*. 1947;34:627-645.
12. Murry CE, Jennings RB, Reimer KA. Preconditioning with ischemia: a delay of lethal cell injury in ischemic myocardium. *Circulation*. 1986;74:1124-1136.
13. Wagner NB, Sevilla DC, Krucoff MW, et al. Transient alterations of the QRS complex and ST segment during percutaneous transluminal balloon angioplasty of the left anterior descending coronary artery. *Am J Cardiol*. 1988;62:1038-1042.
14. Selvester RH, Wagner NB, Wagner GS. Ventricular excitation during percutaneous transluminal angioplasty of the left anterior descending coronary artery. *Am J Cardiol*. 1988;62:1116-1121.

# 第 9 章

# 心肌梗死

David G. Strauss, Tobin H. Lim

## 梗死分期

### 从缺血到梗死的过渡

当心肌能量储备耗尽,冠状动脉供血持续不足时,心肌细胞发生不可逆的缺血、坏死过程称为心肌梗死。QRS 波是 ECG 中评估心肌梗死存在、定位和程度最有用的部分,本章将对此进行详细讨论。

在急性跨壁缺血期间,QRS 波、ST 段和 T 波的心电向量(轴)都指向缺血区域。即在 ECG 导联中,缺血区域表现为 S 波消失和(或)R 波增加,ST 段抬高,且 T 波的幅度增加。随着缺血向梗死过渡,T 波幅度减小(随后变为负值)、Q 波形成、ST 段振幅减小。

在心脏病学领域,对于 ST 段抬高型心肌梗死和非 ST 段抬高型心肌梗死的鉴别已经有了很多研究。这些鉴别对于评估的紧迫性和在大多数情况下使用的干预措施很重要。ST 段抬高仍然是需要迅速恢复缺血区域冠状动脉血流的主要指标。因此,本书中关于心肌梗死的大部分材料将涉及 ST 段及其形态。综上所述,治疗时,ECG 必须始终在其临床背景下进行解释。

### ST 段偏移:面向梗死区

跨壁心肌缺血时显著的 ST 段改变通常在受损心肌梗死或恢复后消失。通过对"罪犯"动脉进行治疗性再灌注,加速了损伤电流消退的时间进程[2]。Schröder 及其同事[3]将最大受累导联 ST 段抬高降低≥70%的阈值作为再灌注成功的指标。

当观察到 ST 段重新抬高时,提示心肌缺血进一步发生(图 9.1)。再灌注阶段可能因最初缺血区域周围的心肌梗死而变得复杂。最初闭塞的血栓可能会进一步导致下游栓塞,干扰已经通过侧支血液供应得到了补救。

部分患者心肌梗死再灌注期 ST 段抬高不能完全消除,T 波不发生倒置(图 9.2)。这种情况更常见于左心室前壁的梗死,而非左心室的其他部位[4]。ST 段未能回落与急性期再灌注失败相关,与慢性期梗死扩大引起的左心室壁变薄相关[5,6]。梗死扩大最极端的表现是室壁瘤形成,但成功再灌注治疗通常可以防止室壁瘤的形成。

### T 波演变:背离梗死区

面向左心室受累区域的 T 波变化,随着受损心肌恢复或梗死而消退。然而,T 波通常不只是回到初始的形态,T 波通常会越过等电位线直到背离相关区域[7],即缺血后 T 波,表明不存在持续的心肌缺血。这种 T 波演变在前壁梗死后第 3 天和 7 天的连续 ECG 中可见(图 9.3)。通常,T 波的终末部分首先倒置,然后是中间部分和初始部分。

当左心室侧壁受累时,T 波最终在 ST 段压低代表损伤电流的导联上变得明显正向。图 9.4 证实在大面积下外侧壁梗死(之前称为下后侧壁梗死)的愈合

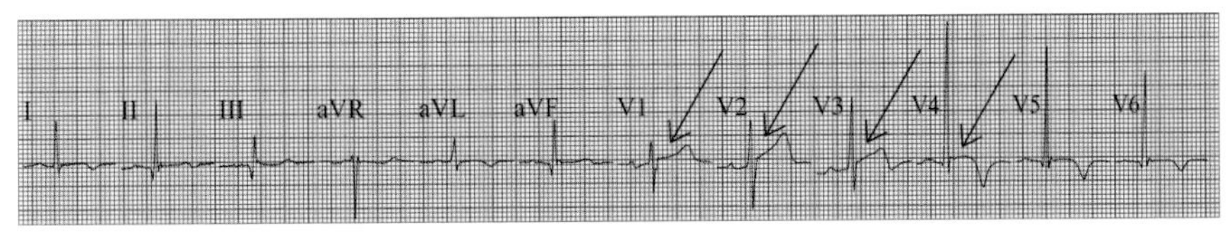


图 9.1 68 岁男性患者,急性梗死溶栓治疗 4 天后的 12 导联 ECG。急性胸痛复发,ST 段明显抬高。ST 段在多个导联抬高(箭头所示)。

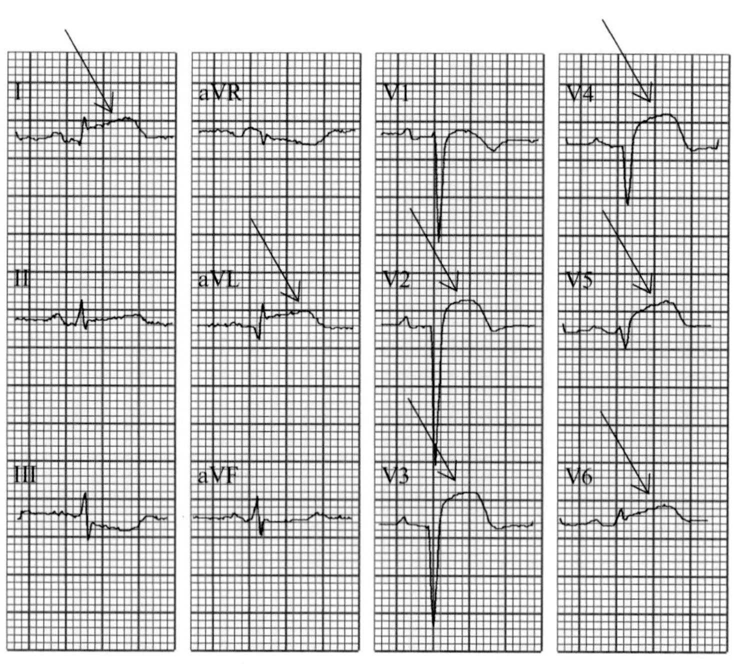


图 9.2 急性左前降支闭塞，导致广泛前壁梗死 2 周后的 12 导联 ECG。持续的 ST 段抬高，无 T 波倒置的演变（箭头所示）。

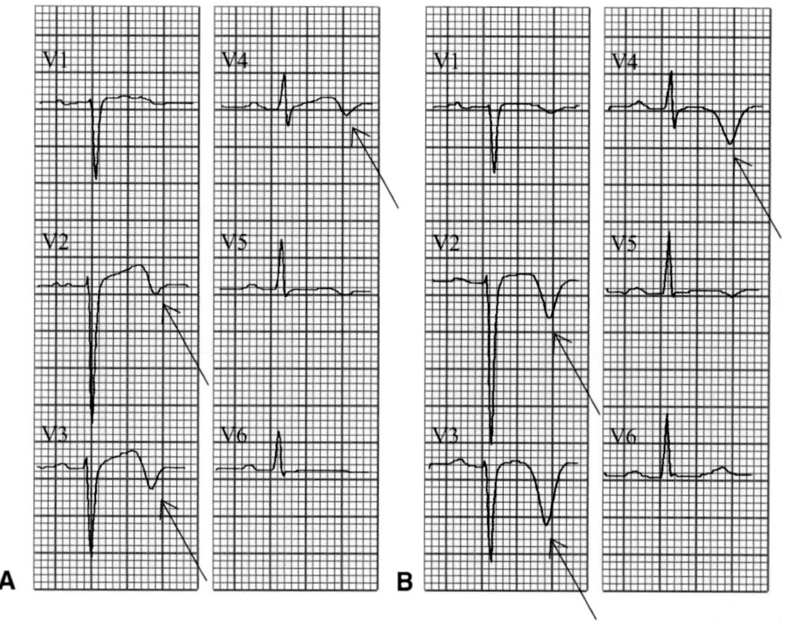


图 9.3 64 岁女性患者，无并发症急性前间壁梗死后第 3 天（A）和第 7 天（B）的连续 12 导联 ECG。T 波终末负向（A）和总的 T 波负向（B）（箭头所示）。

阶段，V1 和 V2 导联显著的正向 T 波（箭头所示）伴异常 R 波，同时在其他导联（Ⅱ、Ⅲ、aVF、V5 和 V6）中异常 Q 波的伴负向 T 波（箭头所示）。

## 背离梗死区域的 QRS 波群演变

QRS 波是评估愈合或慢性心肌梗死存在、位置和程度的关键波形。冠状动脉完全闭塞后，QRS 波几乎立即向受累心肌区域偏移，主要是由于心肌激动的延迟，其次是缺血损伤电流。由于梗死过程始于心肌灌注最差的心内膜下层，面向缺血区域的终末 QRS 波偏移被背离梗死区域的起始 QRS 波所取代（图 9.5）[8]。如图 9.5 所示，梗死心肌的电活动消失取代了严重缺血心肌的延迟电活动。

连续监测缺血情况下，静脉溶栓治疗的最初几分钟内，前壁梗死引起的 QRS 波异常的演变如图 9.6 所示。跨壁心肌缺血时 QRS 波形态的继发性改变是其电轴向左心室前壁移动。心肌再灌注伴随着跨壁心肌缺血的快速恢复和 QRS 波背离左心室前壁的转变。虽然看起来似乎是再灌注本身引起了梗死，但更有可能的是，梗死发生在导致再灌注的治疗开始之前，并且其在 ECG 上的检测被缺血损伤电流引起的 QRS 波的继发性变化所掩盖。累及薄的、右心

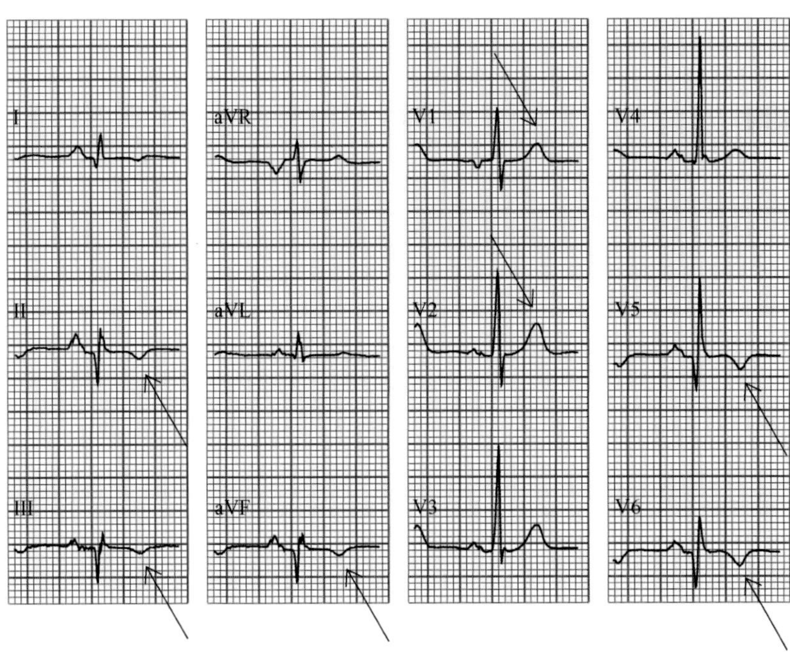


图 9.4 53 岁男性患者,下壁和侧壁心肌梗死延伸至心尖部后 5 天的 12 导联 ECG。箭头示 Q 波异常的导联中 T 波负向,但 R 波异常的导联中 T 波正向。

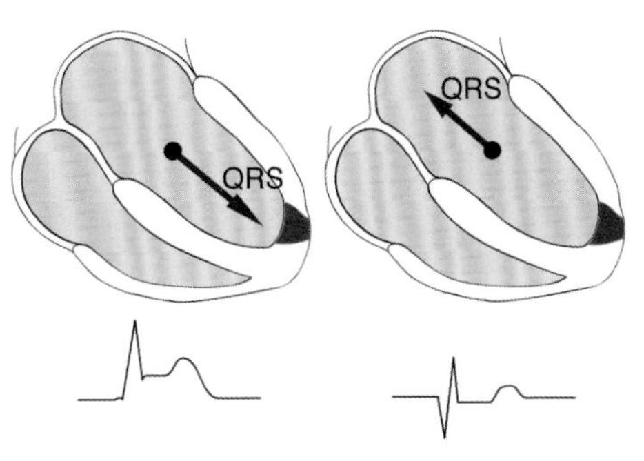


图 9.5 横断面示意图。

室游离壁的跨壁心肌缺血可在 ECG 上表现为 ST 段偏移，但右心室梗死不表现为 QRS 波的明显改变。缺乏 QRS 改变是因为与较厚的室间隔和左心室游离壁的激动相比，右心室游离壁的激动是微不足道的。心肌梗死由左心室心肌远端的透壁性心肌缺血演变而来(见图8.6)[9]。

## 慢性阶段

### QRS 波用于心肌梗死诊断

QRS 波电轴的初始部分最明显地偏离梗死区域,并在 ECG 上以 Q 波时限延长表示。如图 3.5 所示,所有导联中除了 V1~V3 外,起始 QRS 波波形通常都是负向的。只有在 12 个标准 ECG 导联中的 3 个导联出现 Q 波才被认为是异常的。表 9.1 显示了各种 ECG 导联中正常 Q 波持续时间的上限[10]。Q 波时限是异常定义中使用的主要测量方法，因为单个 QRS 波振幅随 QRS 波的总体振幅而变化。只有当与随后 R 波振幅相关时,Q 波的振幅才能被认为是异常的。

除心肌梗死外,许多心脏疾病都能产生异常的起始 QRS 波形。常见状况如下：

**延长 Q 波持续时间的异常状况**

1.心室肥厚
2.室内传导异常(如束支传导阻滞)
3.室性期前收缩(VPB)

这里所说的 Q 波也指导联 V1 和 V2 中异常 R 波的等位性 Q 波。因此,评估是否存在心肌梗死 Q 波时,应考虑以下步骤：

**评估心肌梗死存在 Q 波的步骤**

1.任何导联中是否存在异常 Q 波
2.是否存在其他可产生异常 Q 波的心脏疾病的标准
3.Q 波异常的程度是否超过了其他心脏疾病可能产生的程度

无异常 Q 波的情况下,背离梗死区域 QRS 电轴

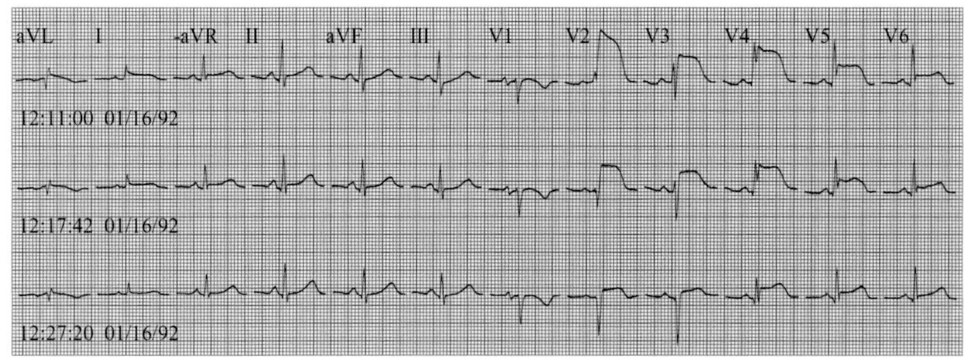


图 9.6 69 岁男性患者，急性左前降支血栓性闭塞，静脉溶栓治疗的前 27min（12:00:00 开始）连续 ECG 监测。治疗 11 分钟、17 分钟和 27 分钟后，ECG 的 12 条标准导联以全景形式展示。

表 9.1 异常 Q 波提示心肌梗死 [a]

| 肢体导联 | | 胸前导联 | |
|---|---|---|---|
| 导联 | 异常标准 | 导联 | 异常标准 |
| Ⅰ | ⩾0.03s | V1 | 任何 Q |
| Ⅱ | ⩾0.03s | V2 | 任何 Q |
| Ⅲ | 无 | V3 | 任何 Q |
| aVR | 无 | V4 | ⩾0.02s |
| aVL | ⩾0.03s | V5 | ⩾0.03s |
| aVF | ⩾0.03s | V6 | ⩾0.03s |

[a] Modified with permission from Wagner et al.[10]

偏移与可以用减小的 R 波来表示。表 9.2 列出了小于一定幅度或持续时间的 R 波可能指示心肌梗死的导联[1]。

左心室侧壁（旧术语后壁）梗死表现为 QRS 波的正偏离而不是负偏离。梗死导致心前区导联 V1 和 V2 的 R 波持续时间和振幅增加而不是减少（表 9.3）[11]。

## QRS 波用于心肌梗死定位

表 9.4 总结了冠状动脉、左心室壁和 ECG 导联之间的关系，为心肌梗死的定位提供了依据[12]。参考图 8.6 可能也会有所帮助。

冠状动脉左前降支血流不足并局限于室间隔区域（图 9.7A）引起的梗死称为前间壁梗死。当梗死扩展到前壁区域（图 9.7B）和（或）到达其他区域的心尖部（图 9.7C）时，通常被称为“广泛前壁”梗死。虽然这 2 个因前冠状动脉闭塞而梗死的心肌区域在解剖学上是分开的，但通常具有相同的名称，即心尖。寻找同时发生在下壁和前壁梗死的证据有助于对心尖梗死进行定位。这些发现与解剖学上由前降支供血的区域一致，该区域“包裹”下壁的心尖或延伸到下壁的远端或心尖段。

大多数个体中，右冠状动脉呈优势型（供应后降支动脉）。其完全闭塞会引起下壁梗死，包括下壁的基底段和中段导致异常 Q 波。图 9.8 为急性下壁梗死 3 天后记录的。异常 Q 波仅出现在 3 个下正交直立的肢体导联（Ⅱ、Ⅲ和 aVF 导联）。

与此同时，当右冠状动脉优势时，典型的左回旋支动脉仅仅供应介于左前降支和后降支分布之间的左心室游离壁。左心室侧壁的基底段和中段背离 12 导联标准 ECG 的正极。因此，V1、V2 导联 QRS 波正向而非负向偏移表明非优势的左回旋支完全闭塞（图 9.9），定义为侧壁梗死（既往称为后壁或后侧壁）。后壁需要额外的导联来记录因跨壁心肌缺血引起的 ST 段抬高和该区域心肌梗死引起的 QRS 波负向偏移[11]。

图 9.10 显示背离左心室游离壁的 QRS 电轴几乎完全偏离，这可能是左心室侧壁更为广泛梗死的结果。图示 V1~V3 导联的 QRS 波几乎完全为正，V6 导联的异常 Q 波。

当左冠状动脉优势时（供应后降支动脉），右冠状动脉突然完全闭塞只会导致右心室梗死，这种情况下不太可能引起 QRS 波的改变。回旋支供应左心室侧壁和下壁的中段、基底段，其闭塞会引起下侧壁梗死（图 9.11）。当右冠状动脉占优势且其分支延伸到典型左回旋支分布的区域时，左心室定位的相同组合也会发生。这种情况下，ECG 显示的梗死区域，但不能确定右冠状动脉是“罪犯”动脉，还是左回旋支动脉是“罪犯”动脉。

当优势型右冠状动脉或左回旋支动脉急性闭塞时，心尖的侧壁可能受累，12 导联连续 ECG 可以明

表 9.2 异常小 R 波提示心肌梗死

| 肢体导联 | | 胸前导联 | |
|---|---|---|---|
| 导联 | 异常标准 | 导联 | 异常标准 |
| Ⅰ | R 振幅≤0.2mV | V1 | 无 |
| Ⅱ | 无 | V2 | R 时限≤0.01s 或振幅≤0.10mV |
| Ⅲ | 无 | V3 | R 时限≤0.02s 或振幅≤0.20mV |
| aVR | 无 | V4 | R 振幅≤0.70mV 或≤Q 波振幅 |
| aVL | R 波≤Q 波振幅 | V5 | R 振幅≤0.70mV 或≤2 倍 Q 波振幅 |
| aVF | R 波≤2 倍 Q 波振幅 | V6 | R 振幅≤0.60mV 或≤3 倍 Q 波振幅 |

表 9.3 异常大 R 波提示心肌梗死

| 导联 | 异常标准 |
|---|---|
| V1 | R 波时限≥0.04s,R 波振幅≥0.60mV,R 波≥S 波振幅 |
| V2 | R 波时限≥0.05s,R 波振幅≥1.50mV,R 波≥1.5 倍 S 波振幅 |

表 9.4 梗死术语关系

间壁——左前降支闭塞

Q 波或降低的 R 波:V1~V3(V4~V5 如果扩展到心尖)

前壁——左前降支闭塞

Q 波或降低的 R 波:Ⅰ、aVL(V3~V5 如果扩展到间隔和心尖)

下壁梗死——右冠状动脉闭塞

Q 波或降低的 R 波:Ⅱ、Ⅲ、aVF(V6 如果扩展到心尖)

侧壁梗死——左回旋支闭塞

大的 R 波:V1~V2(V6 Q 波或降低的 R 波,如果扩展到心尖)

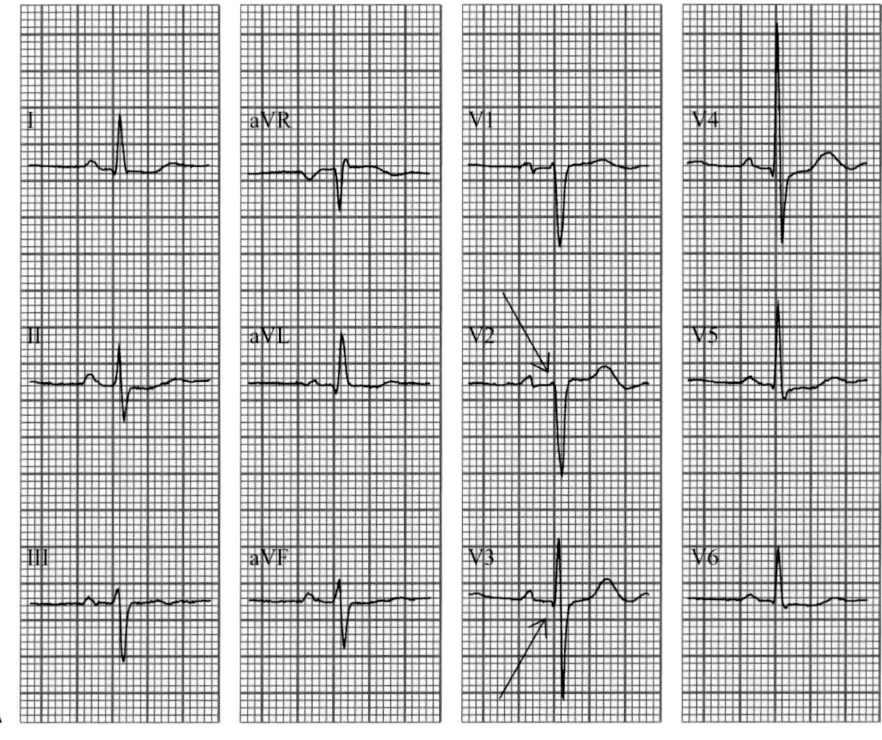


图 9.7 (A)75 岁男性患者,陈旧性局限性间隔部梗死的 12 导联 ECG。(B)61 岁男性患者,陈旧性前壁梗死。(C)55 岁男性患者,陈旧性多心尖段梗死(广泛前壁)。箭头示 Q 波和振幅下降的 R 波。(待续)

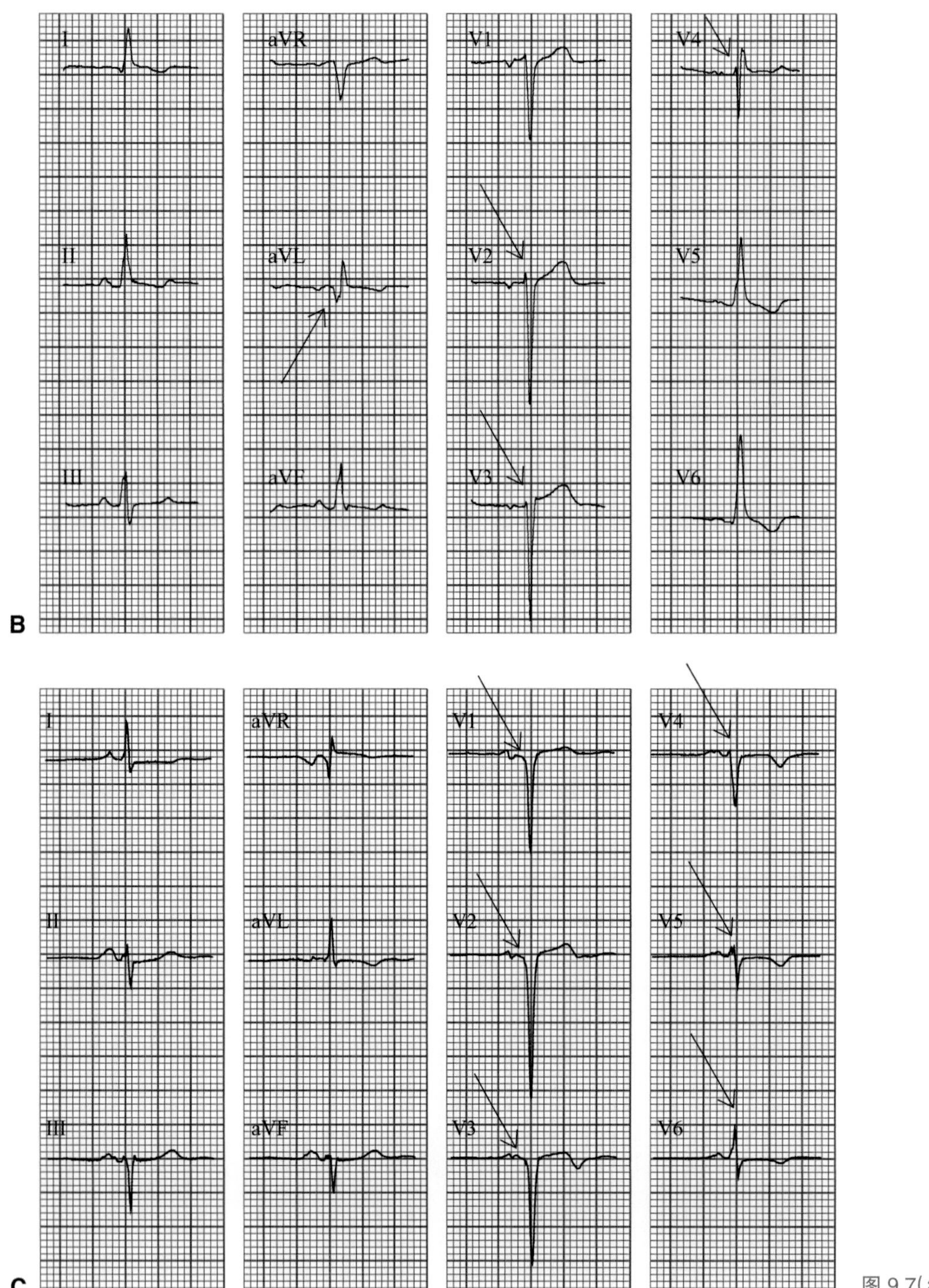


图 9.7(续)

显定位梗死的下壁、侧壁和心尖(图 9.12)。患者基线 ECG 如图 9.12A 所示,无 QRS 波异常。入院时 ECG (图 9.12B)已显示异常的 Q 波,出院时记录(图 9.12C)显示 V1、V2 导联出现异常显著的 R 波。

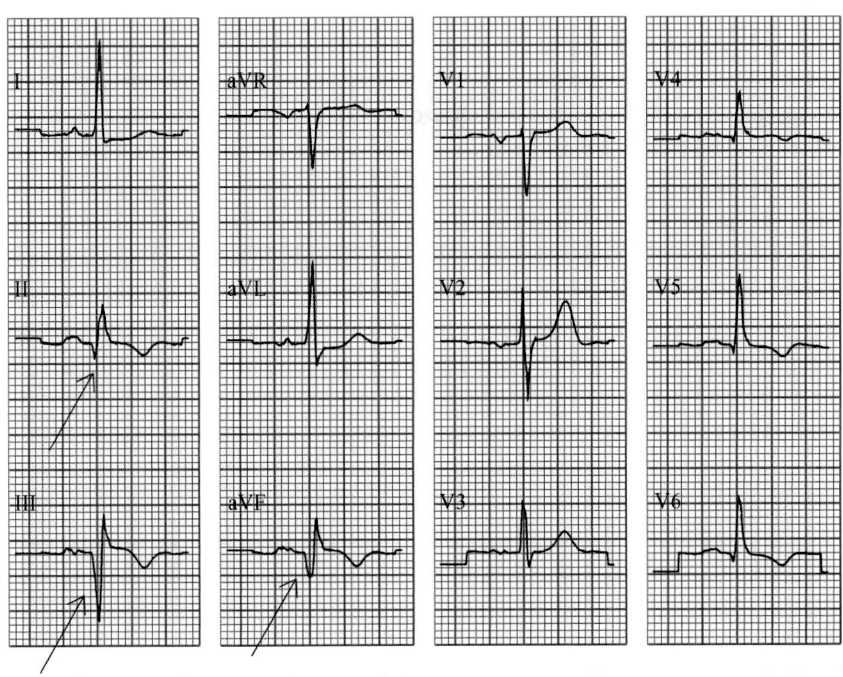


图9.8 72岁女性患者，因右冠状动脉闭塞导致急性下壁心肌梗死后3天的12导联ECG。箭头示异常Q波。

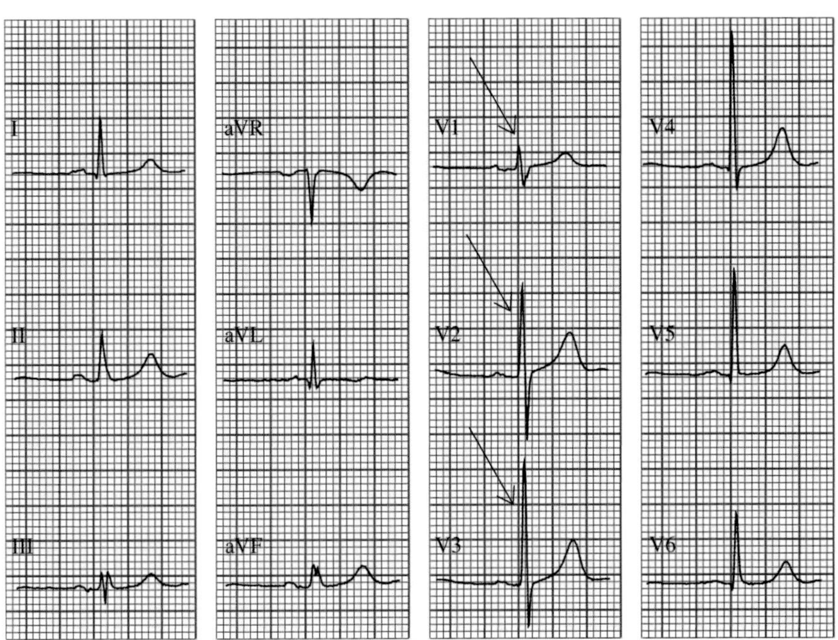


图9.9 70岁男性患者，急性侧壁心肌梗死1年后的12导联ECG。冠状动脉造影显示非优势左旋动脉完全闭塞（右冠状动脉供应后降支）。箭头示异常显著的R波。

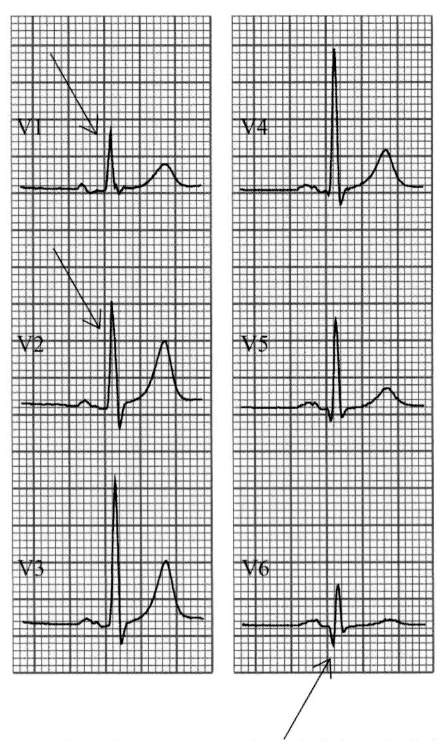


图 9.10　63 岁男性患者，左回旋支闭塞致左心室侧壁急性梗死 1 周后的 6 个胸前导联 ECG。箭头示 V1 和 V2 导联异常增大的 R 波、V6 导联 Q 波。

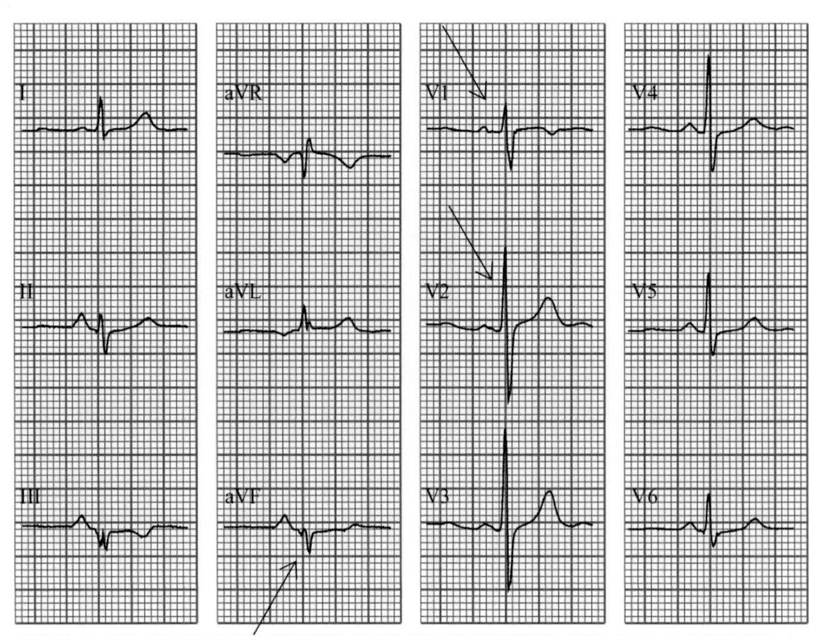


图 9.11　70 岁女性患者，下侧壁恢复期梗死 12 导联 ECG。箭头示 aVF 导联异常 Q 波，V1、V2 导联异常显著的 R 波。

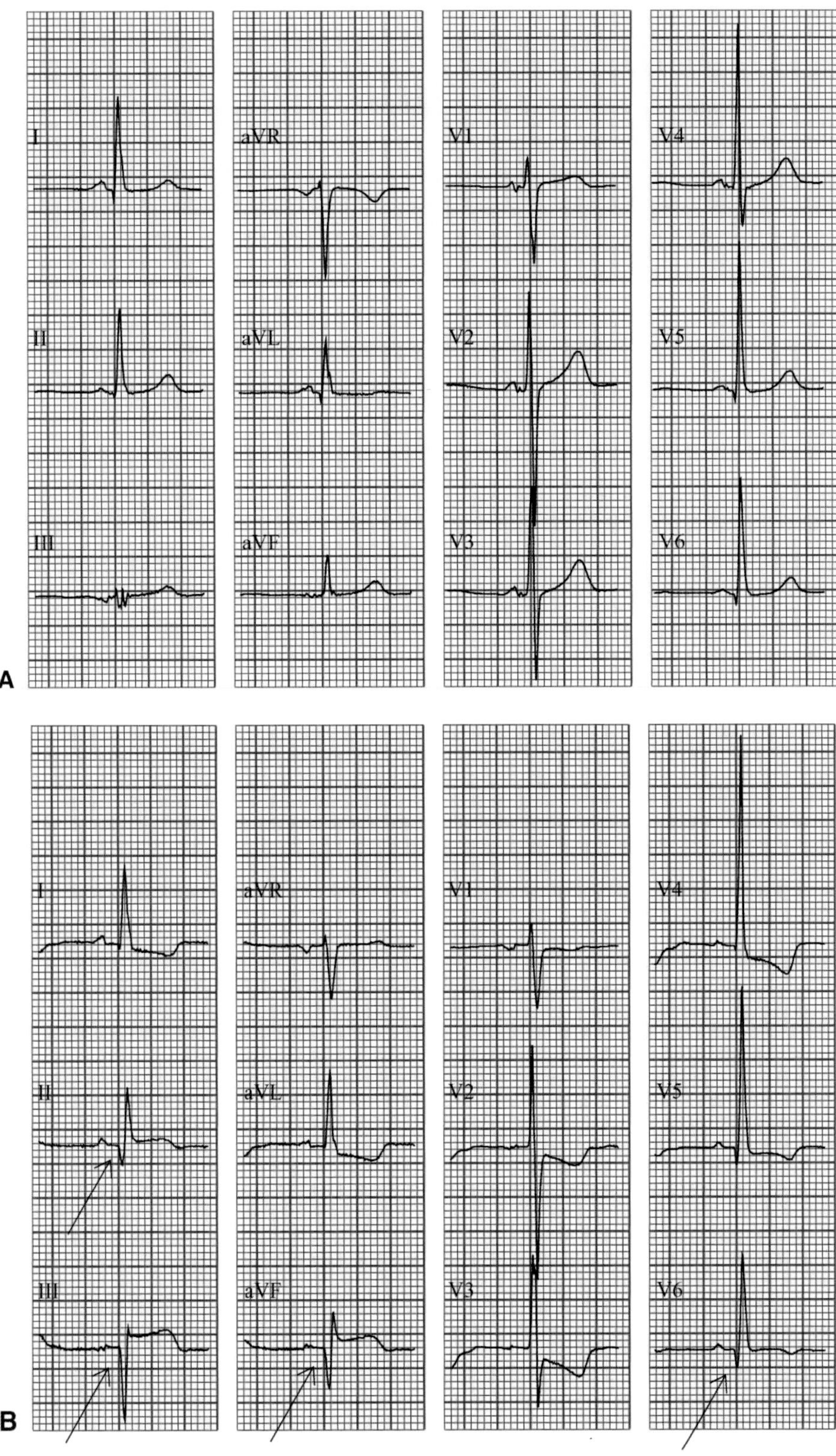


图 9.12 81 岁男性患者，既往常规检查(A)、入院时(B)和出院时(C)的连续 12 导联 ECG。(待续)

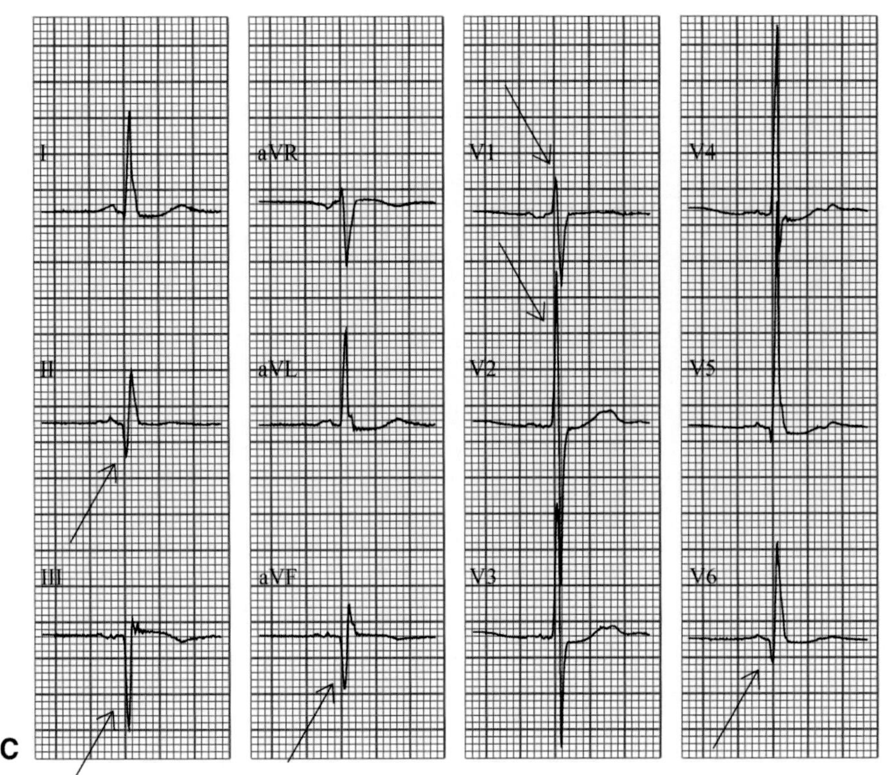


图 9.12（续）

# 第 9 章总结图

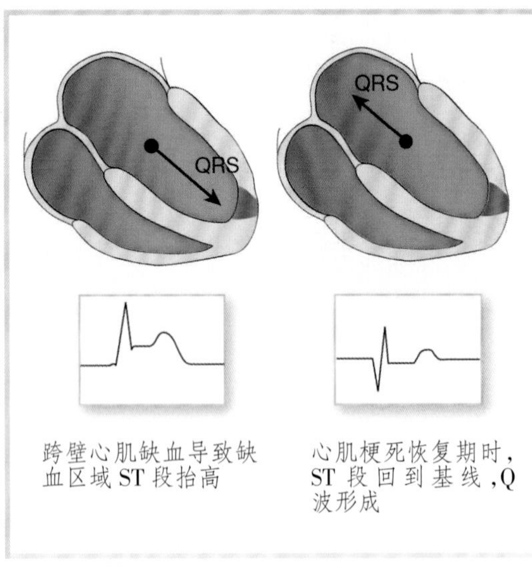


异常 Q 波提示心肌梗死

| 肢体导联 | | 胸前导联 | |
|---|---|---|---|
| 导联 | 异常标准 | 导联 | 异常标准 |
| Ⅰ | ≥0.03s | V1 | 任何 Q |
| Ⅱ | ≥0.03s | V2 | 任何 Q |
| Ⅲ | 无 | V3 | 任何 Q |
| aVR | 无 | V4 | ≥0.02s |
| aVL | ≥0.03s | V5 | ≥0.03s |
| aVF | ≥0.03s | V6 | ≥0.03s |

Modified from Wagner GS, Freye CJ, Palmeri ST, et al. Evaluation of a QRS scoring system for estimating myocardial infarct size. I. Specificity and observer agreement. Circulation. 1982;65:345, with permission.

**梗死术语关系**

间壁——左前降支闭塞
Q 波或降低的 R 波：V1~V3(V4~V5 如果扩展到心尖)

前壁——左前降支闭塞
Q 波或降低的 R 波：Ⅰ、aVL(V3~V5 如果扩展到间隔和心尖)

下壁梗死——右冠状动脉闭塞
Q 波或降低的 R 波：Ⅱ、Ⅲ、aVF(V6 如果扩展到心尖)

侧壁梗死——左回旋支闭塞
大的 R 波：V1~V2(V6 Q 波或降低的 R 波，如果扩展到心尖)

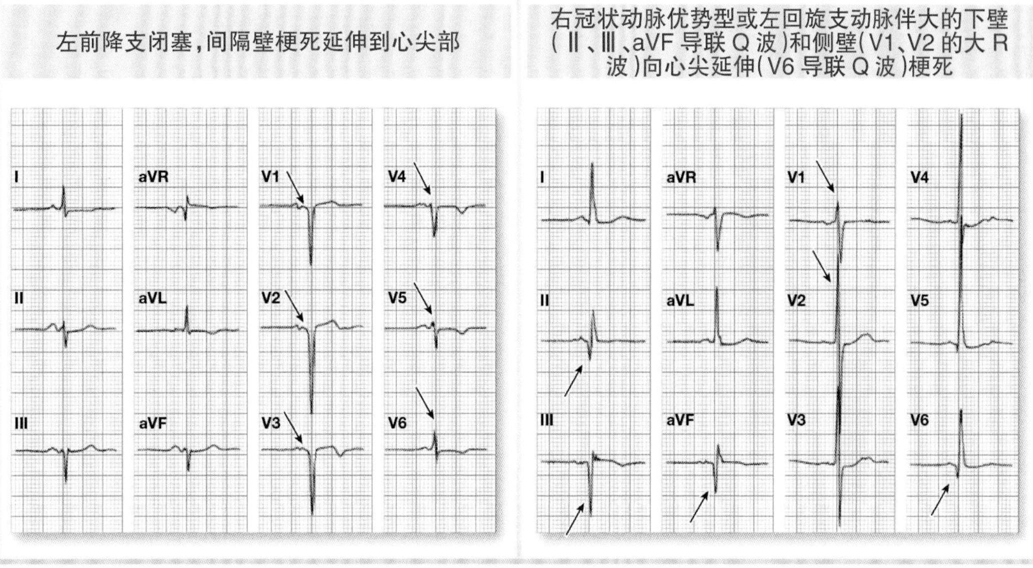


## 相关术语

**前壁梗死：**左前降支分布的梗死，主要累及左心室前间隔区域的中段和心尖段。

**心尖梗死：**任何主要冠状动脉分布的梗死，主要累及左心室后侧壁和下壁的心尖段。

**侧支供血：**为补偿主要冠状动脉分支闭塞的动脉，对心肌进行灌注。

**梗死扩张：**心肌壁在近期梗死区域的部分破坏，导致壁变薄和受累腔的扩张。

**下壁梗死：**冠状动脉后降支分布的梗死，主要累及左心室下壁区域的基底段和中段，但常延伸至右心室后部。

**侧壁梗死：**回旋支分布的梗死，主要累及左心室侧壁的基底段和中段(见图 8.6)。这里所指的侧壁区域之前被称为“后壁”或“后侧壁”。

**坏死：**活体组织的死亡，由于血液循环供氧不足引起的梗死。

**室壁瘤：**梗死扩展的极限，心室壁变得很薄，在收缩期向外凸出(运动障碍)。

(聂连涛 译 刘彤 校)

## 参考文献


1. Billgren T, Birnbaum Y, Sgarbossa EB, et al. Refinement and interobserver agreement for the electrocardiographic Sclarovsky-Birnbaum Ischemia Grading System. *J Electrocardiol.* 2004;37:149-156.
2. de Lemos JA, Antman EM, Giugliano RP, et al. ST-segment resolution and infarct-related artery patency and flow after thrombolytic therapy. Thrombolysis in Myocardial Infarction (TIMI) 14 investigators. *Am J Cardiol.* 2000;85:299-304.
3. Schröder R, Dissmann R, Brüggemann T, et al.

Extent of early ST segment elevation resolution: a simple but strong predictor of outcome in patients with acute myocardial infarction. *J Am Coll Cardiol.* 1994;24:384-391.

4. Arvan S, Varat MA. Persistent ST-segment elevation and left ventricular wall abnormalities: a 2-dimensional echocardiographic study. *Am J Cardiol.* 1984;53:1542-1546.
5. Lindsay J Jr, Dewey RC, Talesnick BS, Nolan NG. Relation of ST-segment elevation after healing of acute myocardial infarction to the presence of left ventricular aneurysm. *Am J Cardiol.* 1984;54:84-86.
6. Oliva PB, Hammill SC, Edwards WD. Electrocardiographic diagnosis of postinfarction regional pericarditis. Ancillary observations regarding the effect of reperfusion on the rapidity and amplitude of T wave inversion after acute myocardial infarction. *Circulation.* 1993;88:896-904.
7. Mandel WJ, Burgess MJ, Neville J Jr, Abildskov JA. Analysis of T-wave abnormalities associated with myocardial infarction using a theoretic model. *Circulation.* 1968;38:178-188.
8. Wagner NB, White RD, Wagner GS. The 12-lead ECG and the extent of myocardium at risk of acute infarction: cardiac anatomy and lead locations, and the phases of serial changes during acute occlusion. In: Califf RM, Mark DB, Wagner GS, eds. *Acute Coronary Care in the Thrombolytic Era.* Chicago, IL: Year Book; 1988:36-41.
9. Wagner GS, Wagner NB. The 12-lead ECG and the extent of myocardium at risk of acute infarction: anatomic relationships among coronary, Purkinje, and myocardial anatomy. In: Califf RM, Mark DB, Wagner GS, eds. *Acute Coronary Care in the Thrombolytic Era.* Chicago, IL: Year Book; 1988:16-30.
10. Wagner GS, Freye CJ, Palmeri ST, et al. Evaluation of a QRS scoring system for estimating myocardial infarct size. I. Specificity and observer agreement. *Circulation.* 1982;65:342-347.
11. Flowers NC, Horan LG, Sohi GS, Hand RC, Johnson JC. New evidence for inferoposterior myocardial infarction on surface potential maps. *Am J Cardiol.* 1976;38:576-581.
12. Bayés de Luna A, Wagner G, Birnbaum Y, et al. A new terminology for left ventricular walls and location of myocardial infarcts that present Q wave based on the standard of cardiac magnetic resonance imaging: a statement for healthcare professionals from a committee appointed by the International Society for Holter and Noninvasive Electrocardiography. *Circulation.* 2006;114:1755-1760.

第 4 部分

# 药物、电解质和其他情况

# 第 10 章

# 药物和电解质

Robbert Zusterzeel, Jose Vicente Ruiz, David G. Strauss

本章对心肌细胞动作电位进行了概述，介绍了电解质紊乱及某些抗心律失常药物对心肌细胞动作电位的影响及相应体表 ECG 改变。章节开篇详细讲述了心肌细胞动作电位的组成，以及各种电解质(更确切地说，各种离子)和离子通道在动作电位的去极化和复极化中发挥的作用；随后进一步展开介绍常见电解质紊乱及某些抗心律失常药物对 ECG 的影响。

## 心脏动作电位

第 1 章已经对心脏动作电位进行了讨论，心肌细胞动作电位的形状因其在心脏所处部位的不同存在一定差异。例如，心内膜动作电位时程较心外膜更长。本章节对动作电位的各分期进行详细介绍，包括不同类型心肌细胞中各种离子在去极化和复极化中的作用，以此为基础，进一步介绍各种电解质紊乱及抗心律失常药物对 ECG 的影响。

如图 10.1 所示，心脏动作电位分为 5 期，每一期由不同离子跨膜流动形成。其中，最重要的离子是 $Na^+$、$K^+$和 $Ca^{2+}$。心肌细胞动作电位起始于 4 期，即静息期。在此阶段，动作电位维持在-90mV 左右(图 10.1 中黑色部分)。随后是 0 期，即去极化期，在此期间内胞外 $Na^+$快速内流，导致细胞膜内电位较膜外电位更正，并形成峰电位(图 10.1 中紫色部分所示)。随着快钠内流的减少，动作电位回落，但无法完全恢复至静息电位水平，此为复极化的开始，即动作电位的 1 期。在 2 期内，心肌细胞膜对其他去极化离子的通透性增加，而 $Na^+$内流则减少；$Ca^{2+}$和少量 $Na^+$子的缓慢内流(图 10.1 中绿色部分)可对抗 1 期的初始复极化；同时，心肌细胞对 $K^+$的通透性增加，导致 $K^+$外流(图中 10.1 红色部分)，外流的 $K^+$与内流的 $Ca^{2+}$、$Na^+$共同形成了心肌细胞的 2 期，即平台期。在快速复极的 3 期，心肌细胞丧失了对 $Na^+$及 $Ca^{2+}$的通透性，$Na^+$和 $Ca^{2+}$内流停止，而 $K^+$外流仍继续(图 10.1 中红色部分)，动作电位恢复至静息状态，即动作电位的 4 期(图 10.1 中黑色部分)。

心房肌和心室肌的动作电位和离子通道组成大致相似，而窦房结及房室结的动作电位则与工作心肌有较大差别。窦房结和房室结的去极化主要依赖于慢钙离子通道，因此，0 期去极化的速度较慢、幅度较低(图 10.1 中蓝色部分)；同时由于快钠离子通道的缺乏，窦房结和房室结没有明显的 1 期和 2 期(见图 10.1)。图 10.1 还显示了心脏动作电位不同分期与体表 ECG 各部分之间的对应关系。其中，动作电位的 0 期和 1 期，即快速除极和早期复极阶段，与 ECG 的 QRS 波相对应；平台期(此期的净离子流几乎为 0）则与平坦的 ST 段对应；2 期与 ST 段，以及 T 波的上升支对应(即 J-Tpeak 间期)；3 期则对应 T 波的下降支(Tpeak-Tend 间期)；4 期对应 ECG 的基线。

## 电解质异常

血清 $K^+$或 $Ca^{2+}$水平的过高或过低均可导致 ECG 发生明显改变，典型 ECG 改变可能为识别上述异常提供一手临床证据。相比于血钾和血钙，血清 $Na^+$水平异常对 ECG 没有明显影响。

### 血钾异常

低钾血症和高钾血症是临床常见的血钾代谢异常，无论是低钾或高钾均有可能危及患者生命，因此，理解并掌握两者相应的 ECG 改变十分重要。

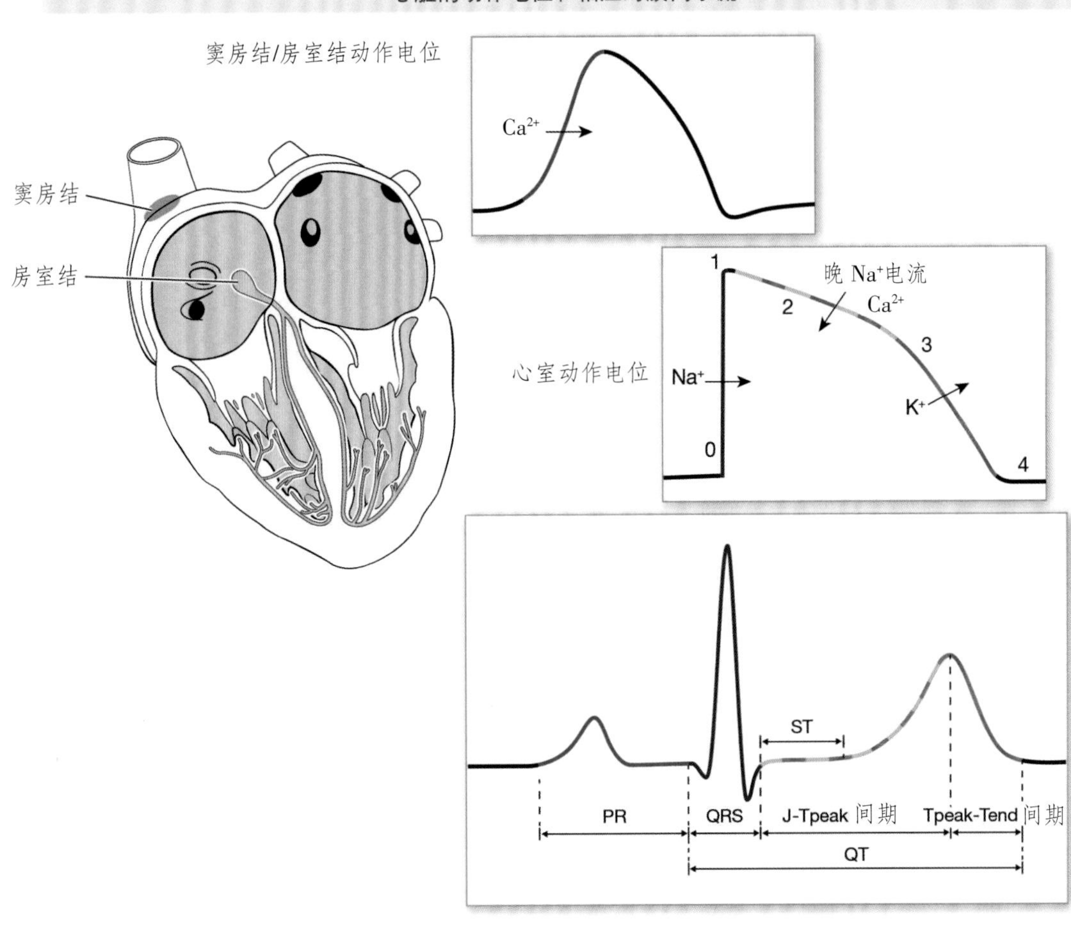


图 10.1 心脏的动作电位和相应跨膜离子流。图中箭头示各跨膜离子流(如 $Na^{+}$及 $Ca^{2+}$内流,$K^{+}$外流);不同颜色示动作电位与体表 ECG 中对应部分。

## 低钾血症

临床上导致低钾血症的原因很多[1],通常与其他电解质紊乱同时发生(如低镁血症或使用噻嗪类及袢利尿剂);同时应用强心苷类药物(如洋地黄和地高辛)会增加低钾血症的危险。典型的低钾血症 ECG 也可能在血钾正常时出现,反之,低钾血症时 ECG 亦可表现正常。典型的低钾血症 ECG 改变如下[2]:

**低钾血症的典型 ECG 表现**

1.T 波地平或 T 波倒置
2.U 波明显
3.ST 段轻度压低
4.P 波振幅和宽度增加
5.PR 间期延长
6.期前收缩和持续性快速型心律失常
7.QTc 间期延长

图 10.2 示低钾血症患者的 ECG。

T 波倒置和明显 U 波是低钾血症最具特征的 ECG 表现,其中 U 波振幅增加与心肌细胞动作电位 3 期延长有关。低钾血症可导致心肌复极延长,从而增加尖端扭转型室性心动过速的发生风险,后者是特殊类型的、可危及生命的室性心动过速[3]。此外,低钾血症会使洋地黄中毒所致快速型心律失常的发生风险增加。

## 高钾血症

与低钾血症一样,在高钾血症中,血钾升高的程度与 ECG 典型改变之间的相关性并不是很强[4]。高钾血症最早的 ECG 征象通常为 T 波的改变(图 10.3)。

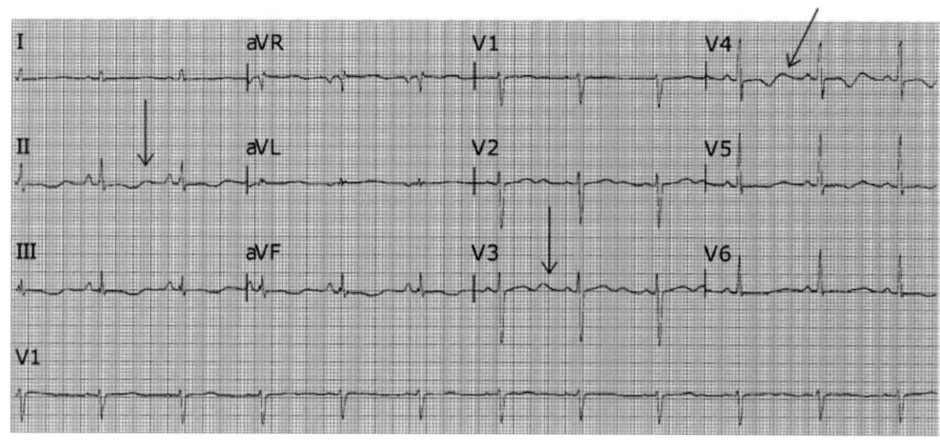


图 10.2 因慢性心力衰竭接受利尿剂治疗的 53 岁男性患者 ECG。其血钾水平为 1.7mmol/L（参考值 3.5~5.0mmol/L）。ECG 示 QT 间期延长，箭头示明显 U 波。

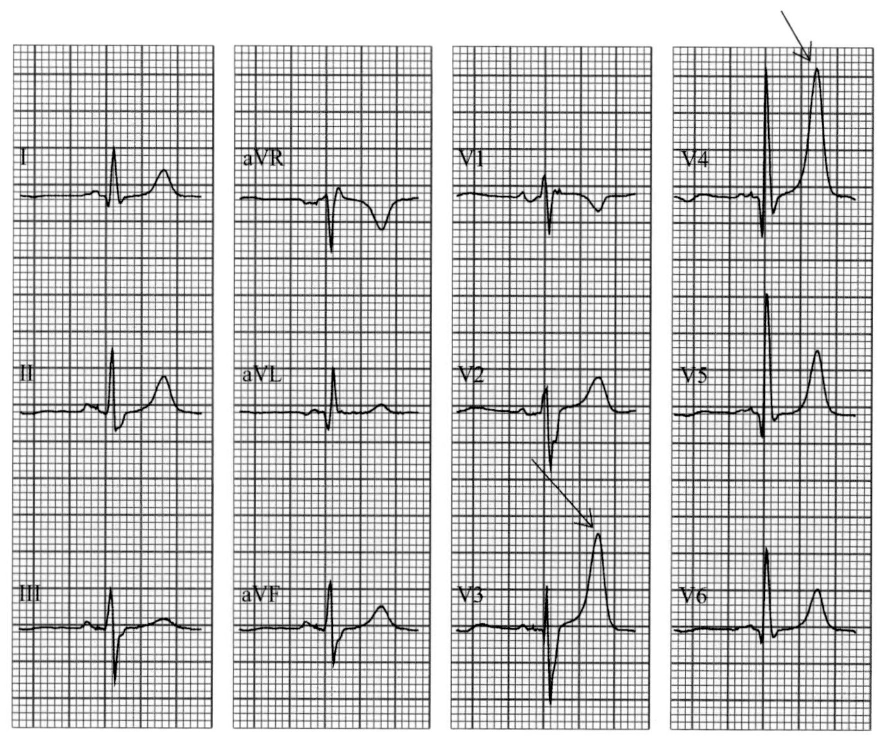


图 10.3 急性肾衰竭的 42 岁男性患者 ECG。患者血清钾水平为 7.1mmol/L。箭头示异常的高尖 T 波。

**随着高钾血症程度加重而出现的进行性 ECG 改变**

1.T 波振幅和峰值增加
2.QRS 波时限延长
3.PR 间期延长
4.P 波低平
5.P 波消失
6.QRS 波呈现为正弦曲线

高钾血症可导致心肌的传导性下降，因此，房室传导可能出现显著延迟，从而导致高度房室传导阻滞的发生[5]。QRS 波时限的延长及 P 波低平亦是由于高钾抑制了兴奋在心肌细胞间的扩布，导致动作电位的 1~3 期延长。此外，室内传导的减慢可能导致心室颤动和心脏骤停的发生[6]。

图 10.4A 所示 ECG 来自终末期肾病的患者，其初始血钾水平为 7.8mmol/L；ECG 示 T 波高尖、QRS 波时限延长、P 波消失（基线心律为房颤律）。图 10.4B 所示为该患者血钾纠正至 4.5mmol/L 时的 ECG，可见 T 波和 QRS 波时限恢复正常，可见窦性 P 波。除上述特征外，高钾血症还可能导致心肌对起搏刺激的反应性下降（即失夺获）[7]。

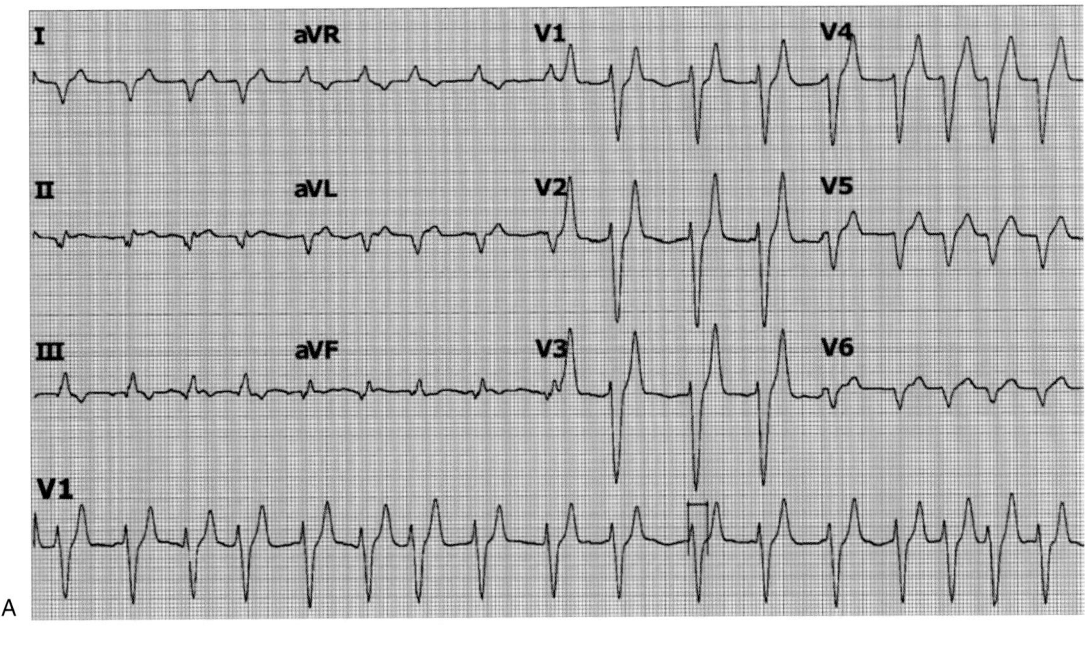


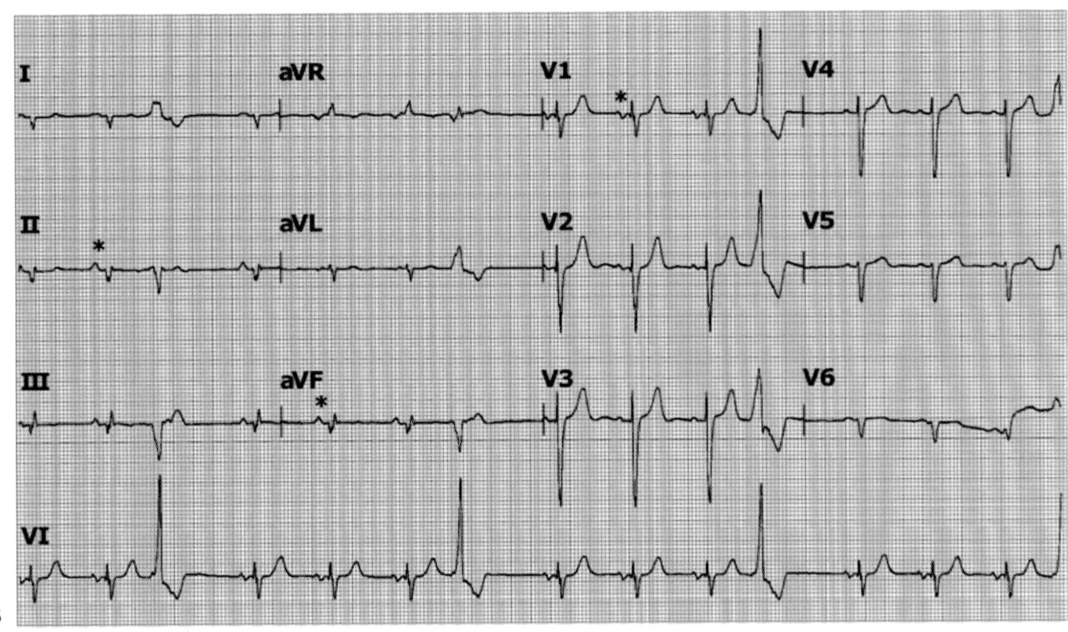


图10.4 72岁女性患者的12导联ECG,该患者有终末期肾病。(A)该患者血钾水平为7.8mmol/L时的ECG。(B)该患者血钾降低至4.5mmol/L时的ECG。图A中卡尺示显著延长的QRS波,图B中星号示重新出现的P波。

## 血钙异常

血清 $Ca^{2+}$ 水平的显著异常可影响心室的复极时间,由于心室复极在ECG上主要对应QTc间期的变化,因此,血钙水平的变化主要表现为QTc间期的改变,具体表现如下:

**血清钙离子水平的极端异常对ECG的影响**

1.血清钙离子缺乏,即低钙血症,可导致QTc间期延长

2.血清钙离子过多,即高钙血症,可导致QTc间期缩短

## 低钙血症

图 10.5 所示的 ECG 来自慢性肾脏病患者，其血清钙为 7.2mg/100mL(正常范围为 8.5~10.5mg/100mL)。该患者的心室率为 88 次/分，使用 Fridericia 公式[QT(ms)/(RR 间期(s)$^{1/3}$)]对 QT 间期进行校正后所得的 QTc 间期为 493ms(434/0.681$^{1/3}$)(见第 3 章)。低钙血症时，ECG 除了表现出 QT 间期延长外，部分导联还可能出现 T 波终末倒置。图 10.6 为慢性肾衰竭患者(血清钙 9.4mmol/L)的 ECG，可见 QT 间期延长(QTc=592ms，即 500/0.6$^{1/3}$)伴 T 波终末部分的变化。QTc 间期延长与低钙血症所致心肌细胞动作电位 2 期(平台期)延长有关。

## 高钙血症

高钙血症时的 ECG 可表现为 T 波升支骤然上升至波峰，而 ST 段则缩短或消失，同时伴 QT 间期缩短(QTc=300ms，即 307/1.071$^{1/3}$)，如图 10.7 中 V2 和 V3 导联所示[8]。该形态的短 QT 可能让人误以为是 ST 段抬高，而实际上则是由于 ST 段显著缩短导致 T 波起始于 J 点。高钙血症时的 QT 间期时限可以小于 RR 间期的 1/3(心率<100 次/分时)，QT 间期缩短与心肌细胞动作电位 2 期缩短有关。此外，高钙血症时 T 波往往出现在 QRS 波终末部分，类似于透壁性心肌缺血的 ECG 表现，然而与后者不同的是，前者通常出现在所有导联中。重度高钙血症患者的 ECG 可表现出 QRS 波振幅增加、双相 T 波及 Osborn 波[9,10]。

# 药物对 ECG 的影响

各种药物在发挥治疗疗效的同时有可能导致心脏毒性，两者所致的 ECG 变化有时能在体表 ECG 上识别；其中前者是心脏治疗效果的一部分，而后者则表现为各种药物所致的心律失常。导致心律失常的血

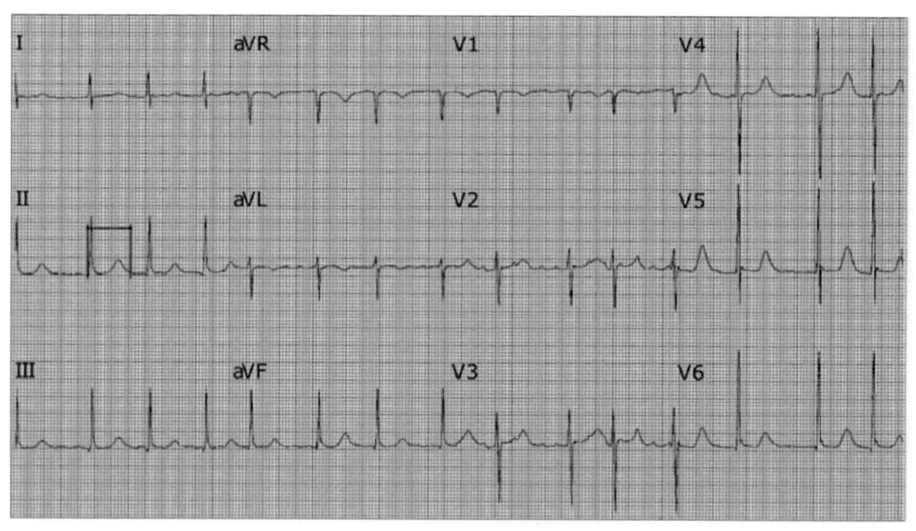


图 10.5 慢性肾衰竭的 49 岁男性患者 ECG。患者的血清钙水平为 7.2mg/100mL(正常范围为 8.5~10.5mg/100mL)。图中卡尺示 QT 间期延长。

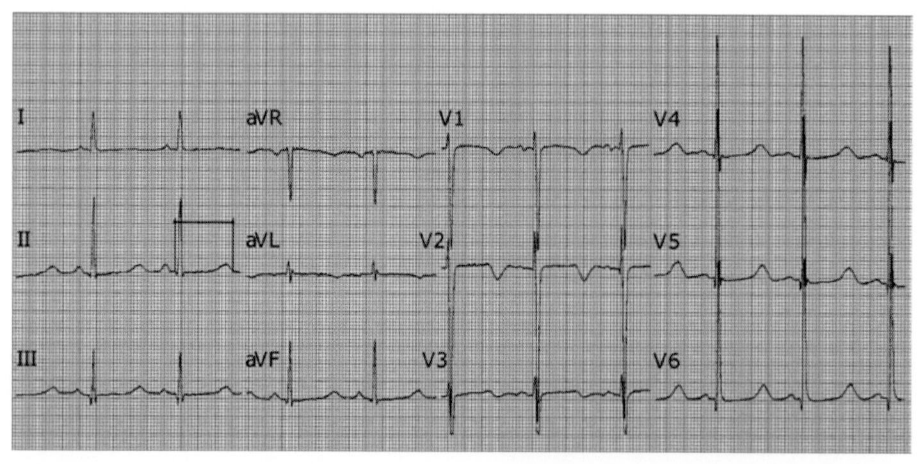


图 10.6 慢性肾衰竭的 24 岁女性患者 ECG。患者的血清钙水平为 9.4mmol/L。图中卡尺示 QT 间期延长。

药浓度及药物的组织浓度在不同情况下可有很大差别，可能与使用该药时患者的身体状况、用药前的基线 ECG 特征、血清电解质水平（如血钾及血钙等）及其他同时使用的药物有关。

类似于前述的电解质异常对离子通道的影响，各种药物对 ECG 的影响亦可通过其对心肌细胞的离子通道和动作电位的影响来解释。本章仅讨论抗心律失常药物对 ECG 的影响，除此之外，包括某些类型的抗生素、抗组胺药、抗抑郁药，以及抗精神病药在内的多种药物也可以通过类似机制引起 ECG 的变化。

## 抗心律失常药物

抗心律失常药物的效果可能受多种因素的影响，如其所治疗的疾病、电解质紊乱及药物间的相互作用等。如同奎尼丁或胺碘酮可导致地高辛的血药浓度明显升高，临床中某些药物的加用可能使另一药物的血药浓度发生显著改变，此为药物间相互作用的典型例子。Vaughan William 分类法是目前最常用的抗心律失常药物分类方法[11,12]，其主要根据各种药物对心肌细胞离子通道的影响进行分类（表 10.1）。值得注意的是，如索他洛尔和胺碘酮等药物，即使归属于某一类抗心律失常药物，但仍可对其他离子通道产生影响，详见下文。

### Ⅰ类抗心律失常药物

Ⅰ类抗心律失常药物通过直接作用于心肌细胞膜的 $Na^+$通道而发挥作用，不同药物可能作用于动作电位的不同时相，据此又将Ⅰ类抗心律失常药分为 3

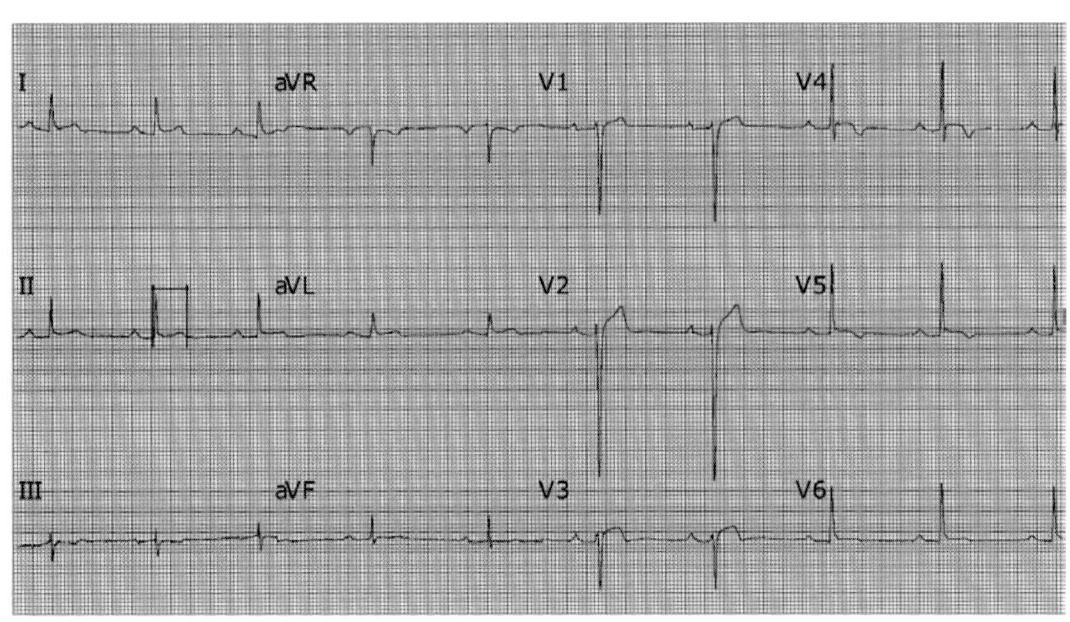


图 10.7 甲状旁腺功能亢进的 33 岁男性患者 ECG。该患者的血清钙水平为 15mg/100mL。图中卡尺示 QT 间期缩短。

表 10.1 Vaughan Williams 抗心律失常药物分类标准及代表药物

| 分类 | 代表药物 |
|---|---|
| Ⅰ类：$Na^+$通道阻滞剂 | |
| Ⅰa：中度延长传导及复极 | 奎尼丁、普鲁卡因胺、丙吡胺 |
| Ⅰb：轻度影响传导及复极 | 利多卡因、美西律、苯妥英钠 |
| Ⅰc：显著延长传导，对复极影响较小 | 氟卡尼、普罗帕酮 |
| Ⅱ类：β 受体阻滞剂 | 普萘洛尔、美托洛尔 |
| Ⅲ类：$K^+$通道阻滞剂 | 胺碘酮、索他洛尔、多非利特、伊布利特 |
| Ⅳ类：$Ca^{2+}$通道阻滞剂 | 维拉帕米、地尔硫䓬 |
| 其他药物：作用机制尚未完全明确 | 腺苷、强心苷类（如洋地黄、地高辛） |

个亚类。现将临床常用的Ⅰ类抗心律失常药物及其对动作电位的影响进行如下介绍。

## Ⅰa 类抗心律失常药物(包括奎尼丁、普鲁卡因胺、丙吡胺)

Ⅰa 类药物可导致中度的心脏传导延缓、复极延长。例如,奎尼丁通过延长心肌细胞复极时间从而达到抗心律失常作用;然而,尽管在 Vaughan Williams 分类中将奎尼丁归为Ⅰa 类药物,但其发挥抗心律失常作用的主要机制是拮抗 $K^+$通道而非 $Na^+$通道,因此,奎尼丁亦有Ⅲ类抗心律失常药物的作用。奎尼丁通过拮抗心肌细胞的 $Na^+$通道及 $K^+$通道,延长动作电位 2 期及 3 期,进而导致 ECG 的 QTc 间期的延长[13]、T 波振幅下降及 U 波振幅增加,即出现类似低钾血症的 ECG 改变。图 10.8 所示 ECG 来自近期急性前壁心肌梗死伴发室性心动过速的患者,该图为使用奎尼丁后的 ECG,可见室速得到有效改善,奎尼丁效应亦可在该图中观察到。本例中,患者的 QT 间期为 390ms,心室率为 100 次/分,使用 Fridericia 公式进行校正后的 QTc 间期为 462ms。奎尼丁在治疗剂量时较少引起 QRS 波延长,若出现 QRS 波时限超过正常的 25%~50%,则提示奎尼丁中毒。此外,洋地黄类药物可加重奎尼丁的效应;吩噻嗪类抗精神病药可导致与奎尼丁相似的 ECG 改变。

## Ⅰb 类抗心律失常药物(包括利多卡因、美西律)

Ⅰb 类药物属于 $Na^+$通道阻滞剂,临床常用的Ⅰb 类药物包括利多卡因和美西律,两者一般不会导致体表 ECG 发生改变,但其可通过阻滞晚钠电流从而导致动作电位时程及 QT 间期缩短。图 10.9 为正常人使用利多卡因后的 ECG 变化。

## Ⅰc 类抗心律失常药物(氟卡尼)

Ⅰc 类 $Na^+$通道阻滞剂可显著延缓心脏传导,而对复极的影响较小。ECG 上表现为 QRS 波群增宽,J 点与 T 波终末之间的间期则不受影响,因此总体来说

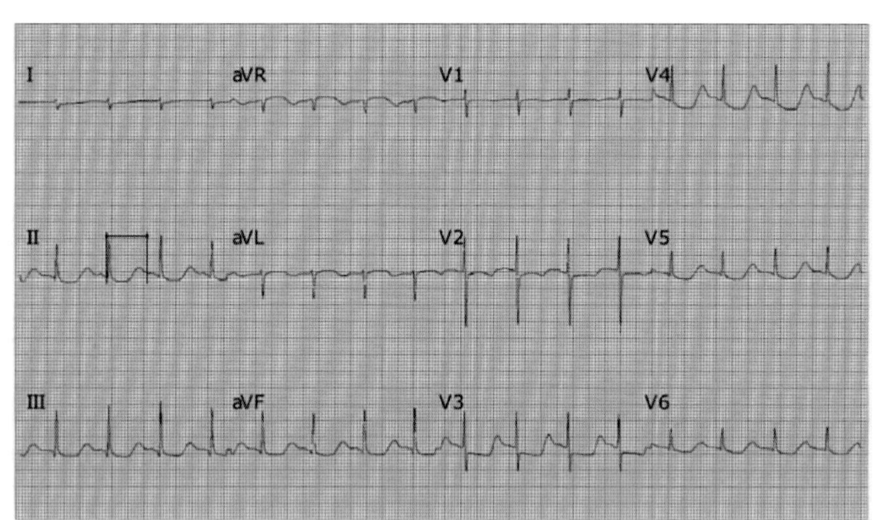


图 10.8 68 岁女性患者的 12 导联 ECG,患者近期出现急性前壁心肌梗死伴发 VT。该患者的 VT 在使用奎尼丁后得到有效控制,奎尼丁效应在图中亦可观察到。图中卡尺示显著延长的 QT 间期。

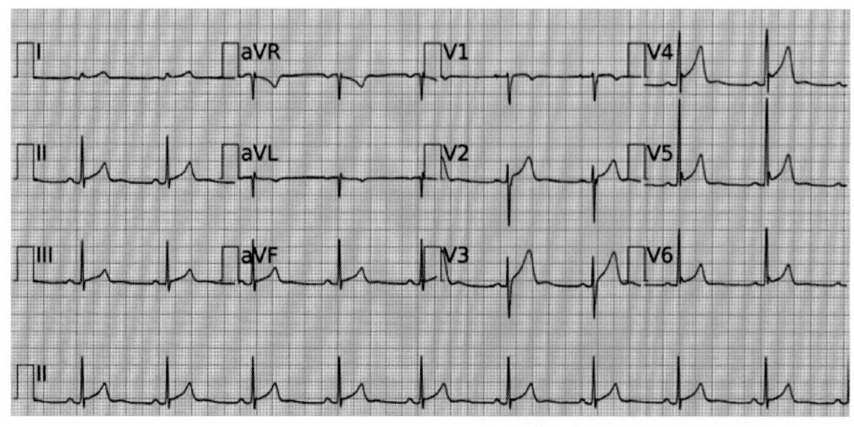


图 10.9 自愿使用利多卡因的健康者 ECG。图中可见广泛导联 ST 段抬高,其原因可能是早期复极而非利多卡因的效应。(From PhysioNet.[14])

可导致 QT 间期轻度延长。

## Ⅱ类抗心律失常药

根据 Vaughan Williams 分类标准，Ⅱ类抗心律失常药为 β 受体阻滞剂。此类药物通过抑制心脏交感神经作用，减少窦房结冲动形成以减慢心率，同时由于延缓房室结冲动的传导从而导致 PR 间期延长。如果患者本身即存在基础的窦房结或房室结功能障碍，使用Ⅱ类药物后上述 ECG 改变可能进一步加重。值得注意的是，索他洛尔兼具Ⅱ类和Ⅲ类抗心律失常药物特性，后续将进一步对其进行探讨。

## Ⅲ类抗心律失常药物

根据 Vaughan Williams 分类标准，Ⅲ类抗心律失常药物指的是 $K^+$通道阻滞剂，该类药物可延长心肌复极，从而显著延长 QTc 间期。下文详细介绍了常用的Ⅲ类药物及其对 ECG 的影响。

### 多非利特

多非利特是常用的Ⅲ类抗心律失常药物，其通过阻断 $K^+$通道而导致心脏动作电位的 2 期和 3 期延长。图 10.10 显示了健康人在使用多非利特前(图 10.10A)及用药后(图 10.10B)的 ECG 变化。与图 10.10A 相比，图 10.10B 显示用药后 QTc 间期延长及 T 波振幅降低(本例未见明显 U 波)，上述 ECG 改变与低钾血症所致 ECG 改变类似。

### 索他洛尔

索他洛尔兼具Ⅱ类和Ⅲ类抗心律失常作用，因此，其既可抑制窦房结和房室结传导，同时可延长 QTc 间期。图 10.11 为心房颤动(简称房颤)伴晕厥患者的 ECG，该患者正在接受索他洛尔治疗，从图中可观察到该患者心率较慢，约为 50 次/分（β 受体阻滞效应)，且 QT 间期延长(主要由于 $K^+$通道阻滞效应)。图 10.12 为接受索他洛尔治疗患者的 ECG，继发于 $K^+$通道阻滞效应，该患者出现了尖端扭转型室性心动过速。

### 胺碘酮

胺碘酮作为临床常用的抗心律失常药物，其兼具Ⅰ、Ⅱ、Ⅲ类抗心律失常的作用，正因如此，胺碘酮被广泛用于各种机制所致的快速型心律失常。

## Ⅳ类抗心律失常药物

根据 Vaughan Williams 分类标准，Ⅳ类抗心律失常药物指的是 $Ca^{2+}$通道阻滞剂。通过阻滞 $Ca^{2+}$通道，该类药物减缓了窦房结和房室结的传导，因此，其效果与Ⅱ类抗心律失常药物相似。图 10.13 所示 ECG 来自自愿服用地尔硫䓬的健康人，用药之前，其 ECG 正常(图 10.13A)；而在用药之后，ECG 可见 PR 间期延长(一度房室传导阻滞)及 Wenckebach 现象(或

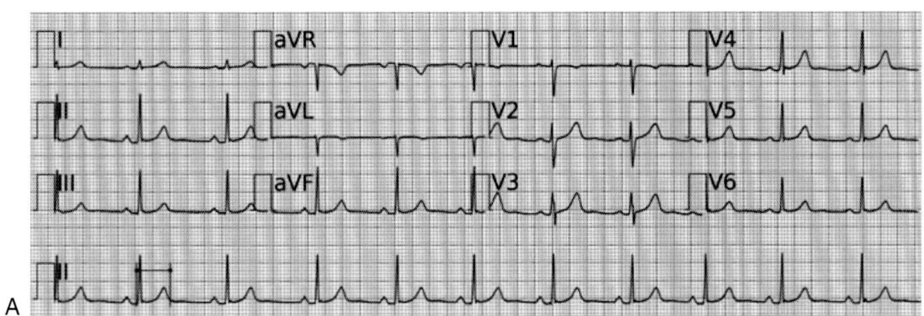


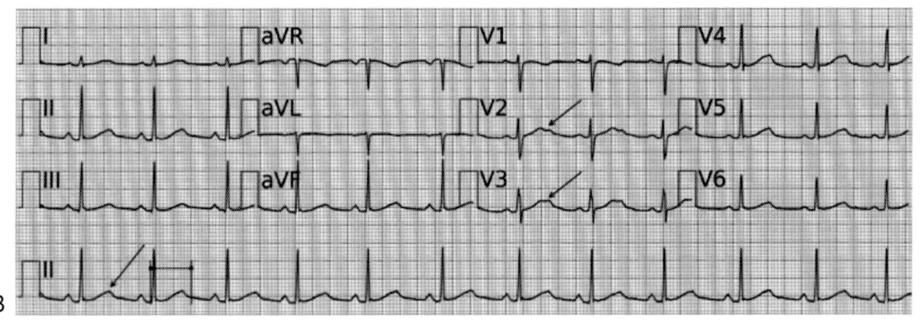


图 10.10 (A)参加临床试验的健康者在使用多非利特前的 ECG。图中卡尺示正常的 QT 间期(QTc=397ms)和正常 T 波。(B)同一人在接受多非利特后的 ECG，图中卡尺示 QT 间期延长(QTc =490ms)，箭头示 T 波振幅下降，T 波有时可伴切迹(如 V2 和 V3 处的箭头所示)。(From PhysioNet.[14,15])

Mobitz Ⅰ型)(图 10.13B)。

## 其他抗心律失常药物

有些临床常用药物并未包括在 Vaughan Williams 分类系统内，但具有重要的抗心律失常作用。

## 洋地黄类药物

洋地黄药物主要用于房性快速型心律失常时心室率的控制，有时亦用来治疗心力衰竭。洋地黄类药物可使心肌细胞提前发生复极，从而导致 ECG 出现典

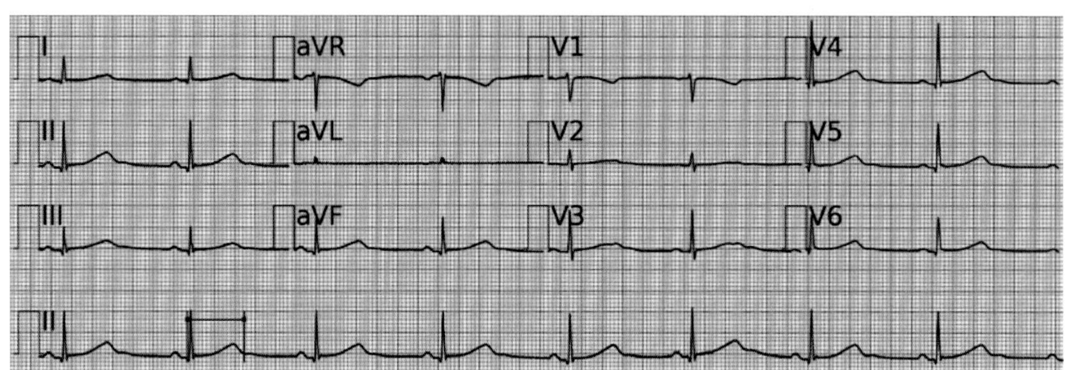


图 10.11 既往房颤和晕厥、正在接受索他洛尔治疗的患者的 ECG。ECG 示心动过缓(每分钟约 50 次)。图中卡尺示 QT 间期延长(约 560ms，QTc 间期为 527ms)。(Reused with permission from the Telemetric and Holter ECG Warehouse.[16])

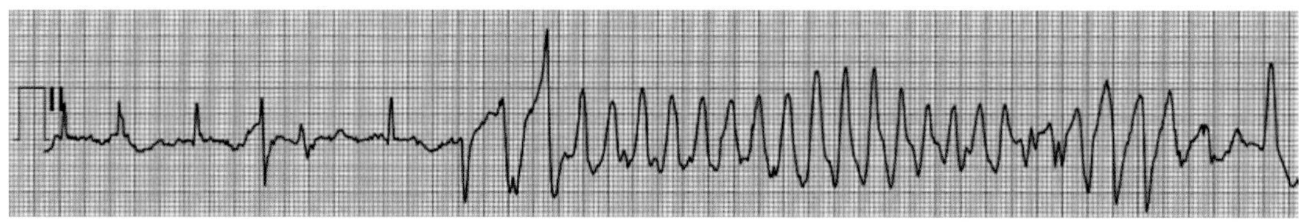


图 10.12 心律长条图(Ⅱ导联)显示尖端扭转型室性心动过速的开始。(Reused with permission from the Telemetric and Holter ECG Warehouse.[17])

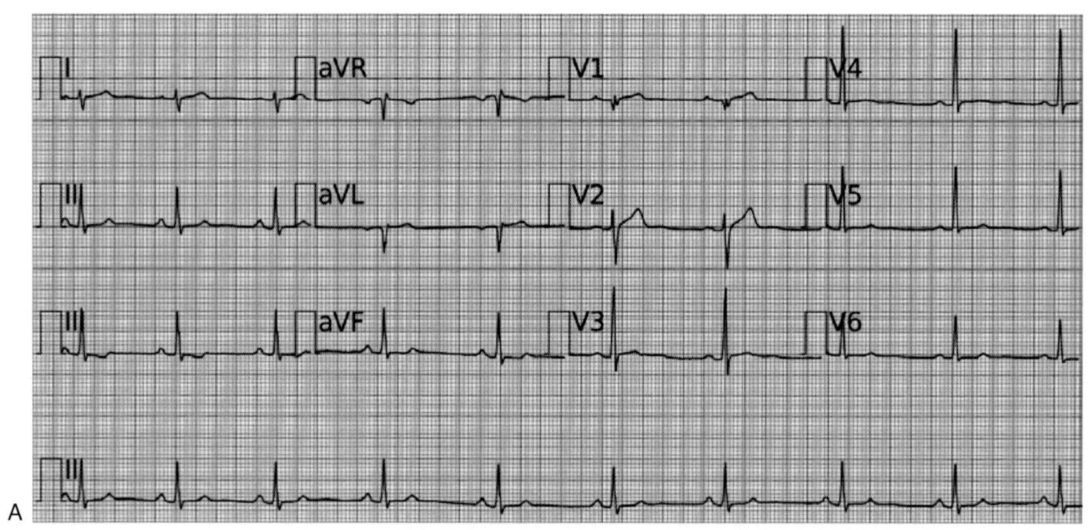


图 10.13 (A)参加临床试验的健康者在接受地尔硫䓬治疗前的 ECG，图中 PR 间期正常。(B)接受地尔硫䓬治疗后，其 ECG 出现二度房室传导阻滞(Wenckebach 现象或 Mobitz Ⅰ型)。图中卡尺示延长的 PR 间期，箭头示未下传的 P 波，随后是缩短的 PR 间期，其后的 PR 间期逐渐延长。(From PhysioNet.[18])(待续)

型改变(图 10.14)。

**洋地黄类药物对 ECG QRS-T 的影响**

1."鱼钩样"ST 段压低

2.T 波低平

3.QTc 间期缩短

使用洋地黄类药物患者的 ECG 有时可观察到 ECG J 点至 ST 段压低，形成类似心内膜下心肌缺血的 ECG 改变。图 10.15 示充血性心力衰竭患者的 ECG,该患者的 ECG 改变,包括 ST 段压低,均是在给予洋地黄负荷剂量时出现的。洋地黄所致 ECG 变化通常只能在 R 波振幅较高的导联上观察到。此例中，洋地黄效应有可能(至少部分有可能)与左心室肥厚下的复极异常有关。洋地黄类的另一作用机制为迷走神经介导的房室结传导延缓,因此,窦性心律下,洋地黄类药物可导致 PR 间期轻度延长；而在房颤时,洋地黄可起到减慢心室率的作用。

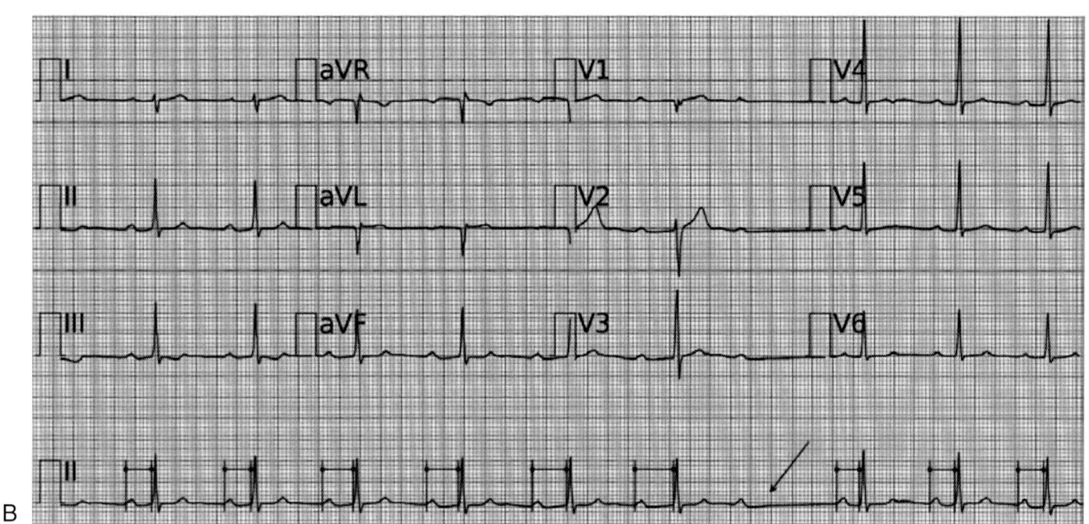


图 10.13(续)

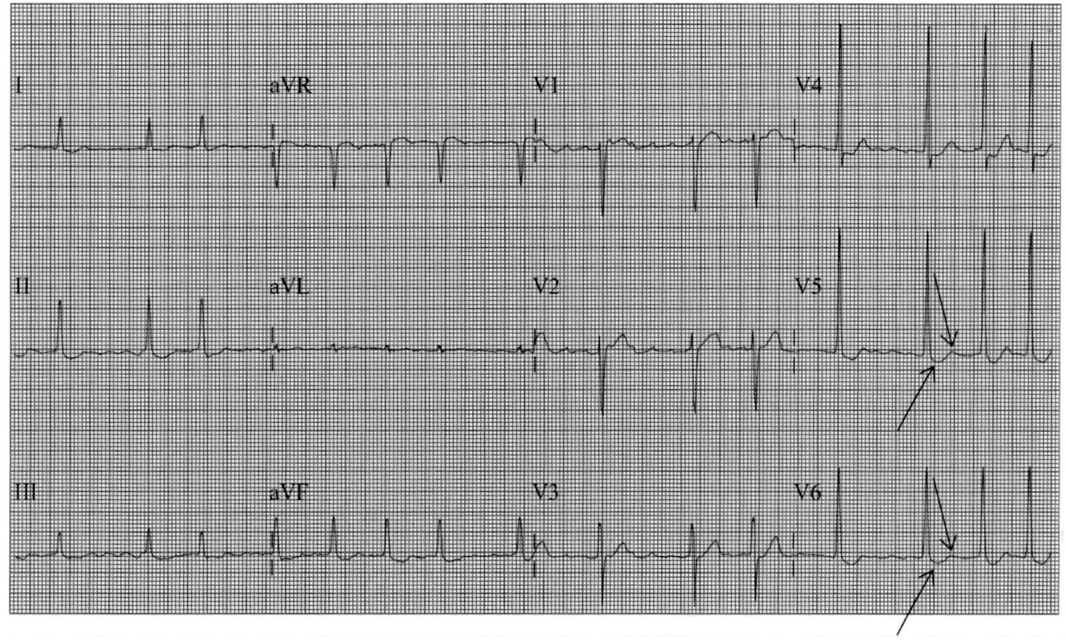


图 10.14 71 岁女性患者的 ECG,患者长期服用洋地黄类药物。图中箭头示"鱼钩"样 ST 段压低及 T 波低平。

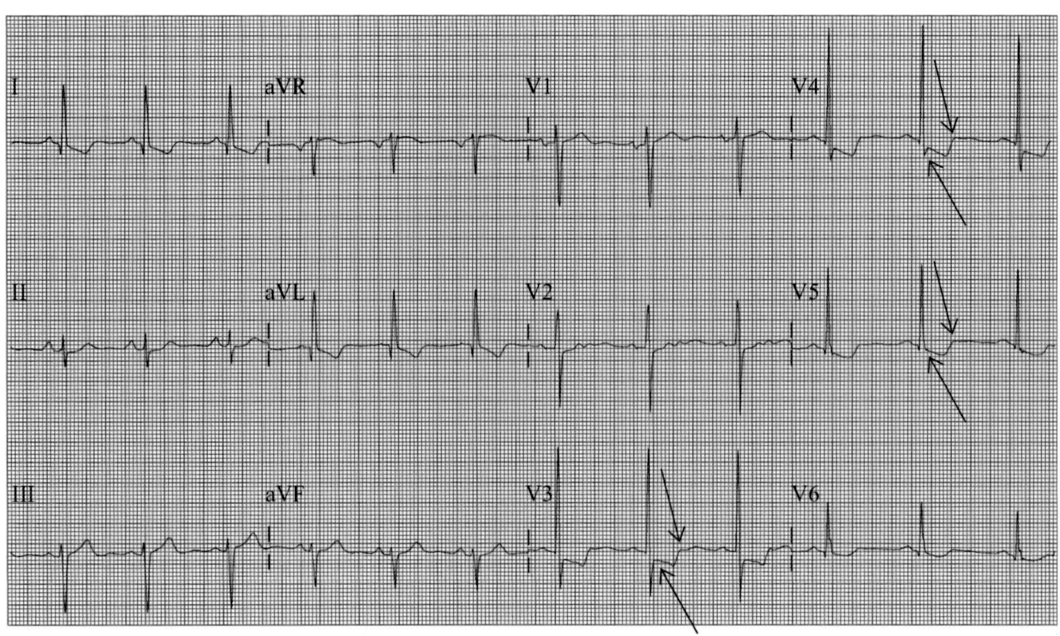


图 10.15　77 岁女性患者的 ECG，该患者有充血性心力衰竭。图中 ST 段压低出现于接受洋地黄类负荷量时。箭头示 ST 段显著压低伴 T 波振幅下降。

# 第 10 章总结图

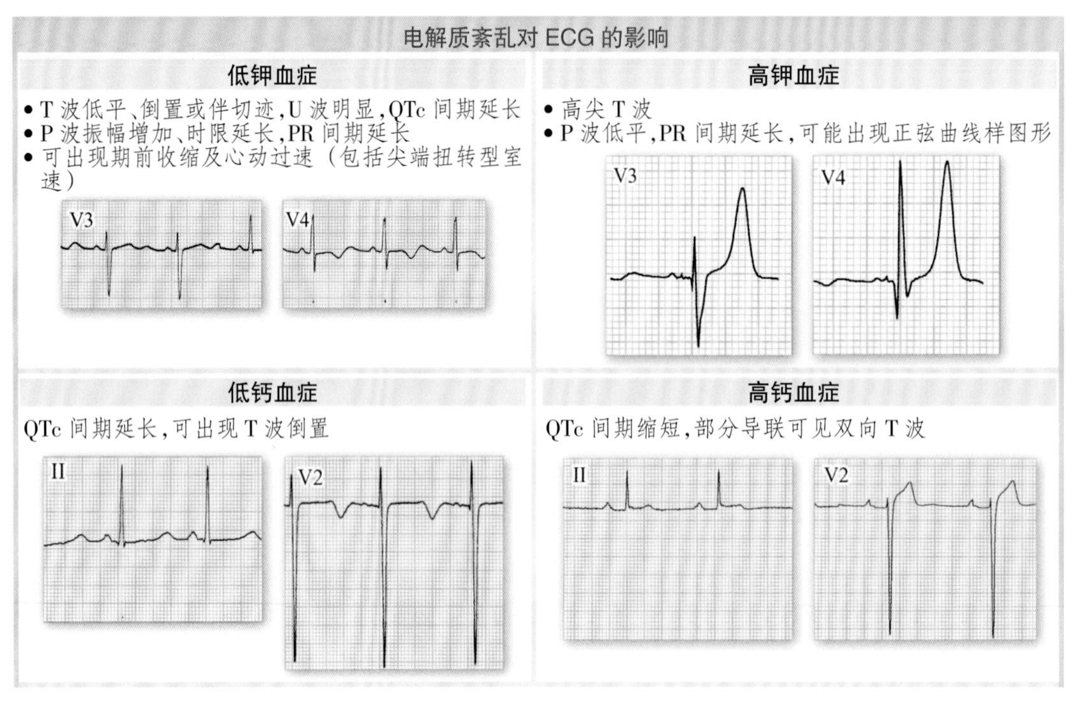

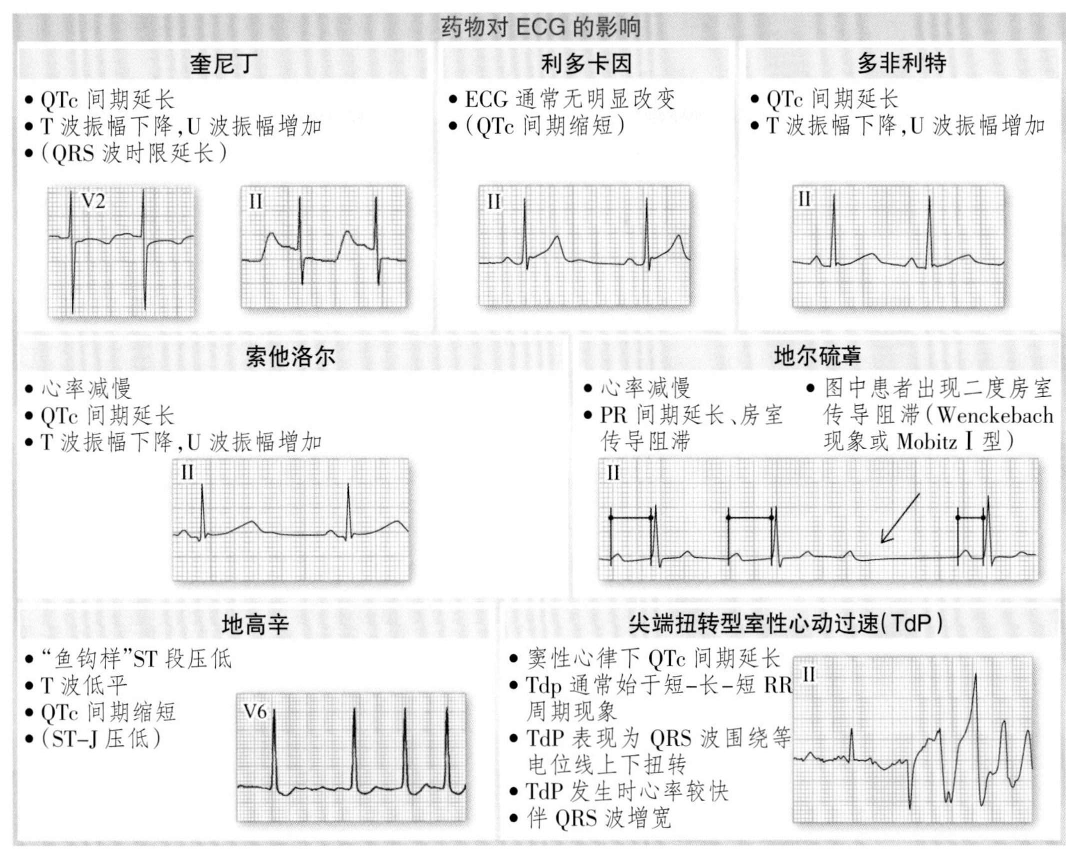


## 相关术语

**胺碘酮:**兼具Ⅰ、Ⅱ、Ⅲ类抗心律失常作用的药物,临床常用于治疗各种类型的快速型心律失常,包括室上性心动过速和室性心动过速。

**心律失常:**除正常窦性心律以外的其他心脏节律。

**房颤:**由心房内多个折返环路的大折返所致,心电图上主要表现为各种形态不规则的 F 波。

**洋地黄:**天然存在于洋地黄类植物中的药物,在增加心肌收缩力的同时可减慢房室结的传导。

**地尔硫䓬:**非二氢吡啶类 $Ca^{2+}$通道阻滞剂,可减慢心率、延缓房室传导、降低血压,改善心绞痛。

**多非利特:**可延长复极的抗心律失常药,在房颤和心房扑动(简称房扑)时控制心率。

**高钙血症:**血清 $Ca^{2+}$水平高于正常值,即>10.5mg/100mL。

**高钾血症:**血清 $K^+$水平高于正常值,即>5mmol/L。

**低钙血症:**血清 $Ca^{2+}$水平低于正常值,即<8.5mg/100mL。

**低钾血症:**血清 $K^+$水平低于正常水平,即< 3.5mmol/L。

**Osborn 波:**常见于低体温、有时亦可见于严重高钙血症的心电图异常波形。

**普鲁卡因胺:**局麻药普鲁卡因的合成物,用于治疗折返性快速型心律失常。

**奎尼丁:**天然存在于金鸡纳树皮中的药物,通过延长心脏复极而发挥抗快速性心律失常作用;然而如果奎尼丁显著延长心脏复极,其亦可导致快速型心律失常的发生。

**索他洛尔:**延长心脏复极的药物,用于治疗室性心动过速、房颤及房扑;由于兼具 β 受体阻滞剂功能,其亦可减慢心率。

**尖端扭转型室性心动过速:**特殊类型的室性心动过速,见于心室复极显著延长的情况;Tdp 来源于法语,意指"扭曲的尖端",用于表示心电图 QRS 波围绕基线上下扭转。

(张楠 译 刘彤 校)

## 参考文献


1. Salerno DM, Asinger RW, Elsperger J, Ruiz E, Hodges M. Frequency of hypokalemia after successfully resuscitated out-of-hospital cardiac arrest compared with that in transmural acute myocardial infarction. *Am J Cardiol.* 1987;59:84-88.
2. Surawicz B. The interrelationship of electrolyte abnormalities and arrhythmias. In: Mandel WJ, ed. *Cardiac Arrhythmias: Their Mechanisms, Diagnosis, and Management.* Philadelphia, PA: JB Lippincott; 1980:83.
3. Krikler DM, Curry PV. Torsade de pointes, an atypical ventricular tachycardia. *Br Heart J.* 1976;38:117-120.
4. Surawicz B. Relationship between electrocardiogram and electrolytes. *Am Heart J.* 1967;73:814-834.
5. Ettinger PO, Regan TJ, Oldewurtel HA. Hyperkalemia, cardiac conduction, and the electrocardiogram: a review. *Am Heart J.* 1974;88:360-371.
6. Sekiya S, Ichikawa S, Tsutsumi T, Harumi K. Nonuniform action potential durations at different sites in canine left ventricle. *Jpn Heart J.* 1983;24:935-945.
7. Bashour TT. Spectrum of ventricular pacemaker exit block owing to hyperkalemia. *Am J Cardiol.* 1986;57:337-338.
8. Nierenberg DW, Ransil BJ. Q-aTc interval as a clinical indicator of hypercalcemia. *Am J Cardiol.* 1979;44:243-248.
9. Douglas PS, Carmichael KA, Palevsky PM. Extreme hypercalcemia and electrocardiographic changes. *Am J Cardiol.* 1984;54: 674-675.
10. Sridharan MR, Horan LG. Electrocardiographic J wave of hypercalcemia. *Am J Cardiol.* 1984; 54:672-673.
11. Vaughan Williams EM. Classification of antiarrhythmic drugs. In: Sandoe E, Flensted-Jensen E, Olsen KH, eds. *Cardiac Arrhythmias.* Sodertalje, Sweden: Astra; 1970:449-472.
12. Roden DM. Drug-induced prolongation of the QT interval. *N Engl J Med.* 2004;350: 1013-1022.
13. Watanabe Y, Dreifus LS. Interactions of quinidine and potassium on atrioventricular transmission. *Circ Res.* 1967;20:434-446.
14. PhysioNet. ECG effects of dofetilide, moxifloxacin, dofetilide+mexiletine, dofetilide+lidocaine and moxifloxacin+diltiazem in healthy subjects. PhysioNet Web site. https://physionet.org/physiobank/database/ecgdmmld/. Accessed June 7, 2019.
15. PhysioNet. ECG effects of ranolazine, dofetilide, verapamil, and quinidine in healthy subjects. PhysioNet Web site. https://physionet.org/physiobank/database/ecgrdvq/. Accessed June 7, 2019.
16. Telemetric and Holter ECG Warehouse. E-OTH-12-0068-010. Cardiac patients with and without a history of drug-induced torsades de pointes. Telemetric and Holter ECG Warehouse Web site. http://thew-project.org/Database/E-OTH-12-0068-010.html. Accessed June 7, 2019.
17. Telemetric and Holter ECG Warehouse. E-OTH-12-0006-009. Recorded "torsades de pointes" event. Telemetric and Holter ECG Warehouse Web site. http://thew-project.org/Database/E-OTH-12-0006-009.html. Accessed June 7, 2019.
18. PhysioNet. CiPA ECG Validation Study. PhysioNet Web site. https://physionet.org/physiobank/database/ecgcipa/. Accessed June 7, 2019.

# 第 11 章

# 其他情况

Douglas D. Schocken, Tobin H. Lim, David G. Strauss

## 引言

本章介绍了各种可以通过 ECG 进行确定或辅助诊断的心脏或非心脏疾病，总结了异常 ECG 波形变化。本章首先从非缺血性心肌病开始介绍。随后介绍心包及肺部相关疾病的 ECG 波形变化，最后介绍身体其他部位的疾病，包括大脑和内分泌腺等。

## 心肌疾病

心肌病是所有心脏肌肉疾病的通称。心肌病初步诊断可分为扩张型、非扩张型或肥厚型。根据冠状动脉疾病在其病因中的作用，也可将其分为“缺血性”和“非缺血性”。本章重点介绍非扩张性和肥厚型心肌病的 ECG 表现。缺血性心肌病可能是可逆的(冬眠)或不可逆的(梗死)。缺血、损伤和梗死的 ECG 变化在第 6~9 章中进行了讨论。

肥厚型心肌病是常见的非缺血性心肌病，当肥厚的心室不能维持或干扰正常心脏功能时就会发生。肥厚可能是继发于压力超负荷(见第 4 章)，也可能是原发性心脏疾病。原发性肥厚型心肌病可能累及 2 个心室、单个完整心室或单个心室的一部分。

这种情况下常见的局部变化是肥厚型梗阻性心肌病，其肥厚的室间隔在收缩期阻塞主动脉流出道，导致主动脉瓣下狭窄。肥厚型梗阻性心肌病可以出现多种不同的 ECG 表现，其中少数表现较为典型，可能包括心律失常(见第 13~20 章)。如图 11.1 所示，无论问题是否局限于室间隔，肥厚型心肌病都可能发生一系列 ECG 变化[1]。

**肥厚型心肌病的主要 ECG 特征**

1.典型的左心室肥厚(胸前导联 V2~V5 出现高大 R 波；见第 4 章)

2.左侧导联(aVL 和 V6)出现深而窄的 Q 波，提示侧壁心肌梗死

3.左心房扩大(包括 V1 导联终末 P 波负性增加；见第 4 章)

### 浸润性心肌病

心室(有时是心房)肌的浸润多伴随病理蛋白或其他物质的异常沉积，这些物质取代了正常的心肌结构。引起浸润性心肌病的相关疾病有很多，其中常见的包括蛋白质异常和折叠错误(淀粉样变性)、肉芽肿(结节病)、铁(血色素沉着症)、心肌营养不良(强直性肌营养不良及其变异型)和鞘糖脂(法布里病)。

### 淀粉样变性

在各种疾病过程中，一种被称为“淀粉”的异常合成和错误折叠的蛋白质沉积在心脏中，其逐渐积聚，导致心脏淀粉样变性，最终可能产生严重的心肌功能障碍，导致心力衰竭或严重心律失常。当出现以下 ECG 变化组合时，需要考虑淀粉样变性(或其他心脏浸润性疾病)[2]。

**提示心脏浸润性疾病的 ECG 特征**

1.所有波形呈现低电压

2.典型的左前分支传导阻滞伴有明显电轴左偏

3.假性心肌梗死改变

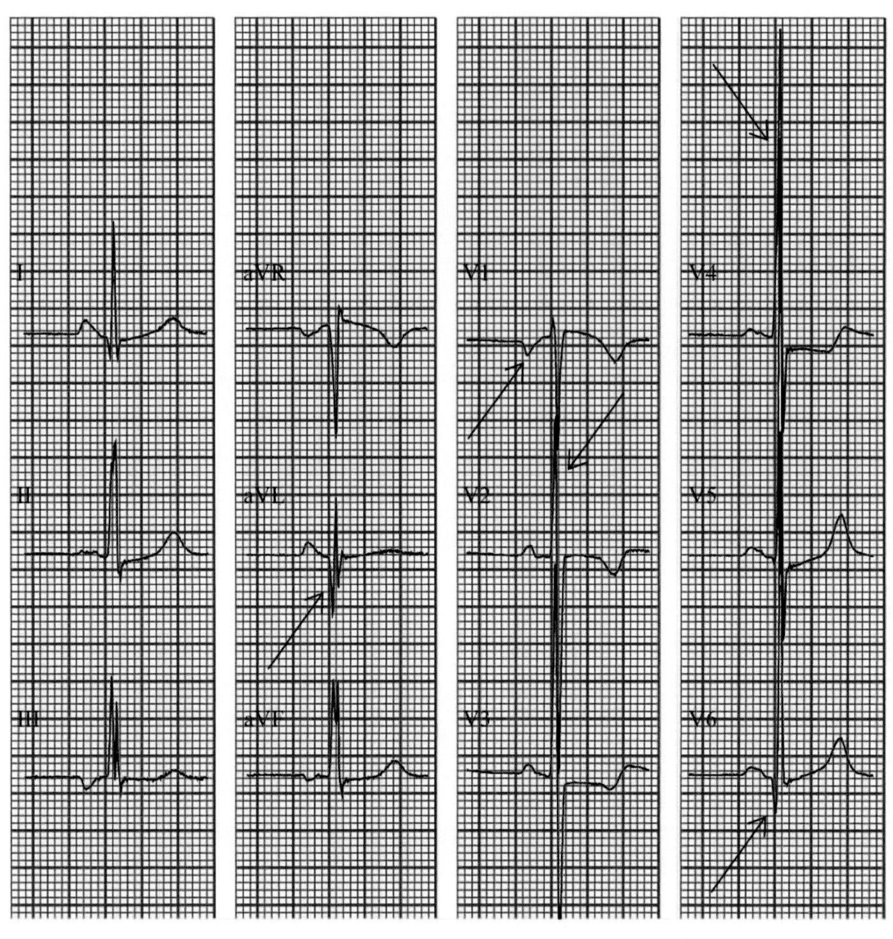


图 11.1 箭头所示波形为肥厚型梗阻性心肌病的 ECG 特点。

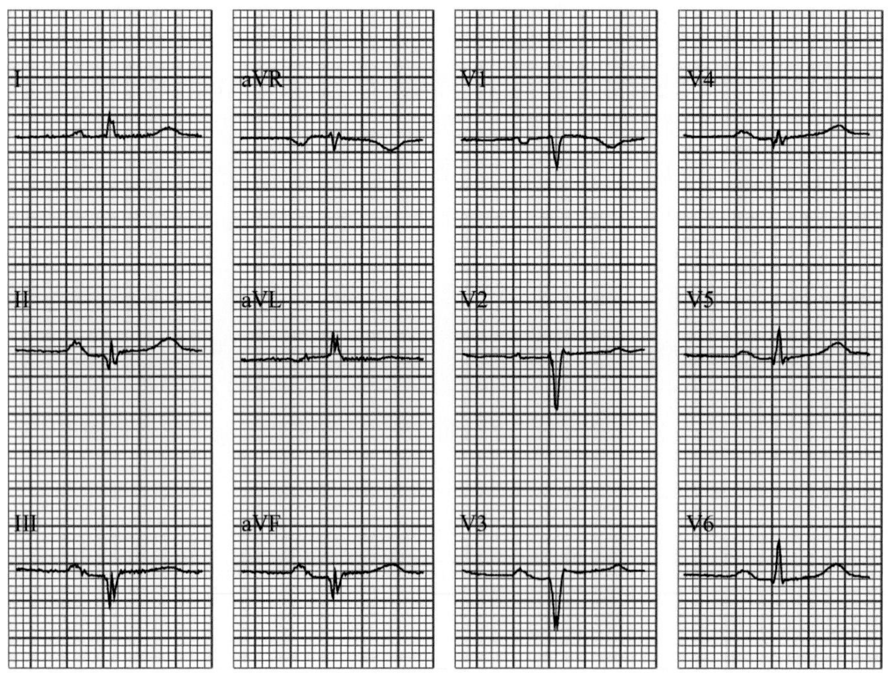


图 11.2 老年心力衰竭患者的 ECG，患者无缺血性心脏病的病史。

4.房室传导时间延长
5.心室内传导延迟[左束支传导阻滞、右束支传导阻滞、室内传导阻滞(非特异性)]

图 11.2 所示的老年患者的 ECG 表现特征 1 和 3。该患者存在严重心力衰竭，但没有缺血性心脏病的病史。注意肢体和胸前导联的低电压和假性梗死的改变，典型的 Q 波出现在下壁和前壁导联。经胸超声心

动图上左心室肥厚及 ECG 上低电压的矛盾表现为淀粉样变性提供了重要的额外诊断线索。

## 心包异常

心包腔内充满液体，将心脏与胸部的其他结构分隔开来。腔内有两层结缔组织，称为心包。内层（脏层心包）附着于心肌，外层（壁层心包）包裹心包液。这两层组织可能因多种原因出现炎症（心包炎）。炎症通常在急性期后消退，但可能进展到慢性期。急性期可能因心包内液体过多导致症状加重，这种情况称为心包积液。若炎症长期存在，将会导致心包组织的增厚及钙化。导致缩窄性心包炎。

### 急性心包炎

急性心包炎通常持续 3~4 周，其引起的 ECG 演变分为 2 个阶段。图 11.3 记录了急性心包炎患者从开始出现胸痛（图 11.3A）到 1 个月后返回医院的 ECG 改变（图 11.3B）。急性心包炎早期的特征性 ECG 异常是多导联 ST 段抬高，伴有 T 波直立（见图 11.3A）。在 1 项关于急性心包炎患者的研究中，一半患者[4]可出现 PR 段压低[3]。然而，当急性心包炎累及局部（如心脏直视手术后），其 ST 段抬高可能仅出现在少数导联。当 ST 段恢复到等电位线水平时，ECG 可能显示正常（见图 11.3B）在急性心包炎恢复的后期，ST 段恢复正常，T 波倒置持续数周甚至数月。

急性心前区胸痛的鉴别诊断相当广泛。鉴别的方向包括心肌缺血、急性心包炎、急性肺栓塞、急性主动脉夹层、肺炎、胸膜炎、肌肉骨骼损伤、电离辐射损伤，食管、胃、胆囊和纵隔的急性疾病。ECG 在缩小上述鉴别诊断范围中起着至关重要的作用。

急性心包炎第 1 阶段发生 ST 段抬高是因为炎症还累积紧邻的心外膜心肌层，产生心外膜“损伤电流”，类似于第 6~9 章中讨论的跨壁心肌缺血。当心外膜损伤由心肌灌注不足（即缺血）引起时，ST 段抬高仅出现在阻塞冠状动脉供应心肌区域的 ECG 导联。由于心包炎通常累及整个心外膜，所有指向左侧及前侧的标准导联均出现 ST 段抬高，而 aVR 导联出现 ST 段压低。当心包炎为局限性时，只有少数导联出现 ST 段抬高，很难区分急性心包炎和急性心肌缺血。然而缺血时，在对应导联中可以观察到 ST 段镜像改变有时比急性心包炎更为明显。

图 11.4 显示了患有乳腺癌的女性急性胸痛发作时的 12 导联 ECG，急性心包炎和急性心肌梗死，患者

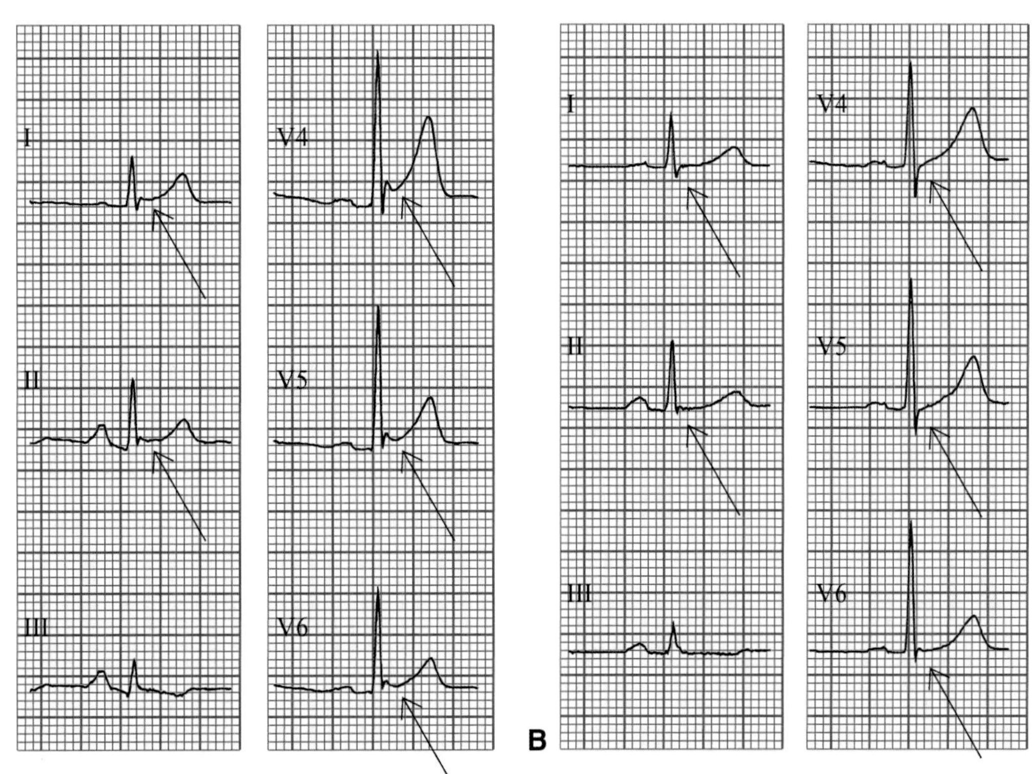


图 11.3 （A）箭头示 ST 段抬高。（B）箭头示 ST 段回落。

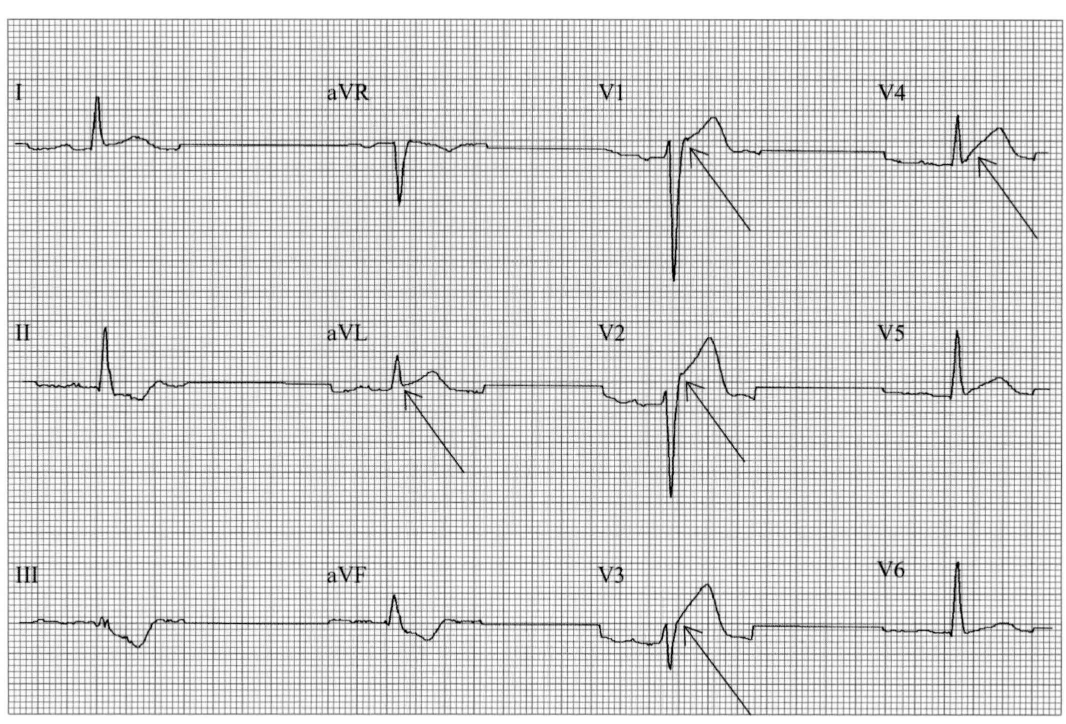


图 11.4 ECG 提示急性心包炎。箭头示导联 ST 段抬高。

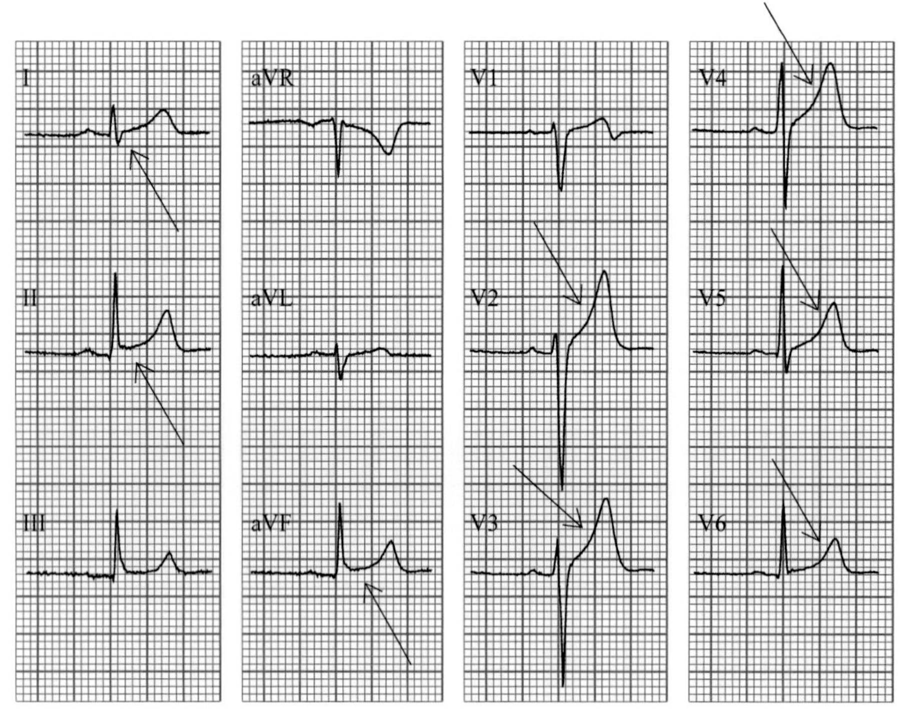


图 11.5 该患者有急性心包炎还是早期复极?箭头示多导联 ST 段抬高。

均可表现为心前区疼痛。需要进行其他临床评估以达到正确的诊断。连续 ECG 记录非常有用,因为冠状动脉血流减少导致的急性心外膜损伤电流是短暂的,当该区域发生梗死或进行再灌注后会消失,但心包炎的变化将持续(未出现新的 Q 波)到炎症消失。

急性心包炎也需要与第 3 章中讨论的早期复极的正常变异相鉴别。图 11.5 显示了健康年轻人的常规 12 导联 ECG 的典型示例,该 ECG 可能代表早期复极或急性心包炎的第 1 阶段。在后 1 种情况下,心前区听诊可能会闻及心包摩擦音。

本例中支持诊断急性心包炎的因素是广泛的 ST 段抬高,但其他支持早期复极的因素是多个导联的 T

波振幅增加和 PR 段压低。因此,需要强调,在 ECG 上往往无法完全区分这些不同的疾病。这种情况往往导致临床诊断困难,需要更多的资料、更多后续 ECG,以及合理地分析。

### 心包积液和慢性缩窄

少量甚至中等量心包积液或缩窄可能对 ECG 影响很小或没有影响。然而,如果出现明显心包积液或心包增厚,则所有 ECG 导联波形振幅(低电压)普遍降低。这些变化可能是由于心包积液或纤维化增厚减弱了心脏电脉冲。由于这 2 种病理条件对心脏电活动及其向体表的传输有相似的影响,因此将其合并讨论。

**提示心包积液的 ECG 特征**

1.低电压
2.广泛 ST 段抬高
3.电交替

在患有肺癌和恶性心包积液患者的 ECG 中,V1 和 V3 导联中可观察到这些变化(图 11.6)。电交替是指某些导联上在心动周期之间所有 ECG 波形的高低电压变化[5,6]。大量心包积液电交替的原因是连续心动周期中大量积液所导致的"心脏钟摆"运动。在这种情况下,心脏充盈严重受限可能导致心输出量和血压下降,称为心脏压塞。这种情况非常紧急,需要立即清除心包积液以恢复心脏泵功能。

除了这些 ECG 表现外,慢性缩窄性心包炎还可能伴有急性心包炎第 2 阶段的 T 波倒置特征[7]。

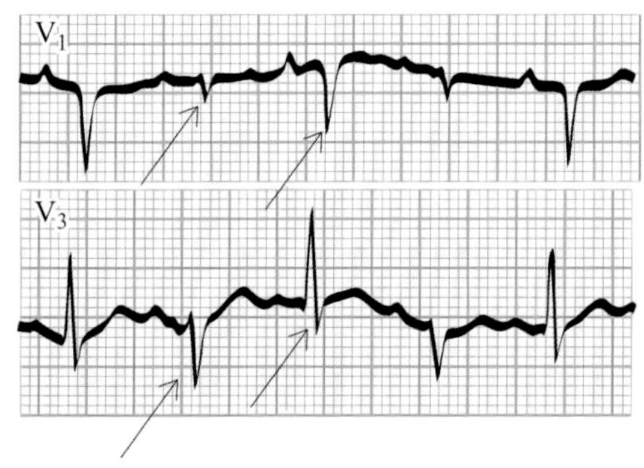


图 11.6 大量心包积液患者的 ECG。箭头示明显不同的 P 波及 QRS 波规律循环变化。

## 肺部异常

当肺部异常导致心脏右侧血流阻力增加时,就会出现收缩或压力超负荷(肺动脉高压)(见第 4 章),这种情况被称为肺心病。其可急性或慢性发作。急性肺动脉高压最常见的原因是肺栓塞。慢性肺心病可由左心衰竭引起的肺淤血或者原发性肺高压或慢性阻塞性肺疾病/复发性肺栓塞继发肺动脉高压引起。右心房增大(见第 4 章)常见于急性和慢性肺心病。在急性情况下,右心室(RV)扩张,而在慢性情况下,右心室肥厚(RVH)首先出现,随后发生右心室扩张。由于慢性 RVH 在第 4 章中有详细讨论,因此此处仅讨论急性肺心病。

慢性阻塞性肺疾病通常以肺气肿为特征,肺气肿使肺部过度膨胀。上述过程将会以独特的机制影响 ECG。肺气肿的 ECG 改变可能单独发生,也可能与 RVH 改变同时发生,因为肺气肿可能伴或不伴有气道阻塞。当由于肺气肿损害导致支气管肺泡床中的空气滞留而无法通过气管-支气管系统清除二氧化碳时,由此产生的高碳酸血症(全身二氧化碳水平升高)和呼吸性酸中毒会导致肺动脉收缩,导致代偿性 RVH,也称为慢性肺心病。

### 急性肺高压:肺栓塞

在缺乏慢性肺心病引起 RVH 变化的情况下,急性肺心病最常见于肺栓塞。急性肺源性心脏病的发生可伴有或不伴慢性 RVH 改变。此处的 ECG 改变是在没有 RVH 的情况下发生的。急性流出道梗阻(如肺栓塞)引起的右心室变形导致右束支和(或)右心室心肌传导延迟,可出现不完全(甚至完全)右束支传导阻滞(RBBB)的 ECG 改变(见第 5 章)。右心室传导延迟使 QRS 波除极背离下壁(肢体导联)和前壁(胸部导联),有时类似下壁和前壁心肌梗死。QRS 波在左心室激动结束后的传导会在晚期产生无对抗的向右和向前的向量[8]。向右的向量主要体现在Ⅰ导联的 S 波,向前主要体现在 V1 导联的 R 波。此外,需要注意新出现的窦性心动过速和广泛导联的 T 波异常,这是急性肺栓塞的典型表现。图 11.7 为接受前列腺手术的老年男性患者在出现突然呼吸困难之前(图 11.7A)和之后(图 11.7B)的 ECG。

急性肺栓塞时,胸导联有时可以在右心室导联出

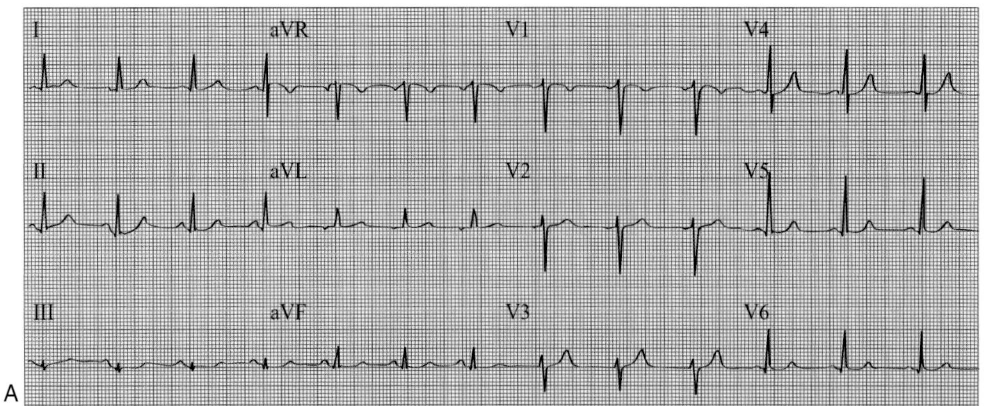


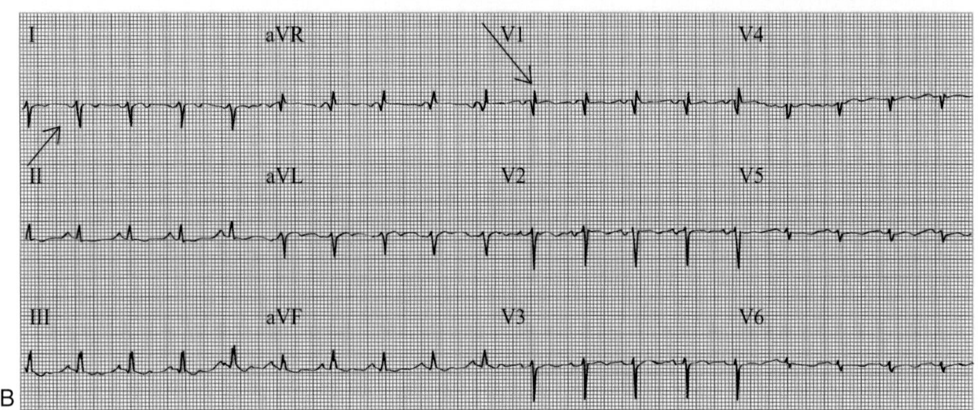


图 11.7 老年患者连续的 ECG 记录。(A)前列腺手术术前 ECG。(B)术后出现急性呼吸困难和胸部不适。箭头示 QRS 波终末向量向右(Ⅰ)和向前(V1)移动。其他发现包括窦性心动过速、电轴右偏、右心室传导延迟、胸导联移行较晚(R 波进展不良)和广泛非特异性 T 波异常。

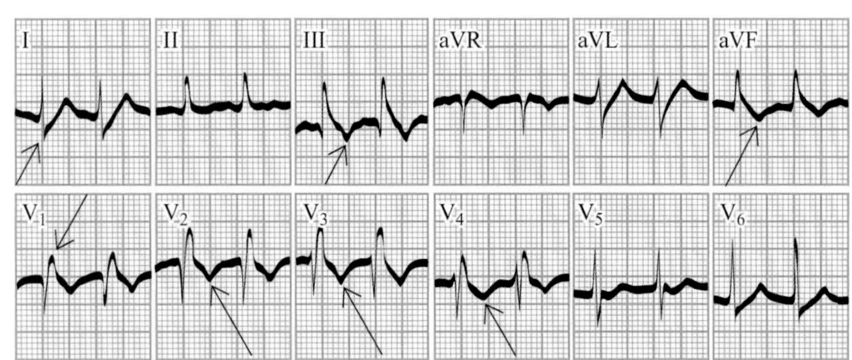


图 11.8 急性肺栓塞患者的 ECG。Ⅰ导联箭头示电轴右偏；Ⅱ、aVF、V2~V4 导联箭头示 T 波倒置；V1 导联箭头示明显 R 波。

现 ST 段抬高和 T 波倒置，左心室导联 S 波加深。V1 导联出现典型 RBBB 改变(图 11.8 为严重肺栓塞老年女性的 12 导联 ECG，存在典型 RBBB 改变)。图 11.8 显示了大块肺栓塞引起急性肺心病的所有 ECG 变化。完全性 RBBB 的 QRS 时限为 120ms。此外，导联Ⅱ、Ⅲ和 aVF 导联，以及 V1~V4 导联出现 T 波倒置伴 RBBB。

## 肺气肿

**肺气肿的典型 ECG 表现[9]**

1.Ⅱ、Ⅲ和 avF 导联高耸 P 波

2.心房过度复极产生Ⅱ、Ⅲ和 aVF 导联中 PR 段和 ST 段压低≥0.10mV

3.电轴右偏

4.胸前导联 R 波递增不良

5.QRS 波低电压，尤其是左侧胸前导联

6.3 个主轴(P、QRS 和 T)向量环相互垂直

7.Ⅰ、Ⅱ和Ⅲ导联中显著的 S 波

图 11.9 所示的 ECG 可见大多数上述表现。P 波和 QRS 波群电轴右偏(aVL 导联为负向，仅Ⅰ导联轻微直立)和左侧胸前导联(V4~V6)的低电压(见图 11.9)。注意Ⅱ、Ⅲ和 aVF 中显著的 P 波，且 PR 和 ST

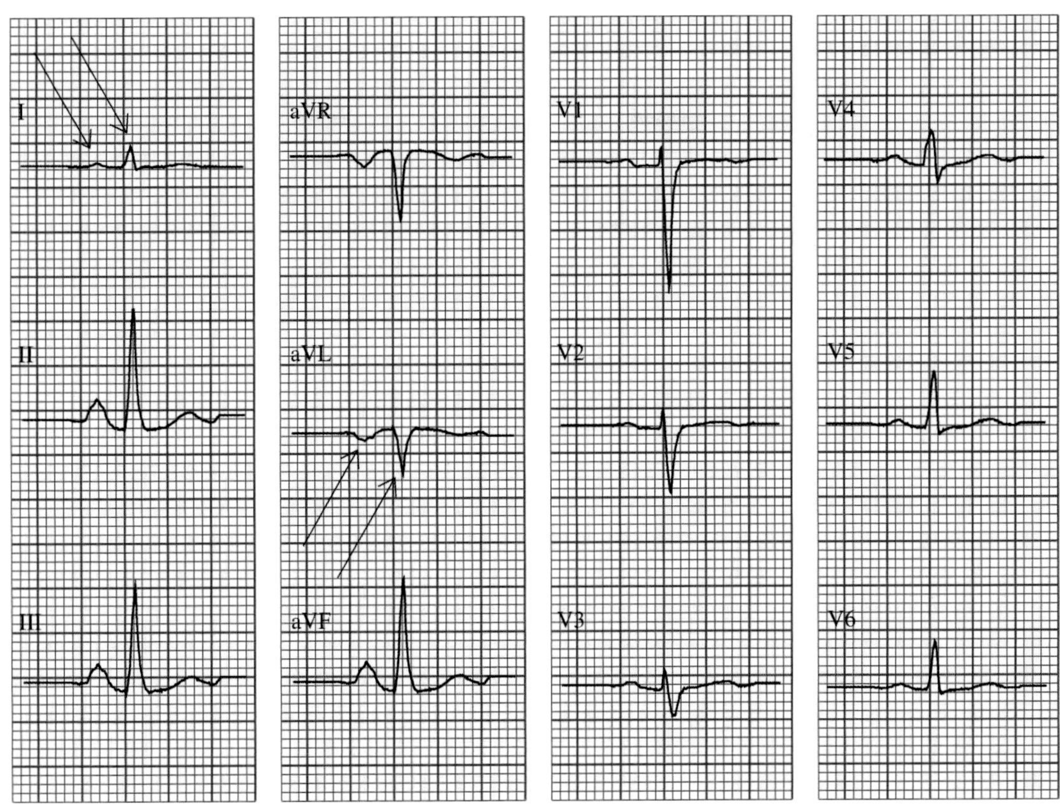


图 11.9 肺气肿患者的 ECG。箭头示 P 波及 QRS 波电轴明显右偏。

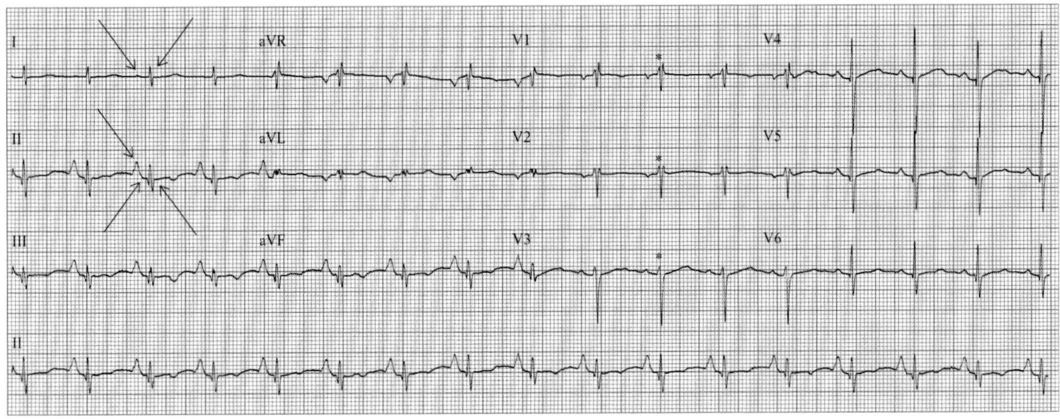


图 11.10 肺气肿患者的 12 导联 ECG 记录。I 导联中的箭头示位于等电位线的 P 波和低电压 QRS 波群，Ⅱ导联中的箭头示高耸的 P 波和 PR 段，以及 ST 段低于 TP 段基线。星号示 V1~V3 导联 R 波递增不良。

段压低，低于 TP 基线。

产生这些 ECG 变化的原因是肺脏因肺气肿过度扩张，压迫心脏，膈肌下移，心脏和记录电极之间的空间增大。所有这些效应通常会导致所有主要 ECG 波形（P、QRS 和 T）与综合电轴一致性垂直向下，如在额面电轴中观察到的，指向或接近 90°。

额面的 QRS 轴有时无法确定（图 11.10）[10]。之所以会出现这种情况，是因为肺气肿使 QRS 波群指向后方，微小的向上或向下偏移即可使 QRS 波群的额面电轴从+90°旋转到−90°。图 11.10 呈现了肺气肿的典型 ECG 表现 1、2、3、4 和 7。

Selvester 和 Rubin[11]改良了确诊或疑诊肺气肿的 ECG 诊断标准，如表 11.1 所示[12]。

在正常对照组和先天性心脏病或心肌梗死患者中，这些标准对肺气肿诊断的敏感性约为 65%，排除肺气肿的特异性约为 95%[11]。这种相较于其他标准更

表 11.1 肺气肿 ECG 诊断标准[a]

| 确诊 | 可能 |
|---|---|
| 肢体导联 P 波电轴>+60°及肢体导联 R+S≤0.7mV 和 V6 导联 R 波≤0.7mV 或 SV4≥RV4 | 肢体导联 P 波电轴>+60°及肢体导联 R+S≤0.7mV 或 V6 导联 R 波≤0.7mV |

RV4,V4 导联的 R 波振幅;SV4,V4 导联的 R 波振幅。

[a] Reprinted by permission from Springer: Rubin LJ, ed.[12]

好的诊断效能,可能是将额面 P 波的定量标准联合 QRS 波群额面和横面振幅定量标准的结果。

## 颅内出血

颅内或蛛网膜下隙出血可能会导致 ECG 发生显著改变,可能是颅内压升高所致[13-15]。而非出血性脑血管意外的 ECG 改变相对较轻[16]。颅内出血最常见的 3 种 ECG 变化如下:

**颅内出血常见 ECG 改变**

1.胸前导联 T 波增宽伴深倒置
2.QTc 间期延长
3.缓慢型心律失常

图 11.11 为 12 导联 ECG 记录,为上述特征 1 的典型示例。此外,颅内出血患者有时会出现 ST 段抬高或压低,类似心脏缺血。在某些情况下,蛛网膜下隙出血患者的 ECG 可出现与 ST 段抬高或"神经源性顿抑心肌"相关的局部室壁运动异常[17]。

## 内分泌及代谢紊乱

### 甲状腺异常

严重的甲状腺功能减退被称为黏液性水肿,而极度甲状腺功能亢进被称为甲状腺毒症。这 2 种情况通常伴随着 ECG 波形的典型变化。由于甲状腺激素介导交感神经活动,甲状腺功能减退伴随着窦性心律减慢(窦性心动过缓)。相反,甲状腺功能亢进状态伴随着窦性心律加速(窦性心动过速)[18]。房颤(见第 16 章)也是甲状腺功能亢进的常见表现。同样,房室传导速度亦会在甲状腺功能减退减时减慢,而在甲状腺功能亢进时加快[19]。

### 甲状腺功能减退

当出现以下 ECG 变化组合时,应怀疑甲状腺功能减退(甲状腺功能低下状态)(图 11.12)。

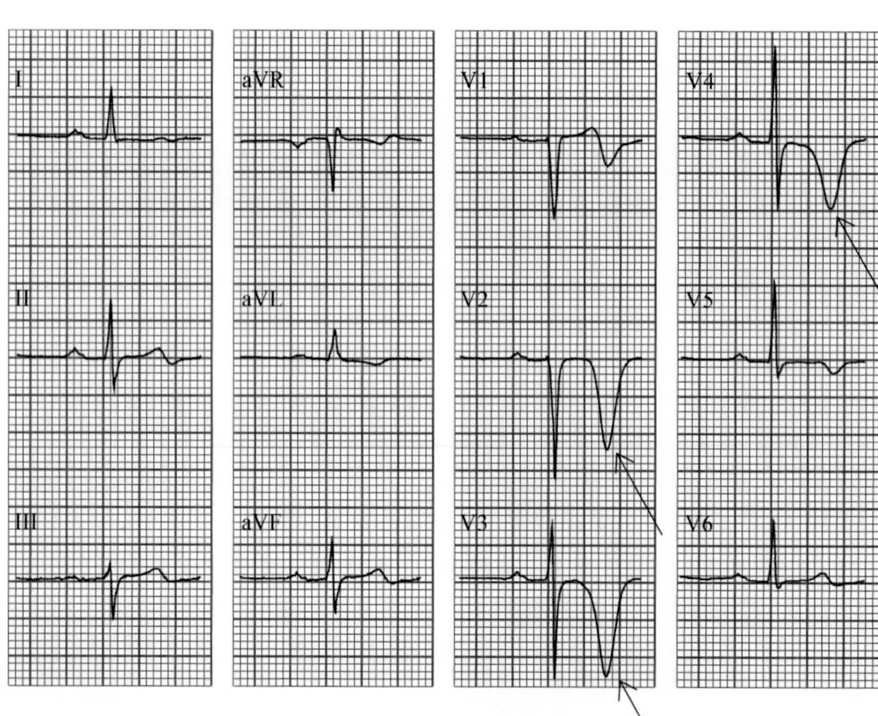


图 11.11 急性颅内出血患者的 ECG。箭头示显著的倒置 T 波。

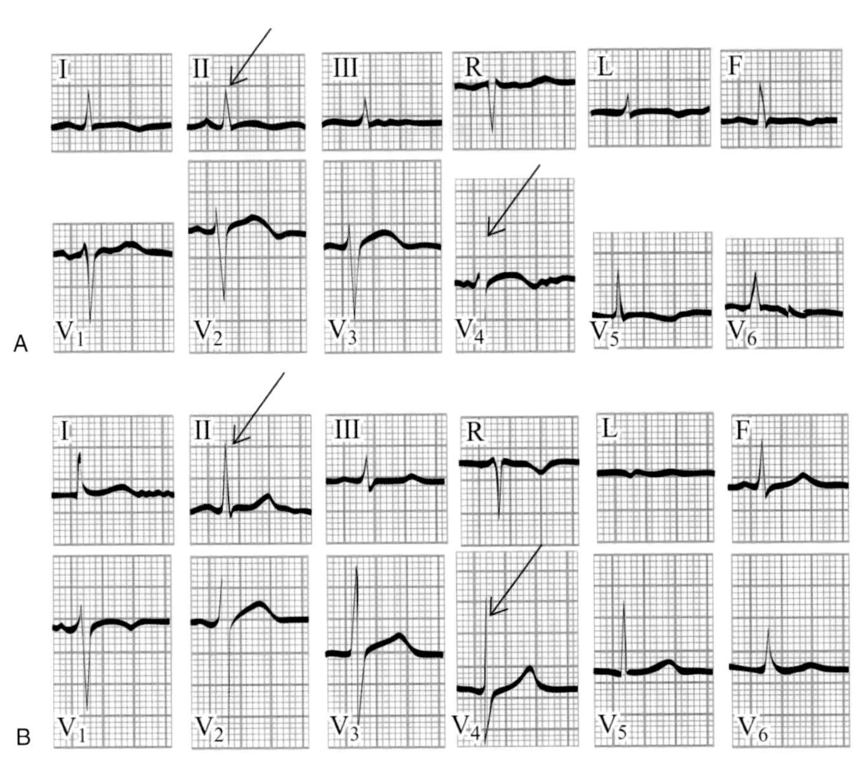


图 11.12 甲状腺功能减退患者在甲状腺替代治疗前(A)后(B)的 ECG。注意图 A 中低电压 QRS 波(箭头所示)和非特异性 T 波异常。注意图 B 中 QRS 电压(箭头所示)的增加和 T 波的正常化。

### 甲状腺功能减退症常见 ECG 改变

1.所有波形电压低

2.多数或全部导联 T 波倒置但不伴有 ST 段移位

3.窦性心动过缓

QT 间期延长和房室传导阻滞/室内传导延迟也可以出现。可能与黏液水肿典型的心脏结缔组织沉积、交感神经活性减弱和(或)甲状腺素水平降低对心肌的影响有关[20]。

## 甲状腺功能亢进

当心率和所有 ECG 波形的振幅增高时，应怀疑甲状腺功能亢进症。这种高动力状态刺激右心房和左心室扩大(见第 4 章)。由于甲状腺素水平升高,心率加快。心律可能表现为正常窦性冲动形成(窦性心动过速)的加速或异常房性心动过速,如房颤(见第 16 章)。虽然 QT 间期随着心率的增加而缩短,但校正的 QT 间期(QTc)可能会延长[21]。

## 体温过低

低体温被定义为直肠温度≤36℃或≤97°F。在较低的温度下,ECG 会发生特征性变化,这一逻辑强调了随着温度的降低,一切会变得缓慢。ECG 的所有间期(包括 RR、PR、QRS 和 QT 间期)都可能延长。特征性 Osborn 波出现在正常 QRS 波群的 J 点上[22]。图 11.13 展示了暴露在寒冷环境中的老年人的相关 ECG 变化,该患者被送往医院后,测得体温 32.8℃或 91°F。

## 肥胖

肥胖有可能影响 ECG 变化,原因如下。

### 肥胖患者 ECG 改变的原因

1.膈肌抬高使心脏移位

2.心脏负荷增加

3.心脏与记录电极之间距离的增加

在 1 项针对 1000 例肥胖个体的研究中,心率、PR 间期、QRS 间期、ORS 电压和 QTc 间期均随肥胖程度的加重而增加[23]。QRS 电轴也趋于左偏。有趣的是,只有 4%的人存在 QRS 波低电压。1 项研究报告称,在肥胖个体和妊娠最后 3 个月(可能是由于膈肌抬高)的女性中,内脏脂肪组织或妊娠子宫引起下壁心肌梗死假阳性的发生率增加[24]。对该领域的 1 项综述提供了肥胖患者可能出现的多种 ECG 改变[25]。

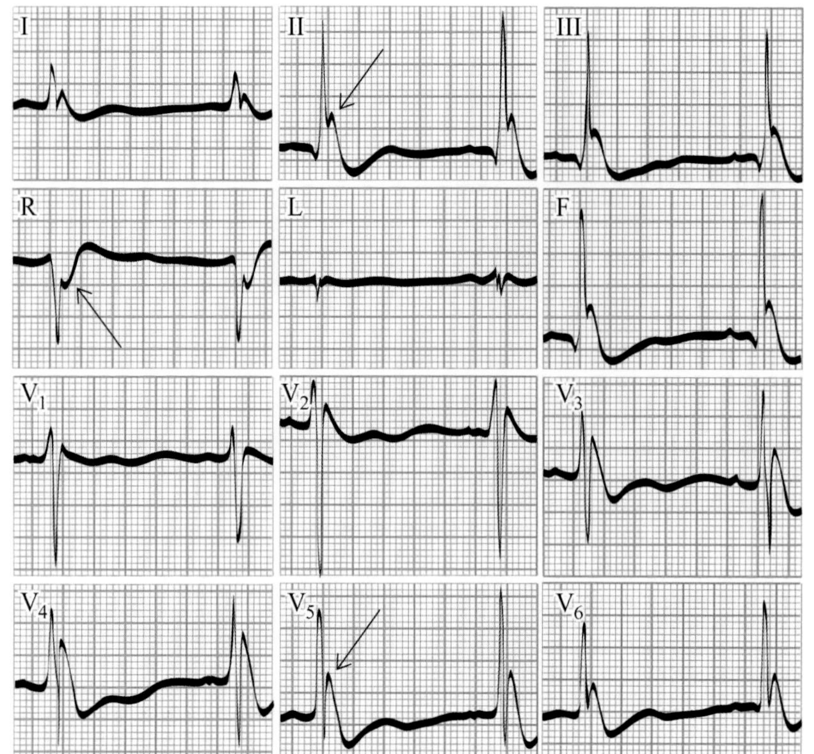


图 11.13 低体温患者的 ECG。箭头示 Osborn 波。

### 肥胖引起的 ECG 改变[24]

1.所有电轴(P、QRS 和 T)的左偏
2.V1 导联 P 波终末电势增加
3.P 波间期延长
4.QRS 波低电压
5.左心室肥厚(尤其不以胸前导联电压作为诊断标准时)
6.下侧壁导联 T 波低平
7.QTc 延长

# 第 11 章总结图

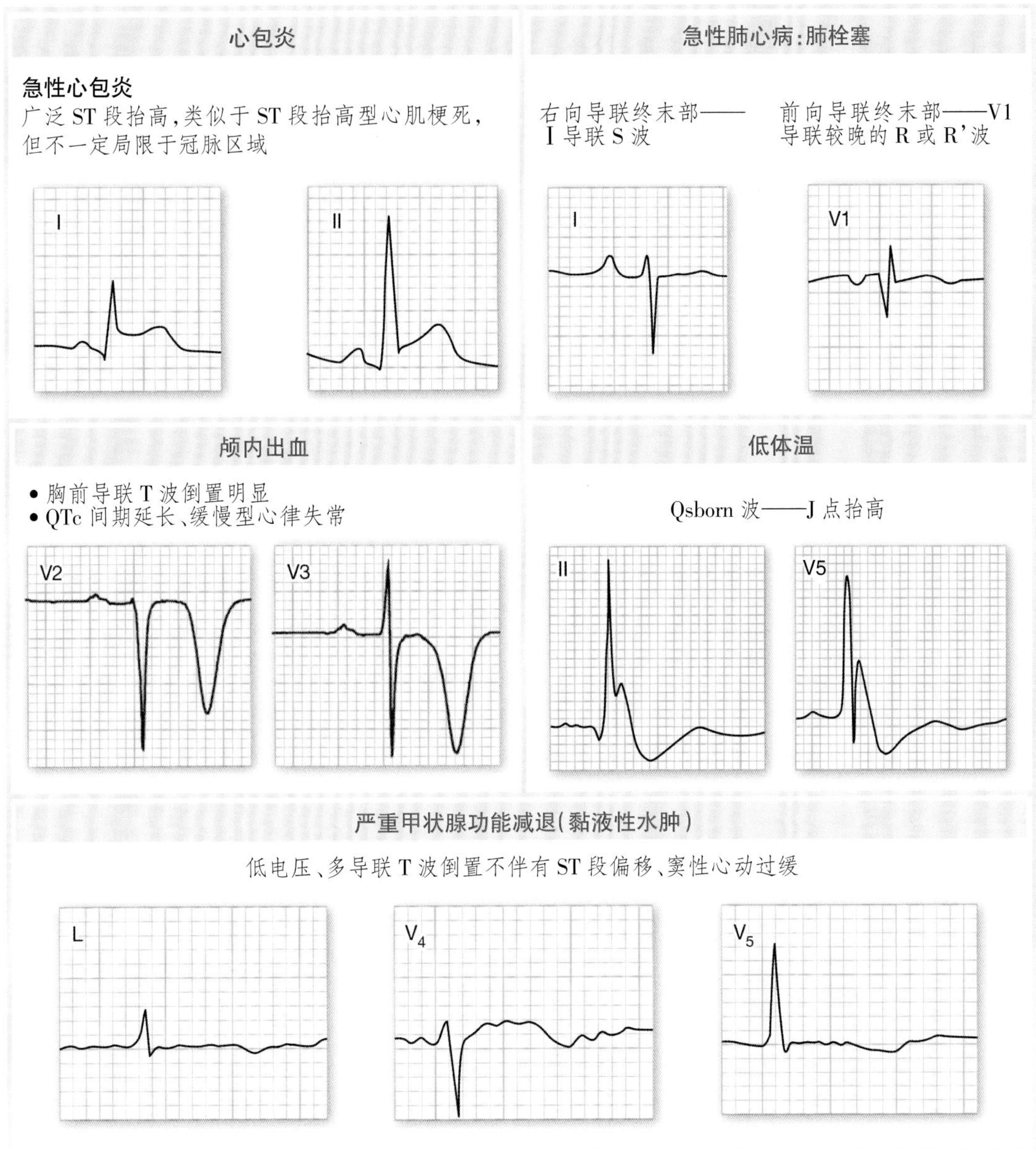


## 相关术语

**心律失常**：除正常窦性心律外的任何心律。

**房颤**：由心房多个回路内的大折返产生快速扑动/颤动频谱，导致快速型心律失常，以不规则、多种形式的 F 波为特征。不规则是其标志。

**缩窄性心包炎**：由慢性炎症引起的心包增厚，导致心脏功能受到影响，尤其是舒张功能。

**肺心病**：由于肺部血流阻力增加而引起的右心急性或慢性压力超负荷，其特征是肺动脉压力升高（肺动脉高压）。通常由慢性阻塞性肺病、急性肺栓塞或左心室衰竭引起。

**肺气肿**：肺泡被破坏，肺部过度膨胀的肺部疾病。

**肥厚型心肌病**：心肌增厚阻碍左心室流出道或损害左心室舒张而导致心功能下降的疾病。

**低体温**：低于正常体温，定义为<36℃或<97°F。

**低电压**：QRS 复合波的总振幅，所有肢体导联均<0.70mV，所有胸导联<1.0mV。

**黏液水肿：**严重的甲状腺功能减退状态，包括代谢状态下降、体重增加、声音变粗、僵硬、无弹性的水肿；皮肤和头发干燥，以及精神和身体状态下降。

**Osborn 波：**由体温过低引起的异常 ECG 波形。

**心包积液：**心包腔内液体量增加。

**心包腔：**两层心包之间充满液体的空间。

**心包炎：**心包的急性或慢性炎症。

**心包：**包绕心脏和大血管根部的双层膜。

**肺栓塞：**源于下肢或盆腔的血栓或脂肪移位导致肺动脉突然阻塞。

**窦性心动过速：**正常窦性心律加速，>100 次/分的上限。

**主动脉瓣下狭窄：**左心室近端邻近主动脉瓣的流出道发生严重梗阻，影响血流。

**甲状腺毒症：**严重的甲状腺功能亢进，其特征是代谢状况增加、高动力状态（心率和血压升高）、出汗和突眼。

**电交替：**在连续心动周期中，所有 ECG 波形的振幅发生规律变化，有时与大量心包积液有关。

（张其同 译　谷云飞 校）

## 参考文献


1. Maron BJ. The electrocardiogram as a diagnostic tool for hypertrophic cardiomyopathy: revisited. *Ann Noninvasive Electrocardiol*. 2001;6:277-279.
2. Cheng Z, Zhu K, Tian Z, Zhao D, Cui Q, Fang Q. The findings of electrocardiography in patients with cardiac amyloidosis. *Ann Noninvasive Electrocardiol*. 2013;18(2):157-162.
3. Bhardwaj R, Berzingi C, Miller C, et al. Differential diagnosis of acute pericarditis from normal variant early repolarization and left ventricular hypertrophy with early repolarization: an electrocardiographic study. *Am J Med Sci*. 2013;345(1):28-32.
4. Bruce MA, Spodick DH. Atypical electrocardiogram in acute pericarditis: characteristics and prevalence. *J Electrocardiol*. 1980;13:61-66.
5. Bashour FA, Cochran PW. The association of electrical alternans with pericardial effusion. *Dis Chest*. 1963;44:146-153.
6. Nizet PM, Marriott HJL. The electrocardiogram and pericardial effusion. *JAMA*. 1966;198:169.
7. Dalton JC, Pearson RJ Jr, White PD. Constrictive pericarditis: a review and long-term follow-up of 78 cases. *Ann Intern Med*. 1956;45:445-458.
8. Wasserburger RH, Kelly JR, Rasmussen HK, Juhl JH. The electrocardiographic pentalogy of pulmonary emphysema. A correlation of roentgenographic findings and pulmonary function studies. *Circulation*. 1959;20:831-841.
9. Ferrari E, Imbert A, Chevalier T, Mihoubi A, Morand P, Baudouy M. The ECG in pulmonary embolism. Predictive value of negative T waves in precordial leads—80 case reports. *Chest*. 1997;111(3):537-543.
10. Thomas AJ, Apiyasawat S, Spodick DH. Electrocardiographic detection of emphysema. *Am J Cardiol*. 2011;107(7):1090-1092.
11. Selvester RH, Rubin HB. New criteria for the electrocardiographic diagnosis of emphysema and cor pulmonale. *Am Heart J*. 1965;69:437-447.
12. Rubin LJ, ed. *Pulmonary Heart Disease*. Boston, MA: Martinus Nijhoff; 1984:122.
13. Burch GE, Meyers R, Abildskov JA. A new electrocardiographic pattern observed in cerebrovascular accidents. *Circulation*. 1954;9:719-723.
14. Hersch C. Electrocardiographic changes in subarachnoid haemorrhage, meningitis, and intracranial space-occupying lesions. *Br Heart J*. 1964;26:785-793.
15. Surawicz B. Electrocardiographic pattern of cerebrovascular accident. *JAMA*. 1966;197:913-914.
16. Fentz V, Gormsen J. Electrocardiographic patterns in patients with cerebrovascular accidents. *Circulation*. 1962;25:22-28.
17. Kono T, Morita H, Kuroiwa T, Onaka H, Takatsuka H, Fujiwara A. Left ventricular wall motion abnormalities in patients with subarachnoid hemorrhage: neurogenic stunned myocardium. *J Am Coll Cardiol*. 1994;24:636-640.
18. Wald DA. ECG manifestations of selected metabolic and endocrine disorders. *Emerg Med Clin North Am*. 2006;24(1):145-157, vii.
19. Vanhaelst L, Neve P, Chailly P, Bastenie PA. Coronary-artery disease in hypothyroidism. Observations in clinical myxoedema. *Lancet*. 1967;2:800-802.
20. Surawicz B, Mangiardi ML. Electrocardiogram in endocrine and metabolic disorders. *Cardiovasc Clin*. 1977;8:243-266.
21. Harumi K, Ouichi T, eds. Q-T prolongation syndrome [in Japanese]. In: *Naika Mook*. Tokyo, Japan: Kinbara; 1981:210.
22. Okada M, Nishimura F, Yoshino H, Kimura M, Ogino T. The J wave in accidental hypothermia. *J Electrocardiol*. 1983;16:23-28.
23. Frank S, Colliver JA, Frank A. The electrocardiogram in obesity: statistical analysis of 1,029 patients. *J Am Coll Cardiol*. 1986;7:295-299.
24. Starr JW, Wagner GW, Behar VS, Walston A II, Greenfield JC Jr. Vectorcardiographic criteria for the diagnosis of inferior myocardial infarction. *Circulation*. 1974;49:829-836.
25. Fraley MA, Birchem JA, Senkottaiyan N, Alpert MA. Obesity and the electrocardiogram. *Obes Rev*. 2005;6:275-281.

# 第 12 章

# 先天性心脏病

Sarah A. Goldstein, Richard A. Krasuski

先天性心脏病(CHD)是起源于胚胎,从出生即存在的心血管系统结构异常的异质性疾病,是最常见的先天缺陷。有 1%~2%的活产婴儿存在中至重度结构畸形[1]。CHD 以前被认为是儿科疾病,但在过去 30 年里,外科技术和医疗保健的进步使得 CHD 成年存活率显著增加。现在,成人 CHD 患者数超过儿童[2,3]。CHD 患者的预期寿命接近普通人群,但手术干预通常仅能提高存活率而不能治愈,CHD 的并发症及其手术治疗也可能会导致晚期并发症。12 导联 ECG 是对确诊或疑似 CHD 患者进行全面心血管评估的关键。目前的指南推荐在初次评估时进行 ECG 检查,出现新的症状时也应该监测 ECG[4]。本章概述了常见的 CHD 类型、相关 ECG 表现和常见的心律失常并发症。

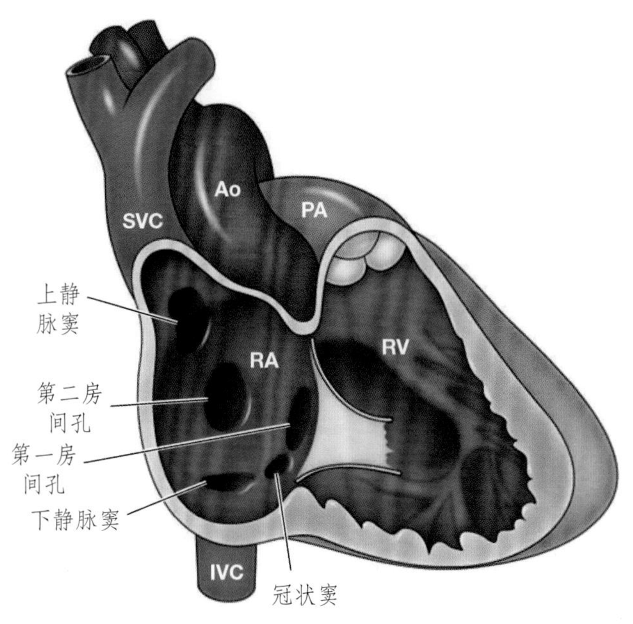


图 12.1 房间隔缺损的解剖定位。AO,主动脉;IVC,下腔静脉;PA,肺动脉;RA,右心房;RV,右心室;SVC,上腔静脉。

## 房间隔缺损

房间隔缺损(ASD)是最常见的 CHD,指心房之间持续存在直接交通。ASD 可发生于多个部位(图 12.1)。其中,最常见的是位于卵圆窝的继发孔型缺损(占所有 ASD 的 75%)。大多数 ASD 患者出生时没有症状,通常是在日后生活中偶然发现或者由于心脏杂音和心律失常(主要是室上性心律失常)而发现。根据 ASD 缺损的位置和形态,通过手术或导管介入对其封堵和修复。

ECG 可以辅助判断 ASD 患者的缺损类型和相应的血流动力学障碍程度。ASD 患者 P 波形态大多正常。慢性左向右分流导致右心房增大时,可能出现Ⅱ导联 P 波高尖和 V1 导联 P 波初始正向部分增大。大多数 ASD 中,P 波电轴是正常的。上腔静脉窦型除外,因为此类患者窦房结处缺损,心房异位激动,所以典型的 P 波形态是在Ⅱ、Ⅲ和 aVF 导联倒置,在 aVL 导联直立。

右胸导联 QRS 波呈 rSR’型是 ASD 患者的特征性 ECG 表现(图 12.2)。右心室流出道是心脏最后除极部位,左向右分流引起的慢性右心室容量超负荷和(或)压力超负荷会引起右心室流出道扩张和肥厚,导致正常的除极时间延迟。ASD 的并发症,如肺动脉高压,也有可能导致 V1、V2 导联的 QRS 波终末向量异常和 QRS 波时限的轻微延长。

“钩型”R 波,是指下壁肢体导联 R 波顶端附近出现切迹,因与钩针形状相似而得名(图 12.3)。出现“钩型”R 波,尤其 3 个下壁导联均出现“钩型”R 波,对诊断伴有明显左向右分流的继发孔型 ASD 有很高的特异性[5,6]。

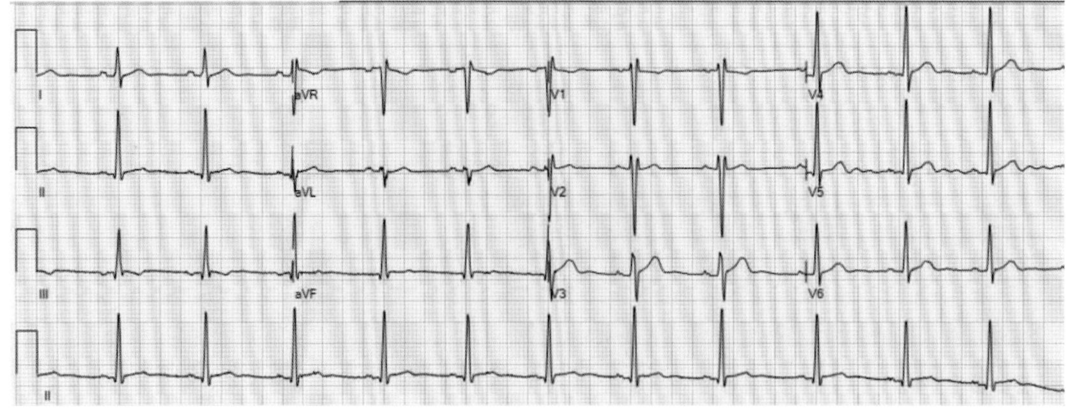


图 12.2 房间隔缺损患者右胸导联 QRS 波呈 rSR'型。

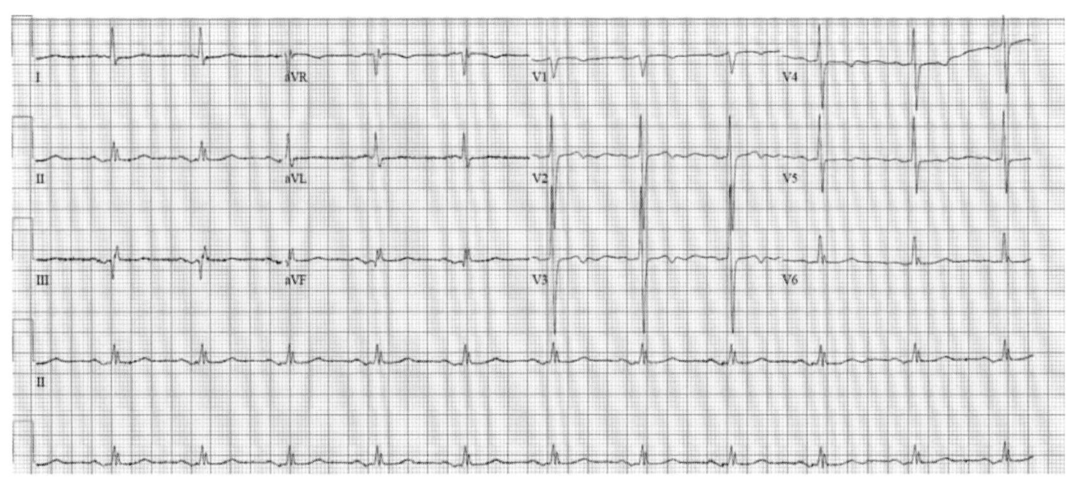


图 12.3 "钩型"R 波。

根据房间隔缺损的类型,QRS 波电轴方向可能是正常的,也可能右偏或左偏。右偏常见于继发孔型缺损,左偏常见于原发孔型缺损(图 12.4)[7]。

ASD 患者,尤其是未行修补或者修补较晚的患者,存在房性过速性心律失常的风险。其中,折返性房性心律失常(如房扑)最常见。同时,与普通人相比,小房颤动更高发。未修补的患者中典型房扑最常见,而在手术修补的患者中非典型房扑更常见(见第 16 章)[8]。约 20%的成人 ASD 患者存在房性心律失常,且发生率随着年龄增长而增加[9]。

缓慢型心律失常是 ASD 相对不常见的并发症。窦房结功能障碍常发生在上腔静脉窦型缺损。常见于唐氏综合征的原发孔型缺损,由于缺损部位是心内膜垫的组成部分,所以常与房室结激动异常相关,可能导致不同程度的房室传导障碍。

## 室间隔缺损

室间隔缺损(VSD)是第 2 常见的先天心脏结构异常,约占 CHD 的 30%[10],是指心室之间持续存在直接交通。与 ASD 类似,VSD 也可能发生于多个位置(图 12.5),其中,位于室间隔膜部附近的膜周部缺损最常见(约占 80%)。大多数 VSD 在儿童时期由于心脏杂音被发现。有症状的患者根据 VSD 的缺损大小、部位和其他相关异常[如法洛四联症(TOF)]可能发展为不同程度心力衰竭。很多小面积的 VSD 会自发闭合或可以保守治疗,而大面积缺损和涉及心室流出道的 VSD 则需要早期进行手术干预。伴有明显左向右分流的 VSD,如不干预,可进展为肺动脉高压,右向左分流和缺氧,即艾森曼格综合征。

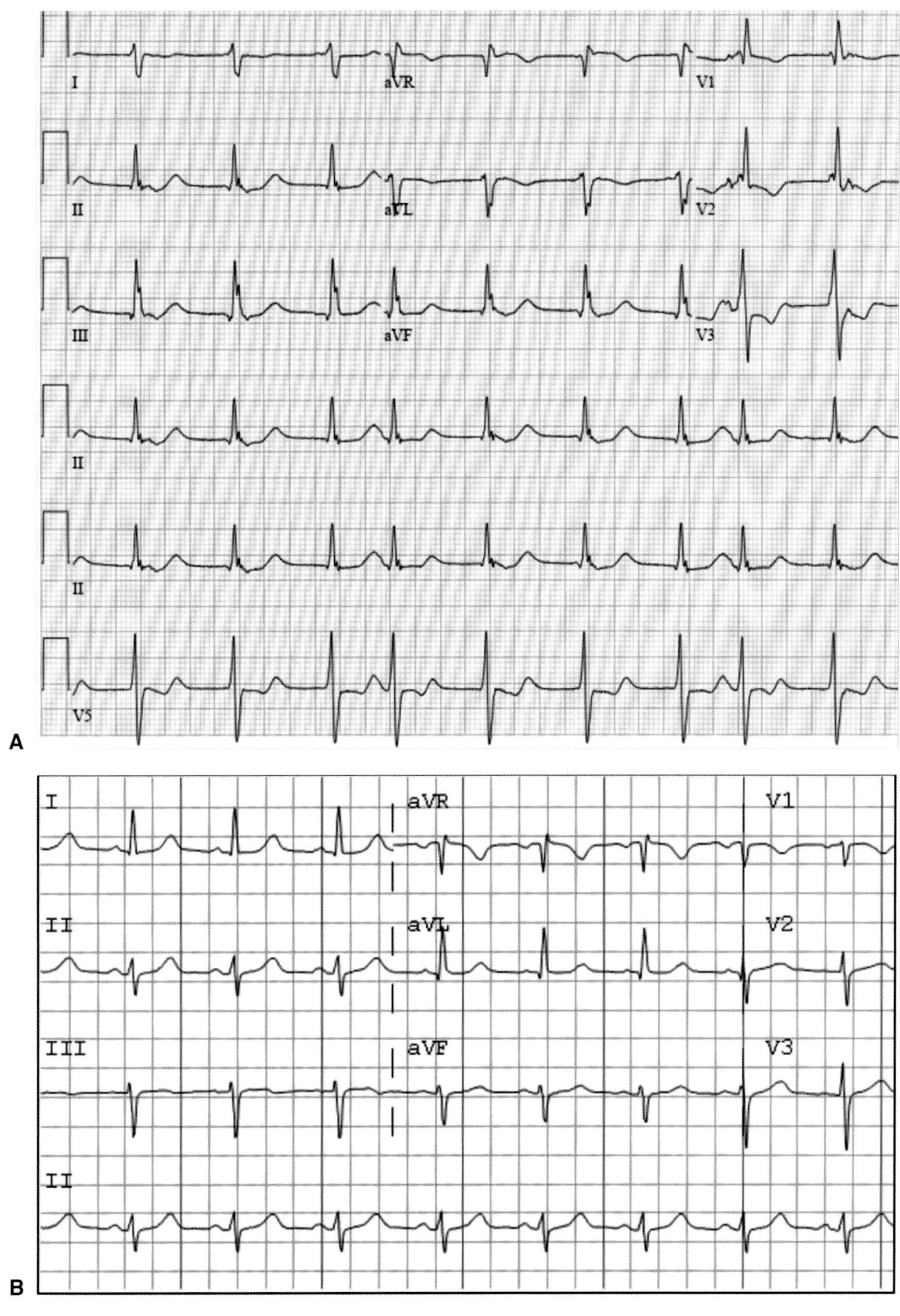


图 12.4 (A)电轴右偏(RAD)。(B)电轴左偏(LAD)。分别见于继发孔型缺损和原发孔型缺损。

与 ASD 不同,ECG 难以提示 VSD 的缺损部位。但是 VSD 的 ECG 变化会受到缺损大小、分流程度和是否存在肺动脉高压的影响。小型缺损分流量少,ECG 可能大致正常;而缺损较大,伴有明显的左向右分流时,ECG 常有异常。肺动脉血流增多引起左心房增大,肺静脉回流增多时,ECG 可能出现肢体导联 P 波切迹和 V1 导联 P 波终末段深而宽的负向波。ECG 也可能出现双心室肥厚征象,即 V2~V5 导联 QRS 波呈 RS 型，也就是 Katz-Wachtel 现象(图 12.6)[11]。艾森曼格综合征患者，典型的 ECG 改变是电轴右偏和右心室肥厚。

偶发、成对或者多源性 VPB 是 VSD 患者最常见的节律异常。室性心律失常的发生会随着肺动脉压的升高而增加[12]。严重的右心室肥厚或者艾森曼格综合征患者，可出现持续性或非持续性的室性心律失常。

## 动脉导管未闭

动脉导管未闭(PDA)是指动脉导管(连接主动脉与肺动脉的正常管道，对胎儿循环至关重要)在出生后未能闭合。PDA 使氧合的血从主动脉分流到肺动脉，产生从左至右的分流。这种分流产生持续性的机械样心脏杂音(存在于心脏收缩期和舒张期)。未修复的明显分流会导致肺动脉高压和艾森曼格综合征。

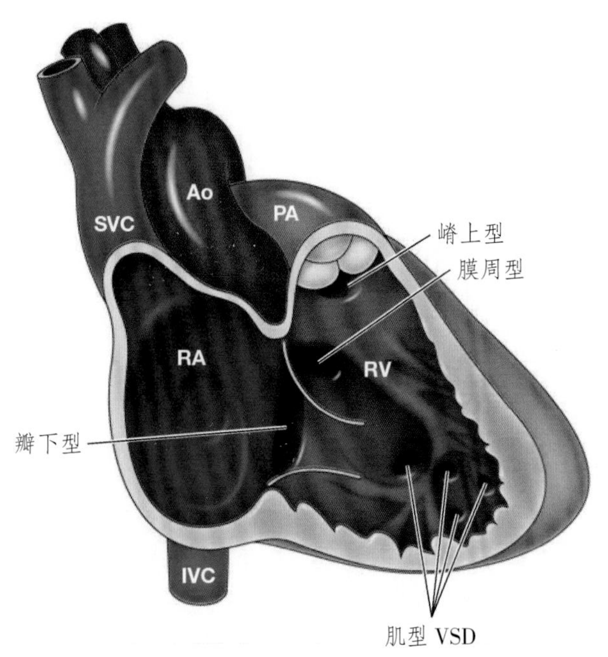


图 12.5 室间隔缺损的解剖定位。AO，主动脉；IVC，下腔静脉；PA，肺动脉；RA，右心房；RV，右心室；SVC，上腔静脉。

大多数 PDA 较小的患者，ECG 无异常。然而，当存在明显左向右分流的较大的 PDA 患者，由于通过左心的血流量增加，可以出现与左心室扩张一致的表现。

## 肺动脉狭窄

右心室流出道梗阻可以发生在肺动脉瓣的上方、下方或瓣膜处。肺动脉狭窄(PS)可能是先天性心脏异常中的一部分，也可以是单独存在。PS 患者通常在出生时即有心脏杂音。患者是否需要介入治疗通常取决于狭窄的严重程度。

轻度 PS 患者 ECG 可能正常。更严重的 PS 患者出现右心室肥厚，ECG 中 V1 导联 R/S>1 或 R 波振幅>7mm。在某些严重的 PS 病例中，R 波振幅可接近 20mm 或更大。严重的 PS 还可伴有右心房扩大，表现为高而尖的 P 波，特别是在Ⅱ导联。

## 主动脉瓣狭窄

左心室流出道的先天性梗阻可由主动脉瓣上/瓣下隔膜或主动脉瓣膜先天异常或发育不良导致。成人先天性左心室流出道梗阻最常见的原因是先天性二叶式主动脉瓣。尽管大多数二叶式主动脉瓣在早期不会引起梗阻，但随着时间的推移，瓣膜可能会逐渐钙化，导致血流流动性下降和受限。

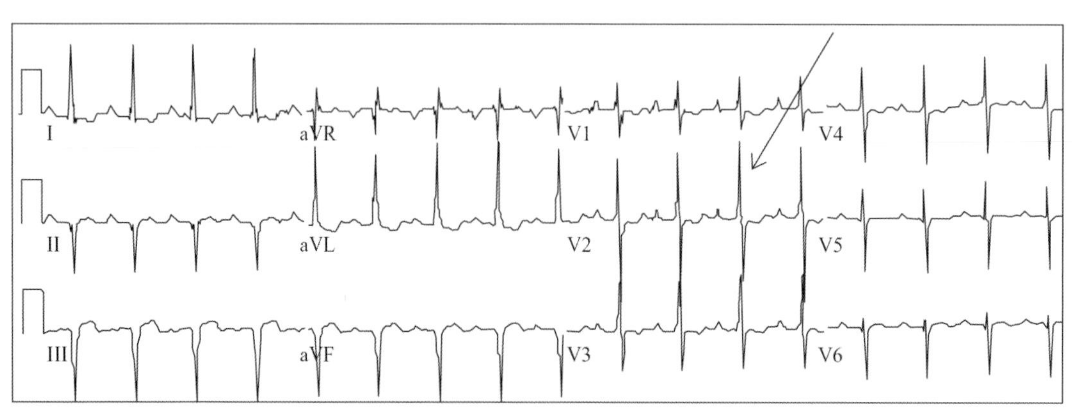


图 12.6 Katz-Wachtel 现象，箭头示双心室肥厚。

左心室肥厚是左心室流出道梗阻患者中最常见的 ECG 异常。由于明显的左心室肥厚，ECG 可出现 ST 段压低和 T 波倒置。

## 主动脉缩窄

主动脉缩窄是主动脉的狭窄，通常位于动脉韧带（动脉导管的残余）的主动脉连接处附近，正好在大血管的远端。患者通常表现为上肢高血压和桡-股动脉脉搏延迟。胸部 X 线可见由侧支血管扩张导致的肋骨切迹，左上背部可闻及杂音。与其他形式的左心梗阻一样，未修复的成人主动脉缩窄的 ECG 通常显示左心室肥厚。

## 法洛四联症

法洛四联症（TOF）是最常见的发绀型先天性心脏病，可累及 3%~10%的 CHD 患者[13]。其特点是右心室流出道梗阻、VSD、右心室肥厚和主动脉骑跨（主动脉向右前移位）。TOF 通常经胎儿超声或在出生后几天诊断。完整的手术修复一般包括封堵室间隔缺损和解除右心室流出道梗阻，一般在出生后第 1 年内进行，大多数情况下可获得良好的远期预后。手术修复可能会导致肺动脉瓣反流，随时间的推移会恶化，成年后需进一步干预。右心室肥厚通常在流出道梗阻解除后消失。

未修复的 TOF 患者因右心房扩大，Ⅱ导联可出现宽而尖的 P 波。右心室肥厚时可出现电轴右偏，Ⅲ、aVF 和 aVR 导联 R 波振幅增高，I、aVL 和 V2~V6 导联 S 波振幅加深（见第 4 章）。这些 ECG 改变可在手术矫正后恢复正常。

修复后的 TOF 患者最常见的 ECG 异常是右束支传导阻滞（见第 5 章）。慢性右心室容量和压力超负荷可导致 QRS 波时限延长（图 12.7）[14]。极端 QRS 波延长（>180ms）已被认为是室性心律失常引发心源性猝死（SCD）的独立危险因素[15]。其他与 SCD 风险增加相关的特征包括不明原因的心源性晕厥，严重的肺动脉瓣反流和非持续性室性心动过速。房性心律失常是 TOF 的重要晚期并发症，发生率约为 10%[15]。ECG 通常显示典型房扑的锯齿样波。

手术修复 TOF 后，室性心动过速和 SCD 的终生患病率分别约为 12%和 8%[15]。单形性室性心动过速最为常见，通常伴有右心室流出道瘢痕。在所有先天性心脏病患者中，TOF 患者植入埋藏式心脏除颤器最多[15]。

## Ebstein 畸形

Ebstein 畸形的特征是三尖瓣（TV）小叶向右心室心尖部移位（图 12.8）。这种三尖瓣小叶的位置异常因

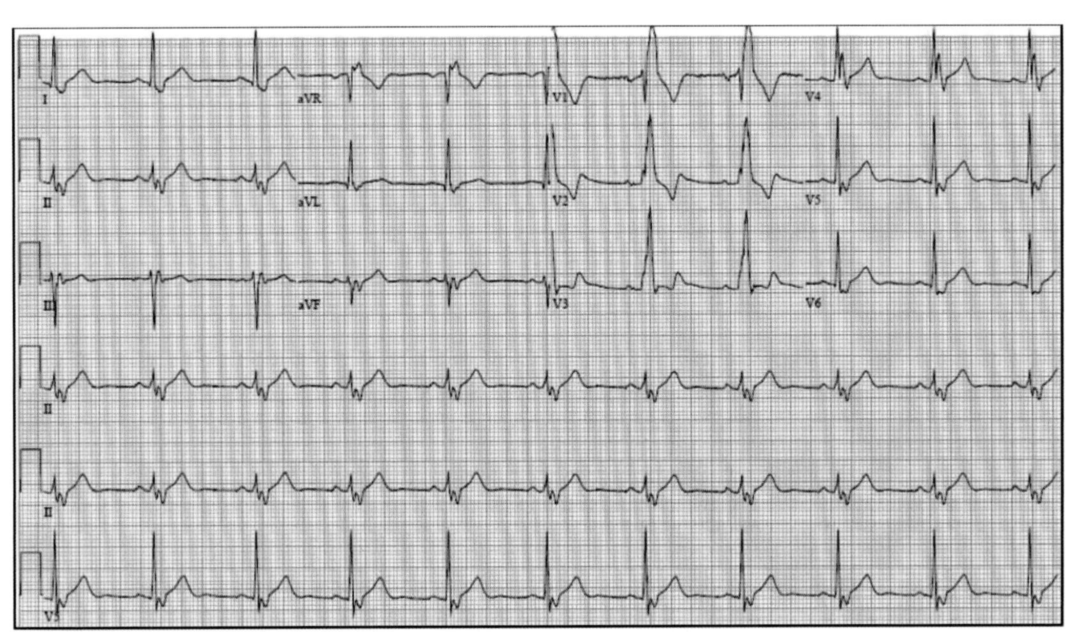


图 12.7　右束支传导阻滞和 QRS 间期>180ms。

近端右心室心房化，不同程度的三尖瓣反流和右心室功能衰竭导致右心房扩大。胎儿在锂（用于治疗双相情感障碍的药物）中暴露会增加该病风险[16]。青少年和成人最常见的症状是心律失常，Ebstein 畸形患者的 ECG 很少是正常的，即使在轻微病变中也是如此。P 波一般非常高且成尖峰状，表现为喜马拉雅 P 波，提示通过扩大的右心房异常传导[17]。P 波在Ⅱ、Ⅲ、AVF 和 V1 导联十分显著，并且可能高于Ⅱ导联中的 R波。PR 间期经常延长，这是经扩大的右心房异常传导所致。

房性心律失常在 Ebstein 畸形患者中常见。房室折返性心动过速（预激综合征）的右侧旁路通常与这种类型的先心病有关，发生率约为 25%[18](见第 19 章，心室预激)。室性心律失常在 Ebstein 畸形患者中并不常见。

## 先天性矫正型大动脉转位

在正常发育中，心室和大血管的发育是一致的，主动脉起源于左心室，肺动脉起源于右心室。大动脉转位（TGA）的特征是心室、动脉不一致。肺动脉起源于形态学上的左心室，主动脉起源于形态上的右心室。先天性矫正型 TGA（L-TGA）既有心室与动脉不一致，又有心房与心室不一致的情况（图 12.9）。仅患有先天性矫正型 TGA 的患者通常不需要手术干预。

缓慢型心律失常是 L-TGA 患者最常见的心律失常。超过 75%的 L-TGA 患者存在不同程度的房室传导阻滞，有 30%的患者终生存在完全性房室传导阻滞[19]。L-TGA 中房室传导阻滞的高发生率与房室结位置异常相关，这种位置异常与心房心室异常对齐相关。

## 完全性大动脉转位

完全性大动脉转位（D-TGA）时存在心室动脉不一致而心房心室关系正常。这种心室动脉不一致导致肺循环和体循环并行存在，而不是顺序存在（见图 12.9）。患者出生后能否存活取决于 2 个并行但独立的循环之间是否有分流存在。因此，婴儿在出生早期就需要外科手术。

在过去的 80 年里，D-TGA 的外科手术有了很大的发展。20 世纪 80 年代之前，Senning-Mustard 手术通过应用心房挡板将血流重新导流回正常心室，是常见的术式。这种手术也被称为心房转流手术，但同时也会造成体循环化右心室，导致右心衰竭。目前，能恢复体循环性左心室的心房转流手术已经成为标准的

正常心脏

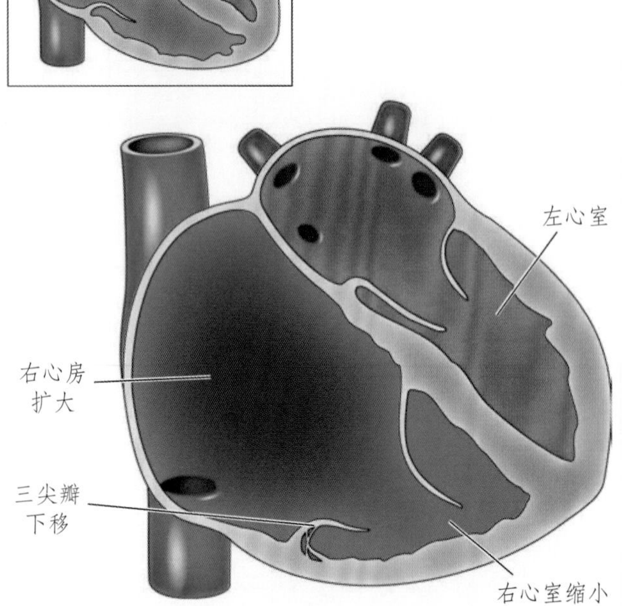


图 12.8 Ebstein 畸形。

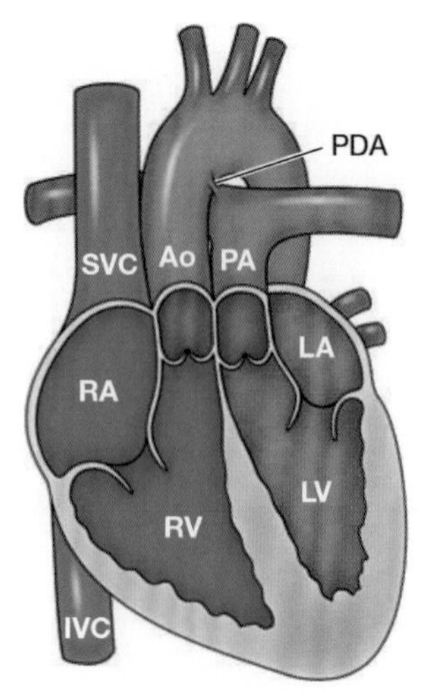


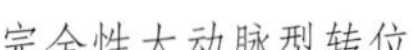


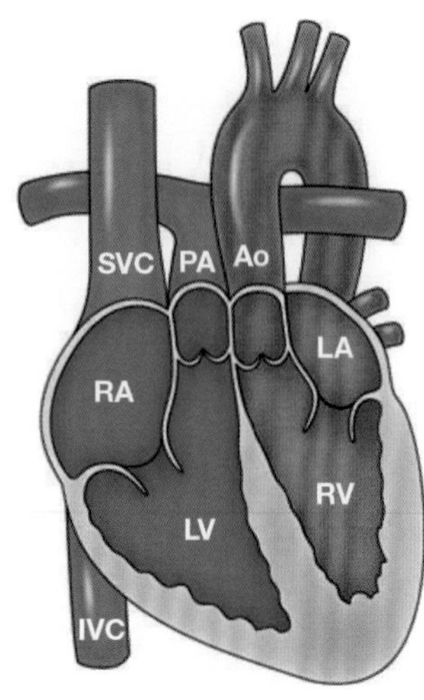


图 12.9 完全转位和先天性矫正型转位。AO，主动脉；IVC，下腔静脉；LA，左心房；LV，左心室；PA，肺动脉；RA，右心房；RV，右心室；SVC，上腔静脉；PDA，动脉导管未闭。

修复方法。

窦房结功能障碍在心房转流手术后很常见。常见异位房性和交界性心律。因为房室关系被保留，所以房室结位置正常。因此，PR 间期通常是正常的。QRS 波形取决于修复手术的类型。在动脉转流过程中 ECG 通常是正常的。然而，心房转流手术后，ECG 随着时间的推移出现右心室肥大和电轴右偏的情况，这是右心室体循环化的结果。

心房转流术 20 年后，最常见的晚期心律失常包括窦房结功能障碍（占 60%）和房颤/房扑（占 24%）[20]。尽管不是最常见的心律失常，但恶性室性心律失常仍是接受心房转流手术的 D-TGA 患者晚期死亡的主要原因，终生患病率为 2%~15%[21]。该人群中猝死的高危特征包括既往行室间隔缺损封堵、不明原因晕厥、房性心动过速、体循环性心室功能障碍和严重的三尖瓣反流[22]。皮下植入式心脏除颤器已成为这些患者静脉装置的有效且安全的替代方案[23]。

## Fontan 循环

某些类型的先心病，如三尖瓣闭锁和左心发育不全综合征导致只有 1 个发育完全的心室。这些“单心室”患者，可以通过外科手术将腔静脉血液回流直接连接到肺动脉循环中来实现。这个过程的最后阶段称为 Fontan 手术，于 1971 年首次用于治疗三尖瓣闭锁[24]。传统的 Fontan 连接包括右心房与肺动脉的直接吻合（图 12.10）。由于经常出现包括血栓和心律失常在内等并发症，该手术也在不断发展。随后迭代包括心外管道侧隧道。侧隧道是 1 个心房内挡板，通过右心房的侧部将血流从下腔静脉引流至肺动脉。心外管道是下腔静脉和肺动脉之间，通过位于心脏外部植入管的直接连接。

有 Fontan 循环的患者基线 ECG 结果差异很大，且取决于潜在的先天性损伤和 Fontan 连接类型。心律失常是 Fontan 循环患者中最常见的心脏事件[25]。室上性心动过速的发生率取决于 Fontan 类型。由于受累心房进行性严重扩大，接受传统 Fontan 手术的患者出现室上性心律失常的风险最高。接受心外管道 Fontan 手术的患者发生房性心律失常的风险最低，因为心房被旁路，所以可避免高 Fontan 血流[26]。在 Fontan 循环患者中也经常发现窦房结功能障碍，变时性功能不全也很常见；这 2 种窦房结问题都与疲劳和运动不耐受相关。放置心外膜心房起搏器已被证实可缓解这 2 种并发症[27]。

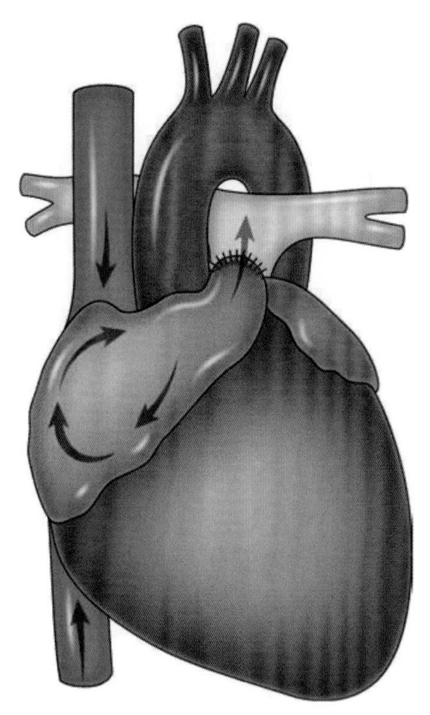


图 12.10　传统型 Fontan 手术。

# 第 12 章总结图

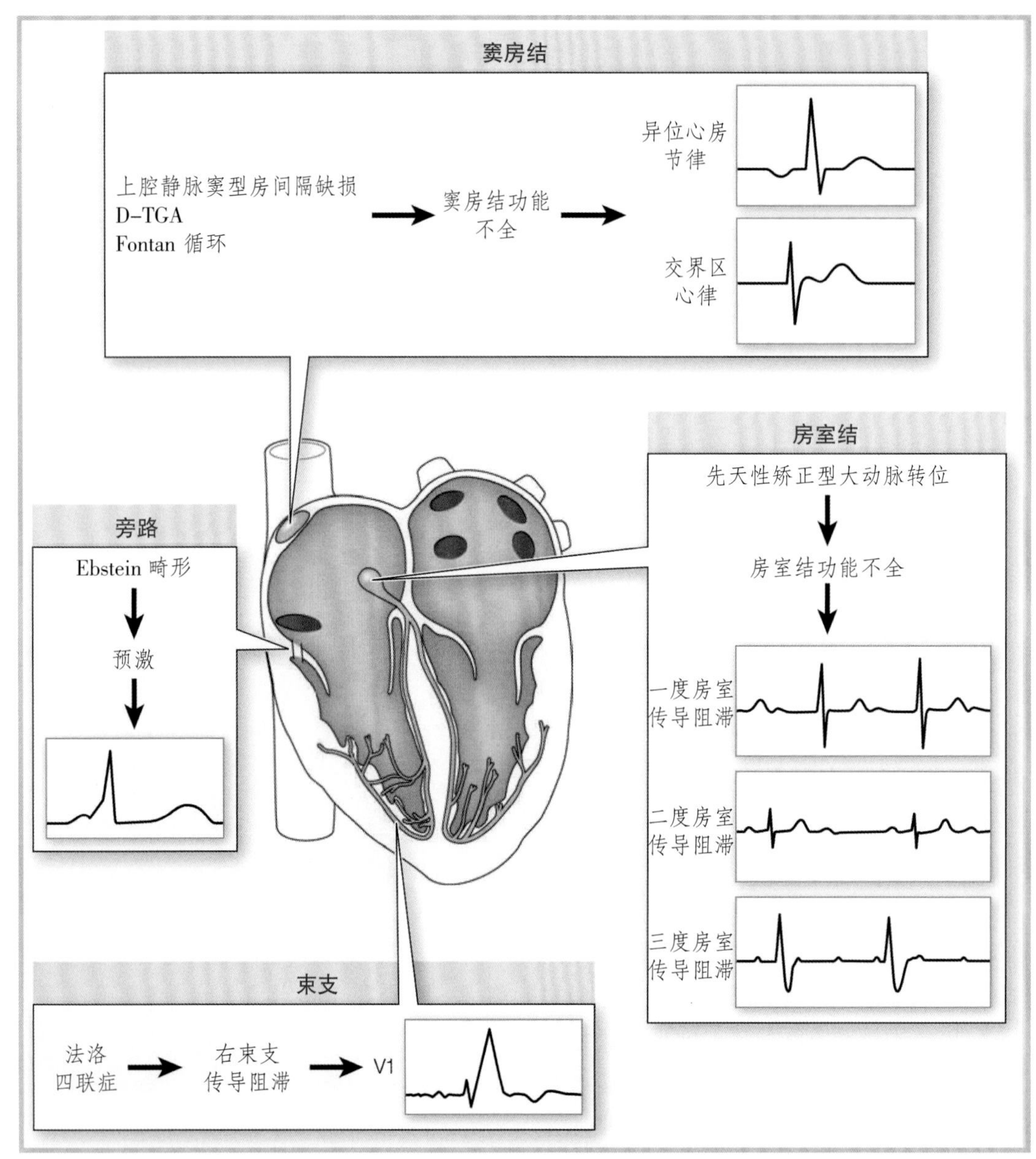


## 相关术语

**主动脉瓣狭窄：**左心室流出道狭窄或阻塞，位于主动脉瓣上、瓣下或瓣膜处。

**房间隔缺损：**心房间持续的直接连通。

**二叶式主动脉瓣：**主动脉瓣由 2 个瓣叶而不是 3 个瓣叶组成的结构异常。

**主动脉缩窄：**位于动脉韧带（动脉导管残余）附近的主动脉狭窄，位于大血管的远端。

**先天性心脏病：**起源于胚胎时期，出生时就存在的心血管结构异常。

**Crochetage 征（钩型 R 波）：**下壁导联 R 波顶点附近的 1 个切迹，因其与钩针的钩相似而得名，与房间隔缺损有关。

**Ebstein 畸形：**先天性三尖瓣瓣叶向右心室尖移位。

**艾森曼格综合征：**因长期大量的左向右分流引起肺动

脉高压,右向左分流并导致缺氧。

**Fontan 循环:**将血流从下腔静脉直接引流至肺动脉循环的外科手术,对先天仅有1个心室的患者有效。

**左心发育不全综合征:**左心室小及左侧心脏、血管小

Katz–Wachtel 现象:双心室肥大的 ECG 证据,V2~V5 导联有大的 RS 波群。

**动脉导管未闭:**动脉导管在出生后未能关闭时出现的分流,动脉导管是主动脉和肺动脉之间的正常通道,对胎儿循环至关重要。

**肺动脉高压:**肺动脉压力升高。

**肺动脉狭窄:**位于肺动脉瓣上、瓣下或瓣膜处的右心室流出道狭窄和阻塞。

**Senning 和 Mustard 手术:**用心房挡板将血液分流到对侧的心室,是完全性大动脉转位的姑息性手术。

**法洛四联症:**先天性畸形,包括右心室流出道梗阻、室间隔缺损(VSD)、右心室肥厚及主动脉骑跨。

**大动脉转位:**以心室动脉不一致为特征的先天性畸形——肺动脉起源于形态上的左心室,主动脉起源于形态上的右心室。

**三尖瓣闭锁:**先天性三尖瓣发育不全或缺失。

**室间隔缺损:**心室之间的持续的直接联系。

(王卫定 译 刘彤 校)

## 参考文献


1. Hoffman JI, Kaplan S. The incidence of congenital heart disease. *J Am Coll Cardiol.* 2002;39:1890-1900.
2. Khairy P, Ionescu-Ittu R, Mackie AS, Abrahamowicz M, Pilote L, Marelli AJ. Changing mortality in congenital heart disease. *J Am Coll Cardiol.* 2010;56:1149-1157.
3. Marelli AJ, Mackie AS, Ionescu-Ittu R, Rahme E, Pilote L. Congenital heart disease in the general population. Changing prevalence and age distribution. *Circulation.* 2007;115:163-172.
4. Stout KK, Daniels CJ, Aboulhosn JA, et al. 2018 AHA/ACC guideline for the management of adults with congenital heart disease: a report of the American College of Cardiology/American Heart Association Task Force on Clinical Practice Guidelines. *Circulation.* 2019;139:e698-e800.
5. Heller J, Hagège AA, Besse B, Desnos M, Marie FN, Guerot C. "Crochetage" (notch) on R wave in inferior limb leads: a new independent electrocardiographic sign of atrial septal defect. *J Am Coll Cardiol.* 1996;27:877-882.
6. Shen L, Liu J, Li JK, et al. The significance of crochetage on the R wave of an electrocardiogram for the early diagnosis of pediatric secundum atrial septal defect. *Pediatr Cardiol.* 2018;39:1031-1035.
7. Fournier A, Young ML, Garcia OL, Tamer DF, Wolff GS. Electrophysiologic cardiac function before and after surgery in children with atrioventricular canal. *Am J Cardiol.* 1986;57:1137-1141.
8. Delacretaz E, Ganz LI, Soejima K, et al. Multi atrial maco-re-entry circuits in adults with repaired congenital heart disease: entrainment mapping combined with three-dimensional electroanatomic mapping. *J Am Coll Cardiol.* 2001;37:1665-1676.
9. Gatzoulis MA, Freeman MA, Siu SC, Webb GD, Harris L. Atrial arrhythmia after surgical closure of atrial septal defects in adults. *N Engl J Med.* 1999;340:839-846.
10. Egbe A, Uppu S, Lee S, Stroustrup A, Ho D, Srivastava S. Temporal variation of birth prevalence of congenital heart disease in the United States. *Congenit Heart Dis.* 2015;10:43-50.
11. Elliott LP, Taylor WJ, Schiebler GL. Combined ventricular hypertrophy in infancy: vectorcardiographic observations with special reference to the Katz-Wachtel phenomenon. *Am J Cardiol.* 1963;11:164-172.
12. Liberman L, Kaufman S, Alfayyadh M, Hordof AJ, Apfel HD. Noninvasive prediction of pulmonary artery pressure in patients with isolated ventricular septal defect. *Pediatr Cardiol.* 2000;21:197-201.
13. Apitz C, Webb GD, Redington AN. Tetralogy of Fallot. *Lancet.* 2009;374:1462-1471.
14. D'Andrea A, Caso P, Sarubbi B, et al. Right ventricular myocardial activation delay in adult patients with right bundle branch block late after repair of tetralogy of Fallot. *Eur J Echocardiogr.* 2004;5:123-131.
15. Gatzoulis MA, Balaji S, Webber SA, et al. Risk factors for arrhythmia and sudden cardiac death late after repair of tetralogy of Fallot: a multicentre study. *Lancet.* 2000;356:975-981.
16. Zalzstein E, Koren G, Einarson T, Freedom RM. A case-control study on the association between first trimester exposure to lithium and Ebstein's anomaly. *Am J Cardiol.* 1990;65:817-818.
17. Iturralde P, Nava S, Sálica G, et al. Electrocardiographic characteristics of patients with Ebstein's anomaly before and after ablation of an accessory atrioventricular pathway. *J Cardiovasc Electrophysiol.* 2006;17:1332-1336.
18. Ho SY, Goltz D, McCarthy K, et al. The atrioventricular junctions in Ebstein malformation. *Heart.* 2000;83:444-449.
19. Warnes CA. Transposition of the great arteries. *Circulation.* 2006;114:2699-2709.
20. Gelatt M, Hamilton RM, McCrindle BW, et al. Arrhythmia and mortality after the Mustard procedure: a 30-year single-center

experience. *J Am Coll Cardiol.* 1997;29:194-201.

21. Kammeraad JA, van Deurzen CH, Sreeram N, et al. Predictors of sudden cardiac death after Mustard or Senning repair for transposition of the great arteries. *J Am Coll Cardiol.* 2004;44:1095-1102.
22. Al-Khatib SM, Stevenson WG, Ackerman MJ, et al. 2017 AHA/ACC/HRS guideline for management of patients with ventricular arrhythmias and the prevention of sudden cardiac death: executive summary: a report of the American College of Cardiology/American Heart Association Task Force on Clinical Practice Guidelines and the Heart Rhythm Society. *Heart Rhythm.* 2018;15:e190-e252.
23. Moore JP, Mondesert B, Lloyd MS, et al. Clinical experience with the subcutaneous implantable cardioverter-defibrillator in adults with congenital heart disease. *Circ Arrhythm Electrophysiol.* 2016;9. pii: e004338.
24. Fontan F, Baudet E. Surgical repair of tricuspid atresia. *Thorax.* 1971;26:240-248.
25. Giannakoulas G, Dimopoulos K, Yuksel S, et al. Atrial tachyarrhythmias late after Fontan operation are related to increase in mortality and hospitalization. *Int J Cardiol.* 2012;157:221-226.
26. d'Udekem Y, Iyengar AJ, Galati JC, et al. Redefining expectations of long-term survival after the Fontan procedure: twenty-five years of follow-up from the entire population of Australia and New Zealand. *Circulation.* 2014;130(11, suppl 1):S32-S38.
27. Villain E. Indications for pacing in patients with congenital heart disease. *Pacing Clin Electrophysiol.* 2008;31(suppl 1):S17-S20.

第 5 部分

# 异常节律

# 第 13 章

# 心律失常简介

Zak Loring, David G. Strauss, Douglas D. Schocken, James P. Daubert

## 心律失常诊断

心律失常这个术语非常宽泛，指的是除正常窦性心律以外的所有节律。在呼吸周期中由于自主神经不平衡而引起的窦性节律异常也被称为窦性心律失常。有些人提出用节律异常这个术语作为替代，但心律失常代表“不规律重复出现”，指的是除规律性窦性节律之外的所有节律异常。心律失常的存在并不一定反映心脏疾病，异常节律广泛存在于所有年龄段的健康个体中。心律失常主要根据其频率进行分类。通常心房和心室的频率是相同的。但是在不同心律失常发生过程中有多种不同的房室关系。

**心律失常根据房室关系分类**

1.一般情况下心房节律和心室节律相关且频率相同，包括异位起搏点来源的心脏节律：节律起源于心房或节律起源于心室
2.心房节律和心室节律是相关的，但心房率快于心室率(心律只可能起源于心房)
3.心房节律和心室节律是相关的，但心室率快于心房率(心律只可能起源于心室)
4.心房节律和心室节律是独立的(房室分离)，包括：
(1) 心房率等于心室率 (等频率房室干扰脱节)
(2)心房率快于心室率
(3)心室率快于心房率(2 个独立的节律并存，1 个起源于心房，另 1 个起源于心室)

当房性节律和室性节律有关但频率不同时，节律的命名则根据其起源的心腔(心房或心室)的频率来命名的(例如，当快速的房性节律与较慢的心室节律相关联时，称为“房性心动过速”)。当房性和室性节律分离时，2 种节律都应命名 (如房性心动过速合并室性心动过速)。

缓慢型心律失常是指心率<60 次/分的心律失常，而快速型心律失常则是指心率>100 次/分的心律失常。还有许多心律失常的频率在“正常”范围内。与一般的缓慢型和快速型心律失常相比，心动过缓和心动过速指的是特殊的心律失常，如窦性心动过缓和窦性心动过速。理解心律失常的 2 个重要方面是其机制和起源部位。

**心律失常的产生机制**

1.冲动产生异常(自律性)
2.冲动传导异常(传导阻滞和折返)

本章探讨了心律失常的常见机制，并提出了一种判断心律失常起源部位的实用方法。接下来的章节将更详尽地分析。

## 自律性异常

自律性异常导致的心律失常可起源于具有起搏功能的细胞，以及传导系统能自动除极的细胞。这些细胞也被称为起搏细胞。

**起搏细胞的位置**

1.窦房结
2.分布于心房的浦肯野细胞
3.希氏束
4.右束支和左束支
5.束支和心室内膜下的网状浦肯野细胞(见图1.7)

尽管所有的起搏细胞均有产生心脏节律的能力，但是频率最快的起搏细胞可通过超速驱动抑制慢频率起搏细胞的自律性，最终决定心脏的心率和心律。通常窦房结的自律性超过所有起搏和传导系统细胞的自律性，所以窦房结主导了心脏的心率和心律。这非常重要，其一是因为窦房结的位置，其二是因为窦房结与迷走神经和交感神经等自主神经的密切关系(见第3章)。

窦房结的下游位点也可产生心脏节律，这是因为其自律性升高，夺取了窦房结的控制权，或窦房结自律性下降，无法压制下游位点的节律。异位节律通常指非窦房结起源的异常节律。起搏细胞通过自动除极产生电脉冲称为动作电位(图13.1)。当心脏起搏细胞的自律性严重受损时，就需要应用人工心脏起搏器(见第21章)。

快速型心律失常维持机制决定其治疗方法。自律性增加可通过去除引起自律性增加的病因来治疗，而不是单纯控制自律性的增加。当自律性增加来源于窦房结时，病因常为全身疾病，如劳累、焦虑、发热、贫血、心输出量减少或甲状腺功能亢进等导致的交感神经张力增加。当自律性增加起源于非窦房结其他位置时，最常见的原因是心肌缺血、慢性肺疾病、地高辛中毒。不论是窦性还是非窦性自律性增加引起的心律失常均需要通过去除诱因进行治疗。

## 冲动传导异常:阻滞

阻滞是指传导减慢或未能激动所有心肌(如房室传导阻滞或束支传导阻滞)。心脏激动既可以部分传导阻滞产生传导延迟（如一度房室传导阻滞时的PR间期延长），也可以表现为完全传导阻滞表现为不能下传(如三度房室传导阻滞)。心脏激动部分传导阻滞时，受影响区域的频率不变;但激动完全传导阻滞时，受影响区域可表现为缓慢型心律失常。部分阻滞和完

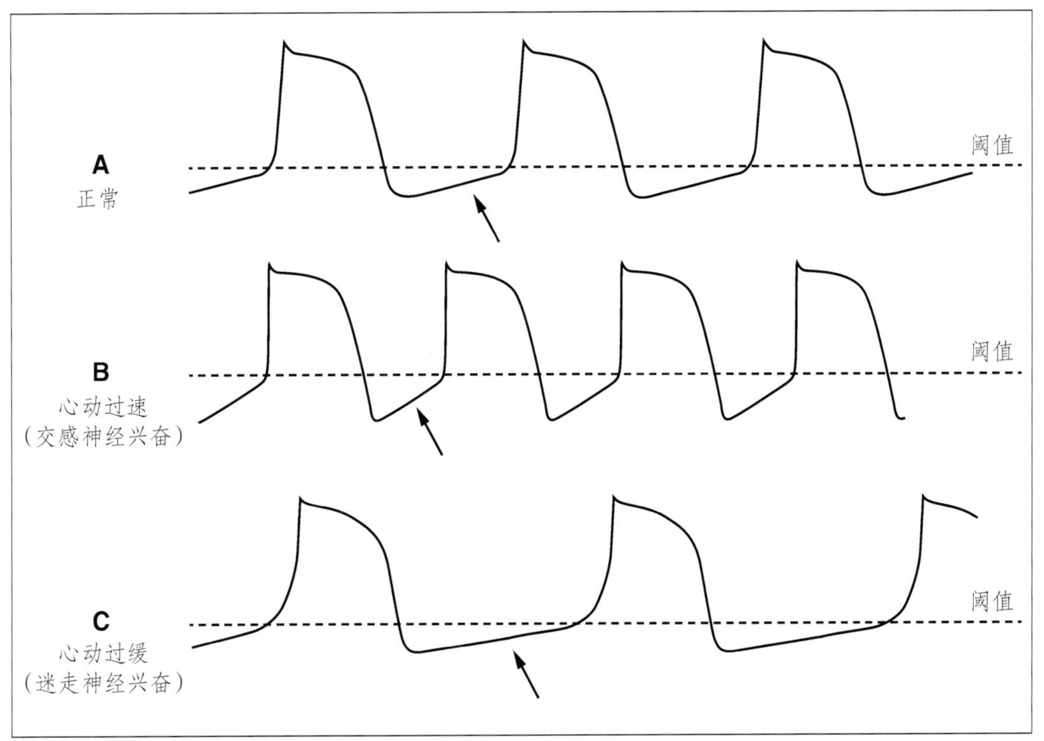


图13.1　起搏细胞动作电位示意图。(A)正常窦性节律。(B)交感神经兴奋使缓慢自动除极的斜率增加，使心率加快，出现窦性心动过速。(C)迷走神经张力升高，降低自动除极的斜率，使心率减慢，出现窦性心动过缓。箭头示3种情况下缓慢自动除极过程。

全阻滞均可发生于激动产生和传导系统的任何位置(表 13.1)。

## 冲动传导异常:折返

尽管冲动传导异常可以产生传导阻滞,但只发生在起搏细胞和传导系统,不均匀的传导可发生于心脏中任何部位。不均匀的冲动传导可能会导致冲动落入刚完成除极或复极的折返环路中[1]。折返过程中冲动以类似于环状路径传导,只要冲动遇到可激动细胞就会继续传递下去,导致 1 次期前收缩、多次期前收缩、非持续性的快速型心律失常,甚至是持续性的快速型心律失常的发生。

**折返产生的条件**

1.有效的环路
2.折返环路中有 2 条不应期不相同的传导通路
3.冲动在 1 条传导通路中传导足够缓慢,使得另外 1 条传导通路从不应期中恢复激动得以回传

图 13.2 中显示形成折返的 3 个不同条件:有效的折返环(折返产生的条件 1)根据冲动沿通路传导是否存在均一性,分为以下几种情况:①2 条通路均传导良好——2 条通路同时完成复极,能接受新的冲动,折返不能发生;②2 条通路均传导阻滞——左右 2 条通路均处于不应期(由于持续位于除极化状态)不能传导冲动,折返不能发生;③1 条通路传导正常,另外 1 条通路由于处于不应期不能传导(折返条件 2);

**表 13.1 冲动传导阻滞**

| 阻滞位点 | 主要受影响的部位 |
| --- | --- |
| 1.窦房结 | 1.心房肌 |
| 2.房室结 | 2.希氏束 |
| 3.希氏束 | 3.束支 |
| 4.束支 | 4.心室肌 |

④左侧通路不能传导,右侧可以传导。当冲动沿右侧传导抵达左侧通路末端时,左侧通路已经完成复极所以冲动能够继续沿左侧通路传导,形成折返(折返产生的条件 3)。冲动继续在折返环中传导,从而产生折返性心动过速,折返传导直至遇见不应期终止。

图 13.3 为房室旁路形成折返性心动过速的例子。在窦性心律时(图 13.3A),房室结和 Kent 束(可传导冲动的旁路肌束)均有时间从上 1 次激动中恢复。从心房来的冲动可通过 Kent 束旁路(如图 13.3A 中 ECG 所示,提前激动部分心室产生 δ 波)和房室结激动心室。图 13.3B 中显示过早的心房搏动遇到了 Kent 束周围心肌的不应期,但较远的房室结处于可激动时期,如图 13.2C 所示。当激动传导至 Kent 束远端区域所在位置时,其已脱离不应期,产生了折返(图 13.3C),与图 13.2D 所示相同。折返环路的大小受所在位置心肌纤维(图 13.2D)和整个心房心室腔的影响(图 13.3C)。

微折返机制描述的心动过速是指当折返环太小,折返激动形成的波不能在 ECG 显示的现象。微折返环中形成的冲动扩散至周围心肌,就像自律性增加或起搏点的激动向四周扩散一样。ECG 中的 P 波和 QRS 波是由这个激动在心房和心室的被动扩散产生。微折返通常发生在房室结和心室(见第 16 章)。

大环折返是指折返环路足够大,其折返产生的激动能在体表 ECG 中显现(见图 13.3C)。折返环路中的激动沿右心房的折返环激动,进一步扩散至未在折返环中的左心房,呈现为倒置的 P 波(图 13.3D,ECG 中第 3、4、5 次心跳)。折返环的激动沿右心室的折返环通过特殊传导系统扩散至不在折返环中的左心室,呈现为窄 QRS 波。

还有另 1 种形式的大折返,即折返环路完全在心房或心室肌内。当出现这种形式的大折返时,连续的锯齿状或起伏的 ECG 波形代替有间隔的 P 波(见第 16 章)或 QRS 波(见第 17 章)。

治疗折返性心动过速时,了解其机制是很重要的。对于任何折返维持来说,后 1 个折返环路激动的

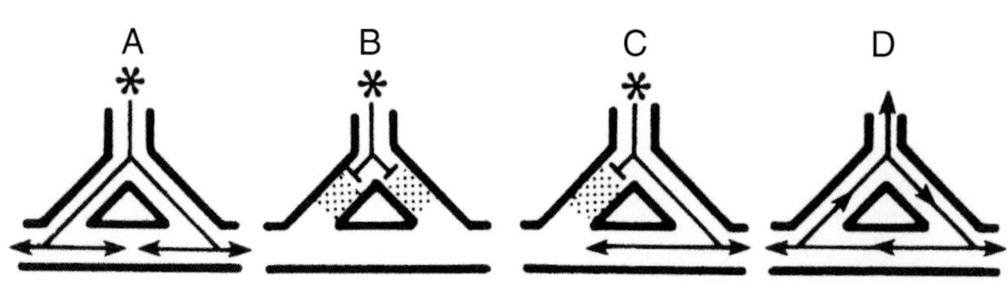


图 13.2 星号示激动产生的位点,箭头示冲动传导的方向,垂线示传导阻滞,阴影示还没有完成复极化的区域。

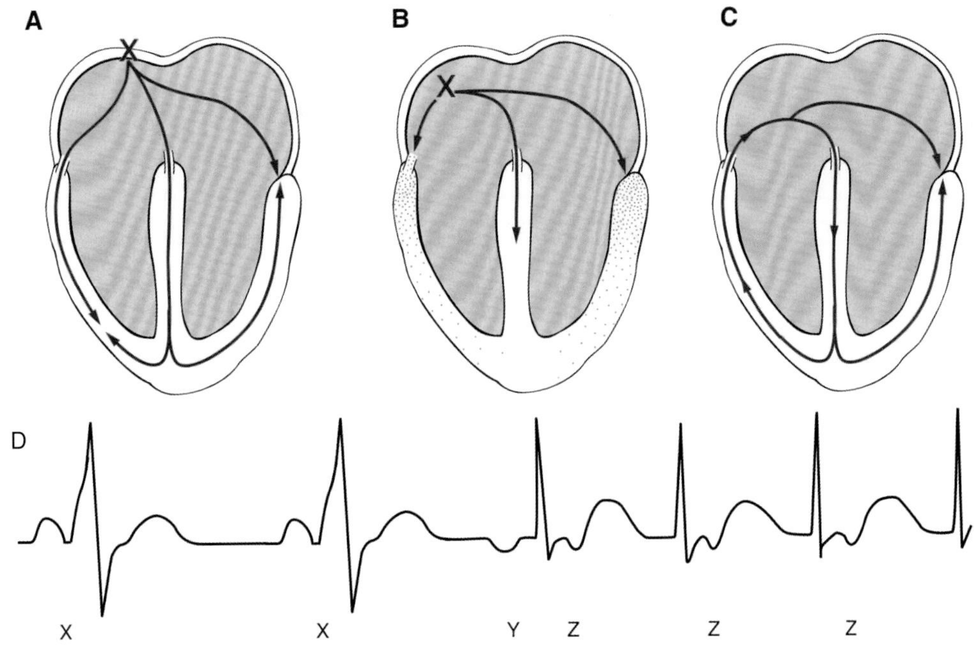


图 13.3 (A,B)右心房和心室之间的开放空间代表 Kent 束的存在,室间隔顶部的开放空间代表房室结。X 表示窦房结(A)和右心房(B)的起搏点位置。(C)折返环路超速抑制所有起搏细胞。箭头表示冲动传导的方向。(D)对应的 ECG,提示窦性心律,正常的 P 波后紧跟着 QRS 波,提示心室提前激动(X);QRS 波之前 1 个倒置的 P 波,提示 1 个房性期前收缩(APB)不合并心室预激(Y);QRS 波后 1 个倒置的 P 波,提示折返性心动过速,称为房室折返性心动过速(Z)。(Modified from Wagner GS, Waugh RA, Ramo BW. Cardiac Arrhythmias. New York, NY: Churchill Livingstone; 1983: 13. Copyright © 1983 Elsevier. With permission.)

头部一定不能赶上前 1 个折返的尾部(折返产生的条件 3,图 13.4A)。

因此,终止持续性折返性心动过速时在折返激动的头和尾之间必须有 1 个可激动细胞间隙。终止的方法如下:

**终止持续性折返性心动过速的方法**

1.应用药物使激动在折返环路内加速传导,使激动遇见尚未在不应期中恢复的区域(图 13.4B)。如果药物能延长不应期,也会终止折返
2.人为给予额外心脏刺激,除极(夺获)折返环的可激动间隙,使折返后的激动遇见不应期而终止折返(图 13.4C)
3.给予心前区电击(即电复律),可夺获所有处于可激动期的心肌细胞,包括折返环路中的心肌细胞,因此使得折返后的冲动处于不应期中而终止折返(图 13.4D)
4.应用手术或导管消融的方法,损坏折返环路中的 1 条通路,如消融预激综合征患者的房室旁路(图 13.4E)

## 心律失常的诊断方法

了解上述机制有助于深入理解如何通过 ECG 诊断心律失常。

在编写《实用心电图》前 8 版的过程中,马里奥特博士总结了自己的心律失常诊断方法(见下文)。

**马里奥特博士总结的诊断方法:了解原因**

任何医学诊断的第 1 步都是了解症状背后的病因。例如,如果想成为一流的头痛专家,第 1 步就是了解头痛的 50 个原因,哪些是常见的,哪些是不常见的,以及如何区分。这是因为"你只看到你所寻找的,你只认识你所知道的。"各种心律失常的常见原因是医生应该熟练掌握的必备知识,以备随时面对未知原因的心律失常。

诊断的第 1 步也是最简单的 1 步:确定心率。如第 3 章所述,正常的窦性心律为 60~100 次/分(由于呼吸变化而有轻微的不规律)。除了前面讨

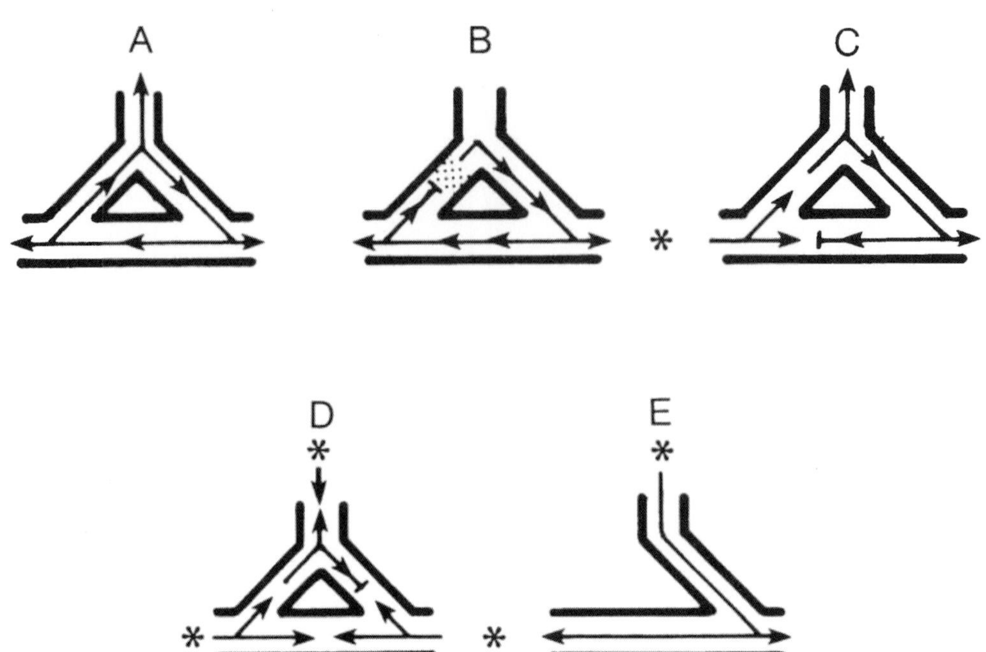


图 13.4　图 13.2 可解释折返(A)及其 4 种终止方式(B~E)。星号、箭头、垂线和阴影的意义与图 13.2 相同。(C)中箭头示异位激动形成的点。(D)中 3 个星号示接收到的各个方向的由心前区电除颤引发的脉冲。(E)中单个星号示窦性心律的形成。

论的心腔起源分类外,心律失常还可以分为快速型心律失常(快速)和缓慢型心律失常(缓慢)。虽然心律失常时心率也可能处于 60~100 次/分,但在某种程度上,也常合并有快速型心律失常或缓慢型心律失常。

## 缓慢型心律失常

如前所述,产生心律失常的机制包括冲动形成异常(自律性)和冲动传导异常(传导阻滞或折返)。从下文先冲动传导异常开始讨论。

正常的窦性节律始于窦房结形成的冲动。起源于窦房结的冲动向下传导,通过心房到达房室结。在经过短暂的延迟后,冲动继续沿着希氏束向下进入左右束支,最后通过广泛的浦肯野纤维网激活心内膜表面,以快速而协调的方式激活整个心室肌。冲动传导异常可发生在上述传导途径的任何部位。

窦房结水平的阻滞或延迟可导致缓慢型心律失常。冲动不能传出窦房结(或延迟出现),继而引起心房的激动延迟,导致正常窦性心律中出现的规律 P 波消失。

在房室结或希氏束水平,传导阻滞或延迟会导致冲动不能进入心室传导系统,从而导致心室激动延迟。这导致在 ECG 上可以看到的心房和心室激动(P 波和 QRS 波)之间的异常关系。

束支的传导阻滞或延迟会导致左右心室激动的不同步。心室不是通过快速、特殊的传导系统激活,需要更多的时间除极,从而导致 QRS 波增宽。

自律性的增加也会导致缓慢型心律失常。异位冲动可中断或干扰正常传导,导致心室率减慢。来自心房(APB)、希氏束(交界区期前收缩)和心室肌(VPB)的过早异位激动可以通过对传导系统的过早除极来干扰正常的传导,使来自窦房结的冲动无法传导。

诊断缓慢型心律失常的方法是检查窦房结传导至心室肌的传导过程中是否有阻滞或延迟的迹象。如果激动传导的每 1 步看起来都是正常的,需评估是否存在可能干扰正常传导的异位激动。各种缓慢型心律失常的具体情况将在第 18 章进行更深入的探讨。

**马里奥特博士的方法:“谁嫁给了谁?”**

通过自问“谁嫁给了谁?”来理清关系。在心律失常的病例中,这通常是作出明确诊断的关键步骤。图 13.5 以最简单的形式说明了这一原理。窦性心动过缓与交界性心律无关。在 3 种情况下,一些奇怪的期前收缩的 qR 组合是没有诊断意义的。期前收缩可能是 VPB,事实上,提前出现的 QRS 之前有 P 波出现时,说明期前收缩与前面的 P 波“相关”。因此,这就说明这个期前收缩是传导下来的和夺获的右束支阻滞差异性传导的期前收缩。

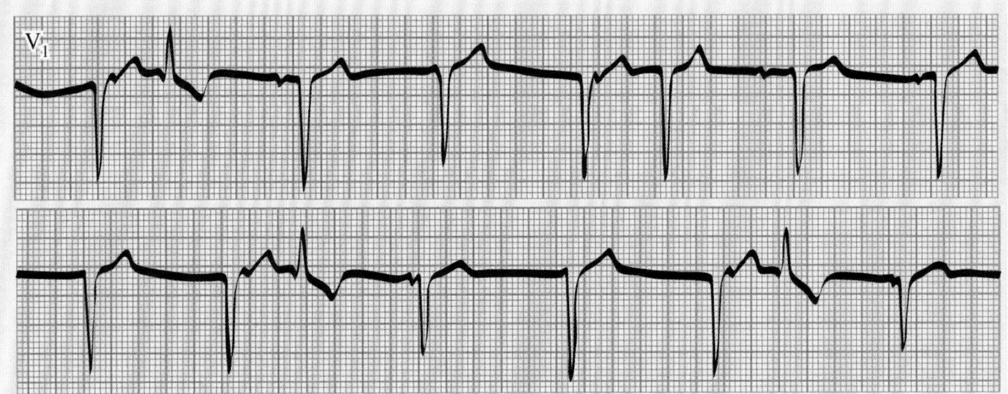


**图 13.5** 连续记录的 ECG。所有提前出现的 QRS 波其前面都有 P 波,只有部分晚出现的 QRS 波后有 P 波。卡尺表示心房(心率规律,约 50 次/分)和心室(晚出现的 QRS 波频率约 60 次/分)之间的关系。在每个提前出现的 QRS 波前均出现 P 波,提示心房节律对心室节律的间歇夺获。

## 快速型心律失常

临床上诊断快速型心律失常最重要的是确定心律失常的来源是心室(室性心动过速或纤颤)还是心室以上[(室上性心动过速(SVT)]。宽 QRS 波的心动过速可能由室性心动过速和室上速引起(这 2 种节律的区别将在第 16 章中深入讨论),窄 QRS 波的心动过速通常由 SVT 引起。ECG 特征有助于诊断引起心动过速的 SVT 的类型。

**马里奥特博士的方法:“解析 QRS 波”**

当遇到特殊的心律失常时,应该先解析 QRS 波。这有 2 个原因,首先是威利萨顿法则的延伸,“我抢银行,因为那里有钱”;第二,解析 QRS 波是保持心室优先的正确行为。只要心室运转正常,心房的活动相对来说不太重要。如果 QRS 波在至少 2 个导联 ECG 中时限正常,则为室上性节律。如果 QRS 波宽而畸形,则需要辨别此为室上性差传还是室性,或者是预激。如果知道 QRS 波的形态,则有了寻找的目标,观察到时可以辨认出目标。

规律性是评价 SVT 的关键点。起源于心房的心律失常(房颤、多局灶性房性心动过速)表现出不规则特征,而起源于心室的心律失常或部分折返的心律失常通常表现很规则。

由于超速抑制,心律失常起源部位的频率最高。在许多心律失常中,心房和心室的传导速度相同。然而如果观察到其中 1 个频率比另 1 个高,那么速度更快的心腔通常是心律失常的起源驱动位置。因此,密切关注 P 波与 QRS 波之间的关系是十分必要的。

## 马里奥特博士的方法："搜索 P 波"和"注意多个 P 波"

在寻找 P 波的过程中，有几个线索和注意要牢记在心。可以采用更换电极位置的方法（见第 2 章），将正极放置在胸骨右缘第 5 肋间隙，将负极放置在胸骨柄上。这种方式（替代导联放置）有时会明显地放大 P 波，使其很容易被看到，而在标准导联中 P 波很难被分辨出。如果能分辨出 P 波，对患者来说，这种方法比通过放置心房电极或食管电极来辨别 P 波要好得多。

另 1 个关于 P 波发生的线索包含在"Bix 法则"中，该法则以心脏病学家 Harold Bix 的名字命名，他观察到，每当 SVT 的 P 波在 QRS 波之间时，应该怀疑有额外的 P 波隐藏在 QRS 波中。

在识别心律失常的来源时，下一个警告是"注意多个 P 波"。这意味着要警惕看起来像 P 波的波形和看起来像其他波形的 P 波。这尤其适用于与 QRS 波相邻的类 P 波，其可能是 QRS 波的一部分。当然这也可能是陷阱，对于患有"P-专注综合征"的人来说，任何看起来像 P 波的波形都是 P 波。

心房和心室激动之间的关系也有助于区分不同类型的 SVT。由于存在递减传导，通过 AV 节点的脉冲传导会受到一定程度的调节。当以更快的速率刺激房室结时，房室结的传导减慢。通过心房和心室的异常连接（例如，通过副肌束）的传导则不是以这种方式调节。了解心室传导（VA）和房室传导之间的相对传导时间可以提供心律失常机制的线索，并为诊断提供依据。这种关系通常通过比较在 ECG 上显示的 RP 间期（VA 传导时间）和 PR 间期（AV 传导时间）来进行分析。

## 马里奥特博士的方法："注意中断特征"

每当很难确定规律性心律时，应寻找并关注规律性中的任何中断，该过程可以概括为"分析中断特征"。在规律性中断时，最有可能找到心律失常的根本原因。例如，在图 13.6 的开始部分，心率规律，为 200 次/分，不确定快速型心律失常是心房性还是交界区。第 3 种可能性是小的正向波是 QRS 波群的一部分，而不是 P 波。沿着长导 ECG 分析，心动过速规律中断。规律中断最常见的原因是非传导性 APB，箭头所示为引起中断的"罪魁祸首"。由于规律的中断，心律失常的机制立即变得显而易见。当心律恢复时，逆行传导的 P 波位于第 1 QRS 波群的前面，表明快速型心律失常机制是房性心动过速。

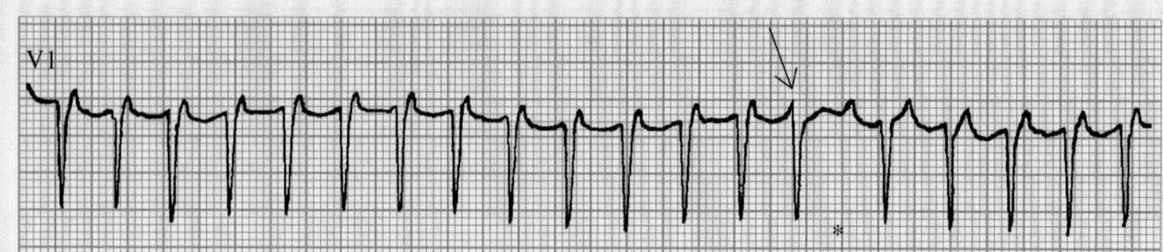


图 13.6 在长导 ECG 起始处，大负向 QRS 波后的小正向波可能是：①宽 QRS 波群的一部分；②紧跟窄 QRS 波的逆行 P 波；③长时间传导至窄 QRS 群的顺行 P 波。该心动过速的规律在第 14 个周期（箭头所示）期间中断，第 15 跳可见在大的负向 QRS 波形之前出现小的正波形，没有 QRS 复合波（星号所示）。由阻断的 APB 产生的暂停（星号所示）被正常传导的（PR 间期≤0.20s）搏动终止。

## 梯形图示

梯形图通常有助于理解难治性心律失常。这些图具有用于指示心房、房室交界和心室激活。可以根据需要添加额外的行以绘制更复杂的心律失常。梯形图应建立在 ECG 正下方或正上方，分为以下 2 个阶段：

> **构建梯形图的技巧**
>
> 1.梯形图内应包括能看到的波(例如，画线表示可见 P 波和 QRS 波群)
>
> 2.添加看不到的内容(例如，连接心房线和心室线以表示房室传导或心室传导，并在可见 P 波之间的固定 PP 间期画线来表示出现的任何遗漏 P 波)

图 13.7B 为使用梯形图来理解具有不同 PR 间期和不同 QRS 波群形态的心律失常。在图的第 1 阶段，所有可见 P 波和 QRS 波群都已标示出来。注意代表宽 QRS 波群期前收缩的反向斜线，表明其可能起源于心室。当在第 2 阶段中添加表示 AV 传导的线时，第 3 个 P 波之后的延长 PR 间期用斜线表示，以表示传导延迟。VPB 必须逆行进入房室交界处，以便下 1 个窦性冲动处于交界区的相对不应期。

在随后的章节中，梯形图被用作分析心律失常机制的辅助工具。图 13.8 用 4 个梯形图来表述不同心律失常的例子：异常的心室传导(图 13.8A)，交界性心律(图 13.8B)，室性心律(图 13.8C)，和房室分离(图 13.8D)。

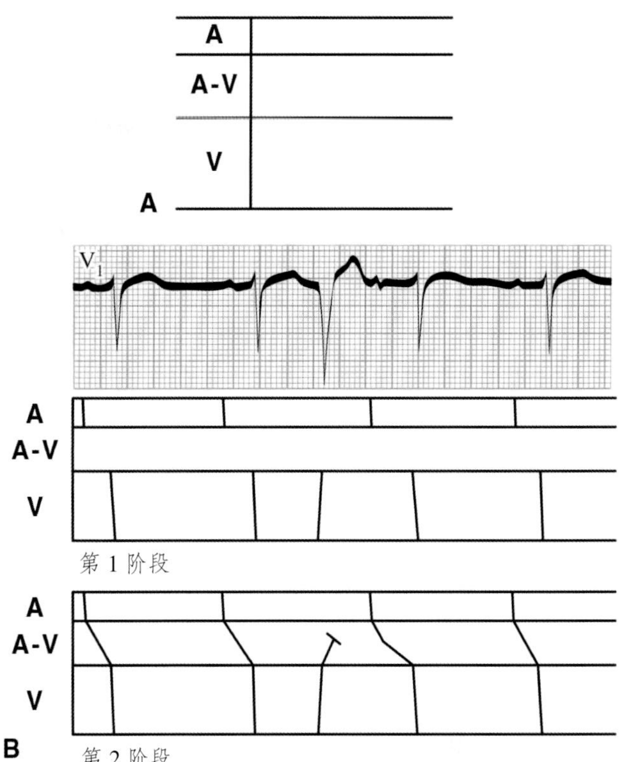


图 13.7 (A)构建梯形图的格式：提供空间表示心房(A)、房室交界(A–V)和心室(V)激活。梯形图构建的 2 个阶段：第 1 阶段涉及使用斜线来包括代表心房和心室激活的明显波形的持续时间。斜线的向前或向后表示假定的激动扩散方向。(B)第 2 阶段涉及在房室交界空间中构建连接心房和心室线的线，以表示交界激动扩散的假定方向。这些线用短的垂直线终止和覆盖，以指示冲动传导的假定障碍。

## 总结

评估快速型心律失常时，需重点关注的 ECG 特征包括以下几点。

> **评估快速型心律失常要素**
>
> 1.QRS 波是宽还是窄
>
> 2.规律还是不规律
>
> 3.P 波的频率和电轴
>
> 4.PR 和 RP 间期
>
> 5.心律失常中断或者停止时发生了什么

将这些信息与对心律失常机制的理解相结合，能够对心律失常做出诊断，或进行有重点、有依据的鉴别诊断。

> **马里奥特博士的方法："精准确定首要诊断"**
>
> 马里奥特医生的最后 1 条建议是：精准确定首要诊断。
>
> 绝不能依赖继发的现象进行诊断，如房室分离、逸搏或异常。这些都是依附于主要诊断的现象，必须寻找和识别主要诊断。

# 检测心律失常的临床方法

在心脏病学，特别是心律失常的诊断和治疗方面有了巨大的发展。这些方法不是替代而是患者从病史

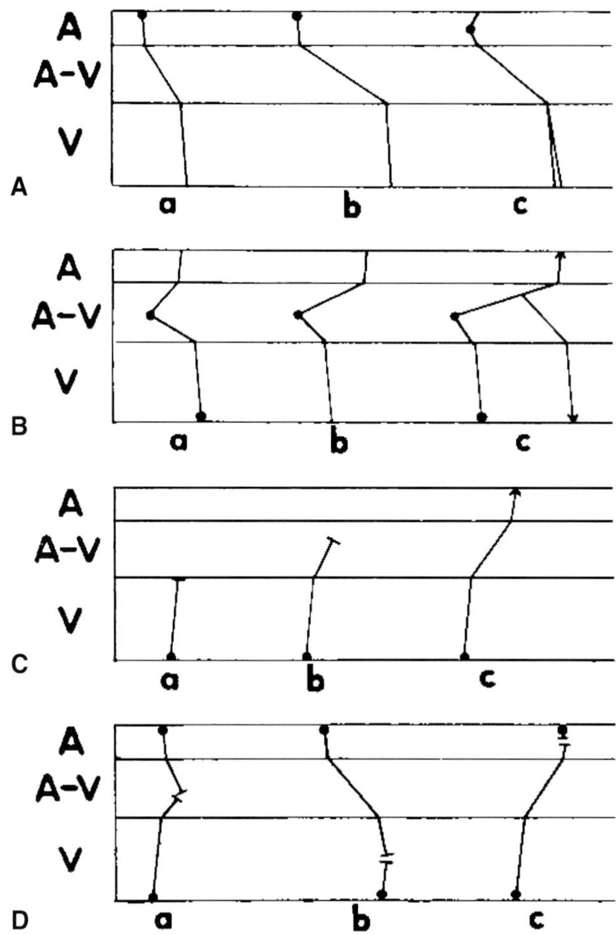


图 13.8 实心圆点示激动形成的位置，分裂线示传导异常，尖箭头和斜线（从左到右）示激动传导方向，平箭头表示冲动阻滞。(A)正常窦性心搏(a)房室传导延迟(b)，然后被异位房性心搏取代，异位心房起搏有房室传导延长和房室传导异常（由分裂线表示）(c)。(B)房室交界区心搏，向心房的逆行传导时间逐渐延长：在(a)中，P 波先于 QRS 波；但在(b)中，P 波在 QRS 波之后；在(c)中，逆行传导时间很长，以致产生了第 2 个 QRS 波。(C)心室搏动累及房室交界区：无传导(a)、部分传导(b)、完全逆行心室–房室传导(c)。(D)(a)为完全房室分离；(b)为房室传导与 VPB 相遇导致 QRS 波“融合”；(c)为心室–心房传导导致 P 波融合。

的收集和体格检查方面进行补充。

20 世纪 60 年代初心脏科监护室的应用，促进了心律失常诊断和治疗的快速发展。在心脏监护室，对有心律失常或因急性心肌梗死等原因而有心律失常高风险的患者进行持续心电监护（见第 2 章）。改良的胸导联 V1 通常用作显示导联，因其既能很好地观察心房活动，又能区分左、右心室心电活动（图 13.9）[2]。通常在床旁等监护仪上会同时显示多条导联，以提供多导联 ECG，以便快速、准确地解读心律失常。

## 动态 ECG 监测

Holter[3]在 20 世纪 60 年代发明了 1 种可以在患者自身环境中连续监测 ECG 的方法。患者通过胸部电极连接到便携式记录仪上，该记录仪可以记录 1~3 条导联的 24 小时 ECG。患者记录活动日志，以便将症状、活动和心律联系起来。因此，患者在实际生活的情况下被监测。动态 ECG 监测用于确定心律失常与心悸、头晕、晕厥或胸痛等症状之间的相关性（图 13.10）。

从最初的动态心电图机[重 75 磅（34.1kg），使用大型卷筒式磁带记录器]发明以来，心律失常的动态监测有了很大的发展。门诊监测技术的发展满足了筛查无症状房颤患者的需求，作为隐匿性脑卒中的常见病因，无症状房颤的筛查越来越受到临床重视[4]。现代动态心电图机可连续或间歇记录，可用于短期或长期监测。动态心电图机类型的选择依据临床需要而定[5]。

### 动态心电图仪（Holter）

目前的动态 ECG 技术允许持续记录和存储 2 个或 3 个导联的 ECG 数据。这些设备通常用于短期监测，因其一般只记录 24~48 小时的数据；然而，一些较新的设备可以记录长达 16 天的心电数据（图 13.11）。这种监测对于评估在这段监护时间内频繁发作的心律失常是非常有效的。

动态 ECG 监测在特定心脏疾病或心脏节律对预后和治疗有重要影响的情况下也是非常有价值的。这些情况包括缺血性心脏病、二尖瓣脱垂、心肌病、窦房结功能障碍、传导障碍、起搏器功能评估或预激综合征。此外，动态 ECG 监测对评价抗心律失常药物的疗效和剂量调整也有一定的价值。然而，在这种情况下，要认识到心律失常的频率可能每天变化高达 90%[6]，在成功的治疗后，心律失常的发生率有显著持续的降低。连续监护仪的缺点包括与症状、日志不符合，不能实时进行数据分析。尽管在材料设计上已经有了很大改进，以适应敏感皮肤患者，但是患者多日持续佩戴监护仪仍然可以引起不适。

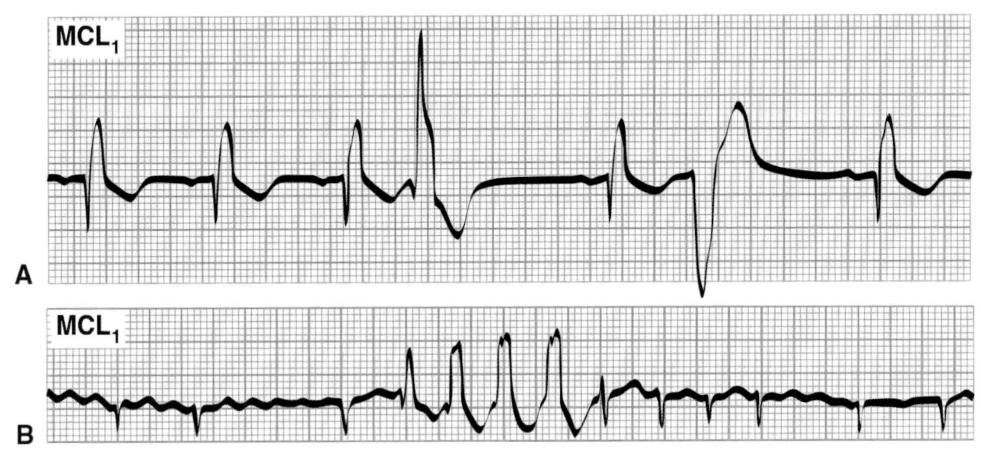


图 13.9 (A)窦性心律时呈右束支传导阻滞,V1 导联呈正向(第 4 跳)和 V1 导联呈负向(第 6 跳),两者都是VPB(见第 15 章)。(B)基本节律为房颤律,大部分心跳正常;然而,第 4~7 跳并不通过右束支传导(传导异常)。注意宽 QRS 波呈典型的三相形态。$MCL_1$,改良胸导联 V1。

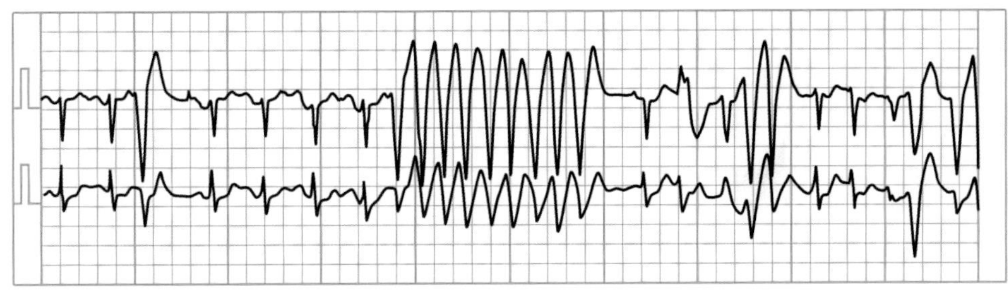

图 13.10 57 岁急性心肌梗死患者出院后出现呼吸困难和心悸,动态 ECG 改良胸部 V1 和 V5 导联显示 VPB 和室性心动过速。

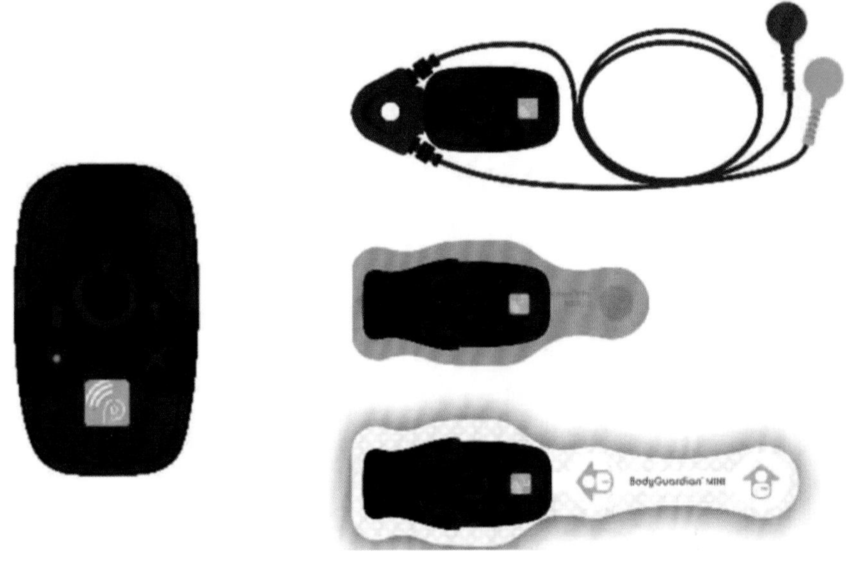


图 13.11 连续动态心电图仪器:BodyGuardian MINI preventissolutions,Inc.(BodyGuardian is a registered trade - mark of Preventice Solutions,Inc.)

## 间歇记录或事件触发记录

事件记录仪提供由患者症状指导的间歇性心律监测(图 13.12)。ECG 数据是连续测量的,但只有在患者激活时才会被记录下来。一旦激活,该设备就会记录激活后固定时间内的 ECG。事件记录仪仅在症状出现后才被患者应用,而外部循环记录装置则是连续配戴的,可以记录激活时间后的 ECG 数据,也可以回忆激活前的数据(通过“循环记忆”)。然后,数据被传送到中央监测站进行分析。

这些设备通常不会特别笨重,可以进行长时间的动态监测。对于有症状的患者来说是理想的设备,可以在症状出现时适时地触发。但是由于需要与患者互动,对于伴有意识改变或晕厥相关的心律失常患者,症状发作时由于无法操作设备和传输数据，这些设备无法帮助此类患者。

## 实时连续事件记录器（可移动遥测）

实时连续事件记录仪可以实时、长时间的动态监测 ECG（图 13.13）。比间歇事件激活记录器的尺寸更小，能自动将数据传输到中央数据分析中心。如果检测到心律失常或被患者激活，该设备就会传输数据，技术人员会实时地分析这些数据。该技术的易用性和连续性使其具有更高的诊断产量，是间歇事件激活记录仪的 2.5 倍以上[7]。

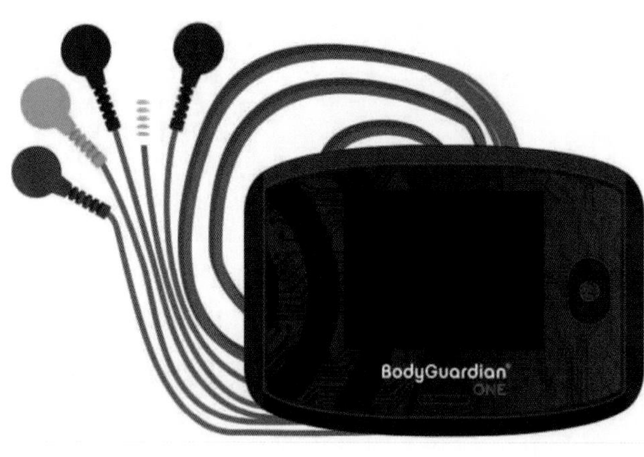


图 13.12 间歇或事件激活记录器：BodyGuardian One Preventice Solutions，Inc.（BodyGuardian is a registered trademark of Preventice Solutions，Inc.）

## 植入式心电监测器

对于长时间的动态监测，植入式循环记录仪是很好的选择，因其可以记录长达 3 年的数据（图 13.14）。这种设备被植入皮下，并记录单导联 ECG，该 ECG 可以自动传输或通过患者的激活传输给医生。这种设备体积很小，多数患者体表不可见。

## 移动遥测技术

不断出现的新技术促进了更广泛地使用动态 ECG 监测。基于智能手表的技术，如 KardiaBand（AliveCor，Mountain View，CA），可以获得患者初始的单导联 ECG 记录，并生成心率的自动解读报告[8]。如何将这些移动心电监测技术整合到临床护理中是目前研究的方向。

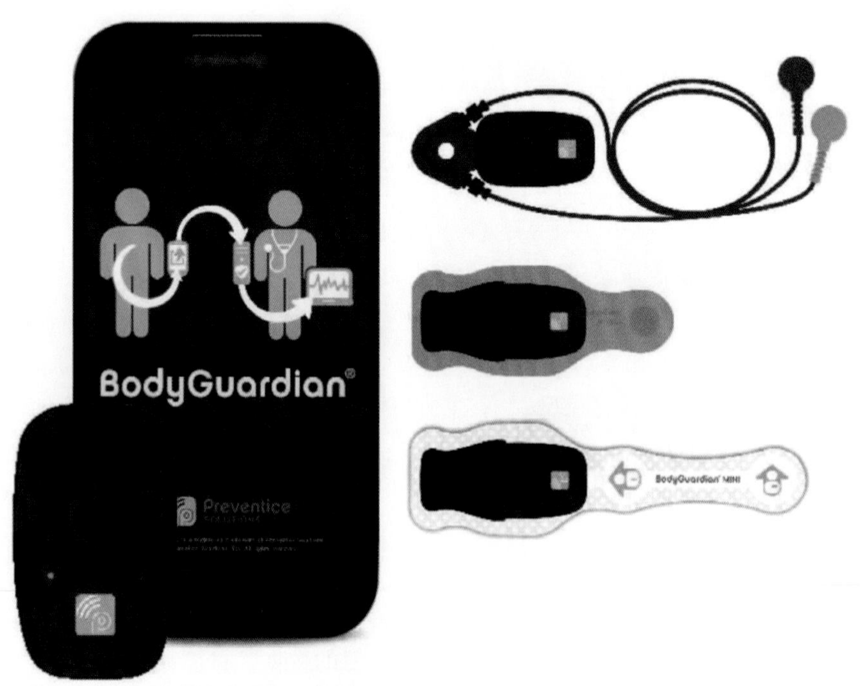


图 13.13 实时心脏遥测技术（BodyGuardian MINI PLUS Preventice Solutions，Inc）。

## 记录 ECG 的有创性方法

通过体表电极只能监测心房和心室心肌的电活动，因此，有时不能做出明确的心律失常诊断。心房电活动在快速型心律失常期间可能因为叠加的 QRS 波和 T 波上而被掩盖。当通过调整体表 ECG 电极位置不能显示心房电活动时，经食管或心房记录 ECG 可能是必要的。图 13.15 显示了当体表 ECG 无法清晰地显示心房电活动时，心房腔内电图可清楚地显示心房电活动。这位患者被证实为房扑-房颤。

心脏电生理检查通过将多极导管置于跨三尖瓣位置，直接记录希氏束电活动，可以获得更明确的心律失常诊断[9-11]。在右心房采用密集的电极，可以同时记录多个腔内位置电图（图 13.16）。当存在房室传导阻滞时，这一诊断信息具有重要的临床意义，体表 ECG 很难判断阻滞位置是位于房室结还是希-浦系统。

从希氏束的记录可以将 PR 间隙分为 2 部分：从心房通过房室结到希氏束（心房-希氏束间期），从希氏束到心室（希氏束-心室间期）。这种方法可以直接识别发生房室阻滞的区域（图 13.17）[12]。希氏束电位为后面章节所讨论的许多最初假定的 ECG 原理提供了理论依据。

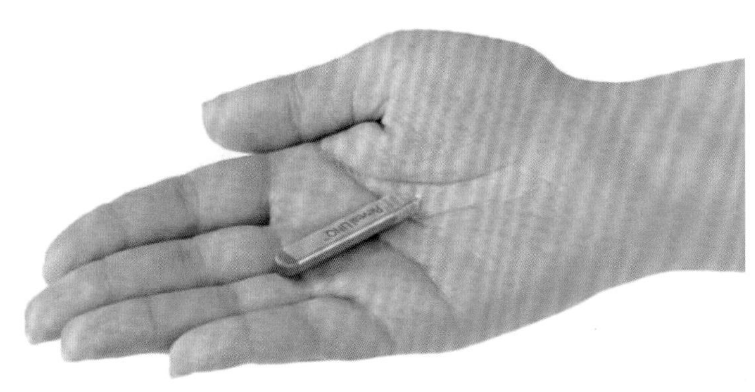

图 13.14　植入式心电记录器（Medtronic Reveal LINQ Implantable Loop Recorder）。（Reproduced with permission of Medtronic，Inc.）

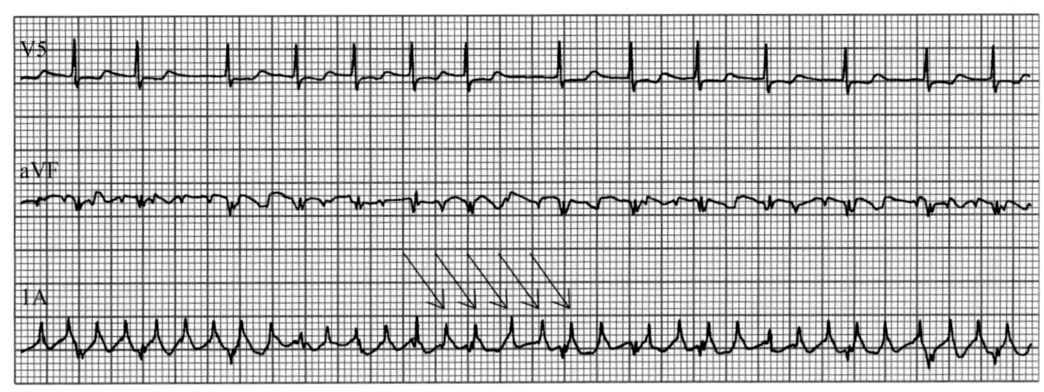


图 13.15　同时记录充血性心力衰竭的 81 岁女性患者体表导联 V5（上）、aVF（中）及心房内电图（ⅠA）（下）。V5 导联可见不规则的心室节律，aVF 可见间断的心房活动。心房腔内电图证实为快速心房节律（房扑-房颤）伴不同比例房室传导阻滞，箭头示心房率为 330 次/分。

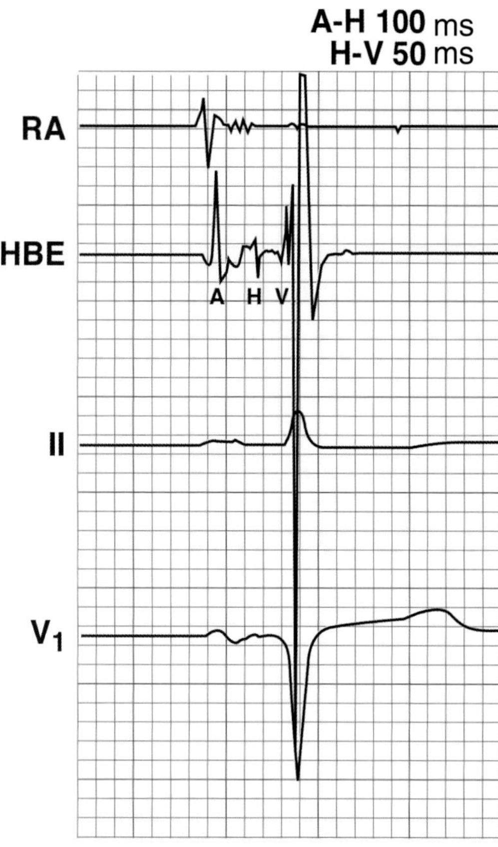


图 13.16 右心房(RA)和希氏束(HBE),以及Ⅱ和 V1 导联的心电记录。心房到希氏束(A-H)间隔为 100ms,希氏束到心室(H-V)间隔为 50ms,形成 150ms 的 PR 间期。(Reprinted from Wagner GS, Waugh RA, Ramo BW. Cardiac Arrhythmias. New York, NY: Churchill Livingstone; 1983: 117. Copyright © 1983 Elsevier. With permission.)

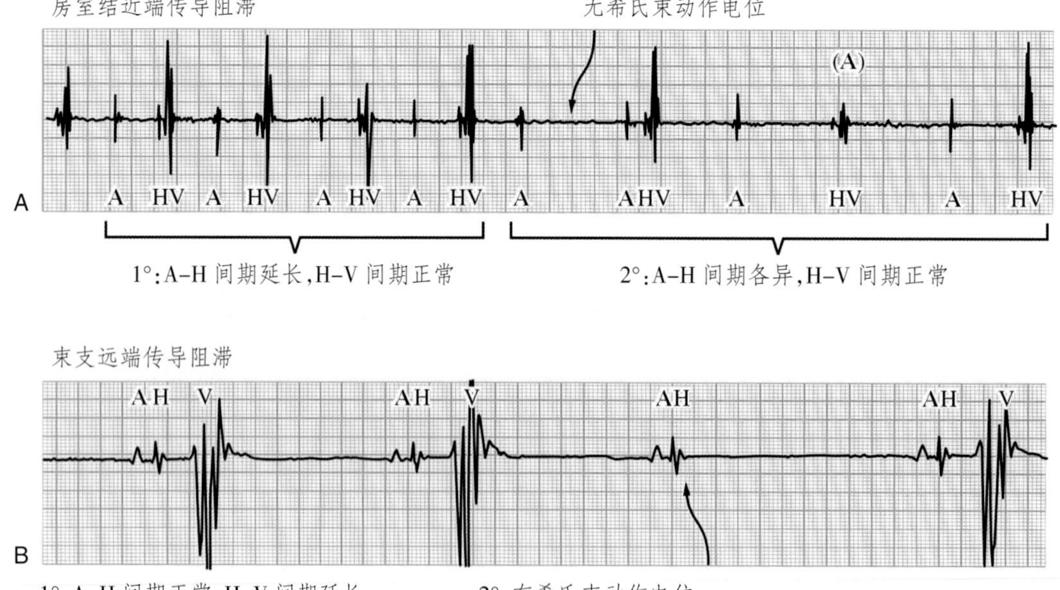


图 13.17 2 例患者的希氏束电图,最初为房室传导延迟,然后完全传导阻滞。希氏束近端(A)和远端(B)传导延迟由心房(A)、希氏束(H)和心室(V)电位之间的关系显示。(A)发生缓慢传导的心跳中(1~4 跳),A-H 间期较长,H-V 间期正常;而在(B)中,在缓慢传导的心跳(1~2 跳)中,A-H 间期正常,H-V 间期较长。(A)中发生室房传导阻滞(第 5 心跳),没有希氏束电活动;在(B)中(在第 3 个心动周期)房室传导阻滞时,有希氏束电活动(箭头所示)。(A)和(B)终末部分均恢复缓慢的房室传导。(Reprinted from Wagner GS, Waugh RA, Ramo BW. Cardiac Arrhythmias. New York, NY: Churchill Livingstone; 1983: 119. Copyright © 1983 Elsevier. With permission.)

# 第 13 章总结图

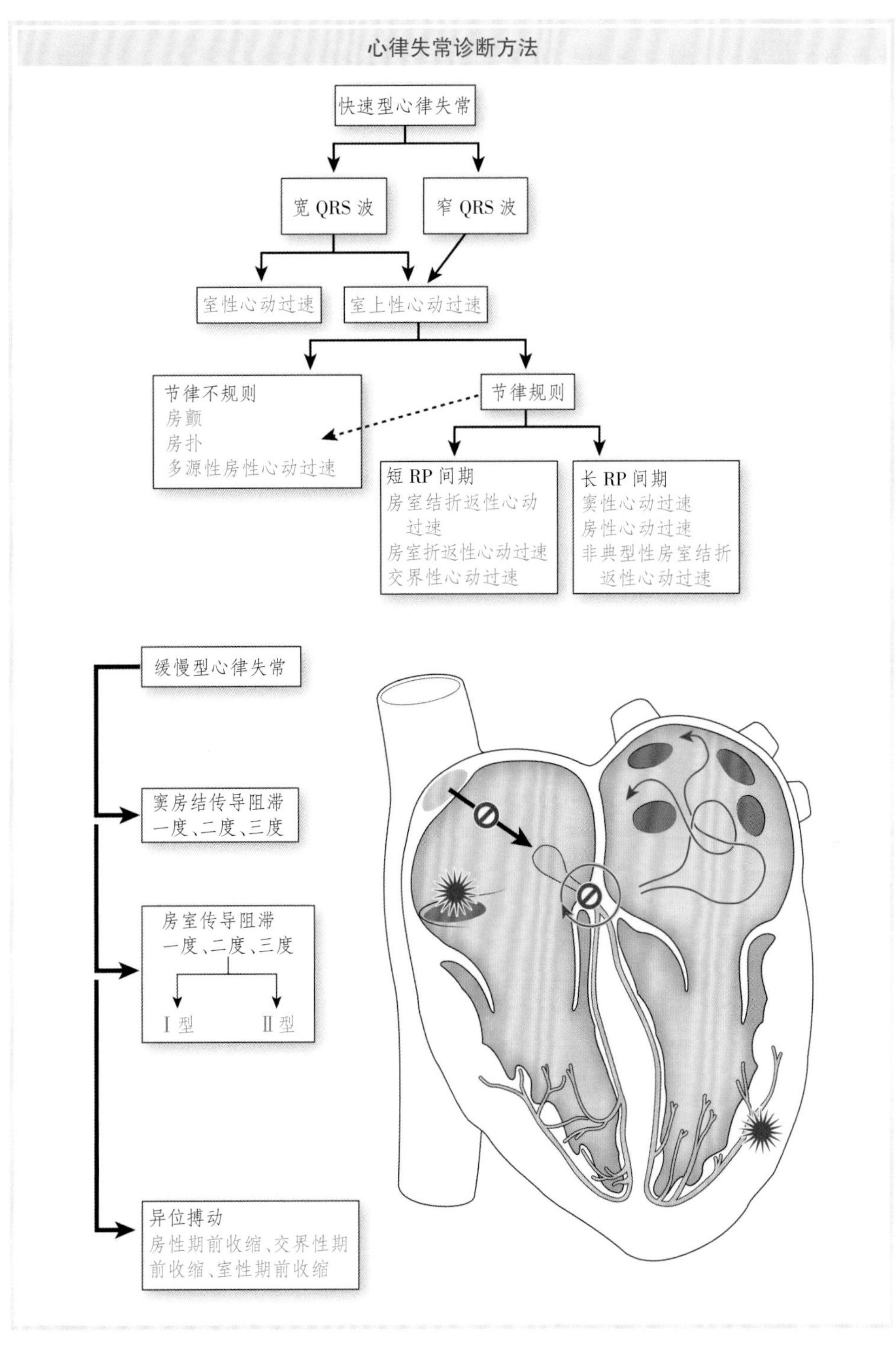
心律失常诊断方法
快速型心律失常
宽 QRS 波
窄 QRS 波
室性心动过速
室上性心动过速
节律不规则
房颤
房扑
多源性房性心动过速
节律规则
短 RP 间期
房室结折返性心动过速
房室折返性心动过速
交界性心动过速
长 RP 间期
窦性心动过速
房性心动过速
非典型性房室结折返性心动过速
缓慢型心律失常
窦房结传导阻滞
一度、二度、三度
房室传导阻滞
一度、二度、三度
Ⅰ型
Ⅱ型
异位搏动
房性期前收缩、交界性期前收缩、室性期前收缩

## 相关术语

**差异性传导**:束支不均匀传导致室上激动发生间断性室内传导,通常导致 QRS 波增宽(>120ms)。

**房扑**:心动过速的心率在房扑/房颤动范围内,由心房单环大折返产生,特征为规则、均匀的 F 波。

**自律性**:特殊心肌细胞自发去极化的能力,并具有"起搏器"的功能,形成新的心脏激动。

**房室分离**:心房和心室独立跳动的状态,房性来源的激动在房室交界处被阻断或由心室激动干扰心房激动脉冲的传导引起。

**传导阻滞**:心脏激动传导延迟(一度)、部分传导阻滞(二度)或完全传导阻滞(三度)。

**缓慢型心律失常**:心室率<60 次/分的任何节律。

**电复律**:用电击来恢复正常心跳的方法。

**递减传导**:对更快的刺激却做出传导减慢的反应。

**δ 波**:由于预先激动部分心肌细胞,冲动在心肌细胞间缓慢传导,在 QRS 波起始部出现。

**心律异常**:心律失常的同义词。

**异位搏动**:在被正常窦性心律激动之前,1 个异常激动点自动去极化产生提前的激动。

**不均匀传导**:因为上次激动产生的不应期不同,心脏激动在心脏的一部分心肌不均匀传导的现象,产生了激动折返的可能。

**房室等节律分离**:心房和心室以相同或几乎相同的频率跳动而发生房室分离。

**交界区**:指电连接心房和心室的区域,正常包括房室结和希氏束,异常情况下包括房室传导旁路(Kent 束)。

**大环折返**:冲动在大的折返环路中循环激动,该折返环路足够大,导致其产生的激动可以在体表 ECG 上显现。

**微折返**:冲动在小的折返环路中循环激动,折返环路太小,其产生的激动不能在体表 ECG 上显现。

**超速压制**:频率最高的起搏点主导节律并压制其他潜在起搏点的现象。

**起搏细胞**:具有自律性的特殊心脏细胞。

**心悸**:患者感知到的心脏跳动方式与正常不同。患者主诉为停跳、心跳加快、抖动或敲打感。

**期前收缩**:在下 1 个正常心跳预期出现之前提前出现的心跳。

**折返环路**:由折返现象产生的心脏激动传导的环路,有可能引起期前收缩和心动过速。

**相对不应期**:指心肌细胞从先前的激动中部分恢复,因此下 1 个激动只能缓慢传导通过。

**自动去极化**:特殊心肌细胞在不受任何外界刺激的情况下,通过改变其细胞膜的通透性达到动作电位阈值而产生激动的能力。

**心动过速**:心率>100 次/分的任何节律的心律失常。

(上官文锋 译 林涛 校)

## 参考文献


1. Hoffman BF, Cranefield PF, Wallace AG. Physiological basis of cardiac arrhythmias. *Mod Concepts Cardiovasc Dis*. 1966;35:103.
2. Marriott HJL, Fogg E. Constant monitoring for cardiac dysrhythmias and blocks. *Mod Concepts Cardiovasc Dis*. 1970;39:103-108.
3. Holter NJ. New method for heart studies. *Science*. 1961;134:1214-1220.
4. Liao J, Khalid Z, Scallen C, Morillo C, O'Donnell M. Noninvasive cardiac monitoring for detecting paroxysmal atrial fibrillation or flutter after acute ischemic stroke: a systematic review. *Stroke*. 2007;38: 2935-2940.
5. Zimetbaum P, Goldman A. Ambulatory arrhythmia monitoring: choosing the right device. *Circulation*. 2010;122:1629-1636.
6. Michelson EL, Morganroth J. Spontaneous variability of complex ventricular arrhythmias detected by long-term electrocardiographic recording. *Circulation*. 1980;61: 690-695.
7. Rothman SA, Laughlin JC, Seltzer J, et al. The diagnosis of cardiac arrhythmias: a prospective multi-center randomized study comparing mobile cardiac outpatient telemetry versus standard loop event monitoring. *J Cardiovasc Electrophysiol*. 2007;18: 241-247.
8. Bumgarner JM, Lambert CT, Hussein, AA et al. Smartwatch algorithm for automated detection of atrial fibrillation. *J Am Coll Cardiol*. 2018;29;71(21):2381-2388.
9. Damato AN, Lau SH. Clinical value of the electrogram of the conduction system. *Prog Cardiovasc Dis*. 1970;13:119-140.
10. Goldreyer BN. Intracardiac electrocardiography in the analysis and understanding of cardiac arrhythmias. *Ann Intern Med*. 1972;77:117-136.
11. Vadde PS, Caracta AR, Damato AN. Indications for His bundle recordings. *Cardiovasc Clin*. 1980;11:1-6.
12. Pick A. Mechanisms of cardiac arrhythmias: from hypothesis to physiologic fact. *Am Heart J*. 1973;86:249-269.

# 第 14 章

# 期前收缩

James P. Daubert, Aimée Elise Hiltbold, Fredrik Holmqvist

## 期前收缩

正常窦性心律定义为源自窦房结的电信号可被来自心房或心室的过早电信号中断。这些过早的电信号在本章被称为期前收缩(PB)。应该注意的是,并非所有源自心房的PB都会导致QRS波。事实上,这种电活动落入特殊传导系统不应期的情况并不少见。当PB后出现QRS波时,该QRS形态可以正常或异常,P波可以在前也可以在后,同时也可以出现正常或异常的形状和电轴。其他常用于描述"期前收缩"的术语包括"期前搏动""早搏""额外收缩"和"异位搏动"。

PB患者可能有心悸的感觉。心悸由多种生理现象造成,包括停搏、心率不规则、心动过速和对抗关闭瓣膜的心房收缩。然而,最常见的是,如果PB影响特殊传导系统或心肌的不应期,心悸可以出现在下一次正常心搏时,这是因为在PB后的代偿间期内,进入心室的血容量较大,导致心室收缩强度增加。图14.1显示了由单个PB引发的顺序事件。

> **当PB出现时会发生什么?**
>
> 1.PB发生早于下一个窦性心律搏动
>
> 2.PB的存在常常阻止下一次正常搏动的发生,特别是在PB起源的腔室
>
> 3.如果特殊的传导系统和(或)心肌因PB而处于不应期内,则在PB之后有一次停搏,直到下一次正常搏动出现

单个PB可能是持续性快速型心律失常("心动过速")的第1次搏动。单个PB后面可能有一连串的同一形态的节律出现,下面将具体讨论(表14.1)。持续和非持续性心动过速将在其他章节讨论。

每个正常心搏后均出现1次PB,称为"二联律";每2个正常心搏后出现1次PB,称为"三联律"。PB可以出现在窦房结以外的心脏任何区域,包括心房、心室或者相关的静脉,如肺静脉或上腔静脉。PB通常分为室上性期前收缩(SVPB)或VPB(图14.2),前者产生于心室以上区域,包括房室结或希氏束。这种分类颇为有用,因为产生于希氏束以上的PB会产生形态正常或异常的QRS波群,这取决于激动经过室内传导系统是正常下传还是发生了差异性传导。当心室

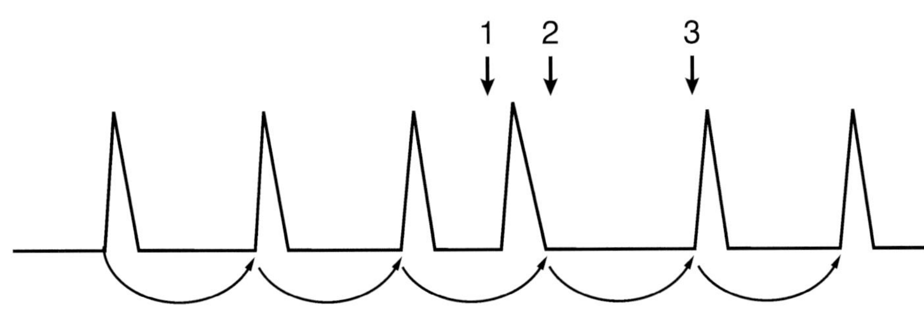


图14.1 带箭头的曲线表示固定节律应出现的时间。PB的出现打断了固定节律(1),阻止了下一个正常搏动的出现(2);随后的正常搏动在预期的时间出现(3)。

特殊传导系统尚处于不应期时，SVPB 会发生差异传导而产生较宽的 QRS 波。起源于希氏束以外的 PB 仅能产生异常形态的 QRS 波，这是因为其不能同时激动右束支和左束支。换句话说，VPB 的 QRS 波时限延长，而 SVPB 的 QRS 波可以正常或延长（差异性传导时）[1-6]。

SVPB 包括 APB 和交界性期前收缩（JPB）。JPB 起源于房室结和希氏束。以术语“房室交界区”来代替“房室结”是因为无法区分 PB 起源于房室结还是希氏束。正常来讲，房室交界区仅包含房室结和希氏束，如图 14.2 所示。

## 宽 QRS 波期前收缩的鉴别诊断

当 SVPB 出现异常增宽或宽的 QRS 波时，通过识别其对潜在窦性节律的影响可以很快捷地判断是室上性还是室性期前收缩（图 14.3）。VPB 通常不会干扰心房内的窦性节律，这是因为其通常不会通过房室结逆行传导回窦房结（见图 14.3A）。VPB 发生时会产生不应期，这样窦房结按时发放的窦性激动不能顺行传导激动心室。VPB 和随后心搏的间期称为代偿间歇，是对于提前出现 VPB 的一种代偿（见图 14.3A）。如果窦房结未受 VPB 逆行传导的影响，则 VPB 前后窦性激动 QRS 波的距离为 2 个窦性节律的周期长度（在少数情况下，当 VPB 确实逆行传导心房并影响了窦房结，其代偿间期是不完全的，与下述的 SVPB 类似）。

与 VPB 不同，SVPB 通常会干扰窦性节律。典型的 VPB 不会干扰窦性节律，而 SVPB 可以很容易地侵入窦房结，在下一窦性心律出现前使窦房结除极并提前发放窦性激动，造成代偿间歇的不完全。由于 SVPB 前后间期短于 2 个窦性心律的周期长度，因此，该代偿间歇明显缩短（图 14.3B 的曲线箭头所示）。当 SVPB 提前激动窦房结时，偶尔除极会抑制窦房结的自律性。这种超速抑制会使下一次窦性激动形成延迟，出现完全代偿间歇，甚至会长于代偿间歇。尽管上述都是很好的一般判断规则，但代偿间歇并非确认宽 PB 起源于心室的唯一标准。

表 14.1　PB 数量的术语

| PB 连续发生的数量 | 术语 |
|---|---|
| 1 个 | 期前收缩 |
| 2 个 | 期前收缩二联律或成对发生 |
| 持续 3~30s | 非持续性心动过速 |
| 持续>30s | 持续性心动过速 |

## 期前收缩的机制

PB 的机制包括折返、自律性或触发机制（见第 13 章）。如果没有 2 个以上的 PB 出现，其机制通常很难确定。PB 的确切机制在临床上通常并不重要（图 14.4）。

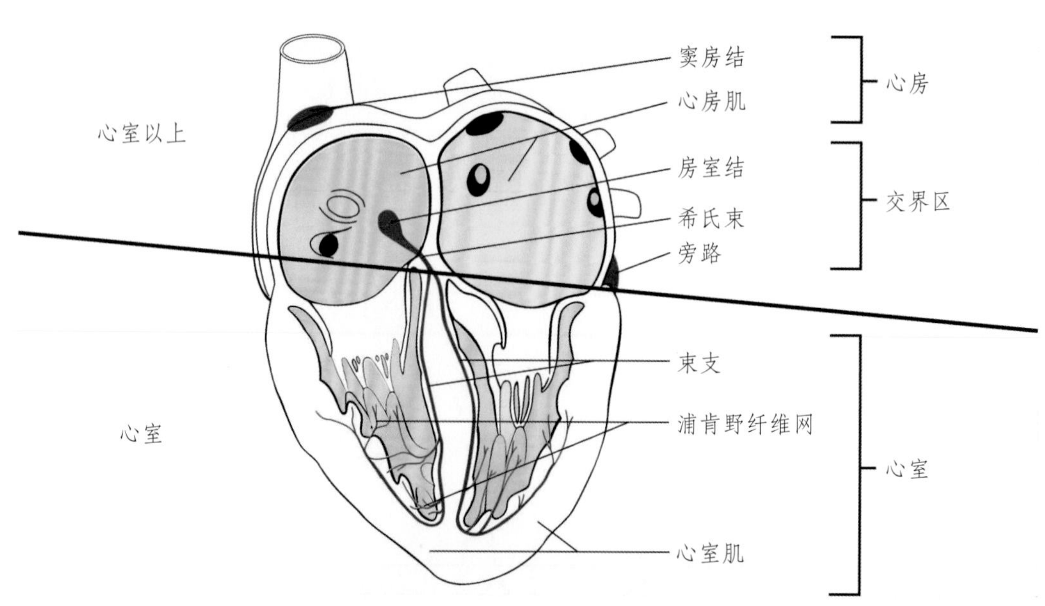


图 14.2　室上区和心室区的解剖图。心外膜连接左心房和左心室的红色区带代表房室旁路。

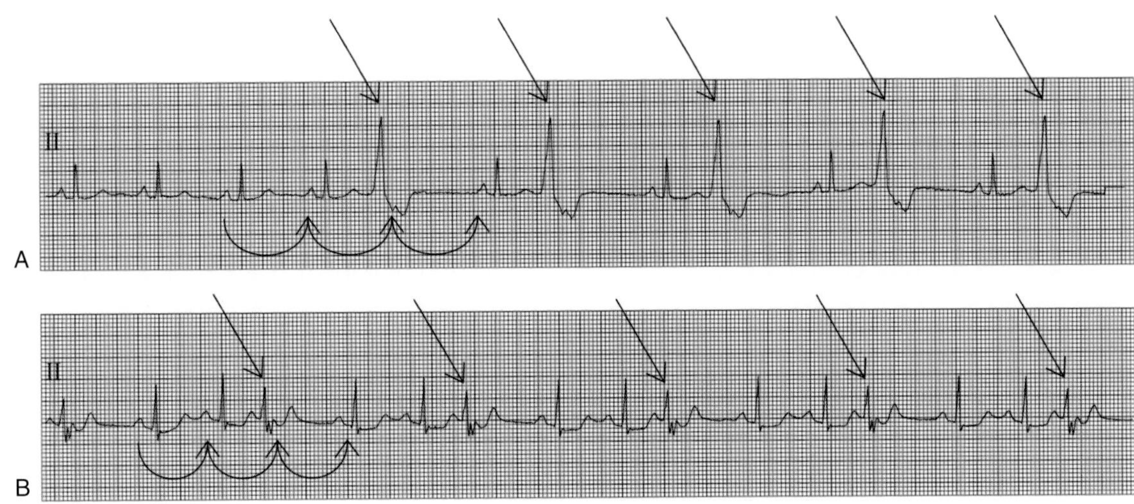


图 14.3 (A)室性期前收缩。(B)室上性期前收缩。(A)和(B)中的直箭头示宽 QRS 波。曲线箭头示基本的 PP 间期。注意(A)中，VPB 后的 P 波“按时”发放，VPB 前后的 PP 间期为正常 PP 间期的 2 倍。然而在(B)中，SVPB 后的窦性 P 波提前发放，SVPB 前后的 PP 间期小于正常窦性 PP 间期的 2 倍。

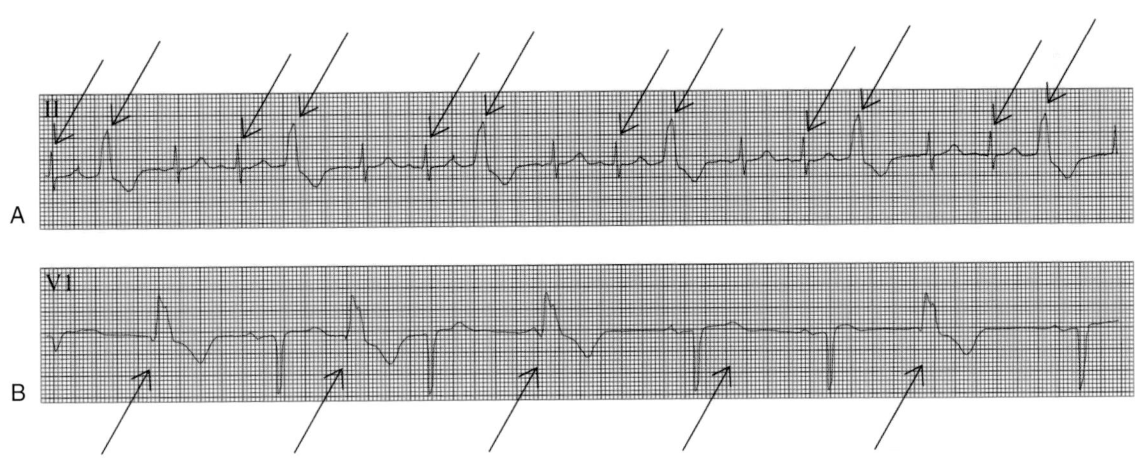


图 14.4 (A)PB 与前面的正常搏动呈固定的联律间期，其机制可能是折返或触发机制。每 3 个搏动中有 1 个 VPB，为室性期前收缩三联律。(B)异位搏动点有固定的间期(有的遇到心室不应期导致 QRS 波“缺失”)。这种序列被称为并行心律[7]。并行心律的间期也被视为可变的[8]。

## 房性期前收缩

### APB 的常见特征

1.虽然起源于界嵴之上的 APB 形态与窦性 P 波相似，但 P 波提前出现且形态异常

2.APB 的 QRS 波多数与窦性心律的 QRS 波相似。然而有一些 APB 的 QRS 波出现差传或增宽异常，通常是因为在右束支或左束支不应期内出现传导阻滞[9]

3.随后的代偿间期不完全，这是因为 PB 激动了窦房结并重整其时间间期

这些特征通常是可靠的，但有时会发生“误导”(尤其是当 APB 发生很早时)，所以没有完全可靠的特征。图 14.5A 中，提前发生的 P 波其 QRS 波形态正常；在图 14.5B 中，APB 的 QRS 波与正常窦性心律的 QRS 波形态则不同。

### APB 常常被“误导”的 ECG 表现

1.P 波如果发生在上 1 次心搏的 T 波中则不易被

识别(图 14.5B,C)。这种"P on T"现象导致了在 1 个或多个 ECG 导联中发生 T 波形态的改变

2.APB 的 QRS 波呈现差异性传导的表现(见图 14.5B)

3.APB 与其后 P 波的代偿间歇可以是完全的,这可能是因为极早发生的 APB 会侵入窦房结并重整其节律(见图 14.5C)

以上 3 个特征同时出现的情况非常罕见。因此,只要有上述 1 个特征就足以识别出 APB。

当每个窦性节律后都出现 APB,称为房性期前收缩二联律(图 14.6A);当 2 个窦性节律后出现 1 个 APB,称为房性期前收缩三联律(图 14.6B)。

当 APB 发生很早时(短联律间期),心脏的某些部位尚未从上 1 次心搏的激动中完全恢复。这种不完全的恢复会导致提前出现的 APB 不能激动心室。实

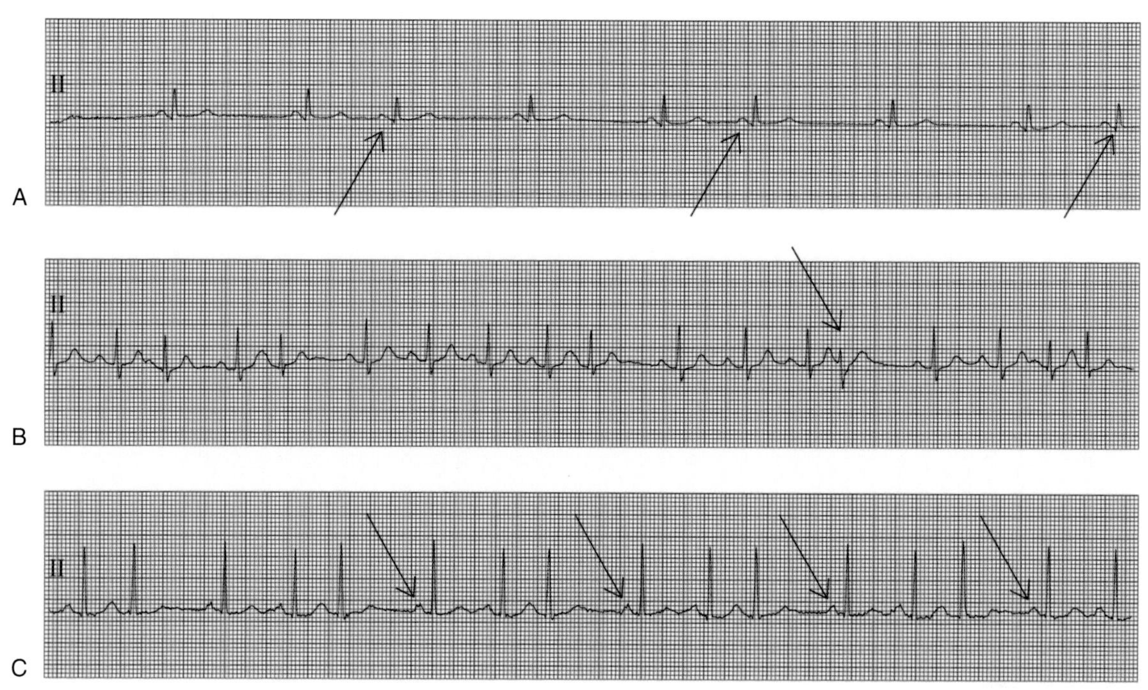


图 14.5 3 例长Ⅱ导联 ECG。(A)中箭头示提前出现的 P 波,其 QRS 波形态正常。(B)最早出现的 3 个 APB 导致 QRS 波差异传导。(C)发生较早的 APB 导致充分的代偿间歇。(B)中箭头示 PB 的 P 波与 T 波重叠导致了 T 波变形。

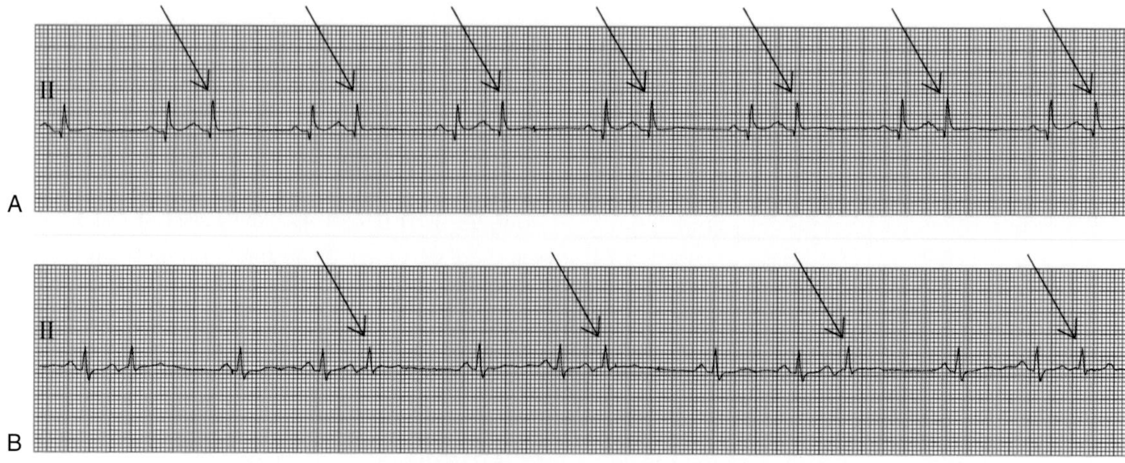


图 14.6 (A)为每个正常窦性搏动后,(B)为每 2 个正常窦性搏动后伴随 1 个 APB。长Ⅱ导联的箭头示 APB 后的 QRS 波群。

际上，心房意外停搏最常见的原因是 APB 未下传(图 14.7)。最好将这种现象命名为“未下传”而不是“阻滞”，因为从定义上说，“阻滞”意味着传导的异常。APB 不能传导仅仅是因为其出现得过早，房室结尚处于正常的不应期。识别正常(生理性)与异常(病理性)的未下传是非常重要的，因为这样可以避免因正常的生理反应而误装不需要的起搏器。

“最常见的心脏停搏是 APB 未下传”

——HJL Marriott

发生二联律时的 APB 未下传难以被识别(图 14.8 所示)。如果提前发生的 P 波隐藏在前一正常搏动的 T 波中，并且未能获取规律窦性心律时的 T 波进行对比，则常会被误诊窦性心动过缓。

当 APB 在正常心动周期中发生较早时，就会对激动传至心室产生其他的效应(图 14.9 所示)。在图 14.9A 中出现 AV 间期延长，而在图 14.9B 中，既有 AV 间期的轻度延长也有室内差异性传导。在图 14.9B 中，正常窦性心律与 APB 之间的联律间期不等。当 PP 间期长时，期前收缩的 PR 间期正常，而当 PP 间期短时，期前收缩的 PR 间期延长。该反比关系是由于房室结特有的较长相对不应期：前 1 跳激动的时间越长，下 1 跳房室结传导能力恢复得越好，反之亦然。这个概念在采用 ECG 来区分 AV 阻滞部位在房室结还是浦肯野纤维时至关重要。

当 1 个 APB 穿越房室结后遇到了束支或分支的不应期，则会发生心室内差异性传导(见图 14.9B)。QRS 波形态会发生改变，形态类似 VPB。回顾上文中提到的区分 APB 伴差传和 VPB 的线索，寻找提前的 P 波和(或)发现 APB 代偿间歇不完全，满足上述条件通常可以诊断为 APB。

APB 可以发生得很早，甚至部分心房组织尚未从不应期中完全恢复，或者在传导系统(如房室结快径)发生阻滞。在这个时期内(易损期)，APB 可以触发一系列房性快速型心律失常，例如，由于阻滞了快径路，激动沿慢径路下传并通过快径逆行传导，从而触发房室结折返性心动过速(AVNRT)；围绕三尖瓣环折返造成的典型房扑；或是节律完全不规整的房颤(图 14.10)。在这种情况下，APB 成为触发房颤/房扑的因素。APB 可以发生于正常心脏或轻度至重度心脏病患者。频发 APB 与心房颤动发作有关，有导致脑卒中的风险[2]。

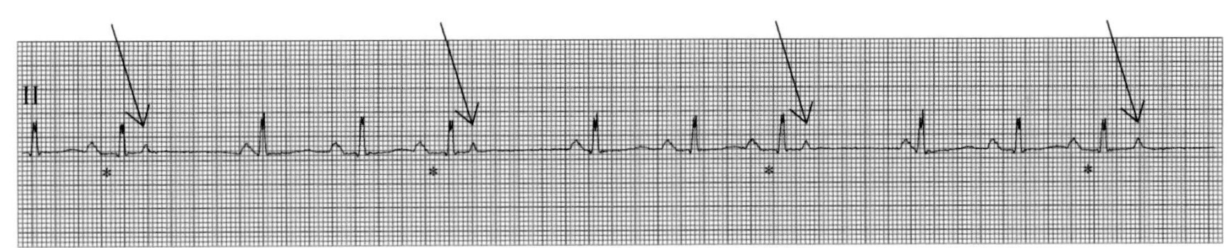


图 14.7　箭头示提前出现的 P 波未下传，但即使是按时出现的 P 波在下传时也会有传导的延迟，表现为 PR 间期的延长(星号所示)。

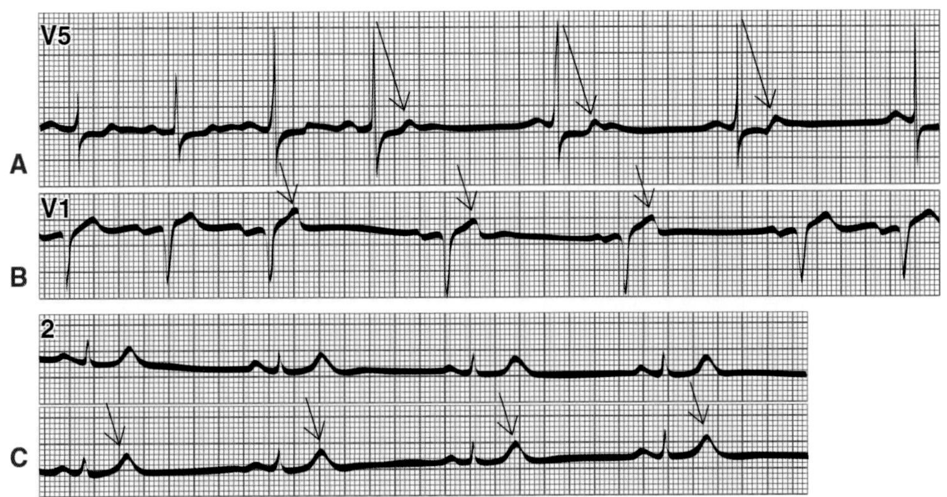


图 14.8　(A,B)箭头示长间歇前的 T 波形态不正常。(C)中箭头显示 T 波有可疑的尖峰，但缺少“正常”T 波以供比较。

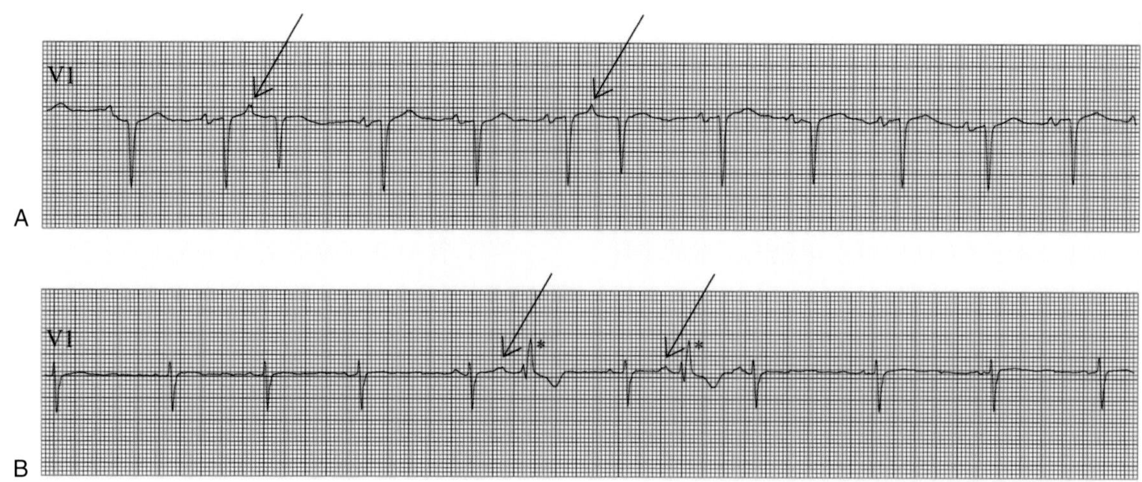


图 14.9 V1 导联记录的 APB 时其他生理性的传导延迟。(A)只有房室结传导延迟。(B)房室结和右束支都未从之前的正常激动中完全恢复。箭头示房室结传导延迟,(B)中的星号示右束支差传。

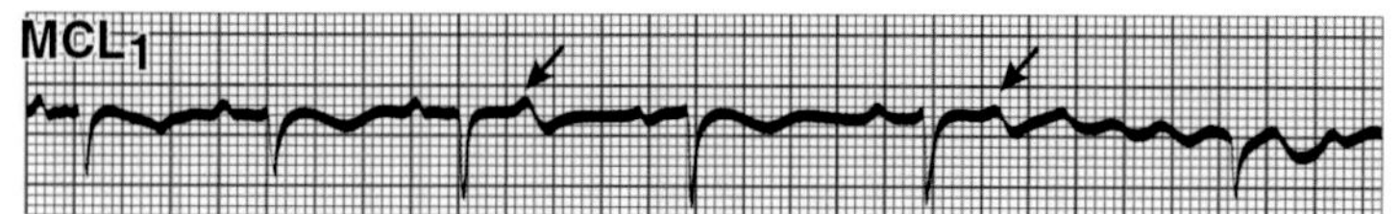


图 14.10 箭头示 2 个提早的 APB,PP 间期是 0.4s(400ms)。第 2 个 APB 触发了房颤。

## 交界性期前收缩

起源于交界区的 PB 可以向下传至心室,同时逆行传导至心房的激动可以位于心室激动前、中或后。因此,逆行传导的 P 波可以位于 QRS 波群之前或之后,也可以埋在 QRS 波之中。这些变化如图 14.11 所示。

当 1 个 PB 的 QRS 波形态正常且紧邻 1 个逆行的 P 波(图 14.12)时,诊断 JPB 就很容易。可以理解,JPB 的 P 波形态与窦性 P 波形态是明显不同的。其 P 波极性与窦性心律时的 P 波极性相反,在从基底指向心尖的导联上看得最清楚,如Ⅱ导联。在其他的下壁导联上可以看到 P 波形态也是倒置的(如Ⅲ和 avF 导联)。

当 1 个提前出现的 QRS 波前有 1 个异常 P 波时,JPB 可能会与 APB 相混淆(见图 14.12)。窦性心律可以被 APB 重整,但是否能被 JPB 重整取决于 JPB 是否能侵入窦房结并且 JPB 是否能逆传心房。JPB 后的代偿间歇通常是完全的(见图 14.12)。

JPB 如果不能逆行传导至心房,将导致提前出现的窄 QRS 波没有伴随的 P 波 (图 14.13)。此外,JPB 也可能不会顺行传导心室,这种情况可能是由于被其他的 JPB 干扰,称为隐匿性希氏束期前收缩[10]。

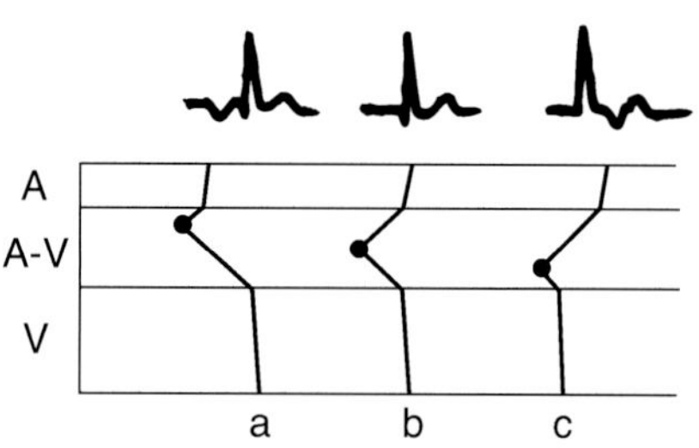


图 14.11 用梯形图显示的起源于房室(A-V)交界区的 3 个 PB(a,b,c)的 ECG。在梯形图中,冲动产生的解剖位置有变化(实心圈所示),但房室结传导速度是一致的,导致 P 波与 QRS 波的关系发生改变并有心室传导的差异(c)。A,心房;V,心室。

当 JPB 的 QRS 波群增宽时容易与 VPB 混淆。图 14.14 所示 JPB 时有不同程度的右束支传导阻滞。在提前出现的 QRS 波群后面有逆行传导心房的 P 波。虽然每个条图中的第 1 个 PB 无法区分是 JPB 还是 VPB,第 2 个期前收缩时较小程度的右束支传导阻滞强烈提示是 JPB 差传造成的。

## 室性期前收缩

VPB 的特征是(图 14.15)无提前出现的 P 波,有提前出现的宽大畸形的 QRS 波,通常不是典型的右

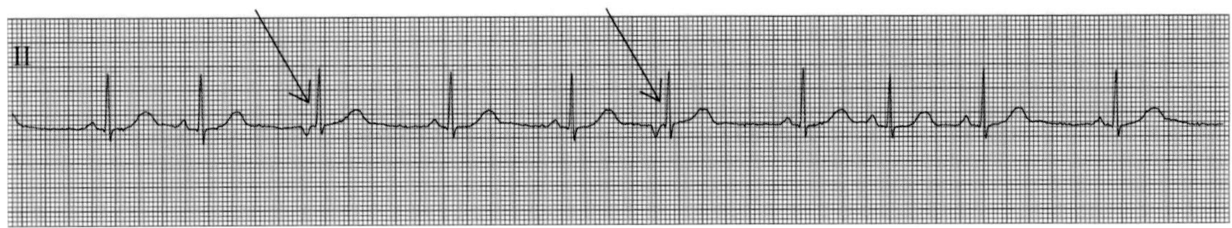


图 14.12 在Ⅱ导联条图上可见窦性心律的 P 波和房室交界区期前收缩(箭头所示)的 P 波极性相反。

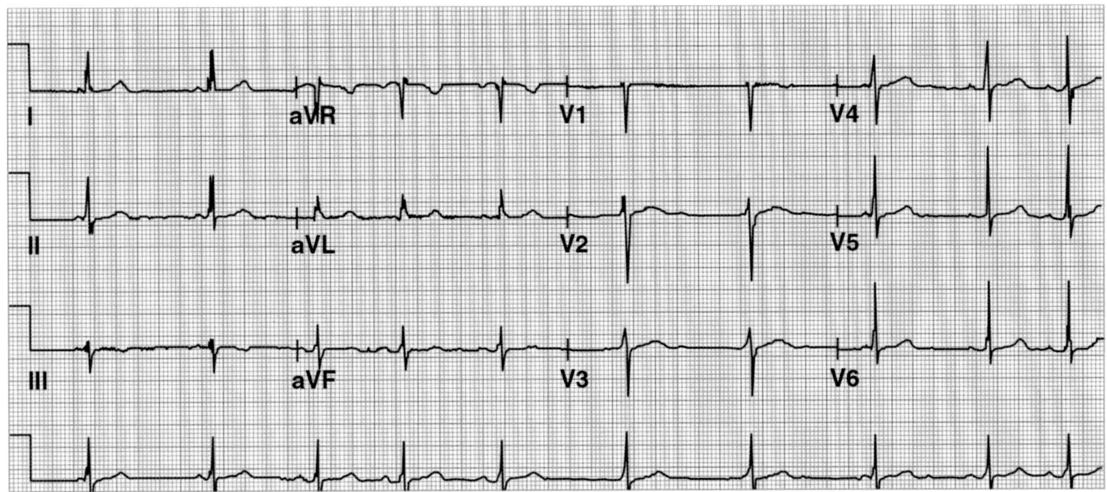


图 14.13 12 导联 ECG,底部是Ⅱ导联的条图。这可能被认为是一份窦性心律 ECG,QRS 波是窄的,一些搏动除外,如第 6 个和第 7 个 QRS 波。第 3、4、5 跳的 PR 间期是正常的。所有的 P 波形态是一致的,但窦性心律的 PP 间期有变化。最明显的异常搏动,即第 6 和第 7 次心跳,QRS 波前无 P 波,这属于 JPB。仔细观察,PR 间期在第 1、2、8 跳也是缩短的,这几跳也属于交界性期前收缩。窦性 P 波与第 6 个 QRS 波同时发生,略早于第 7 跳,刚好位于第 8 个 QRS 波之前。当 PP 间期延长时,交界性搏动就显现出来了。这是窦性心律与交界性心律等频(频率近乎相同)的 ECG 表现。

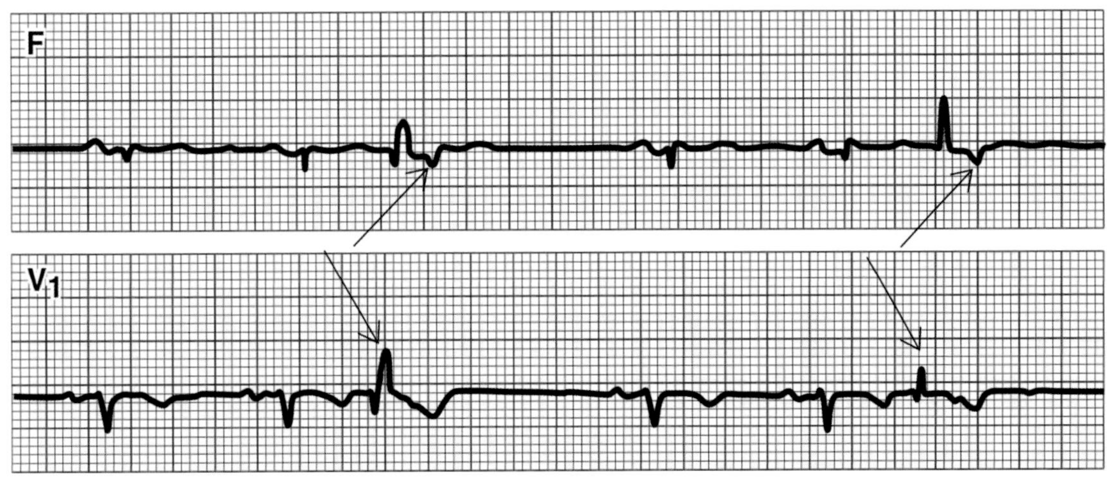


图 14.14 JPB 的 aVF 导联可见倒置的 P 波(箭头所示),QRS 波呈右束支传导阻滞图形。V1 导联证实了右束支传导阻滞(箭头所示)。2 个导联综合判断证实为 JPB。

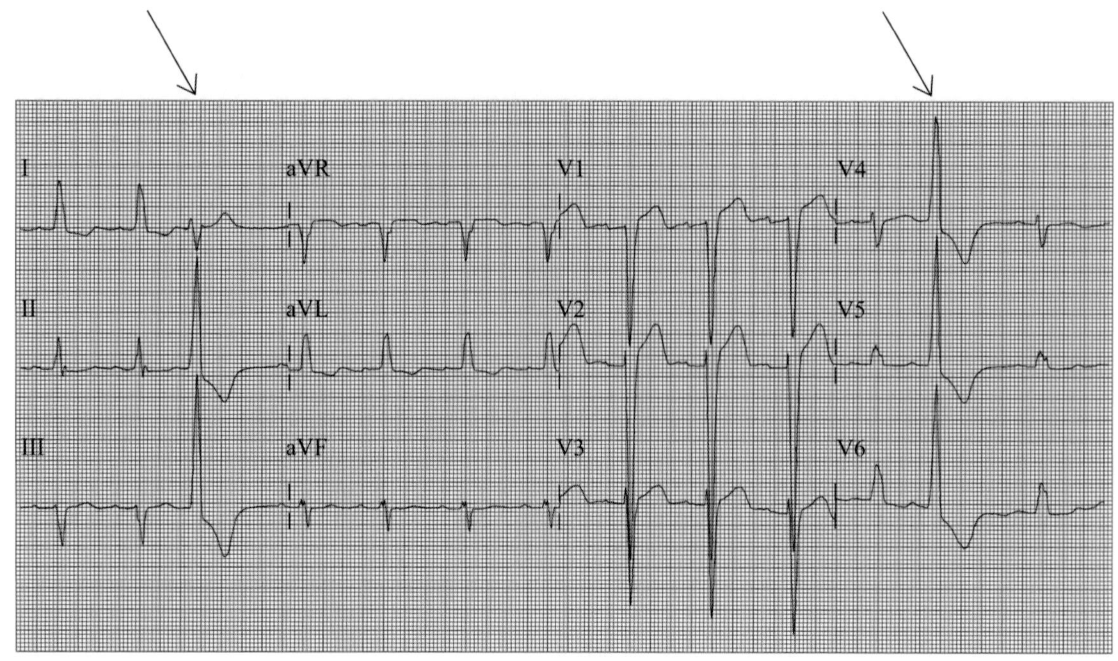


图 14.15 多导联同步记录的 ECG 显示典型的 VPB 形态(箭头所示)。第 1 和第 4 组导联中记录到了 VPB 图形。

束支阻滞或左束支阻滞图形。VPB 通常伴随完全性代偿间期,这是因为 VPB 时激动不能逆行传导,通过房室结而重整窦房结激动,虽然也有例外。

### PB 诊断"规则"的一些特殊情况

1.关于提前出现的 P 波,如果 APB 和 VPB 同时出现,则在 VPB 前可以出现 1 个提前出现的 P 波,但这种情况非常罕见
2.有关 VPB 时的 QRS 波形态,虽然典型的 VPB 时限≥0.12s(宽大),但在有些导联却显示时限正常,这是因为在这些导联上 QRS 波的起始或终末部位于等电位线。在少数情况下,VPB 在某个单一导联上的 QRS 波形态与窦性心律相似,如图 14.16 中 V1 导联所示,这时需要综合 2 个甚至 3 个同步记录的导联来判断期前收缩起源的部位
3.有关 VPB 后的代偿间歇,如果存在窦性心律不齐,则不能确定代偿间歇是否完全。如果窦性节律是规则的,则 VPB 后很少会发生不完全代偿间歇

VPB 代偿间歇不完全可能由于 VPB 插入到窦性心律之间或者 VPB 重整窦性节律(图 14.17 和图 14.18)。

## 室性期前收缩插入连续窦性心律之间

当窦性心律较慢且 VPB 发生较早时(例如,距离下 1 个窦性心律长时),使得房室结和心室有足够的时间从不应期中恢复,允许下 1 次窦性心律能够前向传导。VPB 插入到窦性心律之间,无代偿间歇(见图 14.17)。

VPB 逆行传导会产生房室结不应期,当下 1 个窦性心律出现时,如果房室结尚未从不应期中完全恢复过来会造成 PR 间期的延长。这种类型的 PR 间期延长是"隐匿性传导"的实例,这是因为未见逆行 P 波及窦性节律重整,提示 VPB 的激动未能到达心房。VPB 隐匿性逆行传导进入房室结,造成其在下 1 次前向激动到来时不能完全从不应期中恢复过来,导致 PR 间期延长。由于隐匿性逆向传导对不应期的影响和房室结的特征,有可能下 1 个前向传导完全不能下传(见图 14.18)。这种停搏是生理性的未下传而非病理性的房室传导阻滞。

## 室性期前收缩重整窦性节律

当 VPB 只是稍微提早一些发生(与下 1 次窦性节律比较靠近),可以逆行传导通过房室结,此时房室结已经从上 1 次窦性心律的不应期中恢复过来。VPB 产生的心房脉冲可以像 APB 一样侵入窦房结并

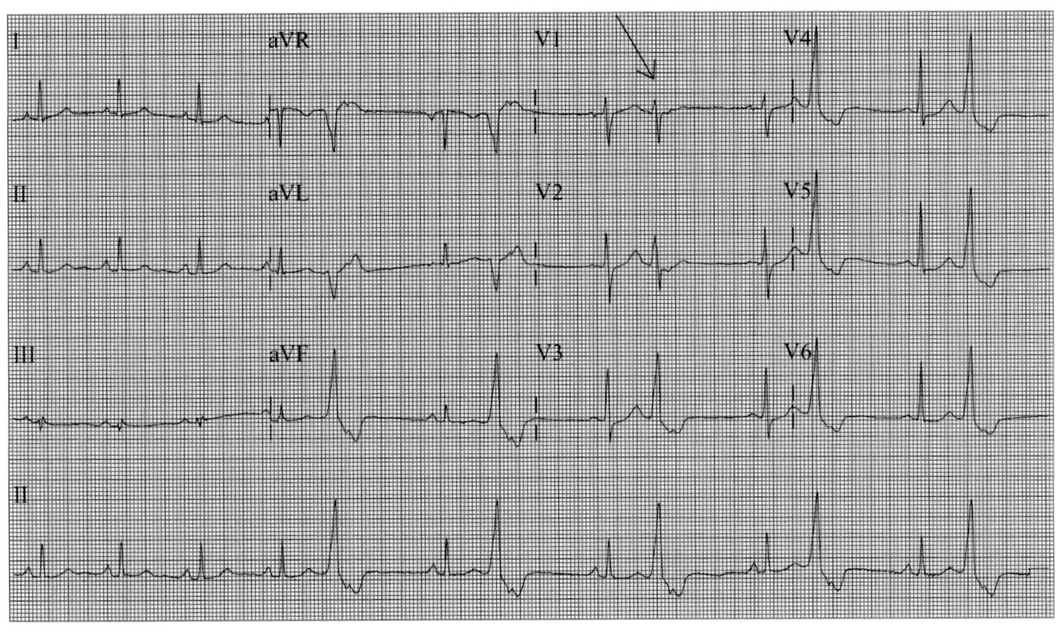


图 14.16 多个导联记录到频发 VPB。在 V1 导联中(箭头所示),VPB 时 QRS 波形态与窦性心律时的 QRS 波形态相似。如果只记录 V1 导联,可能被误判为 APB。

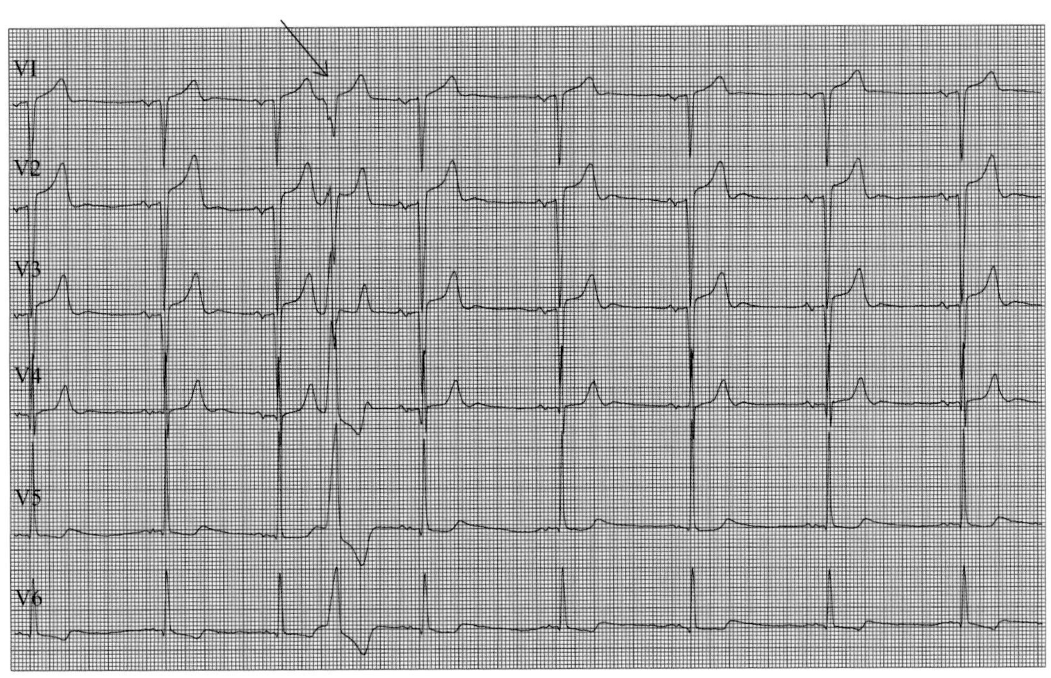


图 14.17 在第 3 和第 4 个窦性心律中有插入性 VPB(箭头所示)。注意轻度的窦性心律不齐(窦性心律失常)。

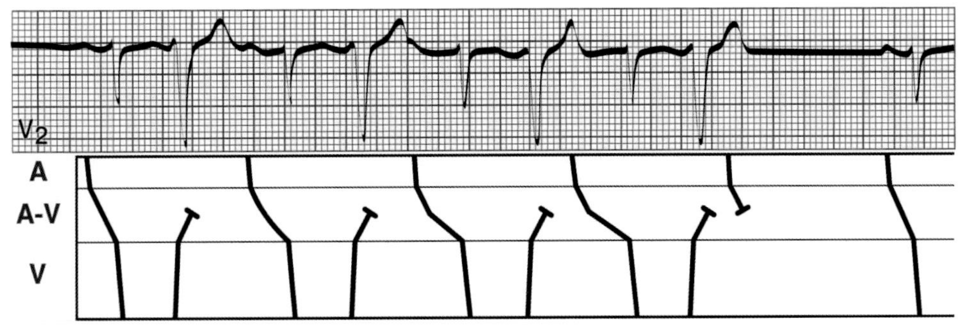


图 14.18 梯形图显示房室(A-V)结顺行传导和逆行传导都恢复后,P 波和 QRS 波之间的关系。A,心房;V,心室。

重整窦房结节律。VPB 逆行传导产生的 P 波可以出现在 VPB 的 T 波上或 ST 段上（图 14.19），会造成 VPB 后至下 1 次窦性心律之间的代偿间歇不完全。

当 VPB 发生太晚以至于下 1 个窦性 P 波已经出现(图 14.20),可以无有代偿间歇。只有短的 PR 间期提示宽 QRS 波可能是 VPB。如果 PR 间期正常,有可能将 VPB 误诊为间歇性的束支传导阻滞。1 个正常的 P 波、短的 PR 间期和宽的 QRS 波也可以是心室预激的表现(见第 19 章)。

## 右心室和左心室的期前收缩

图 14.21 和图 14.22 比较了起源于右心室的 VPB 和起源于左心室的 VPB 形态[11]。用 V1 导联判断 VPB 的起源部位最佳(见第 1 章)。如果 V1 导联的 VPB 主要是直立的(V1 导联为正向),提示激动起源于位于后方的左心室,朝前、朝右侧传导(图 14.22A 所示)。如果 V1 导联的 VPB 以负向波为主(V1 导联为负向),提示激动起源于位于前方的右心室,朝后、朝左侧传导(图 14.22B 所示)[3]。然而,起源于室间隔的 VPB 在 V1 导联可以是负向的。

区分 VPB 起源于右心室或者左心室具有临床意义[12],但既往有无心脏病史对判断 VPB 部位并无帮助(图 14.23)。

右心室流出道 VPB,表现为 V1 和 V2 负向,下壁导联(Ⅱ、Ⅲ、aVF)导联高大直立,aVL(通常也有Ⅰ导联)负向,是右心室流出道 VPB 的特征,通常无严重的结构性心脏病(图 14.24)[13]。另一方面,该部位的

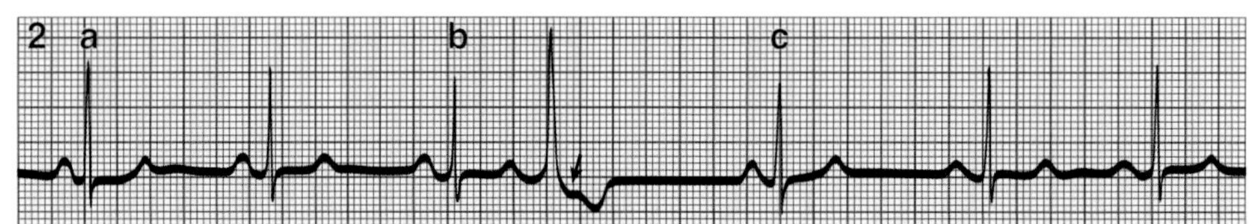


图 14.19 箭头示 VPB 逆行传导心房产生的激动,重整了窦性激动,造成短的代偿间期(b–c 间期短于 a–b 间期)。

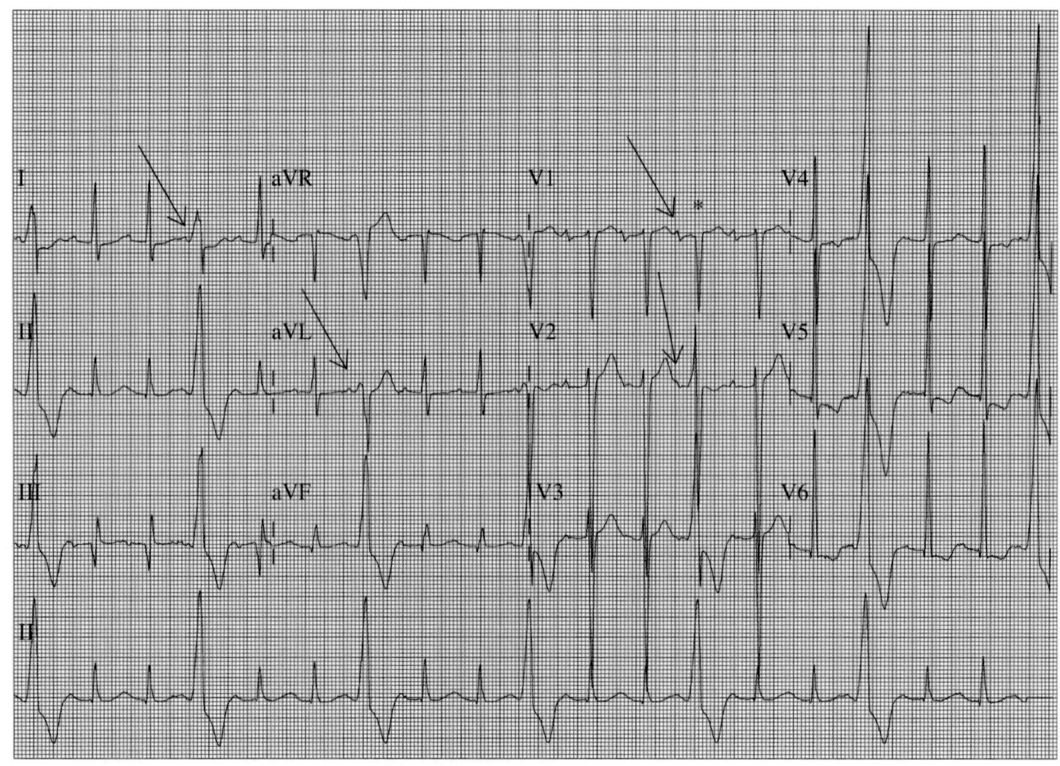


图 14.20 ECG 中的 VPB 在心动周期中出现较晚,在正常窦性 P 波之后发生(箭头所示)。注意,如图 14.16,V1 导联 VPB 形态可以类似于正常窦性心律的 QRS 波。

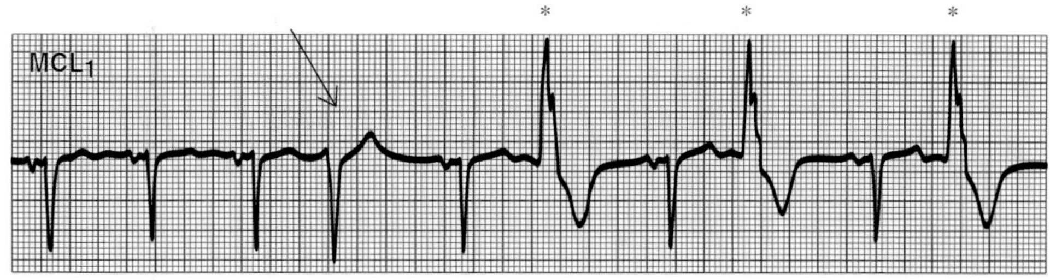


图 14.21　采用 MCL$_1$ 导联可以判断 VPB 的来源。箭头示初始 VPB(起源于右心室)的长周期诱发另一种形态的 VPB(起源于左心室),由星号表示。这种情况持续存在,产生二联律。

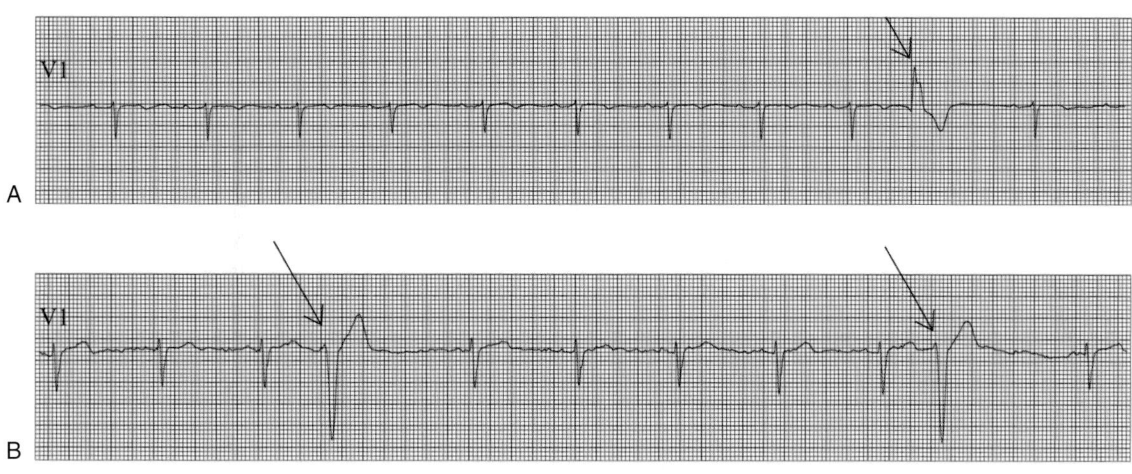


图 14.22　VPB(箭头所示)时 V1 导联直立(左心室 VPB)(A);V1 导联负向(右心室 VPB)(B)。

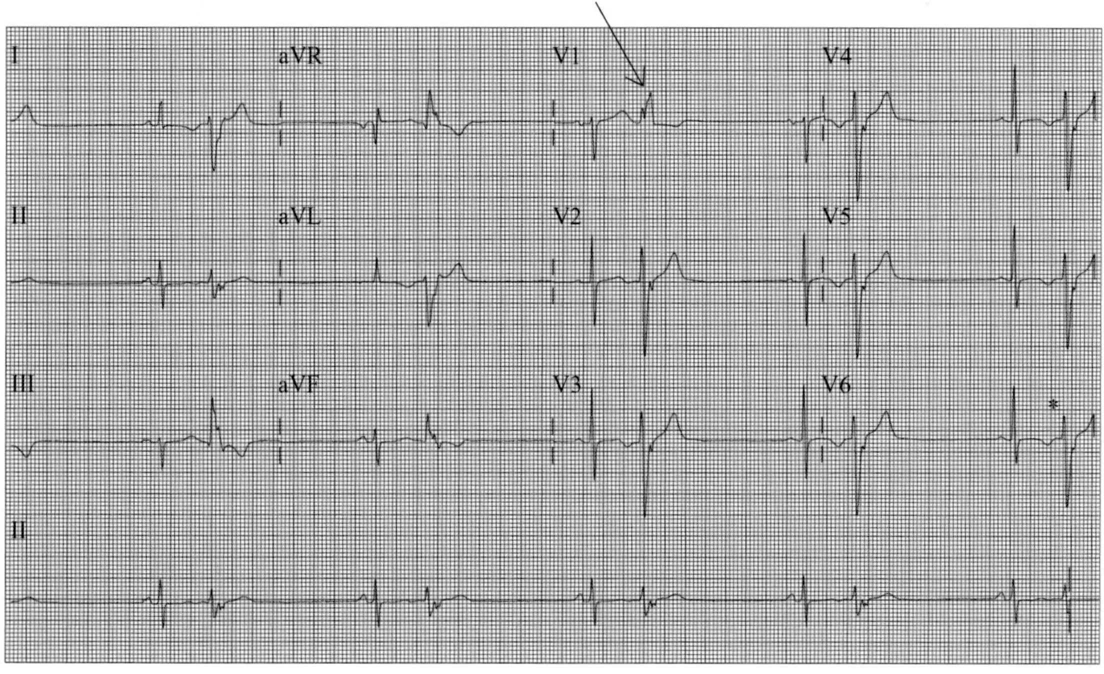


图 14.23　V1 导联呈单相 R 波(箭头所示)及 V6 导联呈双相 rS 波(星号所示)是左心室起源 VPB 的典型表现。

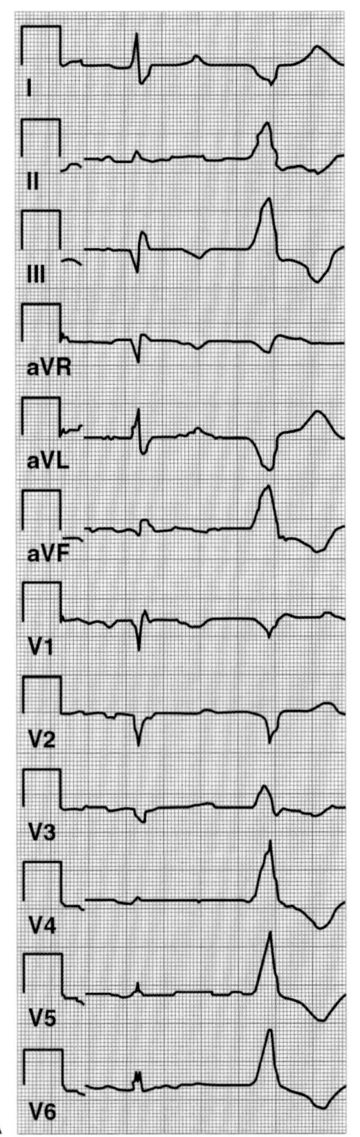


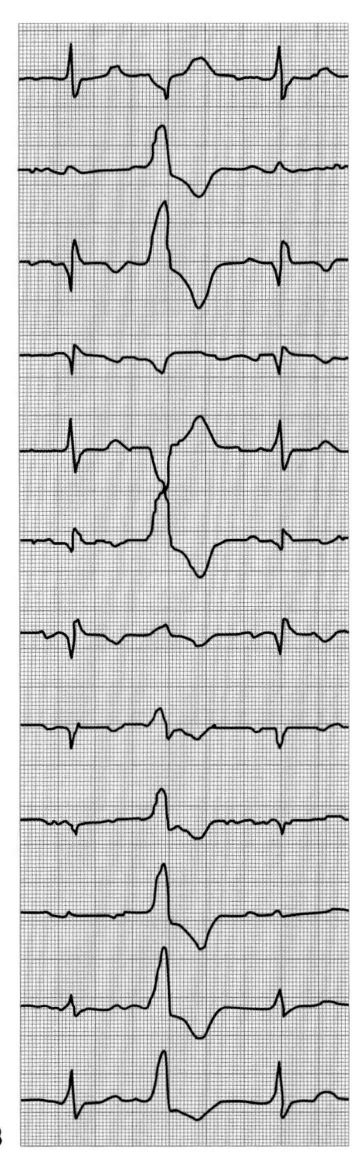


图 14.24 流出道 VPB，12 导联 ECG 同步记录。(A)基础心律为窦性心律，呈不完全右束支传导阻滞。第 2 跳为 1 个宽 QRS 波 VPB，其前没有 P 波。起源于右心室，因为 V1 和 V2 导联呈 QS 形，右心室流出道 VPB 特异性的表现是下壁导联（Ⅱ、Ⅲ、aVF）QRS 波直立，Ⅰ和 aVL 导联负向。(B) 第 2 跳为 VPB，表现是 QRS 波增宽，前面没有提前的 P 波。左心室起源 VPB 的 V1、V2 导联呈 R 波，左心室流出道 VPB 特异性的表现是下壁导联（Ⅱ、Ⅲ、aVF）直立，Ⅰ和 aVL 导联负向。

VPB 也可以发生于心肌病患者，尤其是致心律失常性右心室心肌病患者[14,15]。

左心室 VPB 通常发生于既往有心肌梗死病史的患者，也可以发生于其他的心肌病、二尖瓣脱垂[16]及心脏结构正常的患者[17]。

## 多形的室性期前收缩

当 VPB 在同一导联出现形态不同的 QRS 波时（图 14.25）称为多形性 VPB。推测这些 VPB 可能起源于不同局灶，也称为多源性 VPB。然而，当 VPB 时形态仅有轻度的变形，有可能是心室内传导变化造成的，而不是起源于不同部位。

## 成组的室性期前收缩

本章前面已经讨论了不同数目 VPB 的定义。图 14.26 显示的是典型的室性期前收缩二联律（图 14.26A）、室性期前收缩三联律（图 14.26B）和成对 VPB（图 14.26C）。

> 对联的出现适用于十四行诗的形式，比如，莎士比亚的十四行诗。两个连续的 VPB 是一对，而不是成对。
>
> ——HJL Marriott

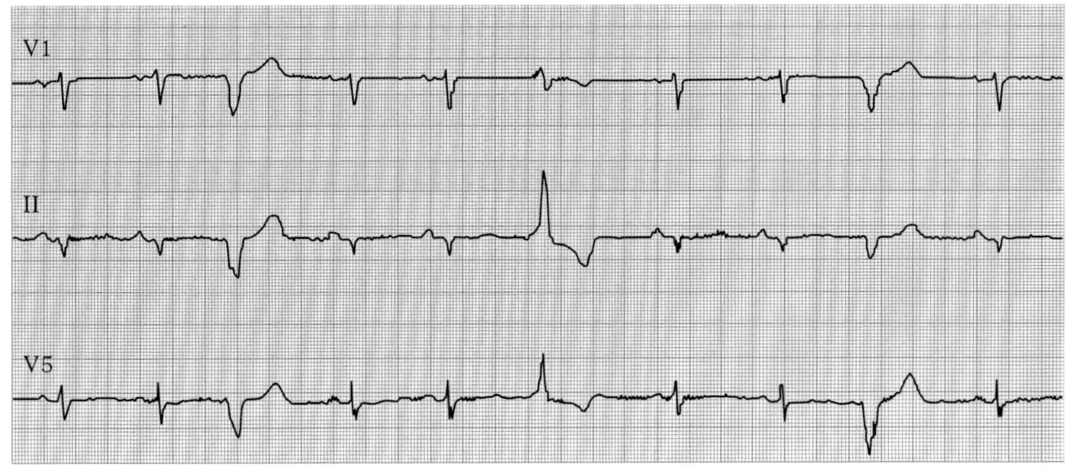


图 14.25　多形性 VPB。三导联条图(自上而下分别是 V1，Ⅱ，和 V5 导联)提示窦性心律下有 3 个 VPB(分别是第 3、第 6 和第 9 个搏动)，呈现不同的电轴和形态。

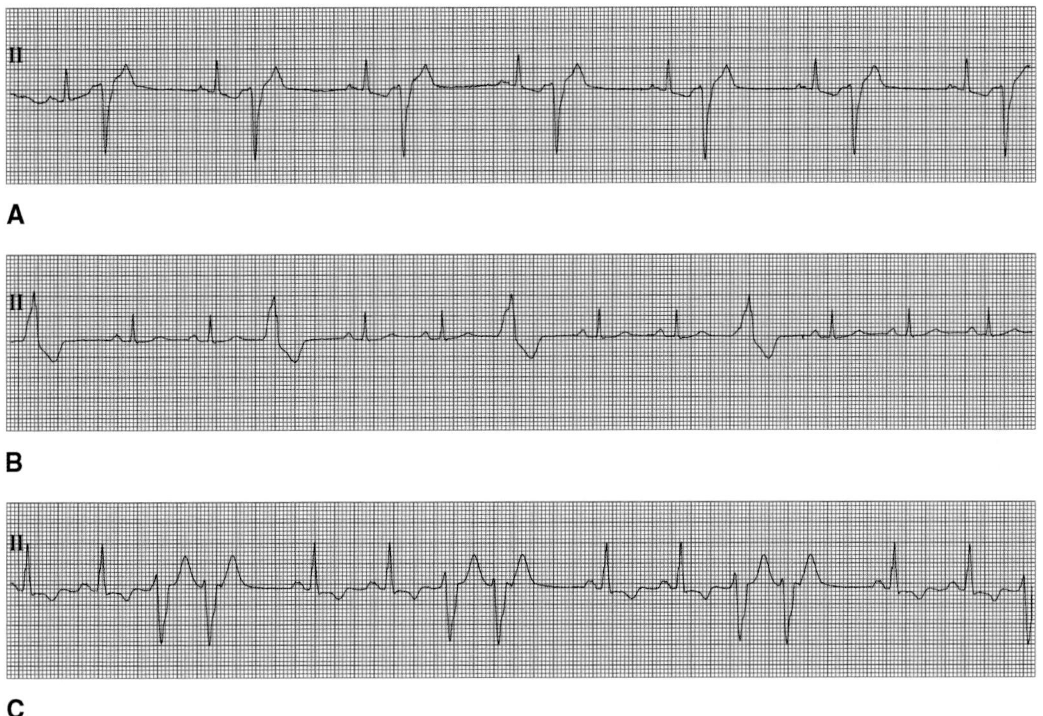


图 14.26　(A，B)Ⅱ导联条图显示频发单形性 VPB。两者室性期前收缩形态区别很大。(A)中 VPB 为二联律，(B)中 VPB 呈三联律(最后一跳除外)。(C)图中 VPB 成对出现，形态类似于(A)中的 VPB(至少 1 个导联所见形态是相似的)。

## 易损期和 R-on-T 现象

在心动周期中，T 波顶峰与易损期重叠。许多研究表明落于 T 波上的 VPB 预后不佳[18,19]。然而通过与晚发 VPB 进行比较，一些研究对 R-on-T 的 VPB 危险性提出了质疑。对于正常心脏，落于 T 波上的 VPB 很少有临床意义。即使患者既往有心肌梗死病史，单一的 VPB 很少能诱发室性心动过速(VT)或心室颤动。在长 QT 综合征患者中，落于 T 波上的 VPB 会诱发一连串多形性心动过速，也称尖端扭转型室性心动过速[20]。一般情况下显示为良性的右心室流出道 VPB 若出现短联律间期也会诱发多形性心动过速，这种短联律间期诱发心室颤动的现象已有报道[21,22]。

## 室性期前收缩的预后

几乎每个人都有 VPB 存在，在心脏正常人群中也经常出现室性期前收缩二联律[23,24]。这些称为“特发性 VPB”[13]。关于 VPB 的症状，有些人没有任何感觉，而有的人却被 VPB 所困扰。除了这两个极端的表现，VPB 患者的主诉还有很多。实际上，在排除了心脏器质性问题之后，这部分患者的预后通常很好。当窦性心律增快后，如运动时心率增快，良性的 VPB 通常会消失。运动诱发的 VPB 或室性心动过速的临床预后不尽相同[25]。VPB 负荷高的患者(VPB 占总心搏的 15% 以上时)会发展为心室收缩功能不全，通过药物或射频消融方法消除 VPB 则可以使心功能恢复[26]。

很多研究评估了急性心肌梗死急性期和心肌梗死后 VPB 的预后价值。在心肌梗死急性期，VPB 非常多见。在心肌梗死后幸存患者中，频发和多形的 VPB，以及非持续性室性心动过速增加了猝死的风险[27-29]。

## 第 14 章总结图

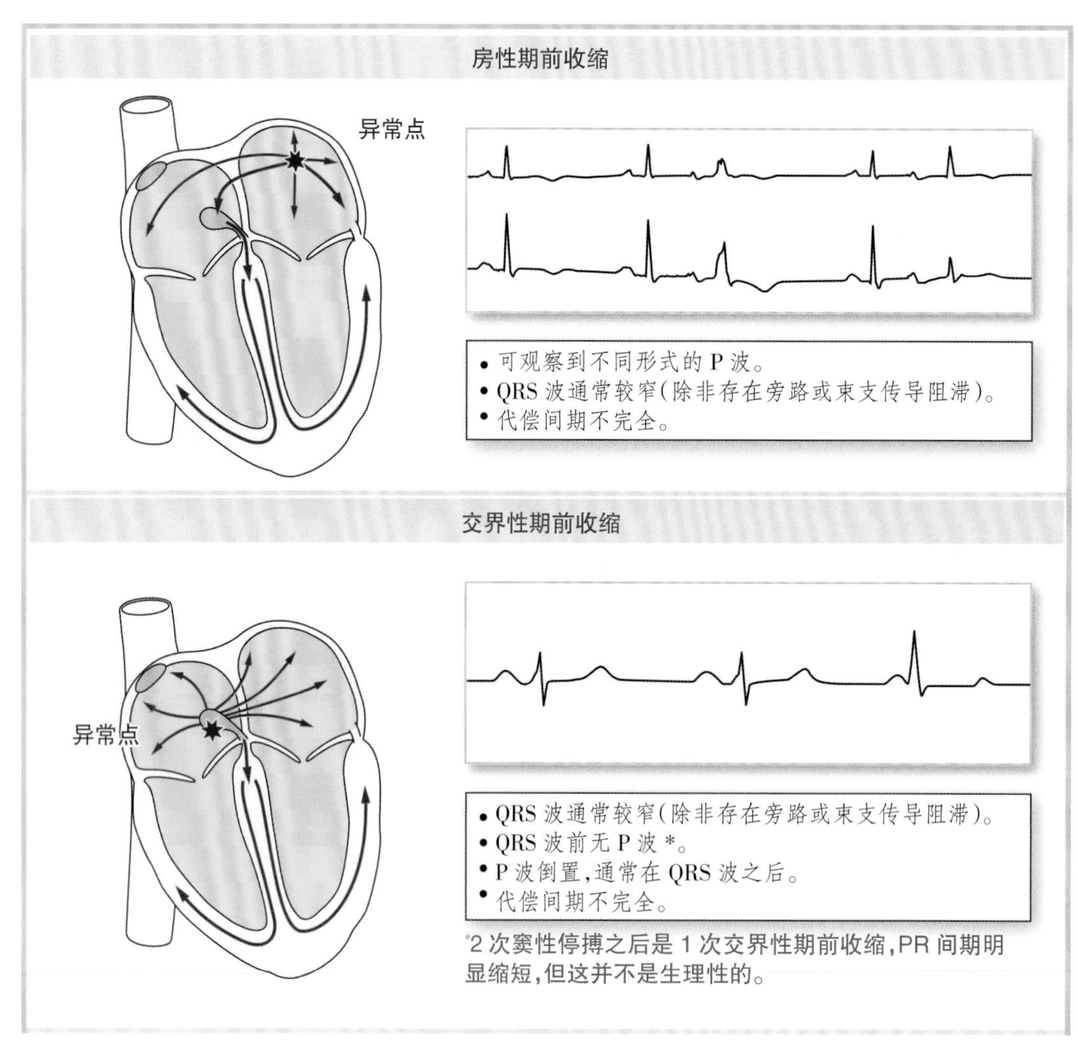

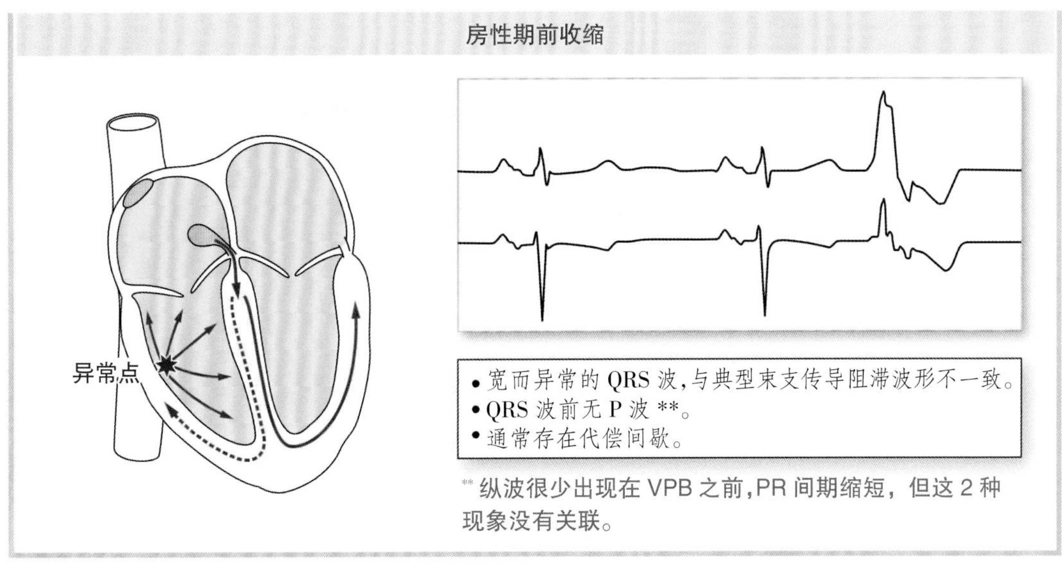


## 相关术语

**差异传导：**传导异常（通常是心室传导系统异常）。

**房性期前收缩：**起源于心房的 P 波在下一个窦性激动发出前提前发生。

**二联律：**每个窦性心律伴随一次期前收缩。

**代偿间期：**PB 后长的间期完全“补偿”了 PB 前短的间期。ECG 表现为 PB 前一个窦性 P 波至 PB 后一个窦性 P 波的距离与 2 个窦性节律相等，与 PB 无关。

**成对室性期前收缩：**2 个连续的 PB。

**配对间期：**正常窦性激动与 PB 的距离。在 APB，PP' 是配对间期，在 JPB 和 VPB，QRS-QRS' 是配对间期。

**异位搏动：**产生于窦房结以外任何位置的搏动。

**插入性室性期前收缩：**发生在 2 次正常心搏之间。

**交界性期前收缩：**在窦性 P 波和 QRS 波发生前，在房室结或希氏束发生提前出现的 P 波或 QRS 波。

**左心室期前收缩：**期前收缩产生于左心室，V1 导联通常直立，但有时起源于室间隔的期前收缩，其 V1 导联可能负向。

**多源室性期前收缩：**室性期前收缩起源于心室的 2 个或多个部位。

**多形室性期前收缩：**单个 ECG 导联上有 2 个或更多形态的 VPB。

**超速抑制：**通过提前激动起搏细胞使冲动形成的频率降低。

**心悸：**心脏跳动时的一种感觉。

**PP 间期：**相邻 P 波之间的距离。

**右心室期前收缩：**期前收缩起源于右心室，V1 导联通常负向。

**R-on-T 期前收缩：**期前收缩发生过早。落于上一次搏动的 T 波上。

**室上性期前收缩：**APB 或 JPB 属于室上性期前收缩。

**三联律：**每 2 次窦性心律伴随 1 次期前收缩。

**室性期前收缩：**起源于心室的 QRS 波，在窦性激动或其他基础 QRS 波出现之前发生。

**易损期：**是在心动周期中完全复极化之前的 1 个时期，在此期内期前收缩可以触发折返性心动过速。

（叶岚 译　谷云飞 校）

## 参考文献

1. Cantillon DJ. Evaluation and management of premature ventricular complexes. *Cleve Clin J Med*. 2013;80:377-387.
2. Huang BT, Huang FY, Peng Y, et al. Relation of premature atrial complexes with stroke and death: systematic review and meta-analysis. *Clin Cardiol*. 2017;40:962-969.
3. Bagliani G, Della Rocca DG, De Ponti R, Capucci A, Padeletti M, Natale A. Ectopic beats: insights from timing and morphology. *Card Electrophysiol Clin*. 2018;10: 257-275.
4. Gorenek B, Fisher JD, Kudaiberdieva G, et al. Premature ventricular complexes: diagnostic and therapeutic considerations

in clinical practice: a state-of-the-art review by the American College of Cardiology Electrophysiology Council. *J Interv Card Electrophysiol*. 2020;27:5-26.

5. Mond HG, Haqqani HM. The electrocardiographic footprints of atrial ectopy. *Heart Lung Circ*. 2019;28:1463-1471.
6. Rosenbaum MB. Classification of ventricular extrasystoles according to form. *J Electrocardiol*. 1969;2:289-297.
7. Pick A. Parasystole. *Circulation*. 1953;8:243-253.
8. Jalife J, Antzelevitch C, Moe GK. The case for modulated parasystole. *Pacing Clin Electrophysiol*. 1982;5:911-926.
9. Gozensky C, Thorne D. Rabbit ears: an aid in distinguishing ventricular ectopy from aberration. *Heart Lung*. 1974;3:634-636.
10. Cannom DS, Gallagher JJ, Goldreyer BN, Damato AN. Concealed bundle of His extrasystoles simulating nonconducted atrial premature beats. *Am Heart J*. 1972;83:777-779.
11. Swanick EJ, LaCamera F Jr, Marriott HJ. Morphologic features of right ventricular ectopic beats. *Am J Cardiol*. 1972;30:888-891.
12. Lewis S, Kanakis C, Rosen KM, Denes P. Significance of site of origin of premature ventricular contractions. *Am Heart J*. 1979;97:159-164.
13. Lerman BB. Mechanism, diagnosis, and treatment of outflow tract tachycardia. *Nat Rev Cardiol*. 2015;12:597-608.
14. Marcus FI, McKenna WJ, Sherrill D, et al. Diagnosis of arrhythmogenic right ventricular cardiomyopathy/dysplasia: proposed modification of the task force criteria. *Circulation*. 2010;121:1533-1541.
15. Towbin JA, McKenna WJ, Abrams DJ, et al. 2019 HRS expert consensus statement on evaluation, risk stratification, and management of arrhythmogenic cardiomyopathy. *Heart Rhythm*. 2019;16:e301-e372.
16. Miller MA, Dukkipati SR, Turagam M, Liao SL, Adams DH, Reddy VY. Arrhythmic mitral valve prolapse. *J Am Coll Cardiol*. 2018;72:2904-2914.
17. Latchamsetty R, Yokokawa M, Morady F, et al. Multicenter outcomes for catheter ablation of idiopathic premature ventricular complexes. *JACC Clin Electrophysiol*. 2015;1:116-123.
18. Adgey AA. The Belfast experience with resuscitation ambulances. *Am J Emerg Med*. 1984;2:193-199.
19. Engel TR, Meister SG, Frankl WS. The "R-on-T" phenomenon: an update and critical review. *Ann Intern Med*. 1978;88:221-225.
20. Viskin S, Alla SR, Barron HV, et al. Mode of onset of torsade de pointes in congenital long QT syndrome. *J Am Coll Cardiol*. 1996;28:1262-1268.
21. Leenhardt A, Glaser E, Burguera M, Nürnberg M, Maison-Blanche P, Coumel P. Short-coupled variant of torsade de pointes. A new electrocardiographic entity in the spectrum of idiopathic ventricular tachyarrhythmias. *Circulation*. 1994;89:206-215.
22. Viskin S, Rosso R, Rogowski O, Belhassen B. The "short-coupled" variant of right ventricular outflow ventricular tachycardia: a not-so-benign form of benign ventricular tachycardia. *J Cardiovasc Electrophysiol*. 2005;16:912-916.
23. Kennedy HL, Whitlock JA, Sprague MK, Kennedy LJ, Buckingham TA, Goldberg RJ. Long-term follow-up of asymptomatic healthy subjects with frequent and complex ventricular ectopy. *N Engl J Med*. 1985;312:193-197.
24. Ataklte F, Erqou S, Laukkanen J, Kaptoge S. Meta-analysis of ventricular premature complexes and their relation to cardiac mortality in general populations. *Am J Cardiol*. 2013;112:1263-1270.
25. Corrado D, Drezner JA, D'Ascenzi F, Zorzi A. How to evaluate premature ventricular beats in the athlete: critical review and proposal of a diagnostic algorithm [published online ahead of print September 3. 2019]. *Br J Sports Med*. doi:10.1136/bjsports-2018-100529.
26. Latchamsetty R, Bogun F. Premature ventricular complex-induced cardiomyopathy. *JACC Clin Electrophysiol*. 2019;5:537-550.
27. Moss AJ, Davis HT, DeCamilla J, Bayer LW. Ventricular ectopic beats and their relation to sudden and nonsudden cardiac death after myocardial infarction. *Circulation*. 1979;60:998-1003.
28. Ruberman W, Weinblatt E, Goldberg JD, Frank CW, Shapiro S. Ventricular premature beats and mortality after myocardial infarction. *N Engl J Med*. 1977;297:750-757.
29. Bigger JT Jr, Weld FM. Analysis of prognostic significance of ventricular arrhythmias after myocardial infarction. Shortcomings of Lown grading system. *Br Heart J*. 1981;45:717-724.

# 第 15 章

# 室上性心动过速

Kevin P. Jackson，James P. Daubert

## 引言

室上性心动过速(SVT)用于描述心房率>100 次/分的高位心腔(希氏束及以上)起源的心律失常。SVT 的类型包括：异常的窦性心动过速、局灶性和多源性房性心动过速(MAT)、交界性心动过速、房室结折返性心动过速(AVNRT)、各种形式的旁路介导折返性心动过速[尤其是房室折返性心动过速(AVRT)]和包括心房扑动在内的大折返性房性心律失常和心房颤动。阵发性室上性心动过速(PSVT)是常见的 SVT，是具有突发突止特征的快速性心动过速。PSVT 通常发生于没有器质性心脏病的年轻人，一般是良性的。中老年 PSVT 患者中 AVNRT 是最常见的类型，但在年轻患者中，AVNRT 与旁路介导折返性心动过速的发生率相同。女性患 PSVT 的风险是男性的 2 倍。

PSVT 的 3 种主要机制是自律性改变、触发活动和折返(图 15.1)。自律性改变是窦性心动过速和交界性心动过速的发生机制。触发活动是异位房性心动过速和单次或反复性期前收缩的最常见机制，这可能是折返性心律失常的起始因素[1]。AVNRT 或 AVRT 等折返性心律失常出现时，必须存在具有适当延迟(即缓慢传导)的单向传导阻滞区域，使折返起源部位能被反复除极(图 15.2)。

房室结是心脏传导系统中传导最慢、不应期最长

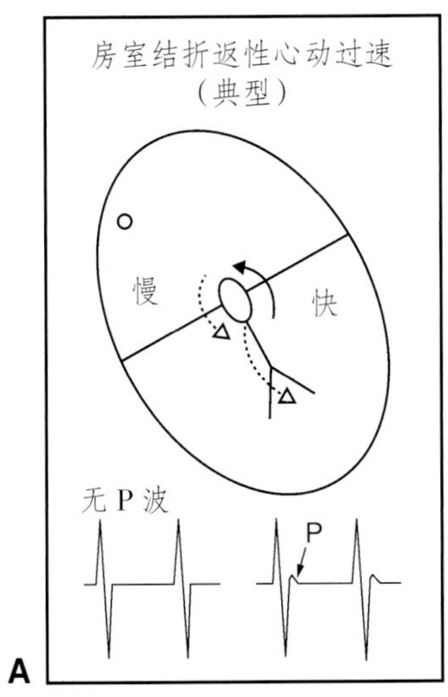


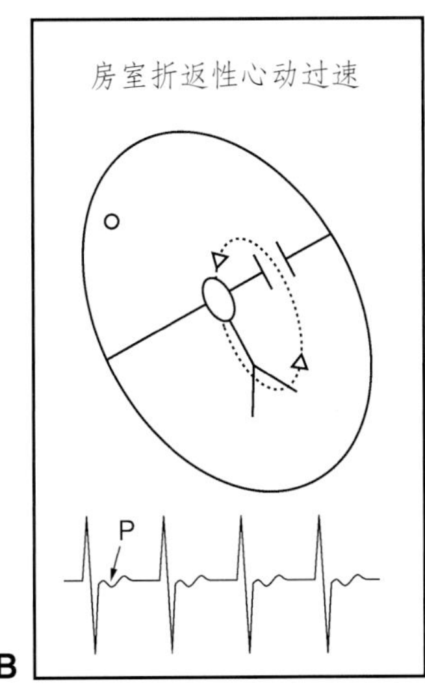


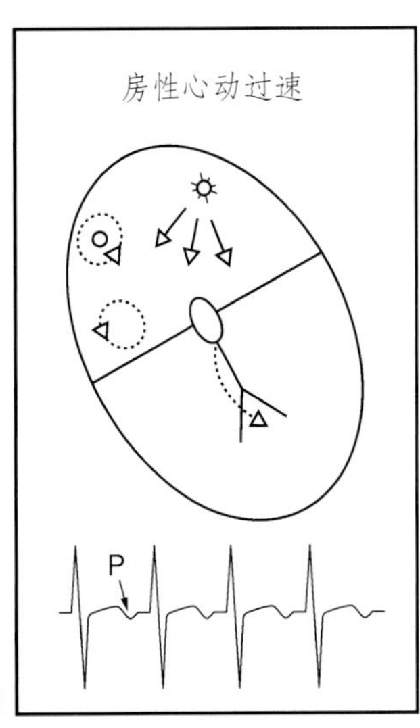


图 15.1 3 种 PSVT 的发生机制和典型 ECG 表现。(A)对于典型的 AVNRT，激动沿慢径路顺行传导，再沿快径路逆行传导。P 波可能隐藏在 QRS 波中，也可能刚好在 R 波或 S 波后。(B)对于 AVRT，激动沿房室结顺行传导，再通过旁路逆行传导。QRS 波后可见 P 波，RP 间期较短。(C)对于房性心动过速，P 波的形态和电轴是可变的，取决于心动过速的起源位置和机制。(Reprinted with permission from Ferguson JD. Contemporary management of paroxysmal supraventricular tachycardi. Circulation. 2003；107[8]：1096-1099 .)

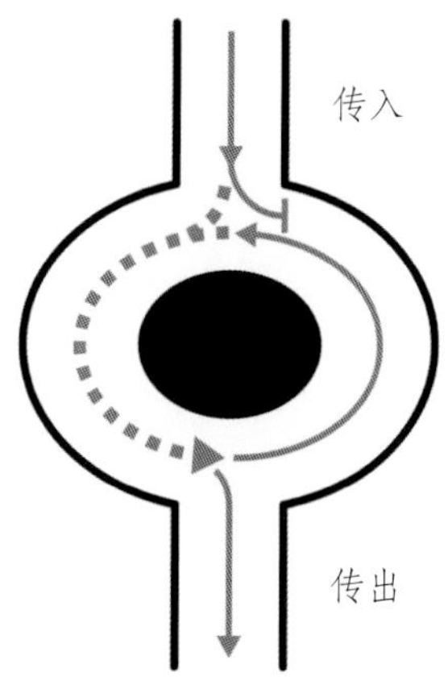


图 15.2 折返环路的形成和冲动在折返环路中的传导。存在 2 条不同的传导通路就可以形成折返。1 条通路的单向传导阻滞使冲动沿另 1 条通路传导。如果冲动到达“折返”点时通路已发生复极，则会产生折返。

的部位。如果从心房进入房室结的冲动遇到尚未完成不应期的部分，就可能出现房室结折返。在持续的 AVNRT 中，房室结双径路（快径路和慢径路）构成其折返环路。经旁路的房室传导同样为折返环路的形成创造了可能，此时脉冲顺向或逆向通过房室结和希-浦（His-Purkinje）系统。旁路作为折返环路的一支，而房室结作为另一支是 AVRT 的常见机制。顺向性折返性心动过速（ORT）指脉冲沿正常传导通路经房室结顺行传导，逆向性折返性心动过速（ART）则指脉冲沿相反方向传导。也可能通过 2 条旁路进行折返，但较为罕见。

## 室上性心动过速鉴别诊断

可以根据是否突然发作及节律是否规则对 SVT 进行分类（表 15.1）。

表 15.1 SVT 的常见类型

| 发作特征 | 节律 | 类型 |
| --- | --- | --- |
| 逐渐发作 | 规则 | 窦性心动过速 |
| | | 异常的窦性心动过速 |
| 逐渐发作 | 不规则 | 多源性房性心动过速 |
| 突然发作 | 规则 | 房室结折返性心动过速 |
| | | 房室折返性心动过速 |
| | | 房性心动过速 |
| | | 心房扑动 |
| 突然发作 | 不规则 | 心房颤动 |

根据心动过速发作或终止的特点可以鉴别正常的生理性窦性心动过速和折返性 PSVT，因为自律性增强的窦性心动过速的发作特点是逐渐加速及逐渐减速，而折返性心动过速常表现为突发突止（图 15.3）。仔细分析心动过速的发作特点可以为 PSVT 机制提供线索。例如，APB 所致的 PR 间期突然延长后出现的心动过速，常见于典型慢-快型 AVNRT（图 15.4），但并不能完全排除其他机制导致心动过速的可能。

分析 SVT 时 P 波电轴和形态及房室关系可以进一步鉴别心动过速的机制。因此记录 12 导联 ECG 非常重要。经房室结逆行传导的折返性 SVT 出现窄且电轴向上的 P 波，不同于电轴向下的窦性 P 波。当心动过速频率较快或其他因素导致 P 波不易被看到时，颈动脉窦按摩等方式将有助于鉴别 SVT 的机制[2]。房性心动过速、心房扑动和 AVNRT 对刺激迷走神经动作的典型反应如图 15.5 所示。以上 3 种心动过速都是高频率的窄 QRS 波心动过速（QRS 波时限<0.12s），T 波后可见或不可见 P 波。房性心动过速（图 15.5A）和心房扑动（图 15.5B）不受迷走神经动作的影响，但房室传导阻滞有助于明确心房电活动产生的 P 波，从而可以鉴别心动过速。图 15.5C 中心律失常的突然终止是 AVNRT 典型反应。副交感神经活动增强通过延长房室结不应期，使得冲动在折返环路中发生阻滞，终止 AVNRT。AVRT 也有类似的反应。当心律失常对副交感神经刺激无反应且诊断不明确时，可使用腺苷、β 受体阻滞剂或钙离子通道阻滞剂进行药物干预[3]。

分析 P 波与 QRS 波的关系也有助于鉴别 SVT 机制。窦性心动过速和房性心动过速中，P 波应先于 QRS 波，P-P 间期的变化先于并可预见 R-R 间期的变化。对于 AVNRT 和顺向性 AVRT，心房分别通过房室结和旁路被逆行激动。ECG 上的 R-P 关系可用于区分两者。因为 AVNRT 的折返环路包含房室结，所以 P 波和 QRS 波通常同时出现。在典型的慢-快型 AVNRT 中，P 波经常与 QRS 波重合（图 15.6），有时 P 波会紧跟在 QRS 波后导致逆行 P 波不易被看见。在另一个病例中，逆行 P 波在Ⅱ、Ⅲ和 aVF 导联中呈“假性 S 波”或在 V1 导联中呈“假性 r’波”（图 15.7）。

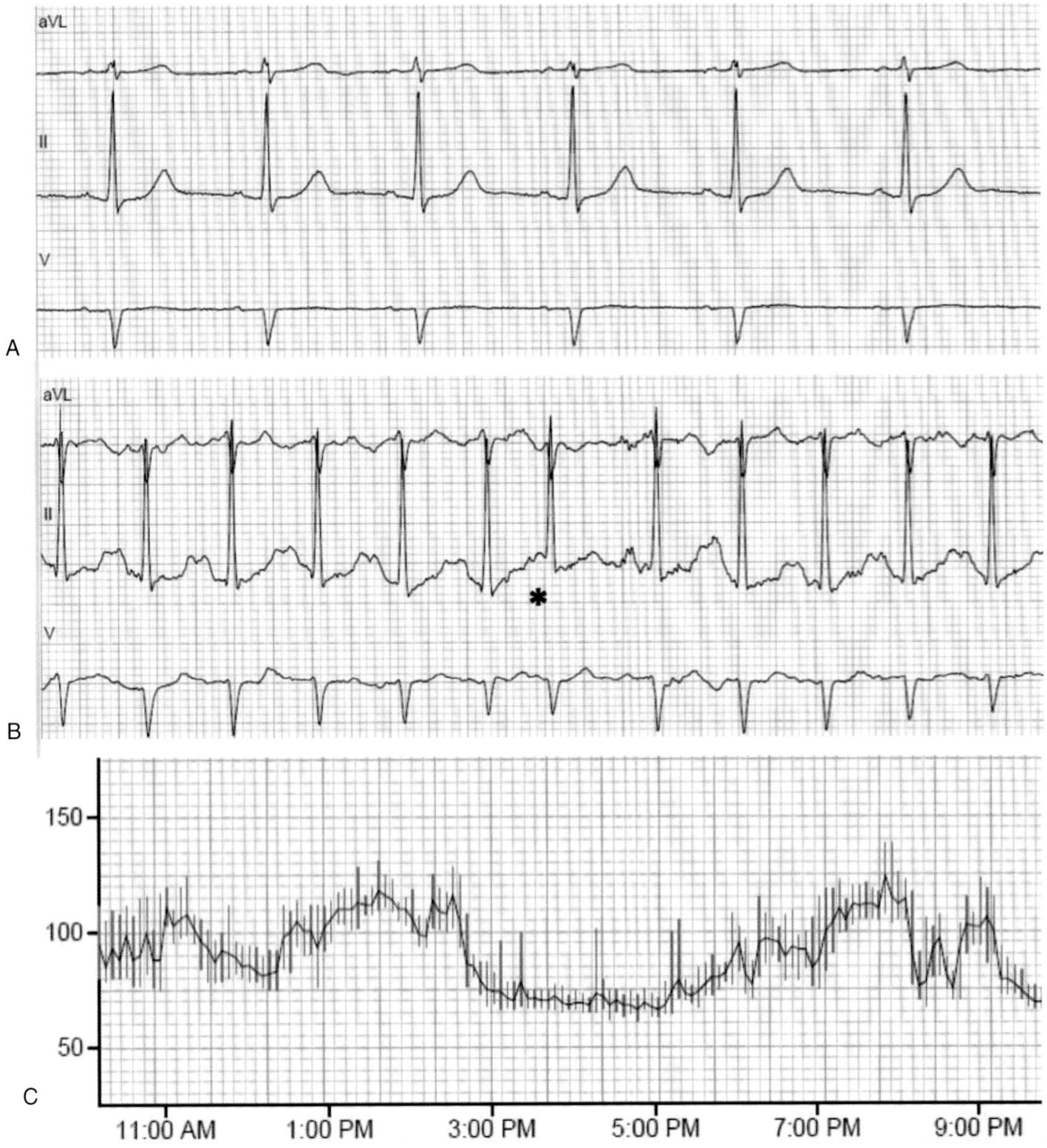

图 15.3　逐渐发作的窦性心动过速。(A)休息时，每个 QRS 波前均可见窦性 P 波。(B)出现症状性心动过速时，T 波上可见切迹，但是心房起源位置很难确定。APB(星号所示)的出现使得随后的 T 波和 P 波分离，提示 P 波起源自窦房结。(C)心率趋势图确认心动过速逐渐开始和逐渐结束，符合窦性心动过速的特征。

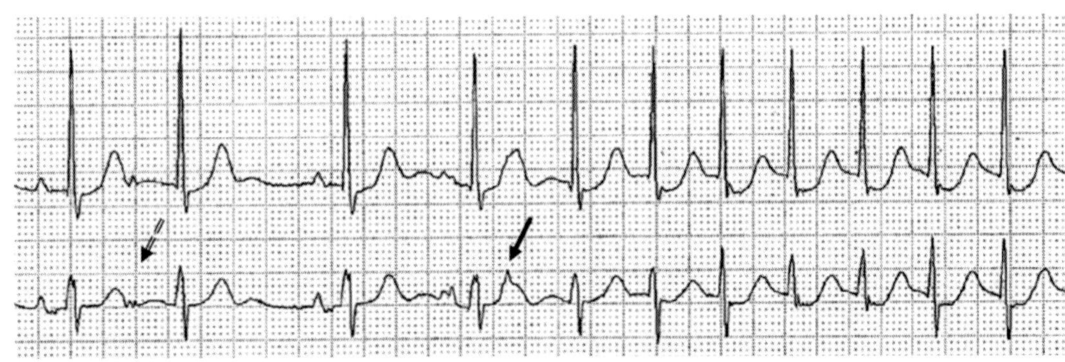

图 15.4　双导联节律图记录心动过速发作。第 1 个 APB(虚线箭头所示)使 PR 间期延长，但未诱发心动过速。配对更短的 APB(实线箭头所示)使 PR 间期延长，并诱发慢-快型 AVNRT。

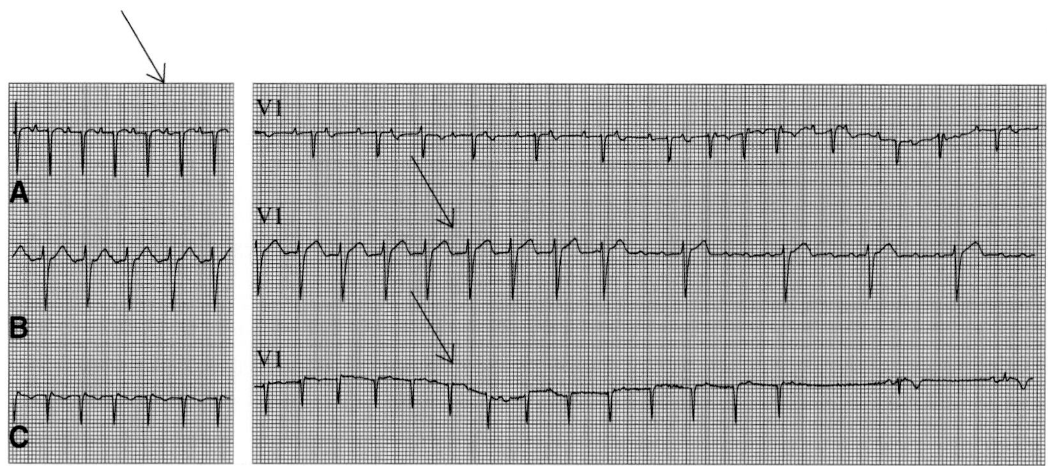


图 15.5 3 名 SVT 患者的 ECG(V1 导联)。箭头示开始颈动脉窦按摩后房性心动过速(A)、心房扑动(B)和 AVNRT(C)患者对其的反应。

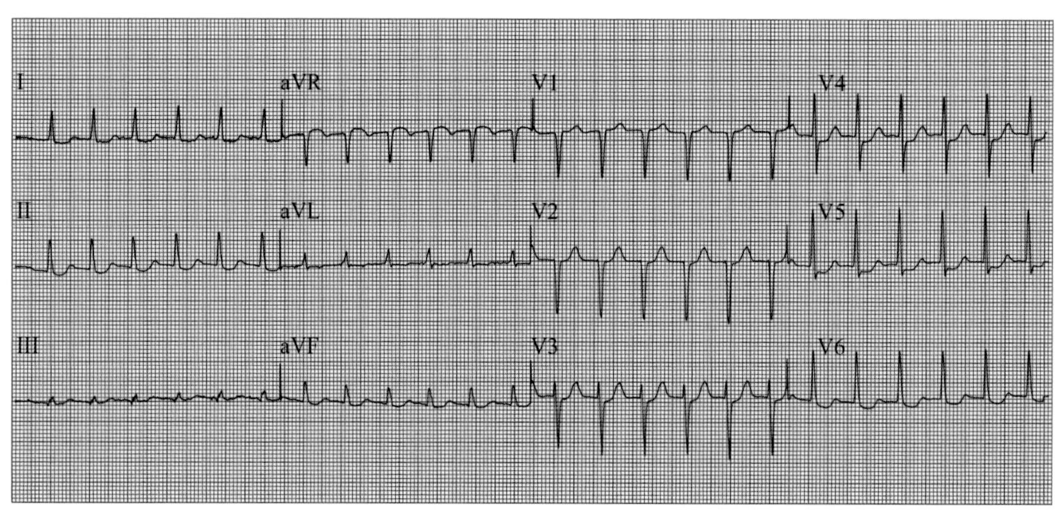


图 15.6 20 岁女性的 12 导联 ECG,患者因突发心悸被送往急诊室。ECG 显示规则快速性窄 QRS 波心动过速,且没有见到 P 波,通常提示典型 AVNRT。

由于顺向性折返性心动过速的折返环路较长(心房和心室均包括在内),P 波和 QRS 波不能同时出现,QRS 波后可以清楚地看到 P 波(图 15.8)。

## 窦性心动过速

窦性心律受到自主神经系统的交感神经和副交感神经的调节。副交感神经活动增强会降低冲动形成频率,而交感神经活动增强会增加冲动形成频率。任何需要“战或逃”的状况都会激活交感神经系统。因此,窦性心动过速是身体的生理反应,并非心脏病理性状态。因此窦性心动过速的治疗应针对引起心动过速的基础疾病,而不是抑制窦房结本身。交感神经刺激可以将正常人心率增加到 200 次/分,年轻人偶尔能达到 220 次/分。常用的最大心率计算公式为:220 次/分-年龄。不运动的成年人心率很少超过160次/分。

窦性心动过速发作时,每个 P 波后通常伴随 1 个 QRS 波,但当存在房室传导异常时,这种传导关系可能会存在变化。PR 间期变短,这是因为窦性心动过速时的交感神经张力增加,也会加快房室结传导。窦性心动过速状态下 QRS 波形态通常正常,但也可能由于心室内传导阻滞(如束支传导阻滞、心室肥大或心肌梗死)或由于激动频率过快,使得后

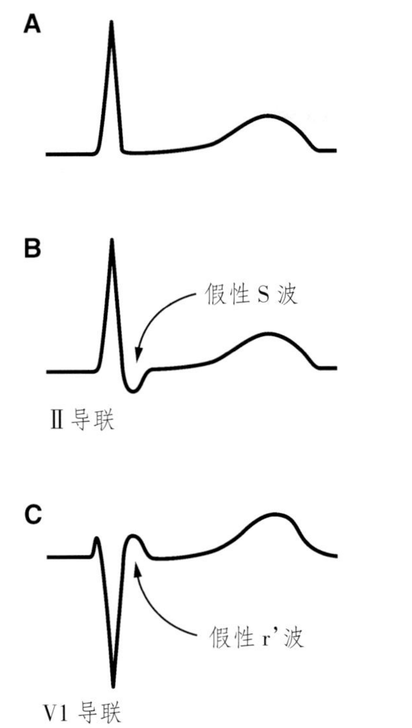


图 15.7 AVNRT 中典型的短 R-P 关系。(A)大多数情况下，心房和心室同时除极，P 波不可见。P 波也可能出现在 QRS 波末端，如(B)在Ⅱ导联上呈假性 S 波或(C)V1 导联上呈假性 r'波。

一次激动到达时心室内传导系统仍处于不应期，进而导致 QRS 波形态异常。图 15.9 中 ECG 表现为窦性心动过速伴左束支传导阻滞。左束支传导阻滞在颈动脉窦按摩时(引起窦性心律减慢或房室传导阻滞)消失，并在按摩结束后频率逐渐增加时再次出现，证实左束支传导阻滞是高频率依赖性的室内差异性传导。

窦性心动过速和折返性心动过速的鉴别是常见的临床问题。包括窦性心动过速在内的自律性心房节律具有逐渐开始和逐渐终止的特性，因其由起搏细胞和传导系统中细胞自律性增强所致。这种变化在 ECG 上很明显，在心动过速发作时心动周期(P-P 间期)逐渐缩短，而在终止时又逐渐延长。在图 15.10 中，可见运动时出现的频率为 140 次/分的心动过速，未见 P 波，可见宽 QRS 波(V1 导联呈负向，时限 0.14s)。运动停止后，心率逐渐减慢，T 波末端位置可见 P 波，提示窦性心动过速伴完全性左束支传导阻滞。

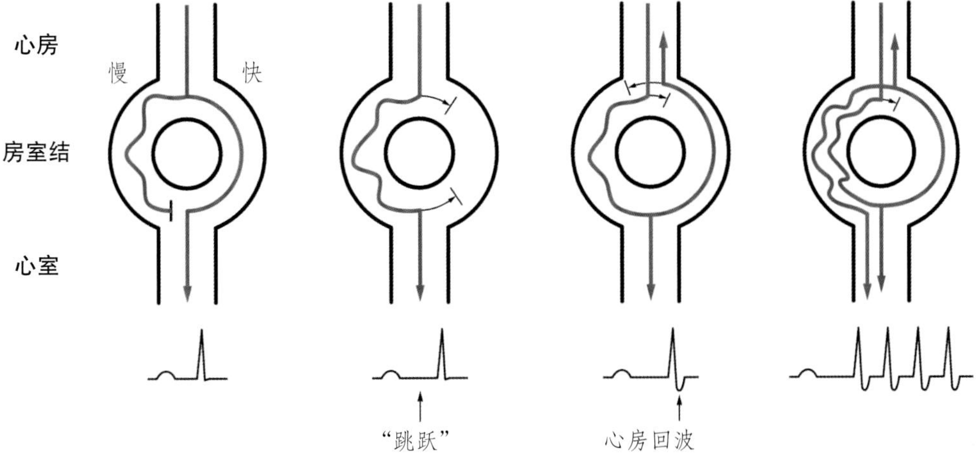


图 15.8 AVNRT 通过房室结快径路和慢径路形成折返环路。在基线 ECG 中，窦性冲动优先经快径路通过房室结。1 次适时的 APB 落在快径路的不应期，传导"跳跃"到房室结慢径路，再通过快径路逆行传导形成心房回波。如果随后慢径路不应期恢复，则折返性心动过速将持续存在。

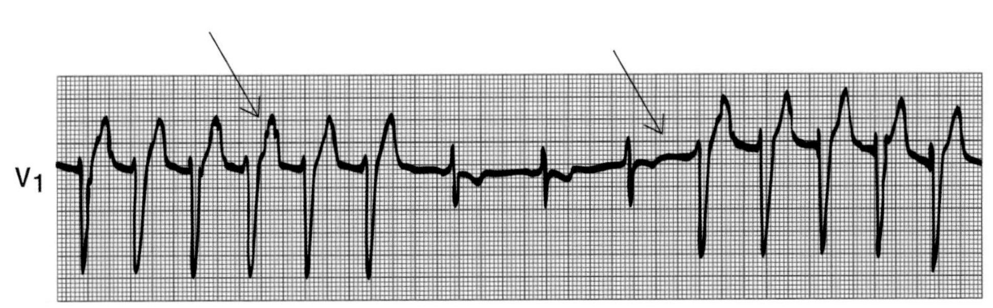


图 15.9 V1 导联 ECG，箭头示颈动脉窦按摩开始和结束。(Reprinted from Wagner GS, Waugh RA, Ramo BW. Cardiac Arrhythmias. New York, NY: Churchill Livingstone; 1983:140. Copyright © 1983 Elsevier. With permission.)

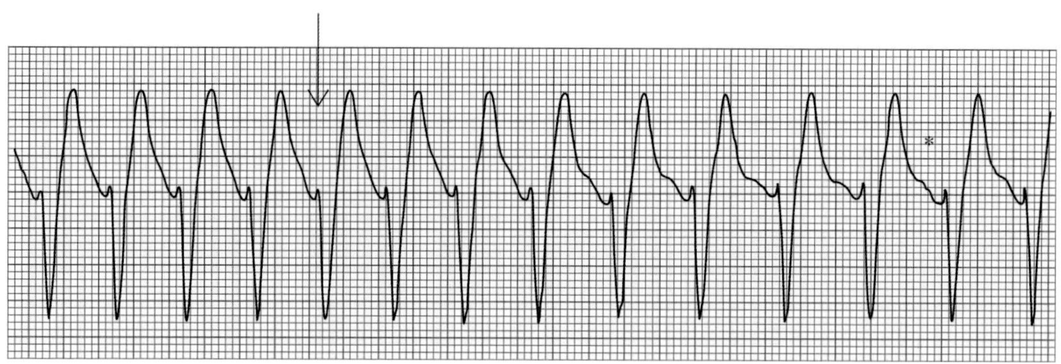

图 15.10 V1 导联 ECG。箭头指示处停止运动，星号处可见从 T 波中出现的 P 波。(Reprinted from Wagner GS, Waugh RA, Ramo BW. Cardiac Arrhythmias. New York, NY: Churchill Livingstone; 1983: 145. Copyright © 1983 Elsevier. With permission.)

## 房性心动过速

房性心动过速是起源于窦房结外心房区域的局灶性心律失常，节律通常具有规律性。心律失常通常以局部病灶为中以离心扩散。房性心动过速最常见的发病机制是心肌细胞内钙超载导致的触发活动。房性心动过速的另一种发病机制系心房内发生折返，因为折返环路非常小，称为微折返环路。这种微折返在瘢痕性心房组织中很常见，常发生于曾经历导管消融、心脏外科手术的患者。房性心动过速发作时通常节律规律，发作时心房频率通常为 130~240 次/分，但也可更慢或更快[4]。通常在发作时心房频率逐渐加快，在终止前逐渐减慢(P–P 间期延长)。发作过程中可能表现为 1:1 房室传导，但间歇性房室传导阻滞或 2:1 房室传导阻滞也很常见；如图 15.11 所示，房性心动过速发作过程中可以通过颈动脉窦按摩或注射腺苷来引发房室传导阻滞。

房性心动过速的 P 波形态恒定且通常异于窦性 P 波，但如果病灶非常靠近右心房高位窦房结部位，则房性心动过速的 P 波形态与窦性 P 波难以区别。图 15.12A、B 分别为起源于右心房和左心房常见部位房性心动过速的 P 波形态[5]。MAT 是指至少具有 3 种形态的 P 波且节律不规则，通常见于慢性阻塞性肺病(图 15.13)。除了要治疗疾病本身外，MAT 的控制也较为困难，有研究报道维拉帕米对于治疗 MAT 有效。

## 交界性心动过速

交界性心动过速(图 15.14)通常由房室结或希氏束自律性增强所致，其频率>100 次/分，通常为 100~130 次/分。QRS 波时限通常较窄，但也可伴随频率相关性或固定的束支传导阻滞导致的宽 QRS。加速的交界性心律本质上与交界性心动过速是同种节律，前者频率一般为 60~100 次/分。交界性心动过速应与 AVNRT 和 AVRT 鉴别，前者发生折返的过程中“交界区”(即房室结和希氏束)也参与其中。

由于房室失同步，患者可能出现心悸、疲劳或头晕等症状。交界性心动过速的 P 波通常是逆行传导形成，因此在 ECG 下壁导联倒置且在 QRS 波后的一段时间后出现。但根据顺行和逆行传导特性的不同，P 波也可能会重叠在 QRS 波上，甚至稍先于 QRS 波出现。交界性心动过速的频率根据交感神经和副交感神经张力或外源性物质的不同而不同。肾上腺素、异丙肾上腺素或其他拟交感神经药物会诱发交界性心动过速或加速的交界性逸搏心律；阿托品或腺苷会减慢其频率。另有一种主要见于儿科和先天性心脏病患者的交界性异位心动过速，常见于手术后，这种心动过速常难以控制且通常频率更快[6]。其他因素还包括单次交界性期前收缩。单次交界性期前收缩起源于房室结或希氏束，因此常呈窄 QRS 波且其前无 P 波。

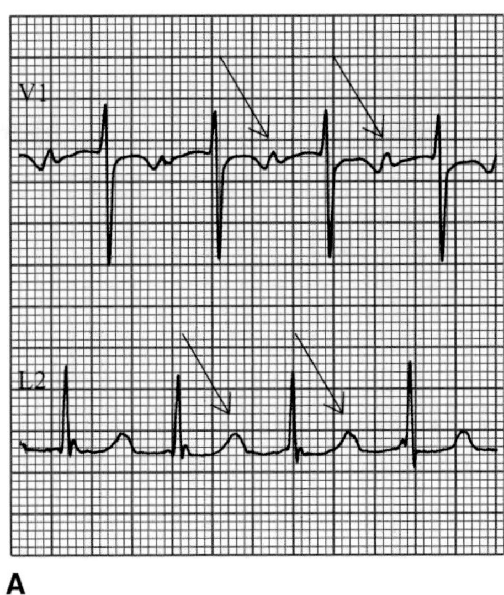


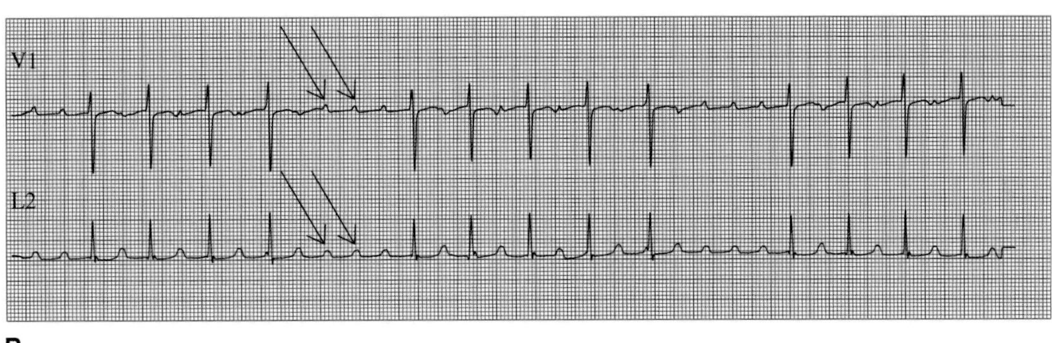


图 15.11　女性患者的Ⅱ和 V1 导联 ECG，患者有特发性心肌病病史，因呼吸急促就诊。箭头示就诊时(A)和颈动脉窦按摩后(B)在Ⅱ导联和 V1 导联上出现的形态相似的 P 波。

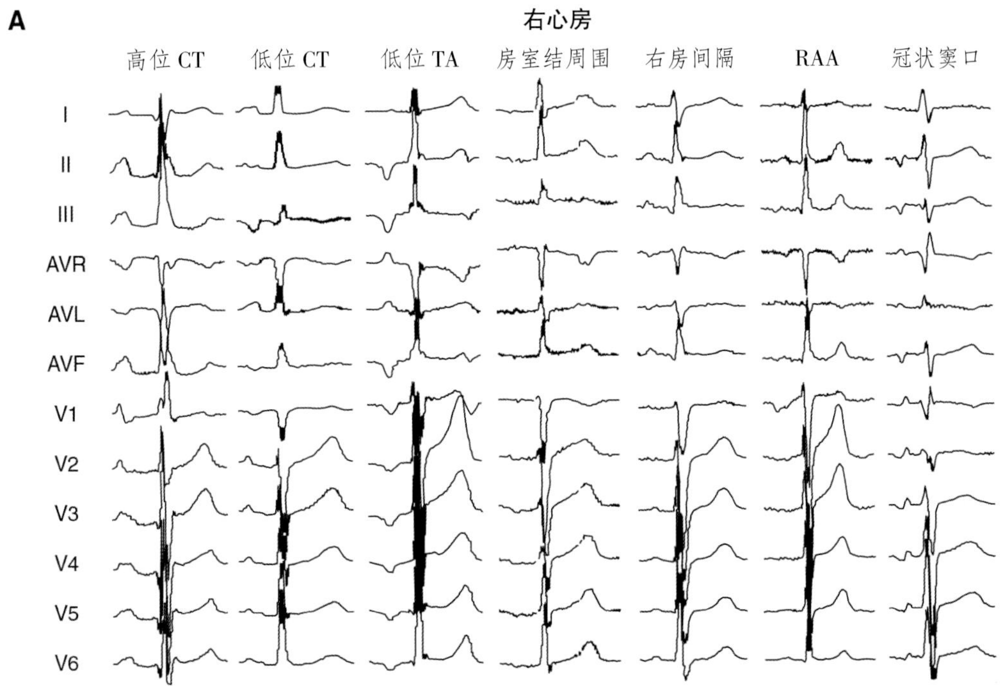


图 15.12　起源自右心房(A)和左心房(B)常见部位的房性心动过速的典型 P 波形态。CS，冠状窦；CT，界嵴；LAA，左心耳；LIPV，左下肺静脉；LSPV，左上肺静脉；MA，二尖瓣环；RAA，右心耳；RIPV，右下肺静脉；RSPV，右上肺静脉；TA，三尖瓣环。(待续)

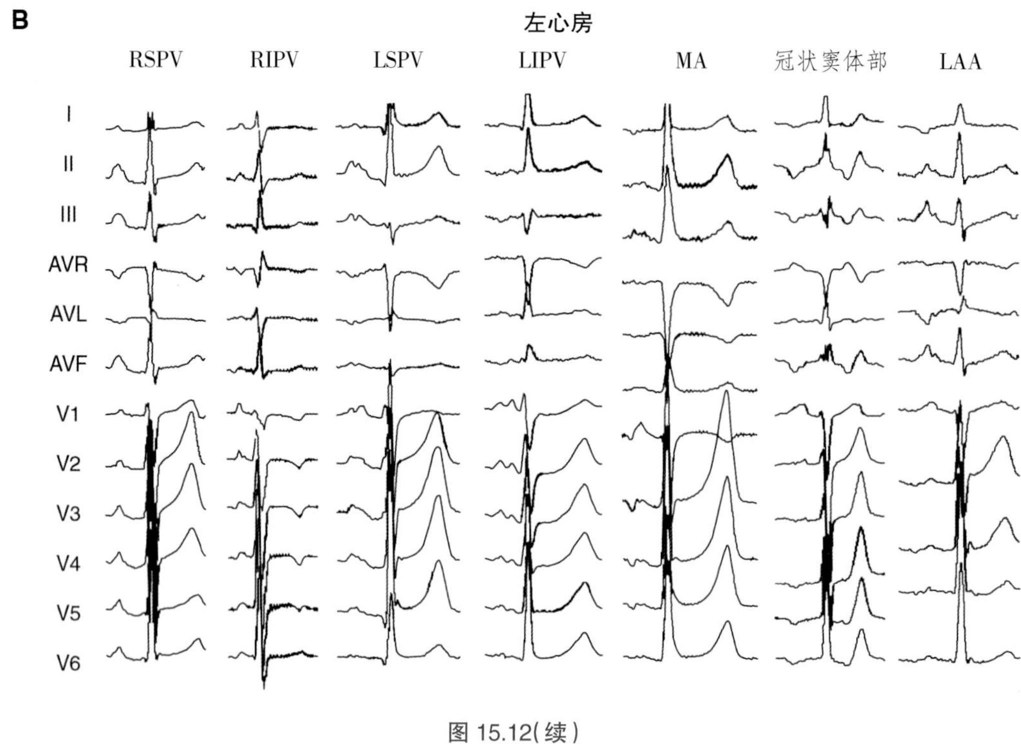


图 15.12(续)

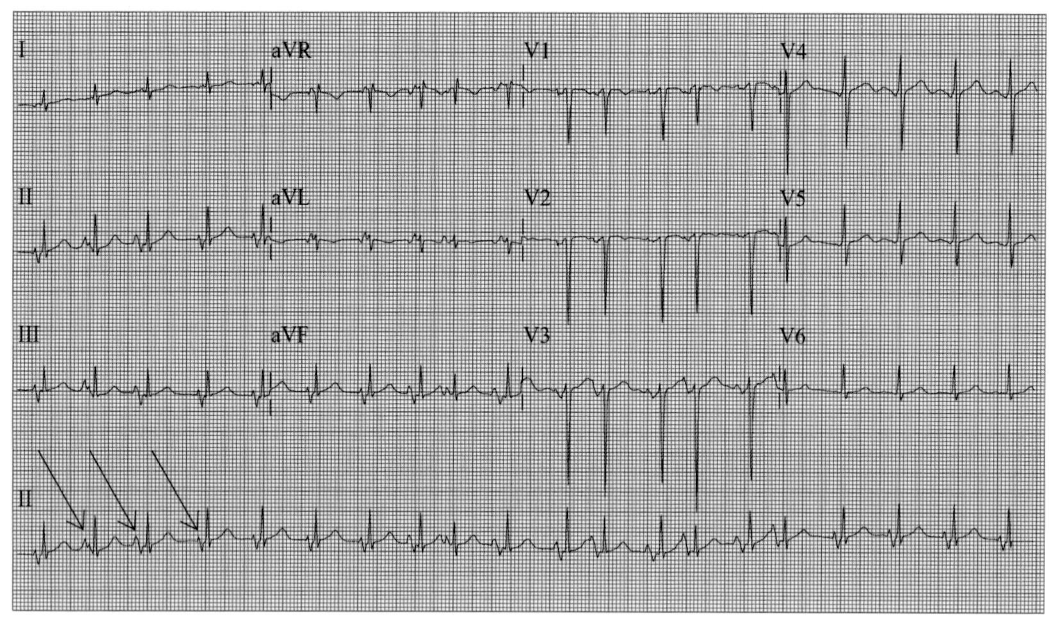


图 15.13 严重肺气肿的 53 岁女性的 12 导联 ECG(伴长Ⅱ导联)。箭头示长Ⅱ导联上形态变化的 P 波。

## 房室结折返性心动过速

AVNRT 由包含房室结和心房组织的折返环路形成引起(见图 15.8)。此类心动过速患者的房室结有两条传导通路,一条径路传导速度快,另一条径路传导速度慢。在基线状态下,窦性冲动优先通过快径路传至心室。与三尖瓣平行的慢径路则保持"休眠"状态,因为缓慢传导的冲动会与快径路的冲动发生碰撞。因此,在基线 ECG 上无明显异常(PR 间期正常),除非在极少数情况下,冲动通过慢径路优先下传(图 15.15)。

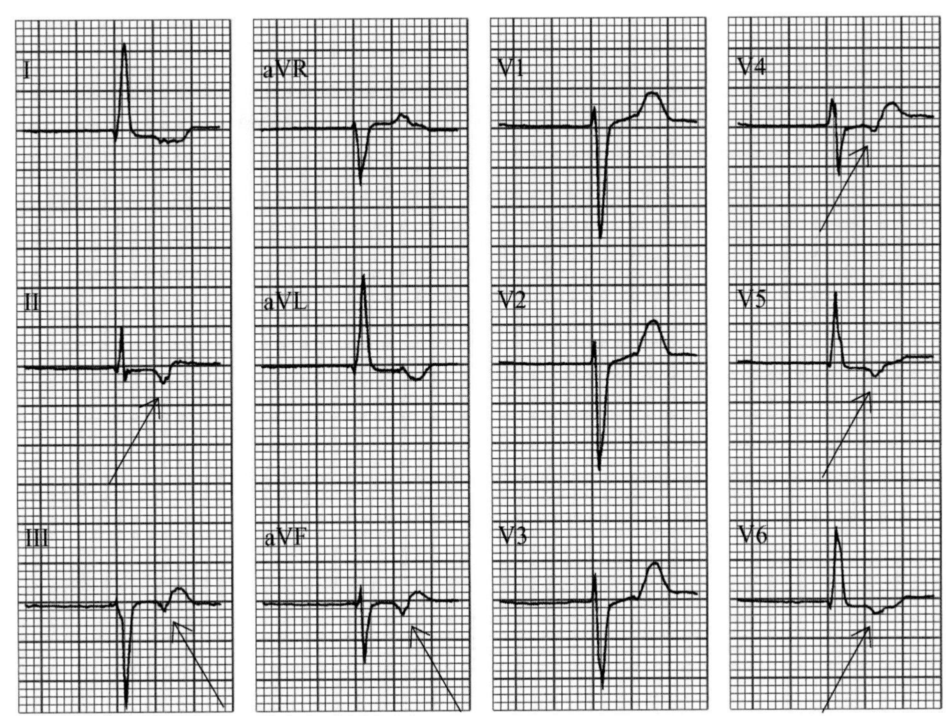


图 15.14 51 岁健康女性的 12 导联 ECG。箭头示交界性搏动的逆行 P 波。

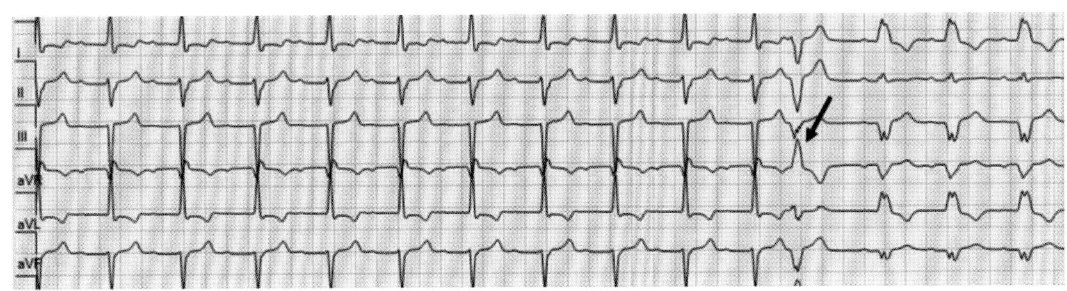


图 15.15 窦性心律时,明显的房室结慢径路和快径路传导的肢体导联连续记录。出现较长的 PR 间期是因为窦性冲动经房室结慢径路传导。由于慢径路冲动的逆向传导,使得快径路处于不应期。VPB(箭头所示)“剥离”了快径路的不应期,使窦性冲动“跳”回快径路传导,PR 间期恢复正常。

虽然冲动通过快径路的传导时间短,但与慢径路相比快径路的不应期较长。当 APB 进入房室结并落在快径路不应期,冲动就会“跳跃”到慢径路下传。这在体表 ECG 上表现为 PR 间期突然延长(图 15.16)。当冲动到达房室结远端时,如果快径路已经完成不应期且可以发生折返,则冲动将通过快径路逆传心房,产生心房回波。典型的 AVNRT 中激动沿着慢径路顺行传导,再沿快径路逆行传导。

典型的 AVNRT 发作时,逆行 P 波常被 QRS 波掩盖,因为通过快径路的心房激动与通过希-浦系统的心室激动几乎同时发生。P 波不可见(见图 15.7A),或刚从 QRS 波末端露出(见图 15.7B)。在少数情况下,AVNRT 发生机制会以“非典型”形式发生:激动沿快径路顺行传导,再沿慢径路逆行传导。这种情况下 RP 间期较长,QRS 波之前可见逆传 P 波(图 15.17)。这种类型的 AVNRT 通常由 VPB 使心房逆行激动“跳”到慢径路诱发。此外,患者可能会出现中间形式的非典型 AVNRT,为参与折返的两条径路通过多条慢径路组合参与传导所致。

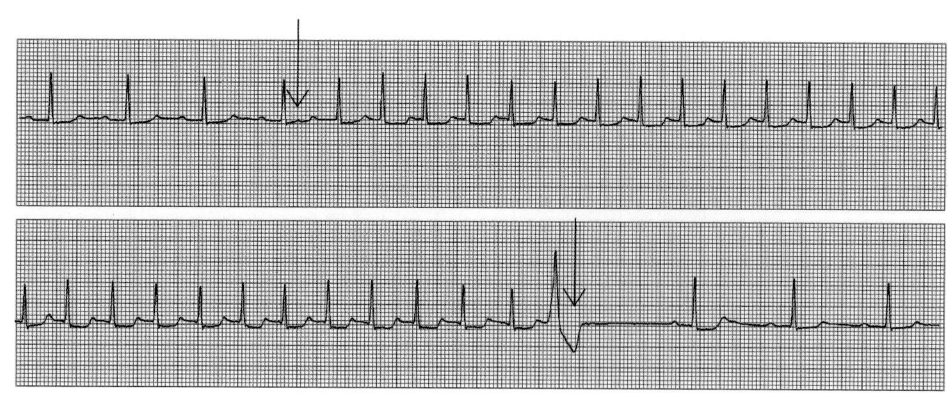

图 15.16 52 岁女性患者的典型慢-快型 AVNRT Ⅱ导联连续记录。PR 间期突然延长证实 APB(上方箭头所示)"跳跃"到慢径路传导,随后诱发心动过速并持续,直至 VPB(下方箭头所示)隐匿性传导至房室结,终止心动过速。

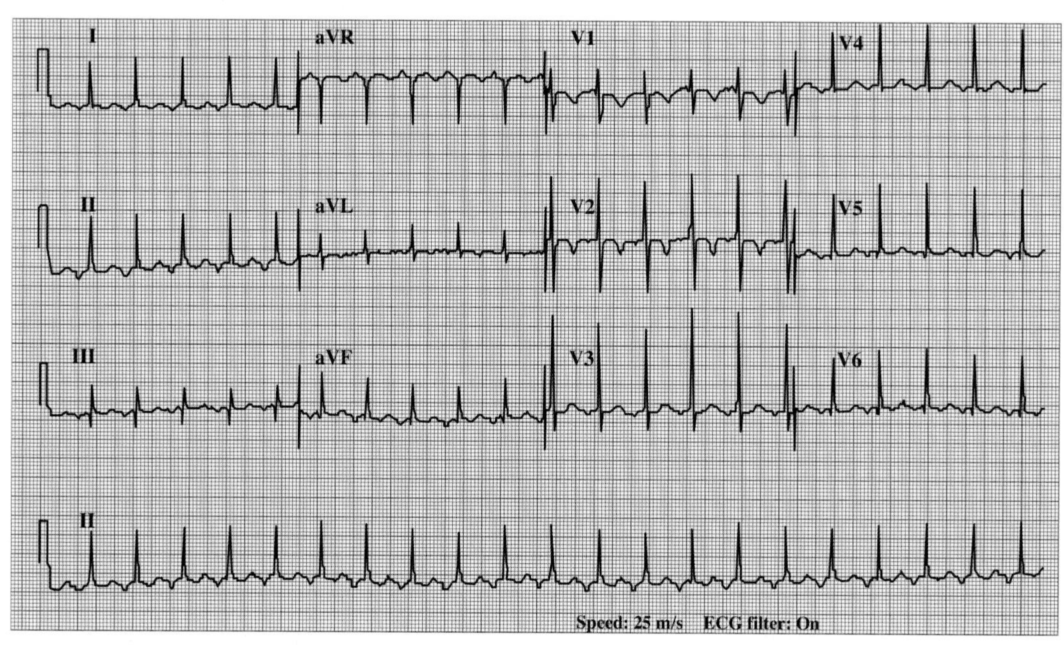


图 15.17 非典型(快-慢型)房室结折返性心动过速患者的标准 12 导联 ECG。在 QRS 波前可见长 RP 间期的逆行心房激动。

## 旁路介导性心动过速

在正常发育的心脏中,心房和心室之间的唯一电传导结构是房室结和希氏束。然而位于房室结、希氏束中心或周边区域的先天性异常旁路(Kent 束)可能会参与 PSVT 的折返环路。房室旁路可能仅从心房到心室顺行传导,或仅从心室到心房逆行传导,或双向传导。可通过 ECG 上窦性心律伴心室预激图形来识别激动沿旁路的顺行传导(图 15.18)。心室预激和 Wolff-Parkinson-White 综合征见第 19 章。

存在房室旁路的人群有发生 PSVT 的风险,顺向性折返性心动过速(ORT)和逆向性折返性心动过速(ART)是心动过速的 2 种主要类型,激动分别通过房室结或旁路传导到心室(图 15.19)。存在 2 个或多个旁路的情况非常罕见,此时心动过速可以通过旁路而完全不通过房室结进行顺行或逆行传导。

ORT 是旁路介导性心动过速的常见类型。ORT 时激动通过房室结和希-浦系统从心房顺行传导到心室,因此,呈窄 QRS 波图形。但当存在左或右束支差异性传导时则例外,心动过速呈宽 QRS 波图形,束支的差异性传导通常发生在 ORT 发作起始时(图 15.20)。ORT 折返环的逆行传导支(从心室到心

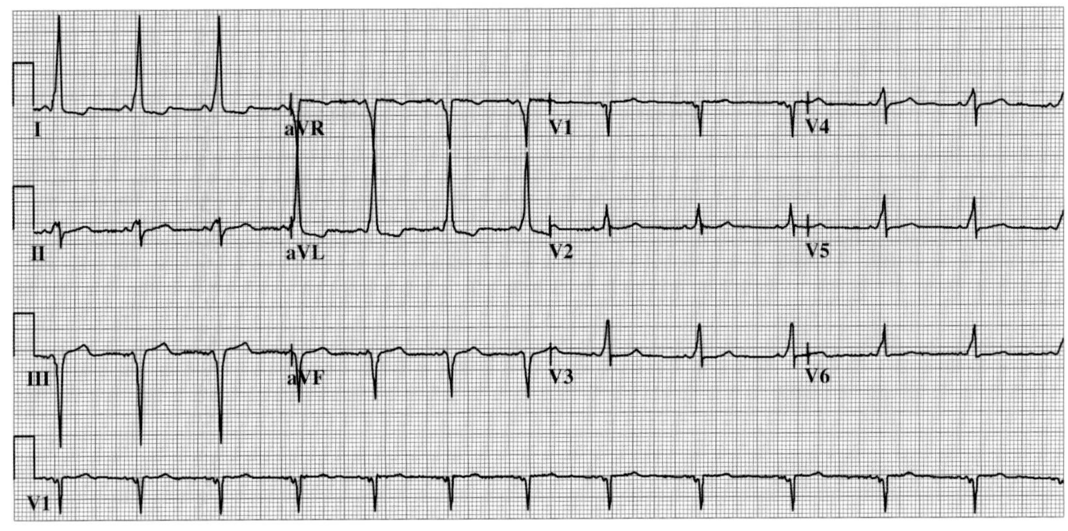


图 15.18　窦性心律伴心室预激(Wolff-Parkinson-White 征)患者的标准 12 导联 ECG。

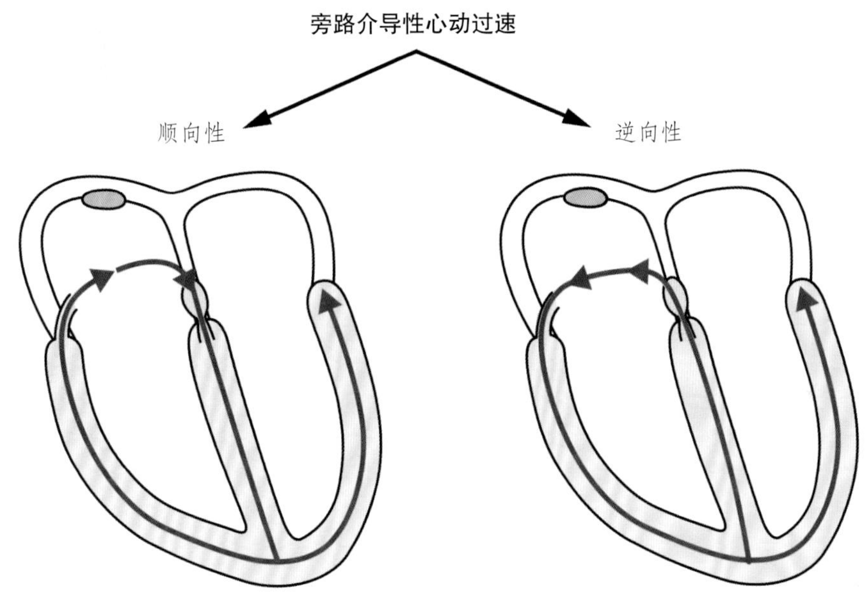


图 15.19　旁路介导性心动过速的 2 种主要机制。顺向性折返性心动过速时,激动经房室结从心房顺行传导到心室,再通过旁路逆行传导。除非存在束支传导阻滞,否则心动过速呈窄 QRS 波。逆向性折返性心动过速时,激动经旁路从心房顺行传导到心室,再通过房室结逆行传导,此时 QRS 波宽大畸形,呈完全预激图形。

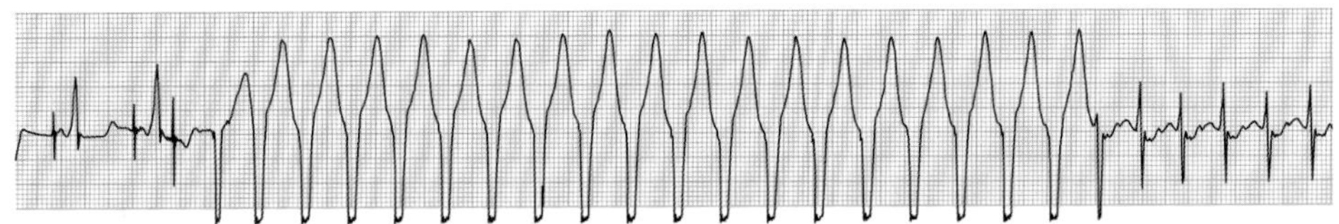

图 15.20　Ⅱ导联 ECG,左侧旁路介导的顺向性折返性心动过速。心动过速发作时出现左束支传导阻滞。随着左束支传导阻滞的消失,心动过速周期缩短,因为冲动沿正常的希-浦系统传导速度更快。

房)通过旁路。在50%的ORT患者中,旁路是“隐匿性”的,激动无法通过旁路顺行传导,12导联ECG上无预激图形。ORT约占PSVT的35%,临床上应与非典型AVNRT和房性心动过速鉴别,后两者在ECG上也有较长的RP间期,导致难以区分,可以在心动过速发作期间通过心内电生理起搏刺激进行鉴别。

激动通过旁路从心房顺行传导到心室,再通过房室结逆行传导,这种心动过速被称为ART。由于ECG呈最大心室预激,心动过速发作时呈宽QRS波,可能会被误诊为室性心动过速。患者的正常窦性心律ECG存在心室预激可以明确诊断。窦性心律伴旁路前向传导(Wolff-Parkinson-White征)的患者可能出现ART、ORT或其他预激性心动过速。图15.21显示窦性心律期明显心室预激的患者突然发生窄QRS波的室上性心动过速。心动过速时可见明显的逆行P波,RP间期较长,符合ORT的诊断。

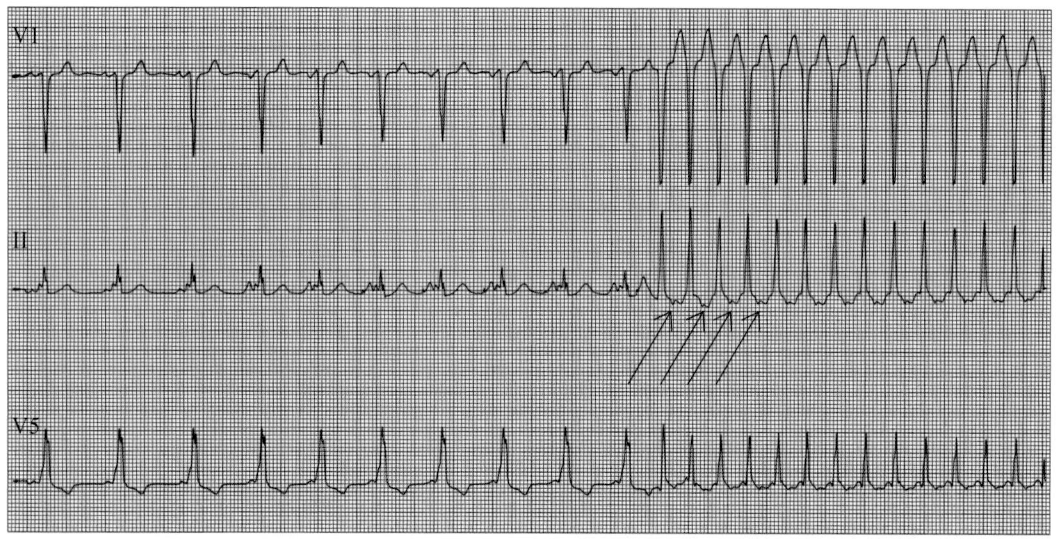


图15.21 窦性心律期突发的顺向性房室折返性心动过速的3导联ECG。箭头示Ⅱ导联可见的逆行P波。

# 第 15 章总结图

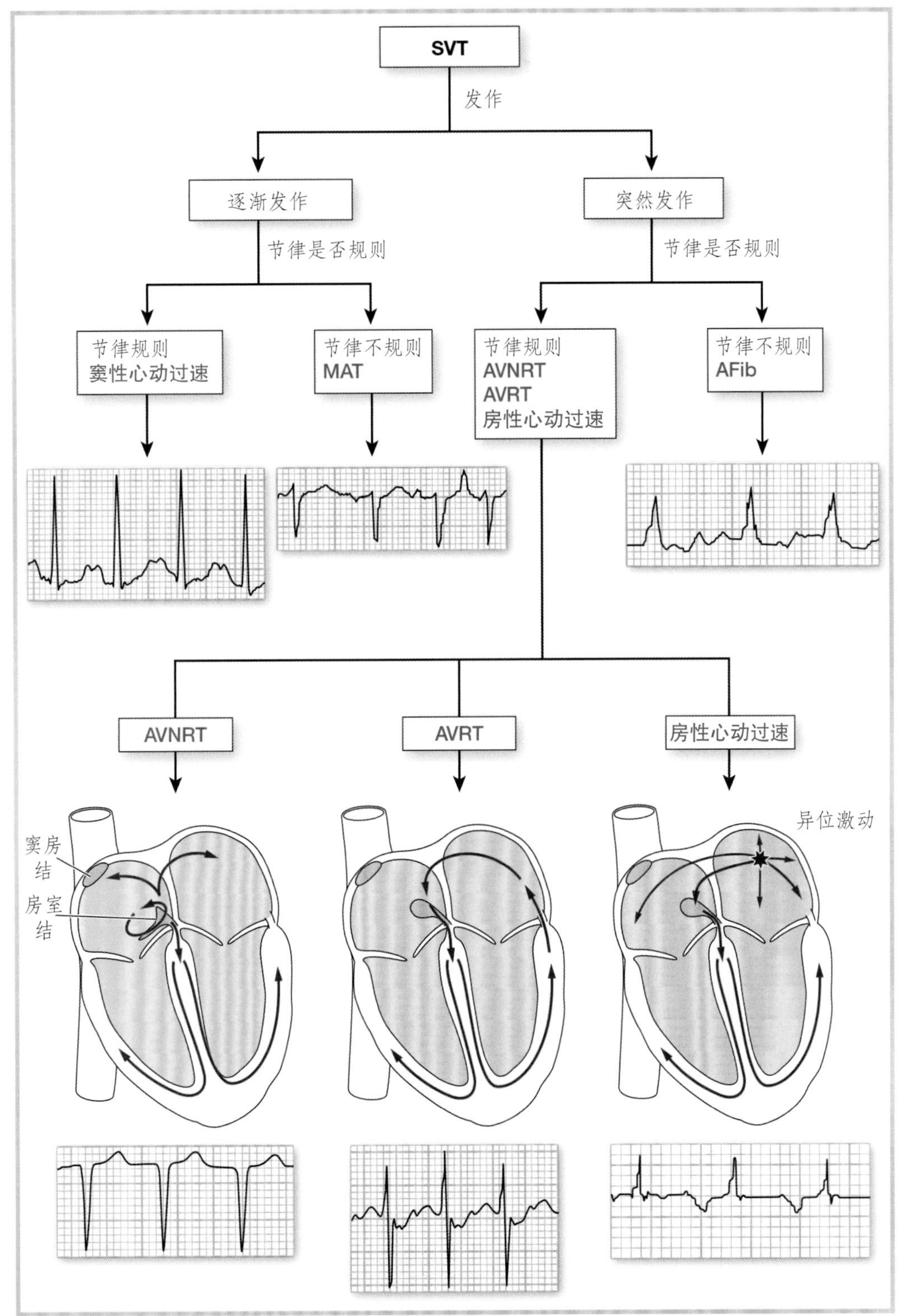


AFib,心房颤动;AVNRT,房室结折返性心动过速;AVRT,房室折返性心动过速;MAT,多源房性心动过速;SVT,室上性心动过速。

## 相关术语

**加速性房性心律**：心房起搏细胞自律性增加引起的快速型心律失常。

**加速性交界性心律**：希氏束起搏细胞自律性增加引起的快速型心律失常。

**加速性心律**：频率增加超过其正常限度的特定心律。

**加速性室性心律**：束支及分支的起搏细胞自律性增加引起的快速型心律失常。

**逆向性心动过速**：脉冲依次通过旁路、心室、房室结和心房构成的大折返环路形成的旁路介导折返性心动过速。

**心房颤动**：扑动/颤动谱系快端的快速型心律失常，由心房内多个环路间折返产生，特征是不规则且形态多样的 f 波。

**心房扑动**：扑动/颤动谱系慢端的快速型心律失常，由心房单个环路大折返产生，特征是规律且形态统一的 F 波。

**心房扑动-颤动**：扑动/颤动谱系中部的快速型心律失常，既有扑动的特征，也有颤动的特征。

**心房扑动/心房颤动谱系**：由心房内大折返引起的一系列快速型心律失常，包括心房率 200 次/分的扑动、扑动-颤动和粗颤型颤动，以及在体表无法检测到心房活动的细颤型颤动。

**房室折返性心动过速**：由包含房室结、心房、心室和旁路的大折返引起的心动过速。

**房室结折返性心动过速**：房室结内的微折返引起的心动过速。

**钙离子通道拮抗剂**：可减少钙进入细胞并减缓房室结传导的药物。

**颈动脉窦按摩**：手动刺激颈动脉分叉上方的颈部区域，以增加副交感神经活性。

**紊乱性房性心动过速**：另一种描述多源性房性心动过速的术语。

**粗颤型心房颤动**：以部分 ECG 导联可见明显 f 波为特征的心房颤动。

**隐匿性房室旁路**：仅能室房逆行传导的 Kent 束，因此不能产生心室预激波。

**隐匿性传导**：未下传的心房冲动使房室结部分除极，从而使后续冲动落在不应期中。

**洋地黄中毒**：洋地黄导致的心律失常

**心房回波**：房室结内折返产生的房性期前收缩

**心脏电复律**：使用经胸电流终止折返性快速性心律失常，如心房扑动/颤动谱系中的心律失常。

**快-慢型房室结折返性心动过速**：由房室结内微折返引起的心动过速，其中冲动沿快径路顺行传导和沿慢径路逆行传导。

**细颤型心房颤动**：所有 ECG 导联中仅可见微小的 f 波或完全没有心房活动。

**f 波**：心房颤动波的特征，不规则且多形的心房活动。

**F 波**：心房扑动波的特征，规则且单形的锯齿波样的心房活动。

**绝对不规则**：描述心室搏动序列无可辨别的模式而呈不规则节律的术语。

**孤立性心房颤动**：在没有心脏病证据的个体中发生的心房颤动。

**多源性房性心动过速**：心房内多个局灶的起搏细胞自律性增加引起的快速型心律失常。

**顺向性心动过速**：房室结和旁路参与的大折返性心动过速，冲动依次通过房室结、心室、旁路和心房。

**起搏器**：能够形成或产生电脉冲的心脏细胞或人造装置。

**阵发性**：描述突然发生的心律失常的术语。

**阵发性心房颤动伴传导阻滞**：一种快速型心律失常，通常由洋地黄中毒引起，此时快速心房节律的部分心房冲动无法通过房室结传导至心室。

**逆行心房激动**：冲动从房室交界区到达心房肌和窦房结。

**慢-快型房室结折返性心动过速**：由房室结内微折返引起的心动过速，其中冲动沿慢径路顺行传导和沿快径路逆行传导。

**缓慢性室性心动过速**：另一种描述加速性室性心律的术语。

**交感神经张力**：相比于副交感神经活动，交感神经的活动量。

**迷走神经刺激动作**：可以增加副交感神经相对于交感神经的活动量的动作。

（张余斌 译 林涛 校）

## 参考文献


1. Ip JE, Liu CF, Thomas G, Cheung JW, Markowitz SM, Lerman BB. Unifying mechanism of sustained idiopathic atrial and ventricular annular tachycardia. *Circ Arrhythm Electrophysiol*. 2014;7(3):436-444.
2. Link MS. Clinical practice. Evaluation and initial treatment of supraventricular tachycardia. *N Engl J Med*. 2012;367(15):1438-1448.
3. Page RL, Joglar JA, Caldwell MA, et al. 2015 ACC/AHA/HRS guideline for the management of adult patients with supraventricular tachycardia: a report of the American College of Cardiology/American Heart Association Task Force on Clinical Practice Guidelines and the Heart Rhythm Society. *J Am Coll Cardiol*. 2016;67(13):e27-e115.
4. Saoudi N, Cosio F, Waldo A, et al. Classification of atrial flutter and regular atrial tachycardia according to electrophysiologic mechanism and anatomic bases: a statement from a joint expert group from the working group of Arrhythmias of the European Society of Cardiology and the North American Society of Pacing and Electrophysiology. *J Cardiovasc Electrophysiol*. 2001;12(7):852-866.
5. Kistler PM, Roberts-Thomson KC, Haqqani HM, et al. P-wave morphology in focal atrial tachycardia: development of an algorithm to predict the anatomic site of origin. *J Am Coll Cardiol*. 2006;48(5):1010-1017.
6. Wasmer K, Eckardt L. Management of supraventricular arrhythmias in adults with congenital heart disease. *Heart*. 2016;102(20):1614-1619.

# 第 16 章

# 心房颤动和心房扑动

Jonathan P. Piccini, James P. Daubert, Tristram D. Bahnson

## 心房颤动和心房扑动的病理生理学机制

房颤和房扑是临床上最常见的室上性心律失常。房颤的特点是心房组织电激动混乱无序，进而导致随后心室传导绝对不规则[1]。与房颤不同，房扑是由一个稳定激动波峰沿任意心房内固定非传导区域运动而产生的规则大折返心律。典型房扑中，异常激动沿三尖瓣环逆时针稳定传导（间隔面向上，右心房游离壁向下）。房颤和房扑的危险因素相似，包括高血压、睡眠呼吸暂停、糖尿病、肥胖、冠心病、二尖瓣反流、三尖瓣反流、肺动脉高压、心力衰竭等。这些因素导致心房传导异常或异质性增加，进而为心律失常的产生和维持提供了电生理和解剖学基础。随着年龄增长，这些危险因素发生率不断升高，心房组织对这些危险因素造成的损伤也更为敏感。因此，房性心律失常发生率随年龄增长不断升高。

明确房颤和房扑发生机制不同十分重要。尽管两者都是被异常激动触发，但房颤包含诸多不稳定的功能性微折返，心房激动杂乱无章。而房扑仅由单一稳定折返产生。房颤的功能性微折返是电激动传导的一种模式，其中波面前缘在围绕完全不应期的组织屏障移动时，会撞击部分处于不应期的组织。房扑的典型折返仅包含单个异常激动波，围绕心房内某一固定非传导区域（如房室瓣环）移动。这种折返也称为大折返。造成房颤和房扑的其他心房基质因素还包括：①药物或疾病导致的心肌传导减慢；②迷走神经张力增加或药物（如地高辛）导致的心房不应期缩短；③心房组织瘢痕形成导致的心房肌不应期异质性增加。

患者可能同时出现房颤和房扑。此外，两者还能够相互转化[2]。典型房扑中，从心尖看向心底部方向时，心房异常激动沿三尖瓣环逆时针传导，详见下文。在 ECG 上表现为规则、整齐的扑动波。大多数导联上有稳定、连续的心房激动，且无较长的心房激动间期，是大折返的标志（图 16.1）。

房颤时（图 16.2）心房激动混乱无序，由多个同时存在的微折返波介导，而且其中大部分是不断变化的。ECG 的大多数导联上都可以观察到这种心房激动导致的心房肌连续和无序激动，以及高度可变的 F 波。然而，V1 和 V2 导联除外，其通常显示房颤时房间隔上相对稳定的小折返波。

房颤时必然存在绝对不规则的心室应答（见第 16 章总结图、图 16.2 和图 16.3）。当快速而不规则的心房活动激动房室结时，房室结的不应期能阻止大部分心房冲动下传至心室[3]。然而，由于房颤时心房活动绝对不规则，且房室结不应期随之不断变化，使得下传至心室的激动毫无规律。具体来说，房室结不同程度的隐匿性传导使房室结不应期动态变化，导致绝对不规则的心室应答。房颤时体表 ECG 可见 RR 间期（QRS 波群之间的距离）绝对不等且不可重复。如果患者没有使用影响房室结传导的药物，且不存在自身房室结传导疾病，房颤时心室率通常>100 次/分。随时间推移，这种快速的心室率会导致左心室功能障碍，即心动过速性心肌病，是一个重要的临床问题。

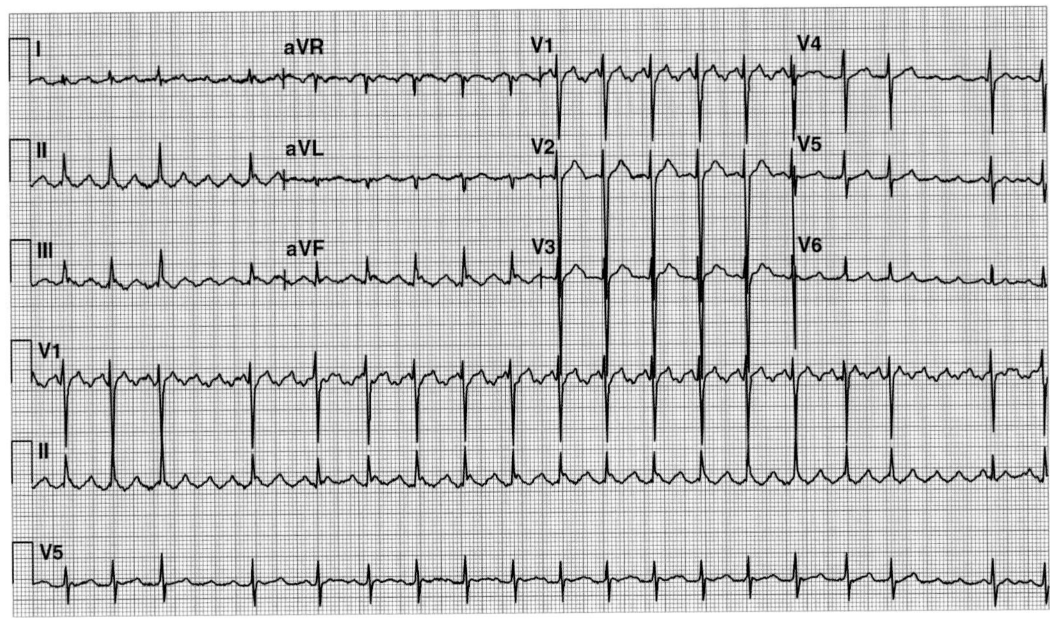


图 16.1 胆囊切除术后 1 天的 68 岁男性的 ECG。该患者有长期高血压病史，且血压控制欠佳。该 ECG 有几个显著特征。最值得注意的是大折返性心房节律伴不同房室传导比例。F 波在下壁导联（Ⅱ、Ⅲ和 aVF）为负向，在 V1 导联为正向。RR 间期与 FF 间期总是呈倍数关系，这是房扑的特征。

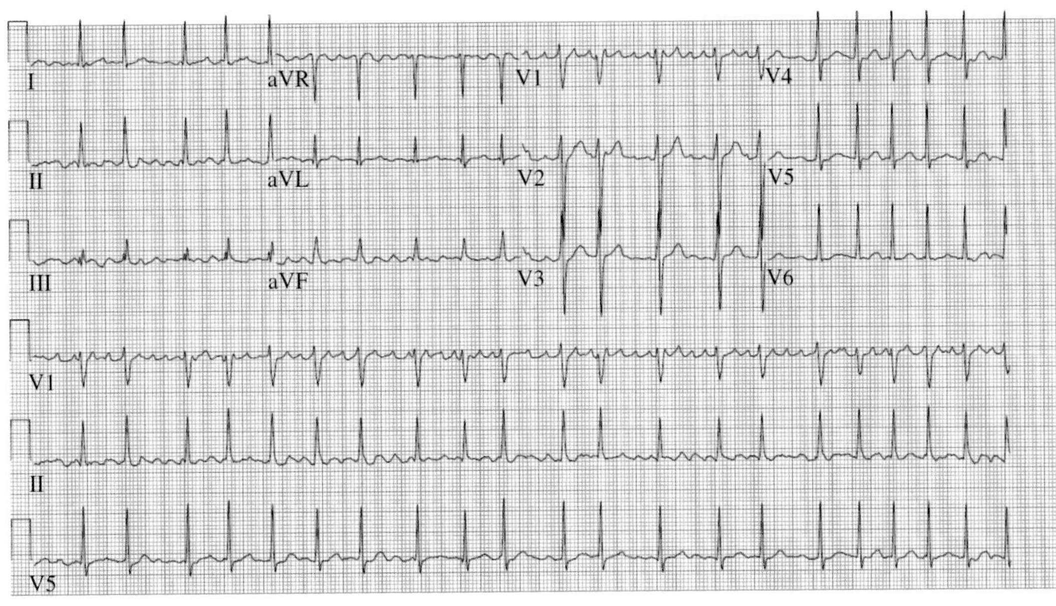


图 16.2 粗颤型心房颤动。V1、V2 导联的 F 波清晰、规则，极易误诊为房扑。然而，图中可见，F 波周期长度不足 160ms，小于房扑的长度。V1 和 V2 导联中相对有序的电活动代表在记录此 ECG 期间房间隔区域中稳定的折返波。其他导联显示不断变化的 F 波形态，心室传导绝对不规则也进一步证实了房颤的诊断。

## 心房颤动的十二导联 ECG 特征

如前所述，房颤是由心房中紊乱且动态变化的多子波折返导致的不规则节律。房颤时，功能性折返发生的空间位置不固定且动态改变，进而在 ECG 上产生不断变化的心房波（F 波）。因此，房颤的主要 ECG 特征包括心房有序电活动消失，以及心室节律绝对不规则。“粗颤型”房颤是指折返波数量较少时，V1 导联可表现为假性的稳定、规则的 F 波（见图 16.2）。因此，当不能在所有 ECG 导联中都辨别出规则有序的心房波时，或当 ECG 上心房波的形态随着时间的推移变化且不可重复时，房颤的可能性远高于房扑。在临床上，这类 ECG 有时会被描述为房颤/房扑。这是不正确的，应该避免使用该术语。虽然房颤和房扑可能存在许多关联，而且可能有诸多相似的心房基质改变，但两者是完全不同的心电生理现象。

尽管房颤节律通常是不规则的，但在极少数情况下，当合并完全性房室传导阻滞及交界区逸搏心律时，房颤也可出现规则的 RR 间期(图 16.4 和 16.5)。这种情况常见于心胸外科的患者，患者术后出现房室传导阻滞合并房颤，并同时使用肾上腺素等增加交界区节律的肾上腺素能药物。在使用地高辛的患者中，也可以观察到具有交界区节律的房颤，尤其是可能存在洋地黄中毒的患者[4]。

最后，识别预激合并房颤也十分重要(图 16.6 和图 16.7)。对于此类患者，导管消融旁路通常可以改善预激。而且，其中有些患者在旁路被消除后房颤也会随之好转。此外，对于合并预激的房颤患者，禁用房室结阻滞药物，因为这类药物会导致心房激动沿旁路快速下传，诱发室颤和心脏骤停[5]。

过去的 20 年中，房颤的治疗发生了巨大变化。这与房颤病理生理学的两个关键概念有关[6]。第一个是房颤的触发机制，即房颤经常由肺静脉肌袖内部或附

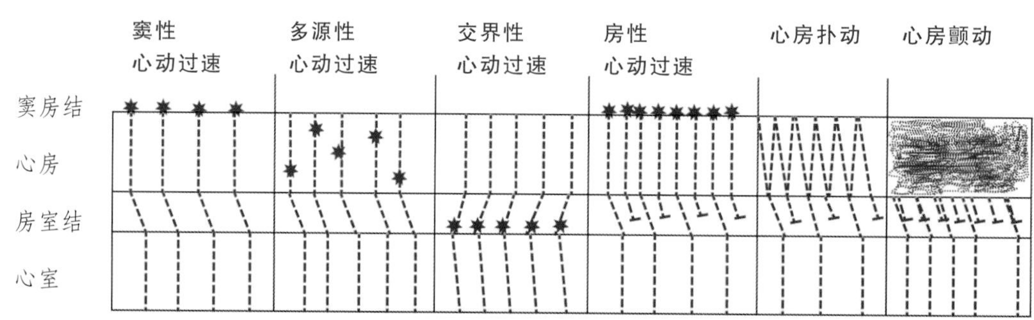


图 16.3 梯形图显示常见室上性节律的传导机制。星号示局灶性或多源性心律失常中冲动形成的部位。值得注意的是，在房扑(自我维持的大折返性心律)和房颤(以动态和紊乱的多子波折返为特征的心律)时，没有特定的冲动形成的局灶性部位。窦性心动过速、多源性房性心动过速和交界性心动过速均以异常自律性增高为特征。房性心动过速可能由多种机制引起，包括自律性增高、触发活动和微折返。在该图中，房性心动过速和房扑均为 2:1 的房室传导；在房性心动过速和房扑中也可见更多可变的房室传导或更高程度的房室传导阻滞。房颤则是绝对不规则的。

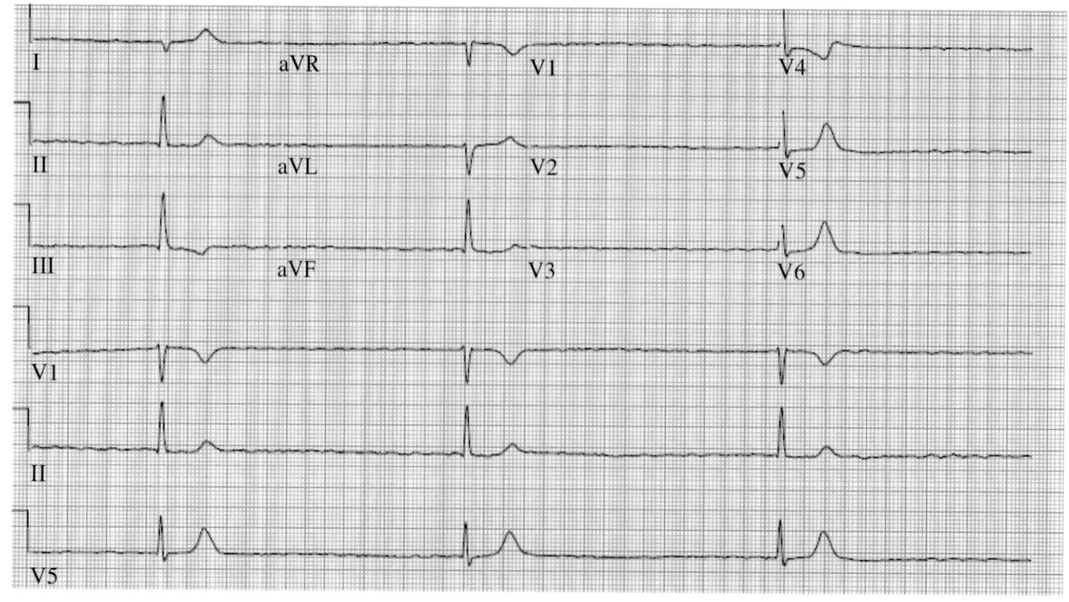


图 16.4 因心悸而使用过量美托洛尔后出现晕厥的患者 ECG，表现为心房颤动伴完全性房室传导阻滞及交界区逸搏心律。

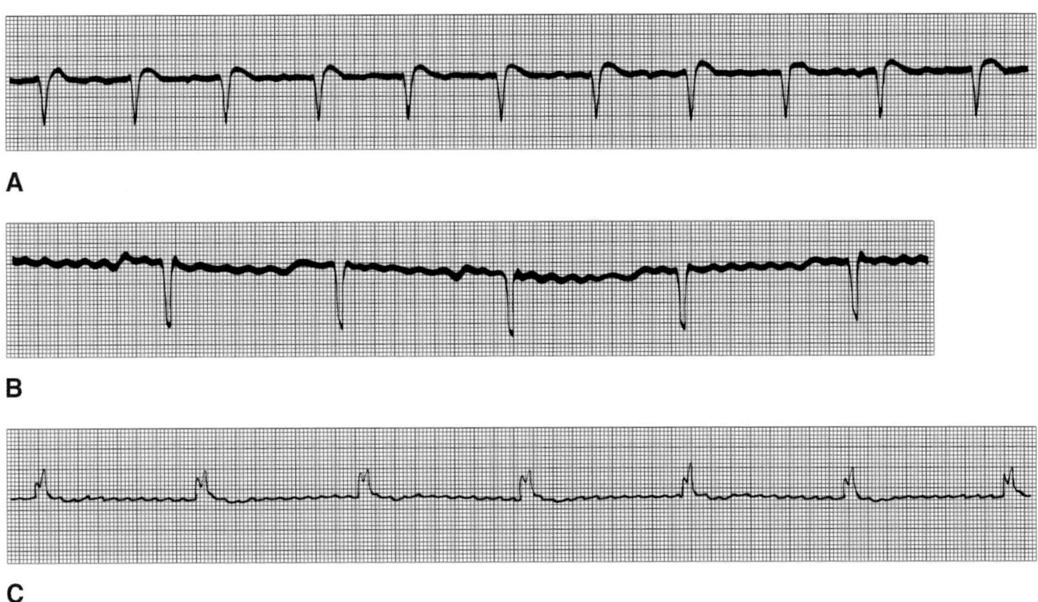


图 16.5　以上 ECG 中，心室节律都是规则的。分别为加速性逸搏心律[65 次/分(A)]、典型逸搏心律[50 次/分(B)]和缓慢性逸搏心律[40 次/分(C)]。正确术语是房颤伴高度房室传导阻滞导致的房室分离，伴加速性交界区逸搏心律(A)，伴右心室逸搏心律(B)，伴左心室逸搏心律(C)。有时，逸搏心律可能来源于希氏束以下，从而产生增宽的 QRS 波群。

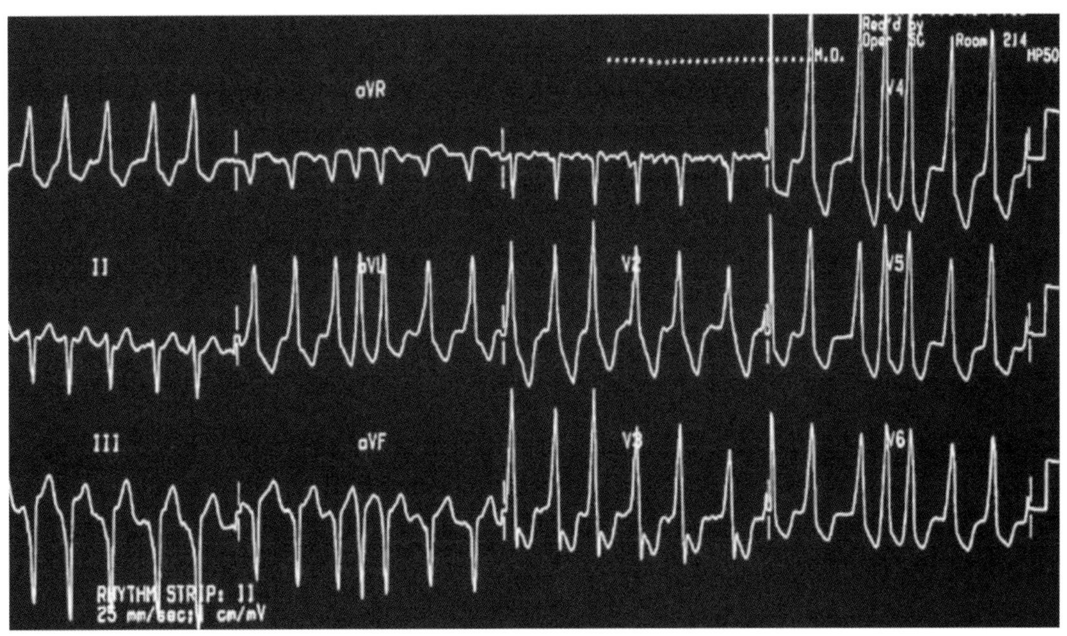


图 16.6　出现胸痛和心悸的年轻男性 ECG。ECG 表现为预激合并房颤。注意绝对不规则的 RR 间期和 QRS 波群不同程度的预激。

近的异常激动触发。图 16.8 显示了房颤开始时 ECG 导联和腔内电图。针对触发灶的导管消融已被证明可有效预防房颤复发[7]。第二个关键概念是房颤的维持机制，即某些因素会导致房颤长期持续，包括左心房扩大、左心房瘢痕、心房传导速度异常减慢和心房不应期缩短，以上因素都促进了随机的微折返形成。对于房颤晚期病例，仅消除触发因素可能无法治疗房颤，针对维持机制的治疗可能更为有效。

## 心房扑动

广义上讲，房扑是一种稳定的大折返性房性心律

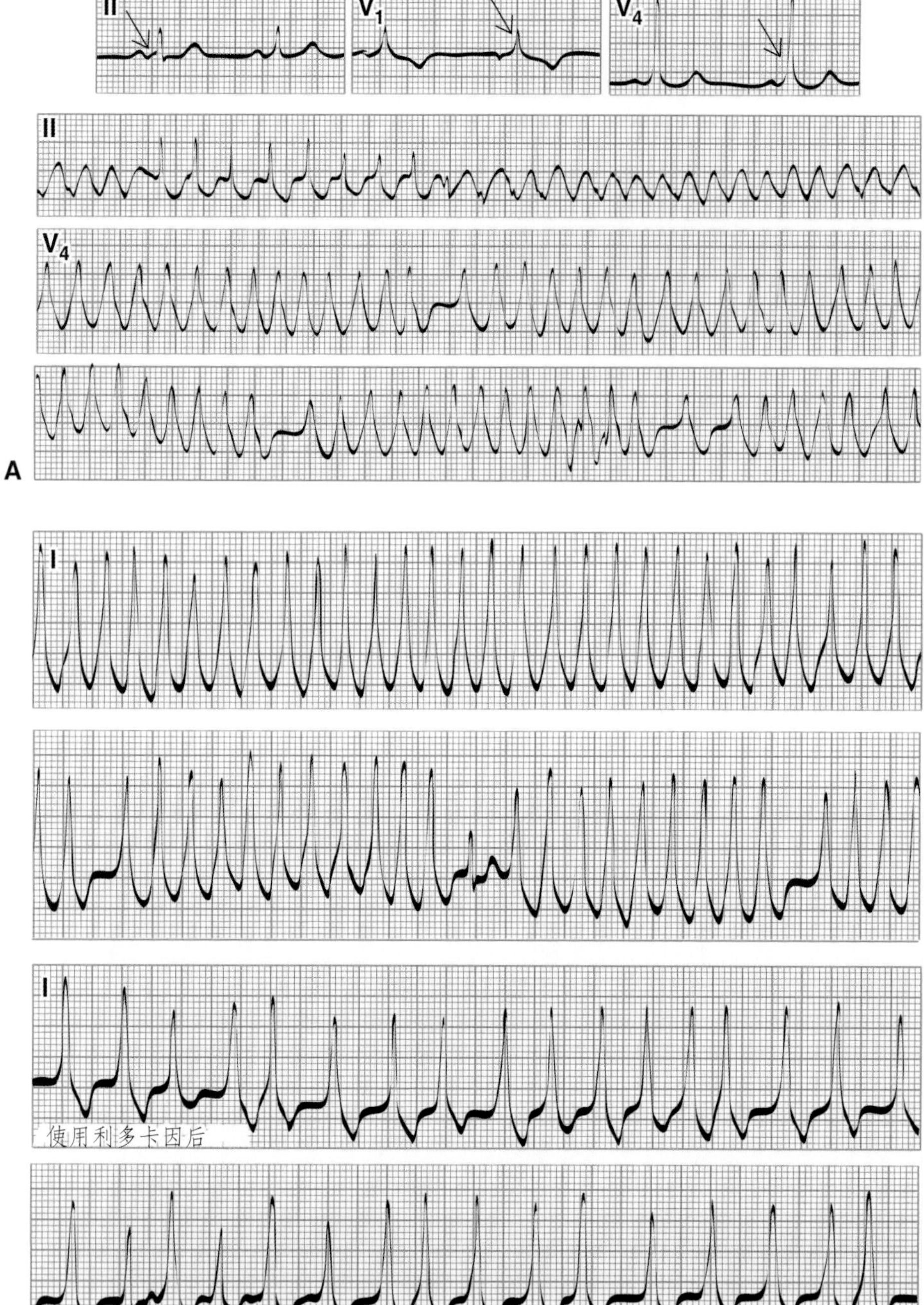


图 16.7　2 名因心悸、乏力就诊的青少年患者 ECG。均表现为房颤合并预激。(A)窦性心律状态下，Ⅱ、V1 和 V4 导联可见预激波，符合旁路顺行传导特征(箭头所示，δ 波)。房颤状态下，Ⅱ和 V4 导联表现为不同程度的预激，心室率极快。(B)房颤合并预激，并伴快速心室率，可见 QRS 形态多变，没有预激的单个 QRS 波。使用利多卡因后，心室反应频率下降。

失常，可发生在任一心房并导致快速心房激动。根据心律失常是否由围绕右心房三尖瓣环的逆时针大折返引起，房扑可分为典型房扑和不典型房扑。围绕右心房三尖瓣环的逆时针方向大折返房扑被称为“典型房扑”。虽然特征性 ECG 表现通常可以正确识别典型房扑(见图 16.1)，但仍需要腔内电生理检查来明确房扑机制。除了典型房扑外，左心房或右心房发生稳定大折返时，会出现不典型房扑。近年来，随着心脏手术和房颤左心房消融治疗的增多，不典型房扑发生率也逐渐增加。

## 典型心房扑动

典型房扑最为常见。这种心律失常通过下腔静脉与三尖瓣瓣环之间的心房组织，即三尖瓣峡部传导。因此，典型房扑又称为三尖峡部依赖性逆时针房扑。心房激动沿房间隔向上传导，穿过右心房顶部，然后沿右心房侧壁界嵴向下传导，最终再次回到峡部。ECG 表现为下壁导联负向 F 波，V1 导联正向 F 波(图16.9，

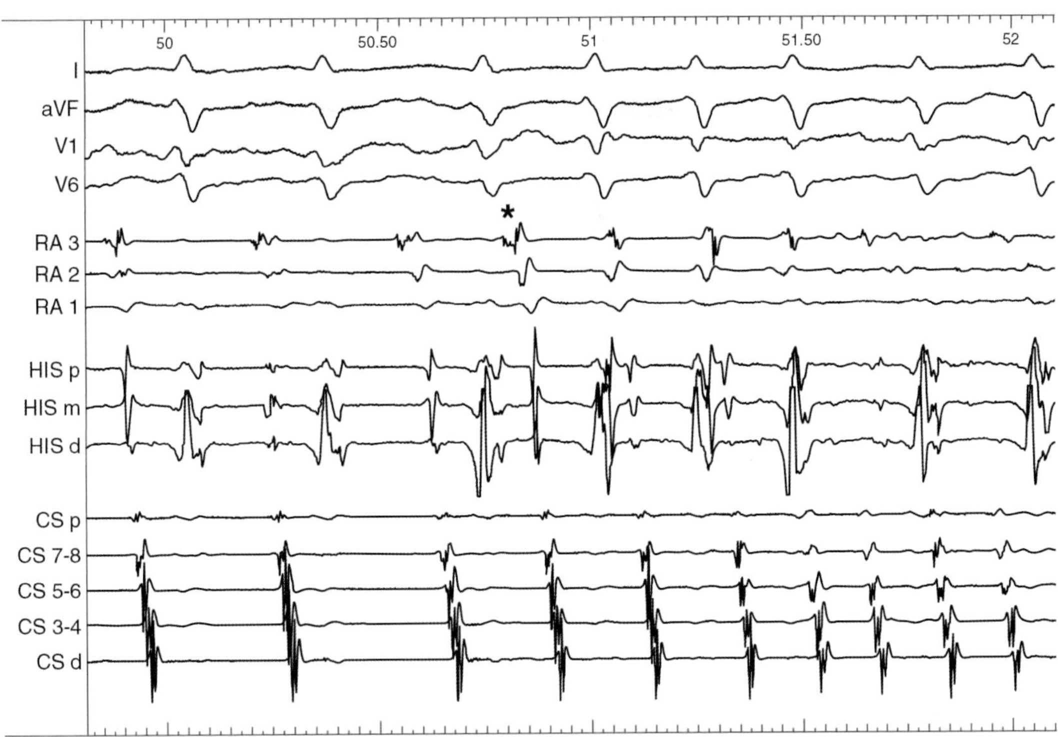


图 16.8 由上腔静脉异常激动触发的房颤 ECG 和腔内电图。尽管已经进行了肺静脉隔离,但该患者依旧存在房颤。图中显示,房颤源于上腔静脉异常触发灶(RA3–RA1 电极)。星号示引起房颤的期前收缩或异常激动。通过上腔静脉电隔离,房颤未再发作。

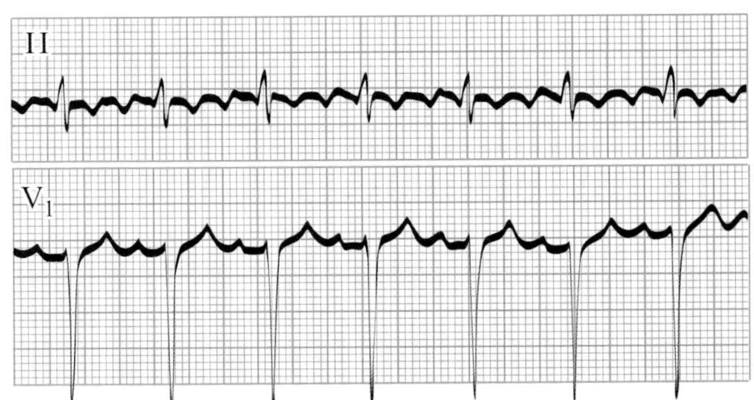


图 16.9 新发房扑的女性患者Ⅱ和 V1 导联 ECG。该患者既往有慢性阻塞性肺病。从图中可见,F 波矢量方向与典型房扑一致。

见图 16.1)。在三尖瓣顺时针房扑中,则刚好相反。即下壁导联 F 波正向,V1 导联 F 波负向。不过,仅根据体表 ECG 很难分别三尖瓣峡部依赖性顺时针房扑和左心房房扑。

房扑的 F 波频率通常为 200~300 次/分。心室率通常是规则的,并且总是与 FF 间期呈倍数关系。在没有应用房室结传导阻滞剂的情况下,房扑通常表现为房室 2:1 传导,但也可以表现为更高程度的房室传导阻滞。如给予颈动脉窦按摩或注射腺苷,能够快速加重房室传导阻滞。可以通过这种方式,使房室 2:1 传导时隐藏于 T 波中的 F 波显示出来,以协助诊断。图 16.10 显示了房室 2:1 传导的不典型房扑,以及颈动脉窦按摩后发生更严重的房室传导阻滞。

如果患者房室结传导功能正常,很难通过使用房室结抑制剂使房室传导比例<2:1,而不诱发低血压。如果患者能耐受房室结传导阻滞药物,且合并房室结疾病时,心率减慢至 60~80 次/分(如 4:1 传导)可能与更严重的房室传导阻滞相关,表现为显著停搏。鉴

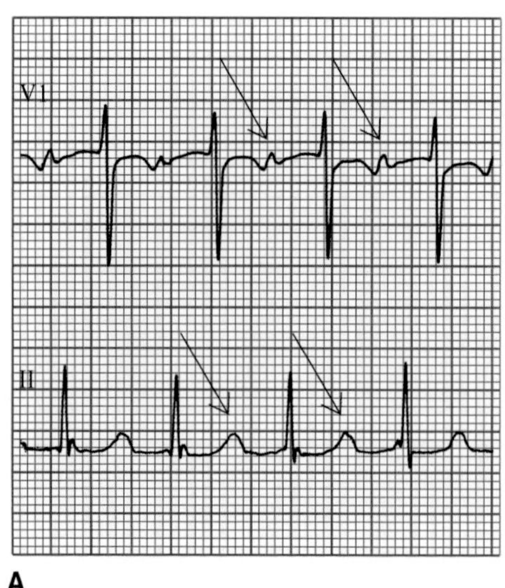


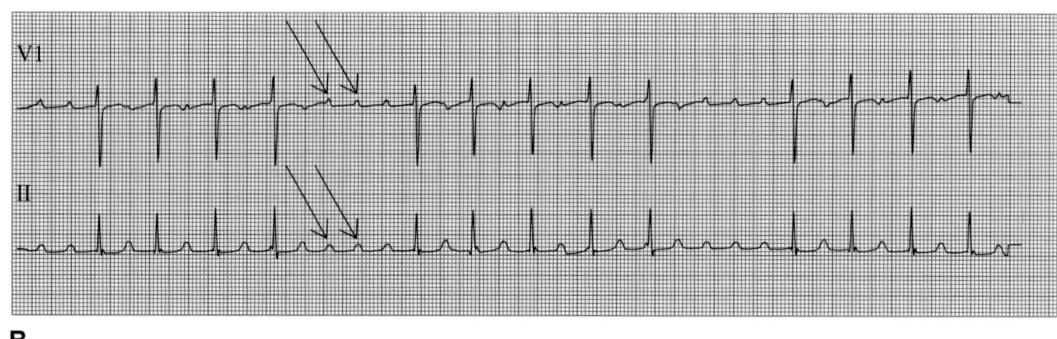


图 16.10 因呼吸困难就诊的原发性扩张型心肌病患者的Ⅱ和 V1 导联 ECG。箭头示心动过速期间与 T 波融合的 F 波(A)和颈动脉窦按摩后的 F 波(B)。可见 2:1 房室传导伴随颈动脉窦按摩引起的阵发性心室不传导。

于房扑心率控制困难,因此经常需要给予复律。与房颤一样,抗心律失常药物和 β 受体阻滞剂可以降低房扑复发风险。但如果维持房扑的潜在折返路径存在,房扑很可能会再次发生。因此,由于房扑时症状严重且心室率控制效果差,通常需要导管消融治疗。尤其是对于典型房扑患者。消融手术操作仅局限于右心房,风险小,治愈率高(>95%)。鉴于房扑和房颤的触发因素相似,房扑患者在未来发生房颤的风险也很高。统计显示,房扑患者未来 5~10 年发生房颤的风险为 25%~50%[8,9]。如前所述,持续房扑本身也会因心房不应期缩短诱发心房重构,从而促进其向房颤发展。

## 不典型心房扑动

不典型房扑的折返几乎可以发生在右心房或左心房的任何位置,激动波围绕心房中特定屏障结构周围传导,如上腔静脉口、左右心耳口、肺静脉、二尖瓣环或既往手术或心肌病后形成的瘢痕区域。与典型房扑类似,不典型房扑也是固定传导围绕特定区域形成的大折返心律失常。如前所述,不典型房扑的触发和维持基础包括引发心律失常的异常激动,以及激动沿折返路径传导时间足够长,以使先前激动的组织恢复兴奋性。换句话说,当心动过速周期长度超过折返环中所有组织的最长不应期时,即可发生稳定折返,使异常激动反复进入环路,而不会遇到处于不应期的组织。

许多疾病引起的心房扩大和折返环中的缓慢传导区(如手术后或纤维化形成的区域等),均可使房扑周期长度足够长,保证稳定折返。其中,不典型房扑(或典型房扑)的电冲动经过折返环路一次的时间就是房扑的周期长度。抗心律失常药物能够通过延长心房组织不应期,进而缩短折返环路的可激动间隙以终止房扑。相反,有些抗心律失常药物通过降低已经受损的传导区域的传导速度,产生传导阻滞,终止房扑。然而,在某些情况下,减慢传导速度可以延长房扑周期长度并诱发房扑,或使房扑更加稳定。

解读可能存在房颤或房扑的 ECG 时，了解患者目前正在服用的药物十分重要。Vaughan-Williams Ⅲ类药物，如索他洛尔和多非利特，主要作用是延迟复极化（延长不应期）；Ⅰ类药物，如氟卡尼和普罗帕酮，主要减慢激动传导速度。胺碘酮则兼具这 2 类药物特性。胺碘酮和氟卡尼常能将房颤转变为粗颤或房扑。减慢传导速度的抗心律失常药物（如氟卡尼、胺碘酮），也可以缩短房扑周期长度，有时效果非常显著。扑动频率降低反而可能导致发生心室 1:1 传导，从而增加心室率。通过体表 ECG 很难将 1:1 传导伴频率依赖性室内差异传导的房扑与室性心动过速区分开（见第 17 章）。

医生可能面对越来越多的既往接受过导管或手术消融的患者。消融手术后会形成瘢痕或组织损伤区域，增加了不典型房扑可能性。此类心律失常往往伴随快速心室率，且使用血流动力学耐受剂量内的房室传导阻滞药物（β 受体阻滞剂或钙离子通道拮抗剂）难以控制，因此通常症状非常明显，且药物治疗无效。由于维持不典型房扑的潜在折返环路已存在，房扑复发风险很高，因此对于不典型房扑，通常需要早期电复律加抗心律失常药物治疗或导管消融。

总之，肥厚型心肌病、慢性心房压力或容量超负荷的瓣膜性心脏病、浸润性心肌病、毒素暴露或既往针对心房组织的外科或导管手术，都会增加不典型房扑发生率。任何涉及右心房切口的心脏手术（如房间隔缺损修补术、二尖瓣手术）都会使右心房形成线性瘢痕，进而导致右心房的不典型房扑。同样，房颤导管消融手术或肺移植（包括将肺静脉重新植入受体左心房）均可能导致左心房的不典型房扑。

## 不典型心房扑动 12 导联 ECG 特征

不典型房扑的 ECG 特征包括连续或近似连续的心房激动，体表 ECG 若干导联均出现长时间扑动波。任何导联出现持续心房激动，且心房舒张的等电位线消失，都比较支持大折返性房扑的诊断。最终确诊仍需侵入性电生理检查。在过去的 10 年中，研究将有规律房性心律失常的 ECG 结果与经证实的心律失常机制相关联。通常，<300ms 的心房激动间期高度提示大折返性房扑，尤其是心房扩大和房室结传导不良的患者，常见的室上性心动过速（如顺向性房室折返或房室结折返）在短周期长度情况下发生可能性很低[10,11]。与三尖瓣环（典型）房扑一样，二尖瓣环房扑可以顺时针（向上至房间隔、越过左心房顶、向下至左心房外壁、从冠状窦远端到近端）或逆时针激动。与典型的右心房扑动不同，逆时针二尖瓣环扑动在下壁和胸前导联中具有正向 F 波，Ⅰ或 aVL 导联中具有明显的负向成分（图 16.11）。Ⅰ和 aVL 导联出现负向波，是因为传导从左向右激动。相反，顺时针大折返性房扑在下壁导联中显示负向 F 波，在Ⅰ和 aVL 导联中显示正向 F 波，类似典型三尖瓣峡部依赖性右心房扑动。Ⅰ导联出现正向 F 波可用以鉴别顺时针大折返性房扑和典型的逆时针右心房房扑，后者通常在Ⅰ导联显示平坦或负向 F 波[12]。需要强调的是，不典型房扑的 ECG 表现变化较大。图 16.12 至图 16.14 展示了其他类型的不典型房扑。

心房粗颤与房扑的体表 ECG 十分相似。两者均可见 V1 导联中清晰且相对规则的 F 波，需要避免误诊。其鉴别点在于，心房粗颤时，ECG 其他导联无相应心房激动（见图 16.2）。而且，心房粗颤时，心房激动波的形态和周期长度一般并不恒定。更重要的是，房扑通常会产生规律的心室下传，当心室率在房扑期间发生变化时，通常可以在 ECG 上观察到与房扑周期长度呈倍数关系的相似的 RR 间期。而只要不合并完全房室传导阻滞，房颤的心室率都是绝对不规则的。当房扑以房室 2:1 下传至心室时，每隔 1 个 F 波，都会被 QRS 波掩盖。因此，对于频率为 130~160 次/分的规则性心动过速，尤其是伴随 P 波增宽，应考虑存在房性心动过速或房室 2:1 传导的房扑（图 16.15）。

与常规室上性心动过速一样，诱发高度房室传导阻滞（如颈动脉窦按摩或静推腺苷）可以协助不典型房扑的诊断。正确诊断不典型（或典型）房扑十分重要，因为通常无法使用房室传导阻滞药物有效控制心率，抗心律失常药物耐药较为常见，并且可能需要进行心电生理标测和消融治疗，才能预防心动过速性心肌病和心力衰竭。

## 心房颤动和心房扑动临床事项

房颤和房扑的症状多种多样，并且个体差异很大。其症状通常包括但不限于心悸、疲劳、活动耐力下降、劳力性呼吸困难、面色潮红、心前区不适、出汗和晕厥。年轻患者通常症状更为明显。而部分患者可能

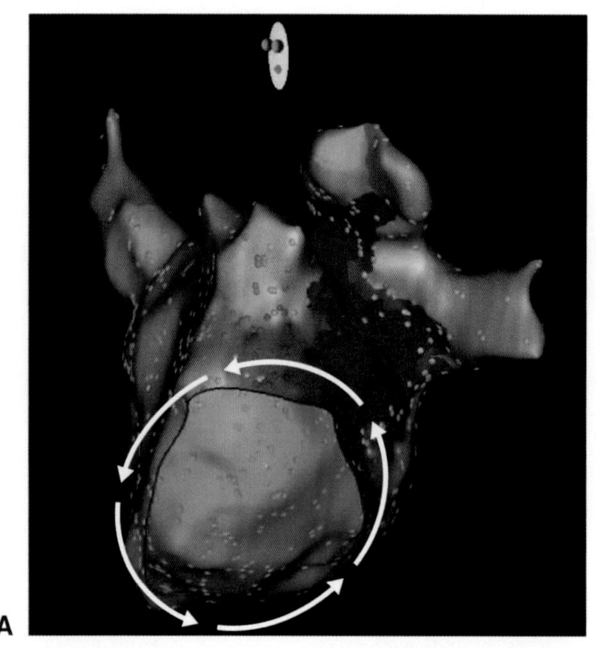


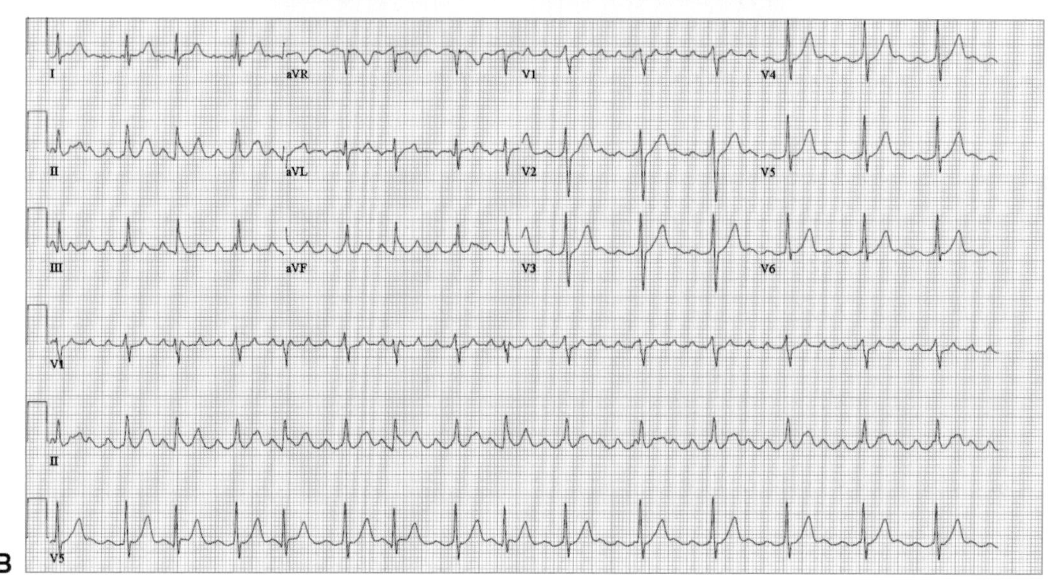


图 16.11 逆时针房扑。(A)有创电生理检查测得的心房激动图,展示了房扑机制。使用颜色表示激动早晚,红色为最早激动区域,随后是橙色、黄色、绿色和紫色。紫色和橙色区域之间的红线表示最晚激动区域与大折返性心房扑动一致的最早激动区域相接的部位。心房扑动波面沿逆时针方向围绕二尖瓣传导(箭头所示)。(B)不典型房扑的 12 导联 ECG。可见下壁和胸前导联正向直立的扑动波,周期长度约为 200ms。

完全无症状。房颤和房扑的症状及心功能障碍由多种因素引起,包括心房有效收缩功能和运输功能丧失、心室充盈和收缩不规则(房颤时)等,以及心动过速本身导致的心室舒张期缩短和心室充盈减少。有些患者可能仅在心率增快期间出现症状。还有些患者即便心率得到控制,仍会出现症状。

## 治疗目标

房颤与生活质量下降、卒中、心力衰竭、认知障碍和死亡等不良事件的增加密切相关[1],尤其是会使卒中风险增加约 5 倍。有中度或高度卒中风险的房颤患者需要口服抗凝药物以降低风险[13]。同样,房颤导致的长期心动过速还会引起左心室功能障碍和症状性心力衰竭。通常,大多数房颤患者都服用药物来控制心率。房室传导阻滞药物包括 β 受体阻滞剂和非二氢吡啶类钙离子通道拮抗剂。在这两种药物问世以前,地高辛曾被用于房颤患者的心室率控制,但鉴于以下原因,目前不再使用:①在非卧床患

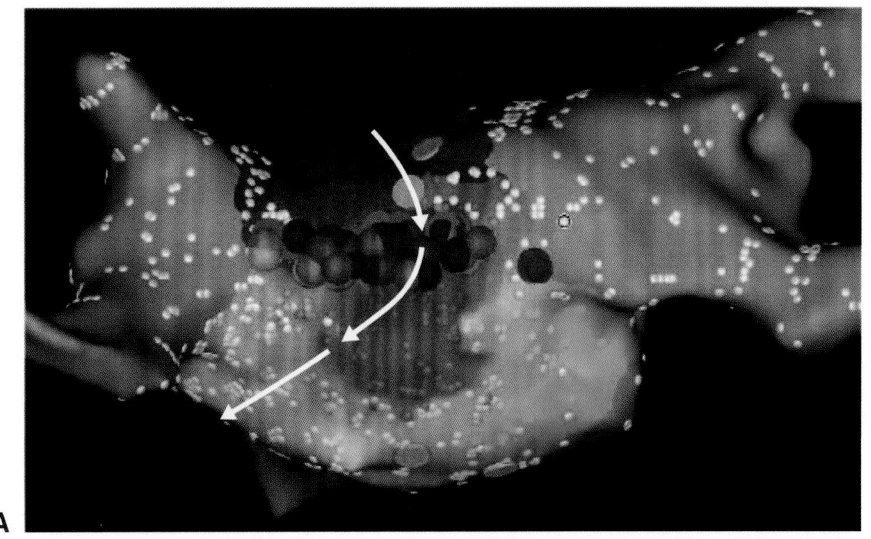


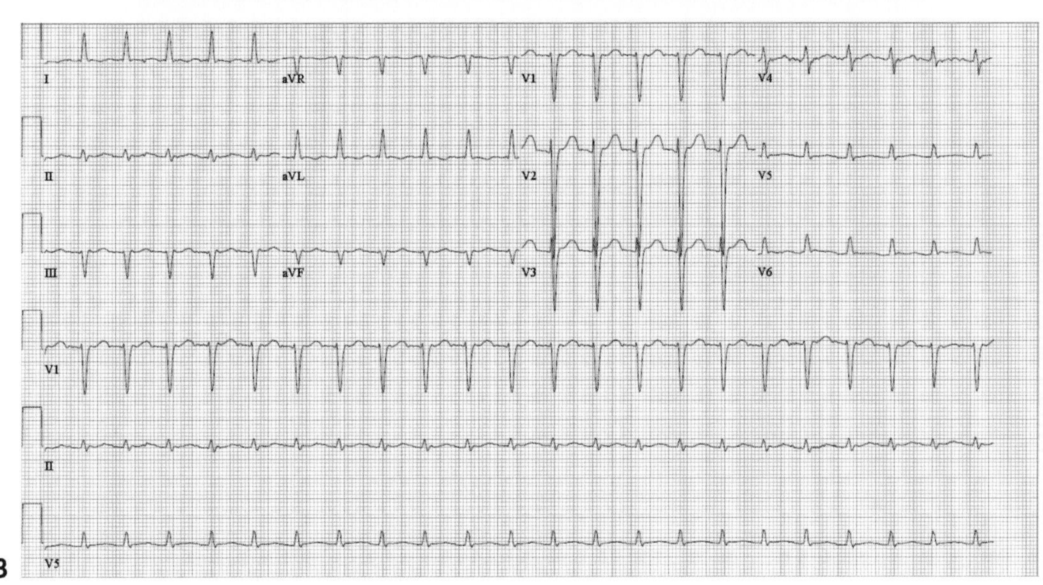


图 16.12 左心房顶部依赖性房扑。(A)左心房不典型房扑腔内激动图(从上方俯视心脏)(颜色区分见图 16.11)。电生理检查确诊为不典型房扑,最终在左心房顶部线性消融终止房扑。粉色和红色球形表示消融点。箭头表示心房扑动期间的电传导路径。(B)该病例房扑时的体表 ECG。扑动波并不明显,但节律规则,舒张期可见反复振荡且 P 波消失,这通常也可见于局灶性房性心动过速。由于该病例已经腔内电生理检查确诊,可以反推该图,扑动周期长度为 235ms,正好是 RR 间期(470ms)的 1/2,因此,应该是房室 2:1 下传,扑动波隐藏在 QRS 波和 T 波中。对于该患者,如果想仅通过体表 ECG 确诊,则需要诱发高度房室传导阻滞(如颈动脉窦按摩、腺苷输注等)。

者中,地高辛减慢心率的作用非常有限;②地高辛能够缩短心房不应期,干扰复律或房颤终止后引起的心房不应期正常化(也称为反向重构),反而增加了自律性异常和房颤触发因素,诱发房颤。尽管有些医生认为将静息心率保持在 110 次/分以下即可,但目前临床医生更倾向于将静息心率控制在 60~80 次/分。不过,即便心率控制达标,一些患者仍会出现房颤相关症状。此类患者应接受心律控制策略以恢复和维持窦性心律。

紧急心律控制可能需要通过使用镇静剂和直流电复律(如同步电击)将患者的房颤心律转为窦性心律。然而,有时也会使用伊布利特等药物进行复律。房颤患者通常需要在复律前后接受抗凝治疗。如果在复律前 4 周内没有充分抗凝,则通常建议进行经食管超声心动图,排除左心耳或左心房其他部位血栓[13]。患者恢复正常窦性心律后,可能需要口服抗心律失常药物维持窦性心律。抗心律失常药物靶向作用于离子通道,改变心肌电传导特性。IC类

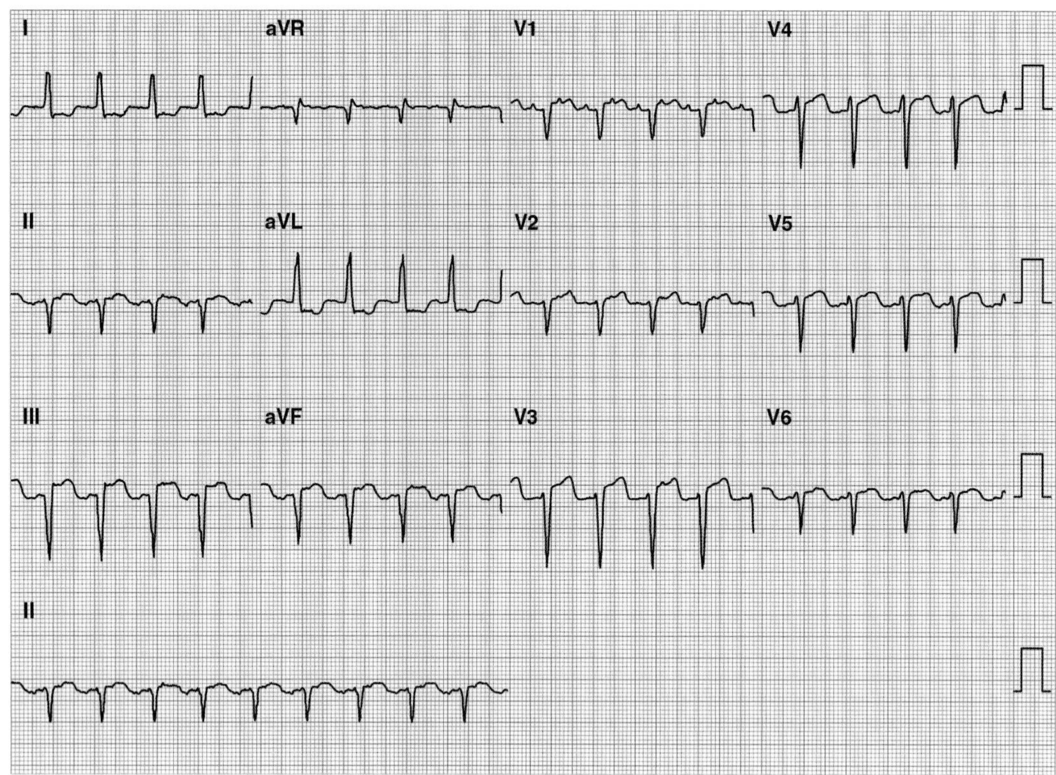


图 16.13 经心电生理检查证实的二尖瓣环顺时针房扑(不典型房扑)。该患者体表 ECG 中的扑动波也很难辨别。如果存在扑动波,则其在下壁导联为负向,V1 导联为正向,与典型房扑(右心房逆时针三尖瓣峡部依赖性房扑)相似。V1 导联和其他导联(如Ⅱ导联)上心室率规整,心房活动规律有序,符合大折返性房扑。心房激动周期长度约为 260ms,是心室率的两倍,符合房室 2:1 下传。

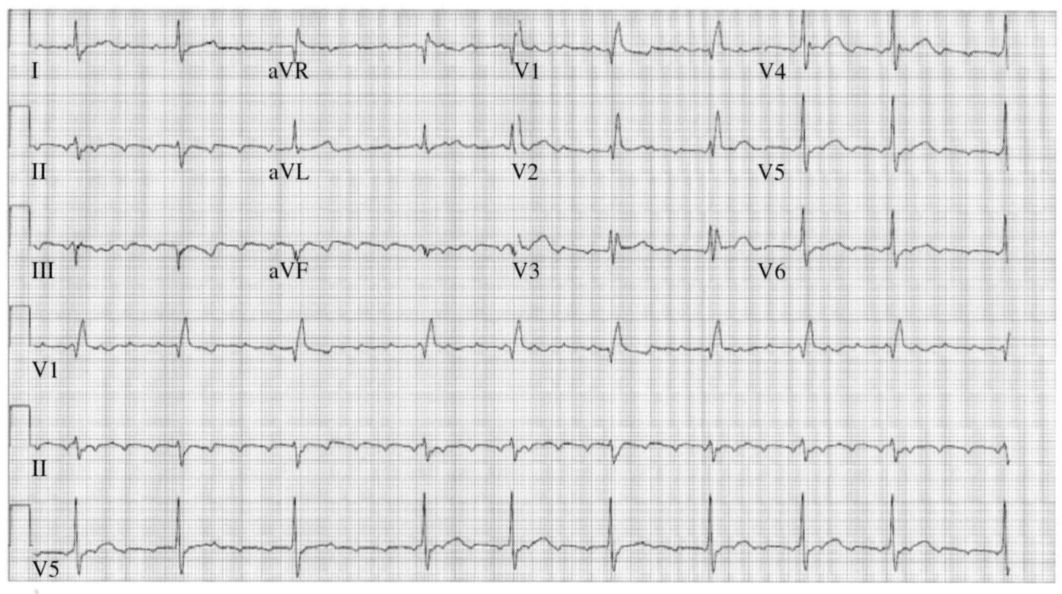


图 16.14 与心脏外科手术右心房入路相关的不典型房扑(经有创电生理检查证实)。电生理检查显示,折返环路围绕肺动脉内膜切除术时形成的右心房高后侧壁的瘢痕。该瘢痕与上腔静脉之间存在缓慢传导的关键峡部。扑动波周期长度约为 290ms,房室传导比例不恒定。扑动波形态易与典型房扑(右心房逆时针三尖瓣峡部依赖性扑动)相混淆。通过对该关键峡部进行线性消融,房扑终止。图中还可见合并右束支传导阻滞。

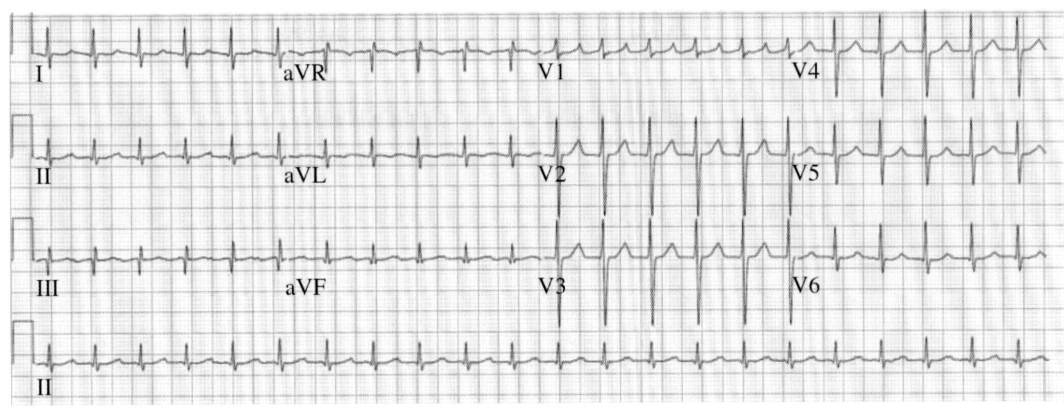


图 16.15　不典型房扑伴房室 2:1 下传(心率 140 次/分),易被误诊为窦性心动过速。此时,给予颈动脉窦按摩、迷走神经刺激或静推腺苷,能够显露扑动波,协助诊断。此外,通过与患者既往窦性心律 ECG 的频率相对比,也能够排除窦性心动过速。

药物,如氟卡尼和普罗帕酮,可阻断快钠离子通道,降低心肌传导速度。Ⅲ类抗心律失常药物,如索他洛尔和多非利特,通过阻断复极化 $K^+$通道电流,延长心房不应期。最后,多通道阻滞剂(决奈达隆和胺碘酮)能够影响包括 $Na^+$、$K^+$和 $Ca^{2+}$通道等在内的多种心脏离子通道和肾上腺素能受体。对于接受抗心律失常药物后疗效较差,或希望避免药物副作用的患者,通常可以进行导管消融,减少或消除房颤。

# 第 16 章总结图

心房颤动的主要特征

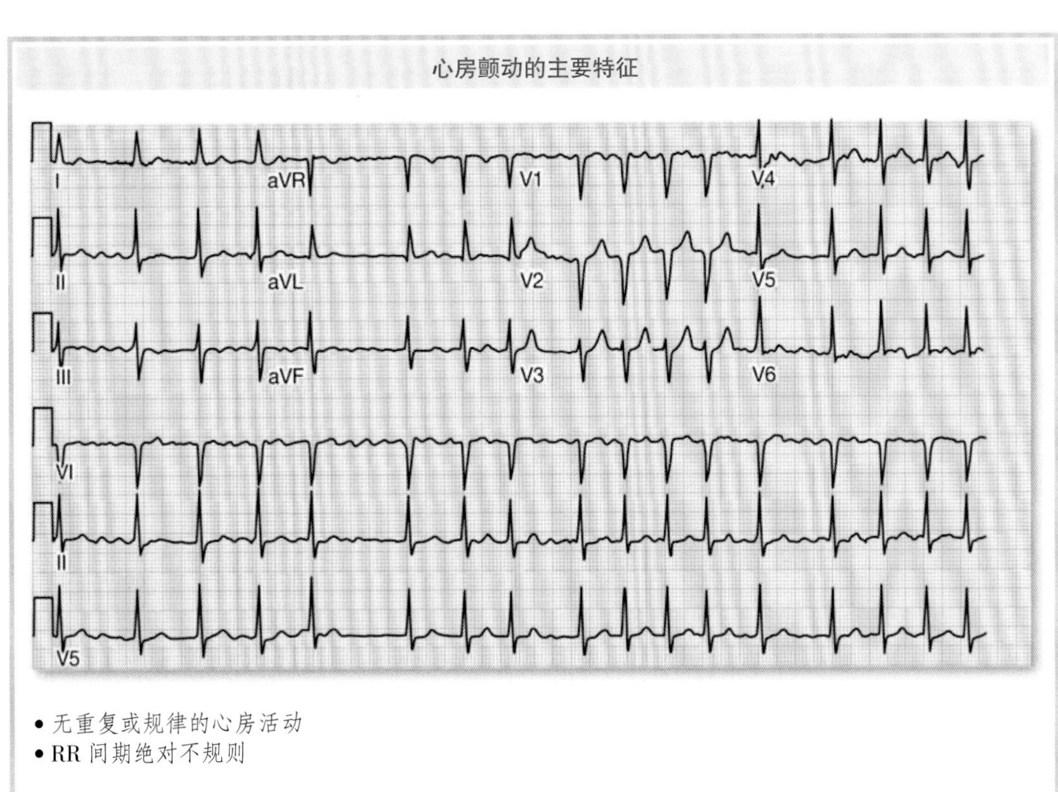


- 无重复或规律的心房活动
- RR 间期绝对不规则

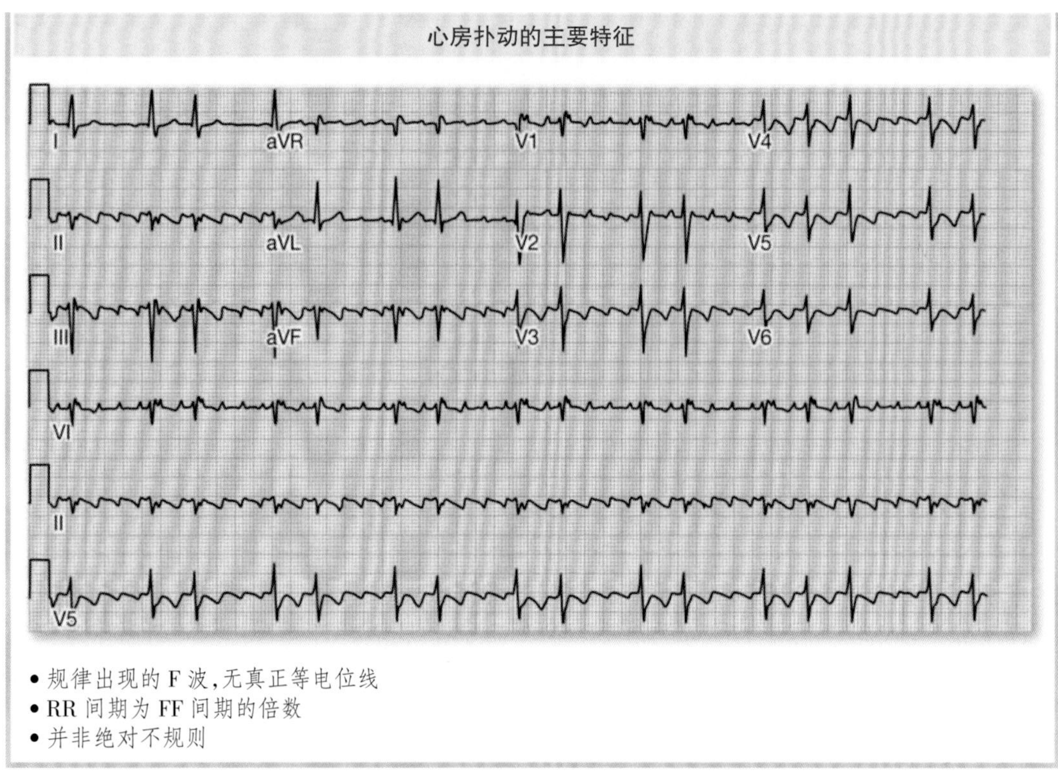


尽管心房颤动和心房扑动拥有许多共同的危险因素、流行病学特征和病理生理学机制，但两者是完全不同的电生理节律。

## 相关术语

**心房颤动**：心房组织中多个不稳定的功能性微折返波引起的混乱无序的电激动，从而导致心室传导绝对不规则。通常起源于肺静脉内或其在左心房后壁的插入部位。

**心房扑动**：规则的大折返性节律，由单个稳定的电激动围绕任一心房内的固定绝缘组织传导。

**不典型心房扑动**：通常发生在既往心脏外科手术或既往心律失常消融部位，可出现在任一心房。左心房的不典型房扑可围绕二尖瓣环和一对肺静脉根部（即左心房顶部依赖）。右心房的不典型房扑可围绕心脏外科手术的右心房入路处或既往心律失常消融部位。不典型房扑 ECG 特征多变，包括存在心房舒张期等电位线，形态因位置而异的但在下壁导联和胸前导联通常为阳性的 F 波等。对不典型房扑及其起源部位的确诊可能需要侵入性电生理检查。

**F 波**：典型房扑或不典型房扑时出现的偏离等电位线的扑动波，典型房扑 F 波常呈锯齿状。不典型房扑 F 波常极小，表明存在持续的心房大折返环路。有时易与窦性 P 波或异位房性心动过速的 P 波相混淆。可通过阻断房室传导的药物、迷走神经刺激或侵入性电生理检查发现。

**典型心房扑动**：三尖瓣峡部依赖性逆时针房扑。ECG 主要表现为锯齿状 F 波、等电位线消失、下壁导联负向 F 波、V1 导联正向 F 波。围绕该环路的顺时针折返少见，其下壁导联存在切迹的正向 F 波，V1 导联多为负向 F 波。

**波阵面**：电冲动从起源点传导的心肌电激动模式，通常是窦房结起源的电冲动经过房室结和希-浦系统或旁路（见第 19 章）或从其他异位部位传导。通常采用同步激动成像（等时彩色等压线）慢运动跟踪来呈现这种电活动传导。该成像技术对于定位心律失常起源至关重要，可以指导心律失常消融技术。

（谷云飞 译 刘彤 校）

## 参考文献


1. January CT, Wann LS, Alpert JS, et al. 2014 AHA/ACC/HRS guideline for the management of patients with atrial fibrillation: a report of the American College of Cardiology/American Heart Association Task Force on Practice Guidelines and the Heart Rhythm Society. *J Am Coll Cardiol.* 2014;64:e1-e76.
2. Waldo AL, Feld GK. Inter-relationships of atrial fibrillation and atrial flutter mechanisms and clinical implications. *J Am Coll Cardiol.* 2008;51:779-786.
3. Moore EN. Observations on concealed conduction in atrial fibrillation. *Circ Res.* 1967;21:201-208.
4. Kastor JA. Digitalis intoxication in patients with atrial fibrillation. *Circulation.* 1973;47:888-896.
5. Klein GJ, Bashore TM, Sellers TD, Pritchett EL, Smith WM , Gallagher JJ. Ventricular fibrillation in the Wolff-Parkinson-White syndrome. *N Engl J Med.* 1979;301:1080-1085.
6. Allessie MA, Boyden PA, Camm AJ, et al. Pathophysiology and prevention of atrial fibrillation. *Circulation.* 2001;103:769-777.
7. Haissaguerre M, Jais P, Shah DC, et al. Spontaneous initiation of atrial fibrillation by ectopic beats originating in the pulmonary veins. *N Engl J Med.* 1998;339:659-666.
8. Philippon F, Plumb VJ, Epstein AE, Kay GN. The risk of atrial fibrillation following radiofrequency catheter ablation of atrial flutter. *Circulation.* 1995;92:430-435.
9. Gilligan DM, Zakaib JS, Fuller I, et al. Long-term outcome of patients after successful radiofrequency ablation for typical atrial flutter. *Pacing Clin Electrophysiol.* 2003;26(1, pt 1):53-58.
10. Jäis P, Matsuo S, Knecht S, et al. A deductive mapping strategy for atrial tachycardia following atrial fibrillation ablation: importance of localized reentry. *J Cardiovasc Electrophysiol.* 2009;20:480-491.
11. Chang SL, Tsao HM, Lin YJ, et al. Differentiating macroreentrant from focal atrial tachycardias occurred after circumferential pulmonary vein isolation. *J Cardiovasc Eletrophysiol.* 2011;22:748-755.
12. Gerstenfeld EP, Dixit S, Bala R, et al. Surface electrocardiogram characteristics of atrial tachycardias occurring after pulmonary vein isolation. *Heart Rhythm.* 2007;4:1136-1143.
13. January CT, Wann LS, Calkins H, et al. 2019 AHA/ACC/HRS focused update of the 2014 AHA/ACC/HRS Guideline for the Management of Patients with Atrial Fibrillation: a report of the American College of Cardiology/American Heart Association Task Force on Clinical Practice Guidelines and the Heart Rhythm Society in Collaboration with the Society of Thoracic Surgeons. *Circulation.* 2019;140:e125-e151.

# 第 17 章

# 室性心律失常

Albert Y. Sun, Jason Koontz

## 室性心律失常定义

室性心律失常包括 VPB、室性心动过速(VT,简称“室速”)、心室扑动和心室颤动等一系列室性节律紊乱。VPB 是单次心室起源的去极化,室速是频率>100次/分的室性心律失常,持续 30s 以上定义为持续性室速,30s 以内的室速为非持续性室速。心室扑动是一种快速室性心律失常,不易辨别 QRS 波起始或舒张期电信号。心室颤动是一种快速紊乱的室性心律失常,无法识别 QRS 波群。

## 病因和机制

VPB 一般起源于心室某个特定部位,ECG 特征提示 VPB 的起源部位。VPB 通常是触发活动或浦肯野纤维自律性增高的结果,可见于健康人群或结构性心脏病患者。

室速常见于结构性心脏病患者。大多数持续性室性心律失常是由缺血再灌注引起的,而加速性室性自主心律(通常称为“慢室速”)一般是自律性增高的结果。导致室速折返的机制通常是心室瘢痕的形成。折返性室速通常发生于心肌梗死后,由缺血性心脏病引起。因此,仔细检查患者的既往 ECG 以寻找既往心肌梗死的证据,可以为室速 ECG 的识别提供重要信息。尽管瘢痕常见于中层心肌且通常不连续,但也可见于非缺血性心肌病,如扩张型心肌病、肥厚型心肌病、心脏结缔组织病和致心律失常性右心室心肌病。潜在心肌改变促进了折返的发生。

大部分持续性室速是大折返机制,需要在整个心动过速周期中激活一部分室速折返环。室速的典型 ECG 表现为离散的 QRS 波群,随后出现舒张期电位(T 波和下一个 QRS 波之前的等电位线)。这种室速回路似乎与典型 ECG 表现不一致,出现这种现象的原因可能是折返环中的缓慢传导部分通常位于心室肌瘢痕中,该部分去极化通常会产生低电压区,而这种低电压在 12 导联体表 ECG 上不易被看到,而是表现为舒张期电位。

2 种特定类型的室速通常见于心脏正常者。最常见的是起源于左心室流出道或右心室流出道的室速(或 VPB)。这类室速通常由触发活动引起,具有腺苷敏感的特点,通常在运动等心率增高的情况下容易发生。第 2 种类型与传导束相关。这类室速通常由浦肯野纤维周围的异常传导束与其余传导束之间的折返引起,最常见的是左后分支起源。流出道室速和分支室速均可被导管消融有效抑制或消除。

抗心律失常药物在某种情况下可能促进持续性室性心律失常的发生。延长复极化的抗心律失常药物(如索他洛尔、多非利特)可能过度延长 QT 间期,从而导致尖端扭转性室速的发生。$Na^+$通道阻滞剂(如氟卡尼、普罗帕酮)可减慢传导,从而促进折返的发生(见第 10 章)。

## 诊断

为了能够根据 12 导联体表 ECG 准确诊断室速,各种 ECG 算法已经被开发出来。当评估宽 QRS 波心动过速时,首先应该与室速、希-浦系统旁路介导的 SVT、顺行传导路径介导的 SVT、心室起搏、心电干扰、药物作用或电解质紊乱相鉴别(见第 17 章总结图)。下一步是根据 12 导联宽 QRS 波 ECG 诊断室速。以下步骤仅作为指导,但其中许多步骤已经被广泛实践并得到了很好的验证。该算法总结如图 17.1 所示。

## 第一步:节律规则或不规则

在详细分析 ECG 特征之前,应首先观察节律的特点。与心室颤动和多形性室速不同,单形性室速节律规则,其 QRS 波形态与基线形态不一致,如节律规则且 QRS 波形态与窦性心律下 QRS 波形态一致,则极有可能是 SVT(见第 15 章)。虽然室速在最开始时可能节律略有不规则,但如节律极度不规则,尤其是血流动力学稳定的宽 QRS 波心动过速,通常是房颤或房扑合并束支传导阻滞(图 17.2)。

## 第二步:了解临床特征

虽然 ECG 特征在鉴别室速和其他宽 QRS 心动过速方面非常有帮助,但是患者的临床表现同样重要,了解临床特征应作为鉴别节律规则的宽 QRS 心动过速的第一步。在没有制订 ECG 标准的情况下,宽 QRS 心动过速中室速的比例>80%,对于心脏基质异常的患者,如心室功能障碍或已知存在冠状动脉疾病,室速的可能性为 90%以上[2]。虽然误差范围很小,但是精确的诊断至关重要。研究发现,在接受 SVT 治疗而实际为室速的患者中,几乎所有患者都出现严重血流动力学后果,主要原因是使用了 $Ca^{2+}$拮抗剂或 β受

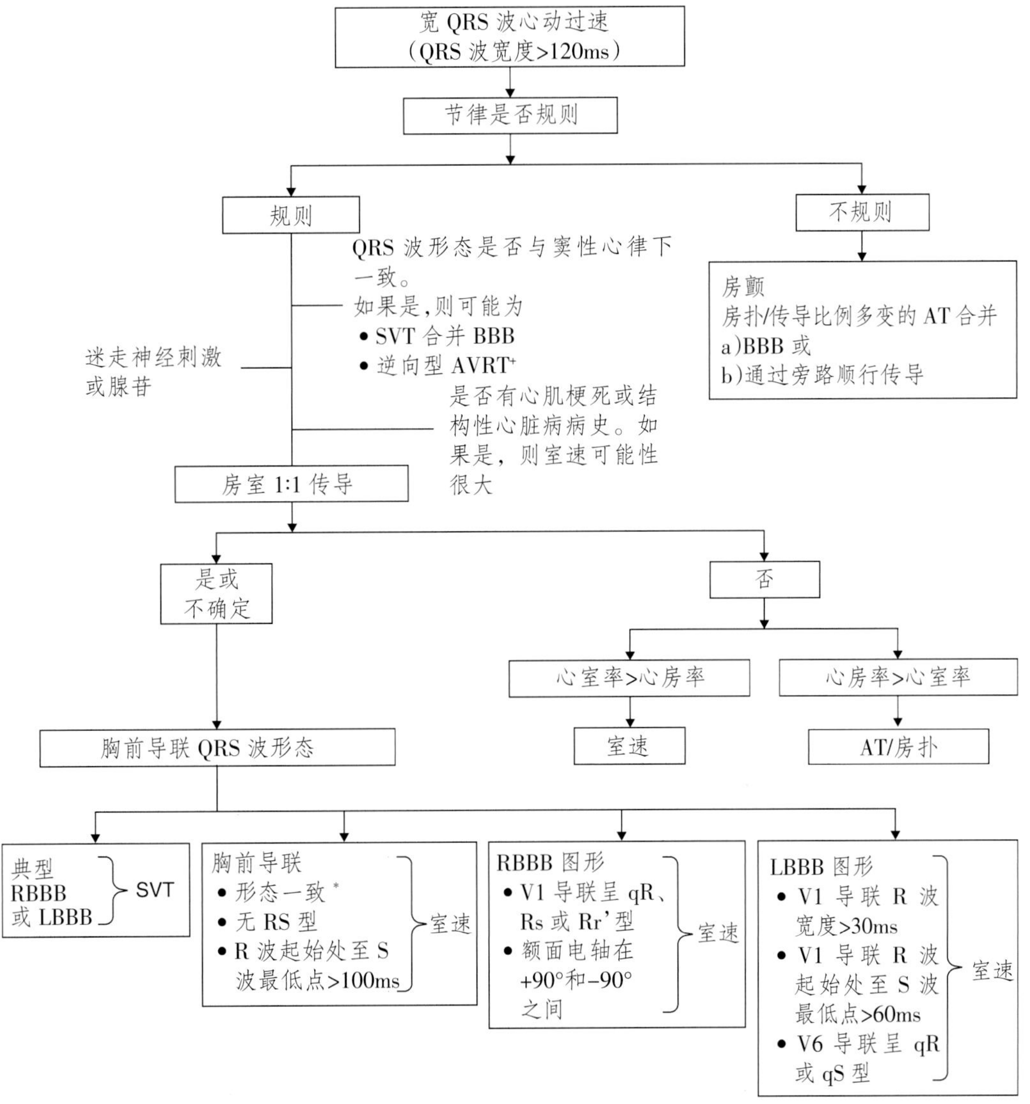


图 17.1 宽 QRS 波心动过速(QRS>120ms)的鉴别诊断。* 形态一致是指所有胸前导联主波均向上或向下。融合波是室速的诊断标志。+在提前激动的心动过速中,QRS 波与窦性心律相比通常更宽。AT,房性心动过速;AVRT,房室折返性心动过速;BBB,束支传导阻滞;LBBB,左束支传导阻滞;SVT,室上性心动过速;RBBB,左束支传导阻滞。(Reprinted with permission from Blomström-Lundqvist C,Scheinman MM,Aliot EM,et al.)[1]

体阻滞剂[3]。

## 第三步:识别 P 波与心室律的关系

### 房室分离

根据定义,室速起源于心室,但可以逆行传导引起心房激动。但是,心房可以具有独立的节律(通常是窦性心律)而完全与心室分离(图 17.3)。当心室节律与心房节律分离且快于心房节律时,基本可以诊断为室速。

因为宽 QRS 波或 T 波经常在这些位置上出现,因此心室周期中常缺失 P 波。然而,有时 P 波能够以切迹或者“鼓包”的形式出现在 T 波周围。V1 导联的心房激动最明显,通常可以观察 V1 导联,或其他低振幅或等电 QRS 波导联,以提高准确性。

图 17.4 中可见Ⅱ导联 QRS 波振幅较低,容易观察到 P 波。出现房室分离是室速的特异性诊断标准,但不是敏感的诊断标准,因为在宽 QRS 波和 T 波里很难明确找到 P 波[4]。

### 间歇不规则——融合波和夺获波

室速的 ECG 波形一致时称为单形性室速。当 QRS 波间歇变窄时,最可能的原因是心房节律向心室传导。如果心房波出现在 QRS 波上,则形成融合波;如果心房波出现在 QRS 波开始之前,则形成夺获波,如图 17.5 中的第 5 跳和第 18 跳。融合波是 QRS 波的

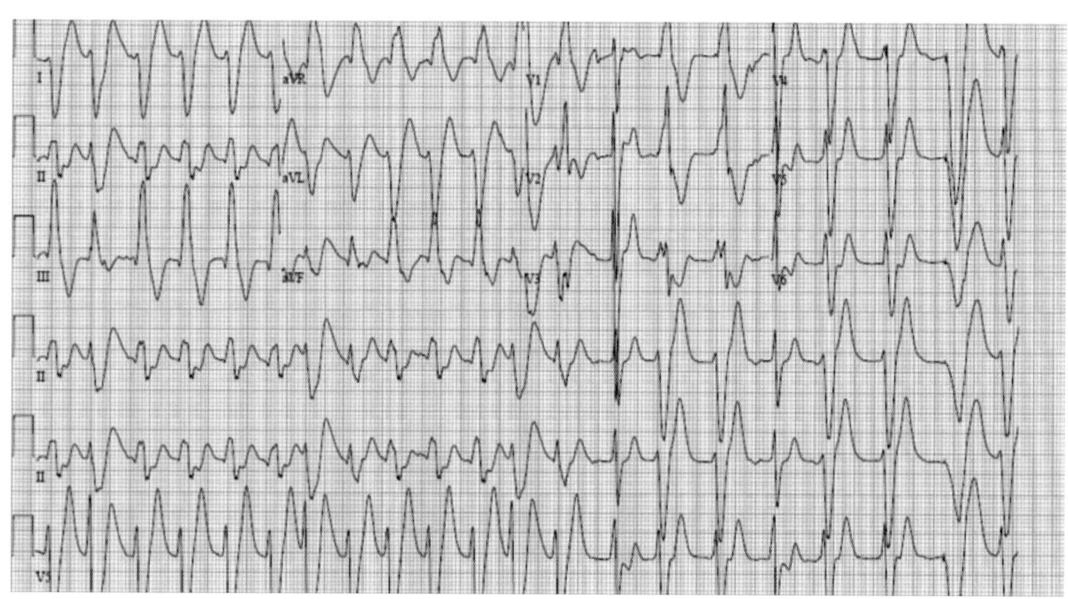


图 17.2 老年患者 12 导联 ECG,房颤伴快速心室率,合并间歇性左束支传导阻滞。

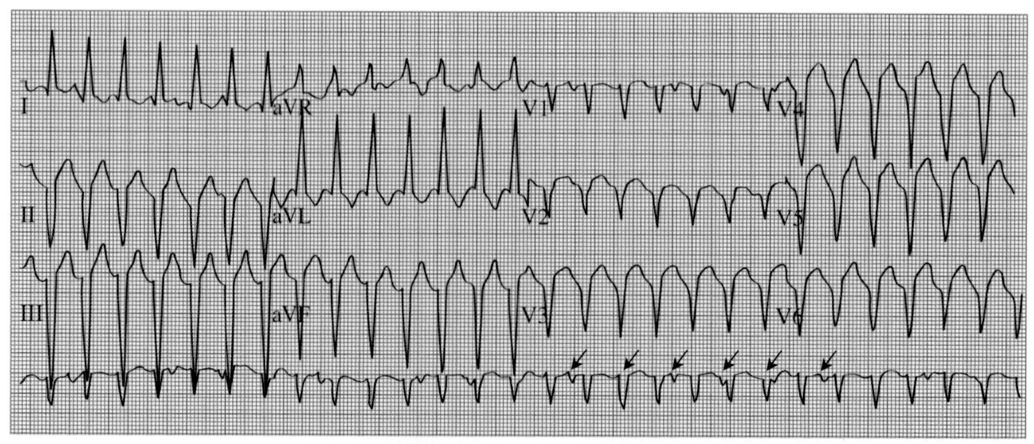


图 17.3 陈旧性心肌梗死合并室壁瘤的年轻患者 12 导联 ECG。由于患者年龄偏小,记录到的 QRS 波宽度略<0.12s。箭头示 P 波与 QRS 波群关系不固定,P 波在Ⅱ、Ⅲ、V1~V4 导联上清晰可见。

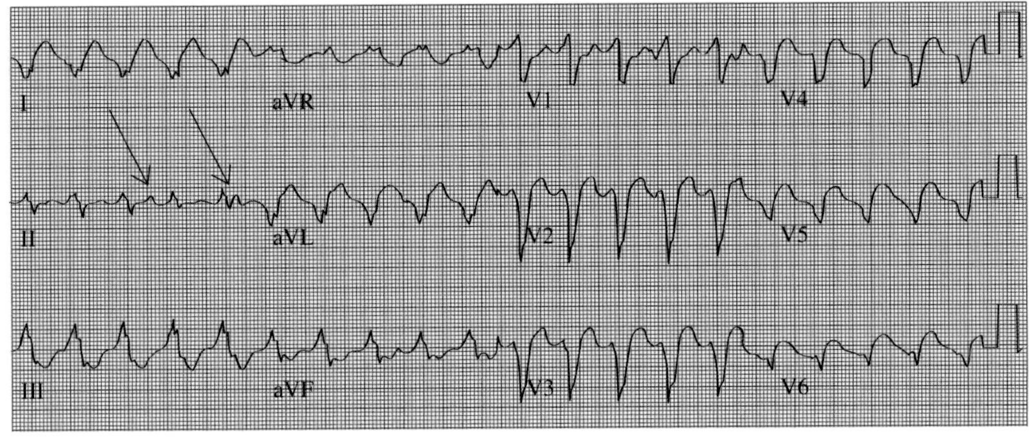


图 17.4　扩张型心肌病的老年患者 12 导联 ECG。Ⅱ导联中箭头示连续 P 波。

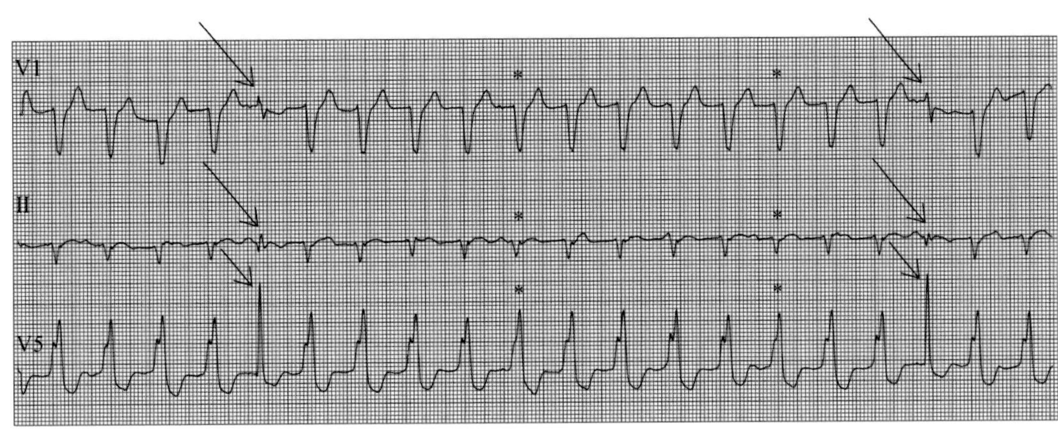


图 17.5　62 岁患者的 3 导联 ECG，患者既往有下后壁心肌梗死病史，急性气促 2 月余。箭头示夺获波，星号示融合波。

一种混合形态，QRS 波的一部分代表由室速引起的心室激动，另一部分代表竞争性心房激动，如图 17.5 中的第 10 跳和第 15 跳。夺获是指心室完全被心房竞争激动的 QRS 波形态。如果融合波或夺获波存在，则基本可以诊断为室速。然而，融合波和（或）夺获波不常出现，且通常频率较慢（<160 次/分）。事实上，在一项纳入 33 例持续性室速患者的研究报道中，仅有 4 例出现了融合波或夺获波[5]。

## 房室关系

当心房与心室激动相关时，会有特定的心房-心室传导比例，如 1:1、2:1 或 3:2。在图 17.6A 中，1:1 逆行传导的室速被 VPB 或心房夺获波（箭头所示）终止。室速终止后出现一个窦性夺获波和正常 QRS 波群（星号所示）。图 17.6B 中，在非持续性室速中最初逆传比例多变，恢复后形成 1:1 逆行传导。

## 第四步：RS 形态

### 无 RS 型

通常，左束支传导阻滞或右束支传导阻滞 ECG 在至少 1 个胸前导联（V1~V6）上出现 RS 型，且从 R 波起始处至 S 波最低点<100ms（“下降支陡峭”）（见第 5 章）。

如果在所用胸前导联上都未出现 RS 型，那么室速的可能性非常大，但是据 Brugada 等[6]报道，这种现象的敏感性较低（21%）。观察所有胸前导联，QRS 波通常为 R、qR 或 qS 型（图 17.7）。

### 存在 RS 型

胸前导联的 QRS 波从 R 波起始处至 S 波最低

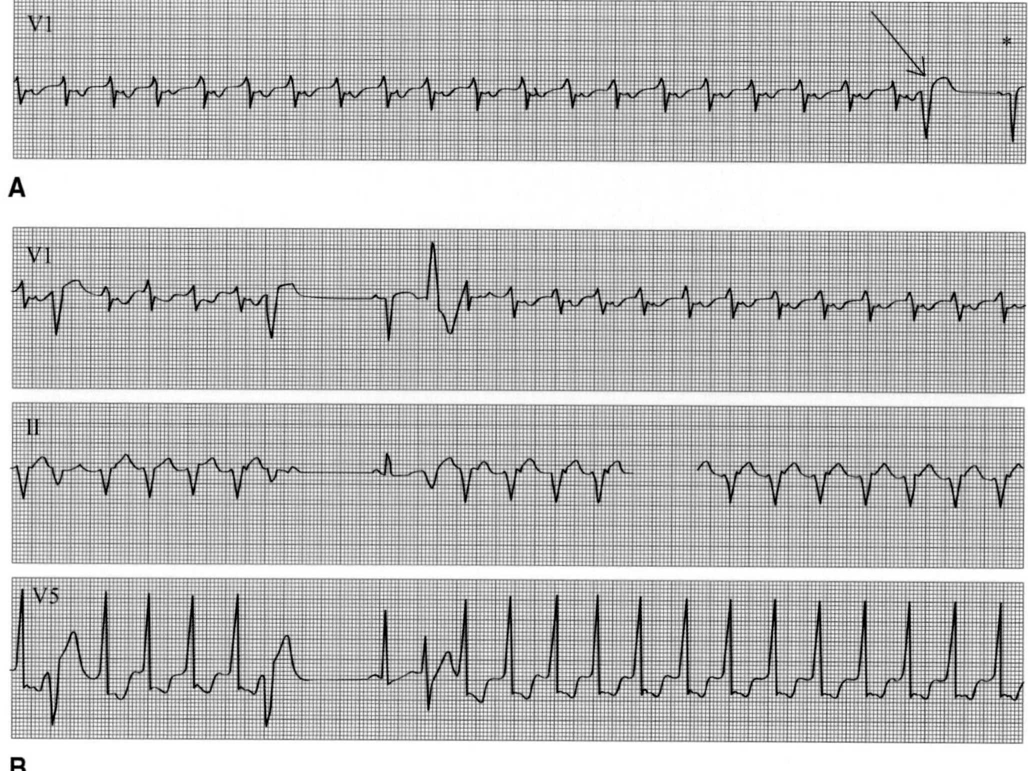


图 17.6 室速伴随 1:1 逆行传导(A)和室速伴随房室传导比例多变(B)。

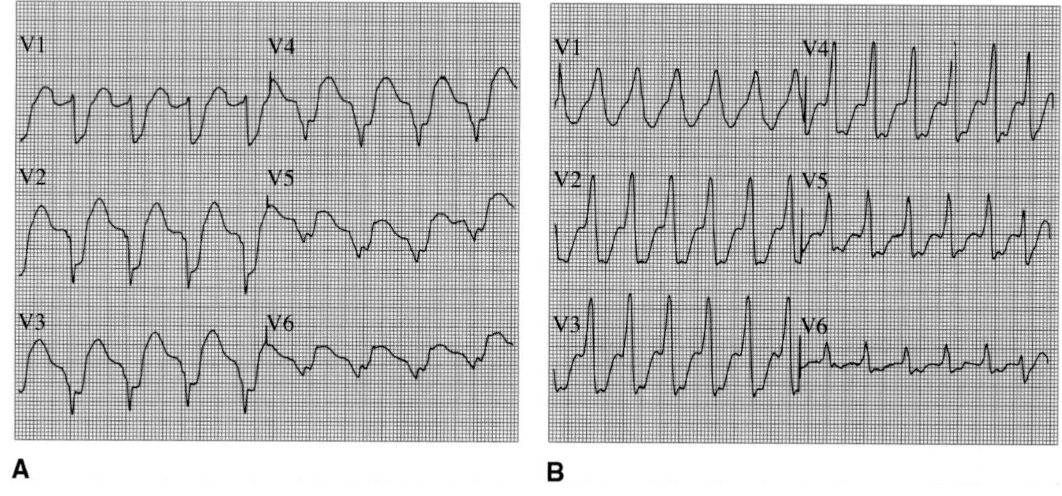


图 17.7 反复发作室速和心力衰竭的患者胸前导联 ECG(A)及后侧壁心肌梗死 1 个月后再发急性胸痛的患者 ECG(B)。

点>100ms("下降支平缓"),该诊断标准特异性为98%,敏感性为 66%[6]。当心动过速时,QRS 波与前一个 T 波融合,掩盖了 QRS 波起始处,使得 QRS 波宽度很难计算。此外,通过旁路传导的 SVT,或是药物作用导致 QRS 波时限延长的 SVT 也可以出现 RS 波增宽(图17.8)。

## 第五步:QRS 波形态

### 右束支传导阻滞型

观察 V1 导联。V1 导联主波向上(R 或 R')提示右束支传导阻滞,这种形态的室速提示右心室激动滞

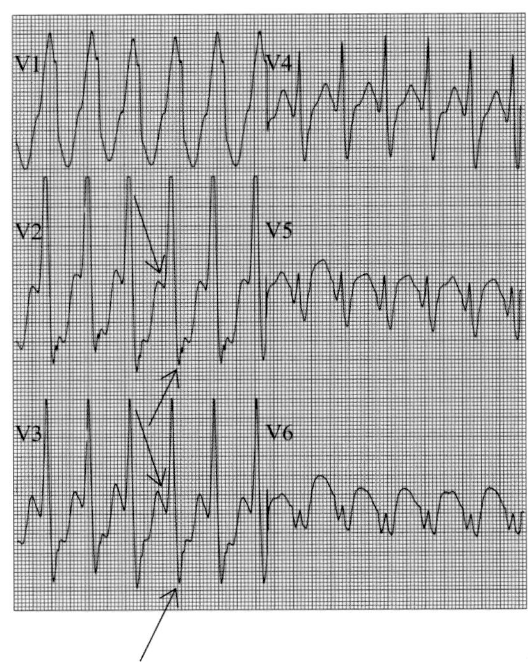


图 17.8 室速患者胸前导联 ECG，显示从 QRS 波起始处至 S 波最低点延长。箭头示 V2、V3 导联中从 QRS 波起始处至 S 波最低点长度为 0.12s。

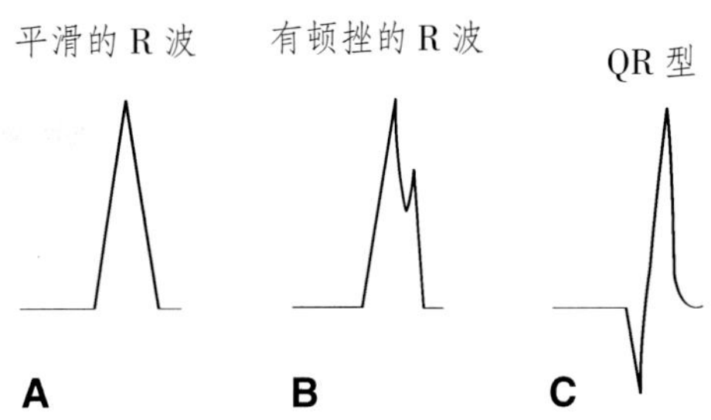


图 17.9 右束支传导阻滞型室速胸前导联 QRS 波的 3 种形态，见上文。

后于左心室，因此，这种右束支传导阻滞型室速通常起自左心室（图 17.9）。图 17.9A 和 B 显示 QRS 波主波向上，A 为平滑的 R 波，B 为有顿挫的 R 波，C 显示有 Q 波。右束支传导阻滞最常见的特征是有顿挫的 R 波。

Drew 和 Scheinman[4]、Wellens 及其团队[7]分别对 121 例及 122 例 SVT 患者 ECG 形态特征进行分析，研究表明这 3 种 QRS 波形态高度提示室速。

### 高度提示室速的 QRS 波形态

1. 单相 R 波（图 17.10A）
2. 双相 RR'波，即"Marriott 征"，第 1 个 R 波高于第 2 个 R 波（图 19.10B）是迄今为止最具特异性的室速特征，但敏感性很低
3. QR 型（图 17.10C）也可能与 SVT 合并右束支传导阻滞和心肌梗死有关

> "V1 导联右束支传导阻滞图形中左侧兔耳高于右侧兔耳提示室速，具有高度特异性。"
>
> ——HJL Marriott

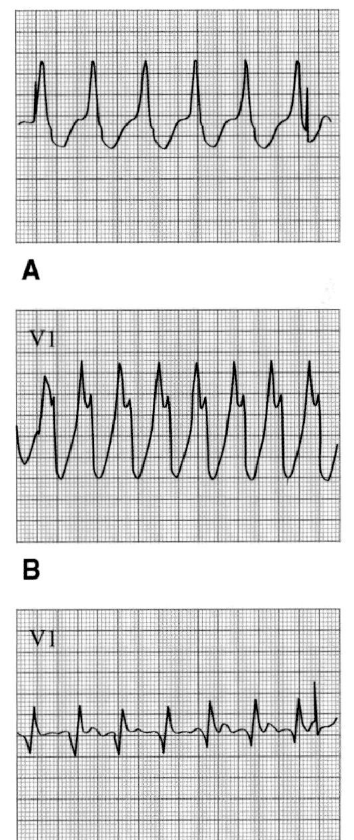


图 17.10 室速的特征。（A）平滑的 R 波。（B）下降支有顿挫的 R 波。（C）QR 型。

观察 V6 导联。观察 V6 导联 QS 形态在辨别左束支传导阻滞型室速或右束支传导阻滞型室速方面非常有价值，如图 17.11A 所示。当肢体导联电轴明显左偏时，V6 导联 R/S<1 则诊断为室速，如图 17.11B 所示。

## 左束支传导阻滞型

观察 V1 和 V2 导联。当 V1 导联主波向下，提示左束支传导阻滞，这种形态的室速提示左心室激动晚于右心室。因此，左束支传导阻滞型室速起自右心室

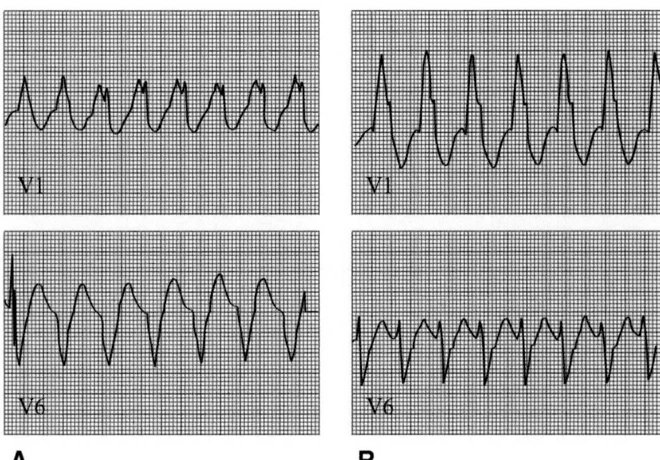


图 17.11 右束支传导阻滞型室速在 V6 导联中的 QRS 波形态。(A)QS 型。(B)RS 型。

或间隔。

图 17.12 为 Kindwall 等[8]总结的 ECG 特征，分析 118 例室速或已经心腔内图证实误诊为 SVT 的患者，预测准确性达 96%。

观察 V1 和 V2 导联，以下面 3 个 ECG 为例，说明 Kindwall 等[8]提出的左束支传导阻滞型室速的诊断标准，如图中箭头所示。

- 图 17.13A：V1 导联宽大的 R 波。
- 图 17.13B：V2 导联 S 波下降支有顿挫。
- 图 17.13C：V2 导联 R 波起始处至 S 波最低点时限延长。

注意，图 17.13B 和图 17.13C 中的 V1 导联没有后 2 个特征。

观察 V6 导联。V6 导联 QRS 波(图 17.14A)和 qR 波(图 17.14B)可诊断为室速，但并不常见。

这个诊断方法有很多局限性。很多有效的诊断标准敏感性都比较低(20%~50%)，但对室速的诊断有很高的特异性。

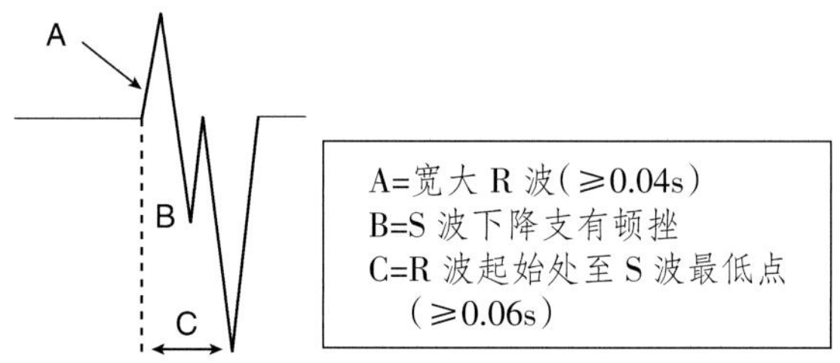


图 17.12 左束支传导阻滞型室速 V1 和 V2 导联的 QRS 波特征。

## 室速的 ECG 变异：尖端扭转型室速

上文所述为 QRS 波形态一致的单形性室速，然而，尖端扭转型室速为一种多形性室速(见图 17.1)。尖端扭转型室速的特点是在基线上下交替出现连续变化的振幅波动。宽大的心室波通常没有典型的 QRS 波或 T 波，频率一般在每分钟 180~250 次之间(图 17.15)[11]。尖端扭转型室速通常是非持续的，但持续时间>30s，满足持续性快速型心律失常的定义，有时也能演变成心室颤动。

尖端扭转型室速通常出现在 QTc 间期延长之后[12-14]。QTc 延长可能由延长心室复极时间的药物作用引起，如索他洛尔、吩噻嗪类药物、某些抗生素、某些抗组胺药物及三环抗抑郁药等[15,16]。QTc 间期延长也可能由电解质紊乱引起，如低钾血症、低镁血症，此外，杀虫剂中毒[17]、蛛网膜下隙出血[18]、先天性长 QTc 综合征[19]、缺血性心肌病[20]和缓慢型心律失常[21]等亦可引起 QTc 延长。

## 心室扑动/颤动

心室扑动/颤动是心室肌大折返环引起的快速性心律失常，类似于第 16 章中提到的房扑/房颤(图 17.16A)。无论正向观察或是倒置观察，节律相似，且均无法识别清晰的 QRS 波或 T 波。一旦折返开始，立即出现有规律的波动基线(图 17.16B，上)。心室扑动更像是放大版的房扑，但快速、微弱的心肌收缩造成冠脉血流量不足，仅能短暂保持规律有序的波形(图 17.16B，中)，因此，心室扑动迅速恶化成为不规律的心室颤动(图 17.16B，下)。

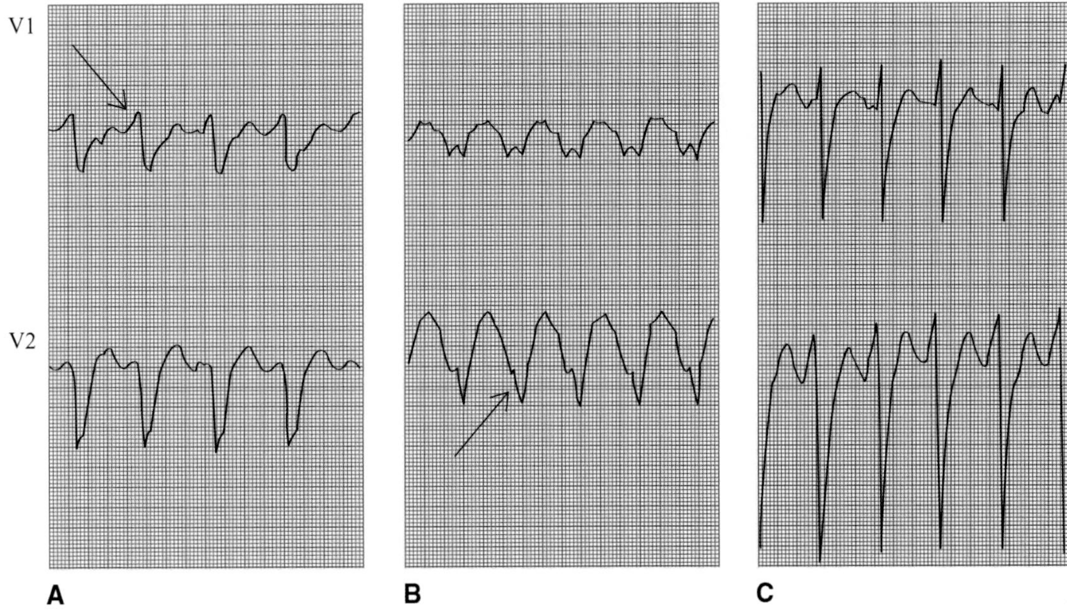


图 17.13　左束支传导阻滞型室速 V1 和 V2 导联的 3 个特征，见上文。

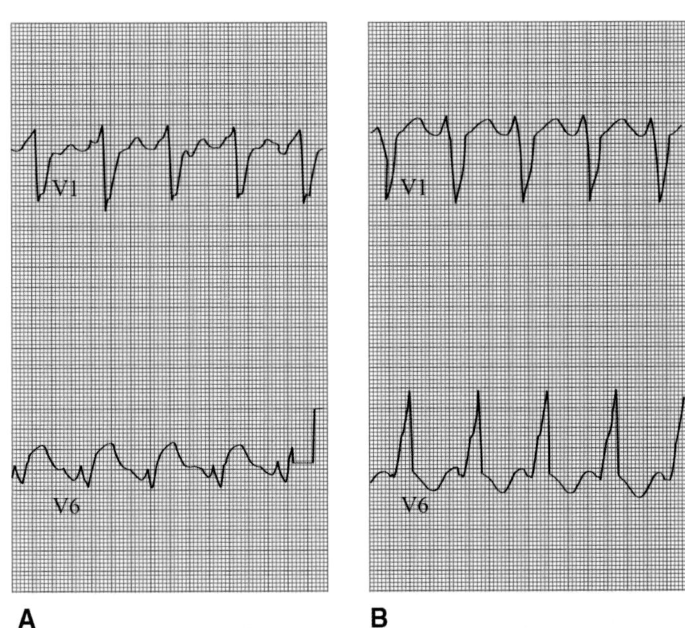


图 17.14　左束支传导阻滞型室速 V6 导联 QRS 波形态，QRS 型（A）和 qR 型（B）。

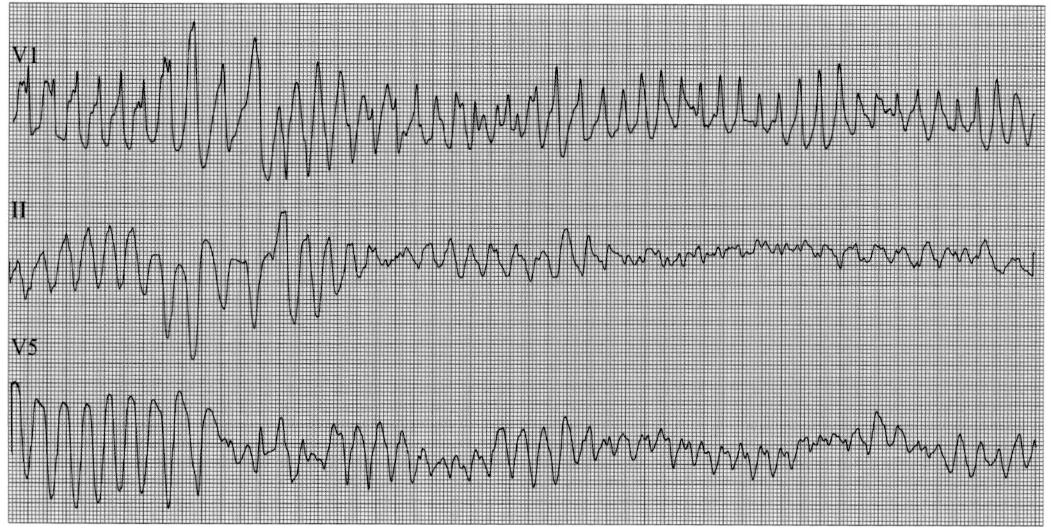


图 17.15 长期接受利尿治疗的 62 岁女性在家中出现晕厥，在急诊室内再次出现晕厥时同步记录 V1、Ⅱ、V5 导联 ECG，该患者血钾为 2.3mmol/L。

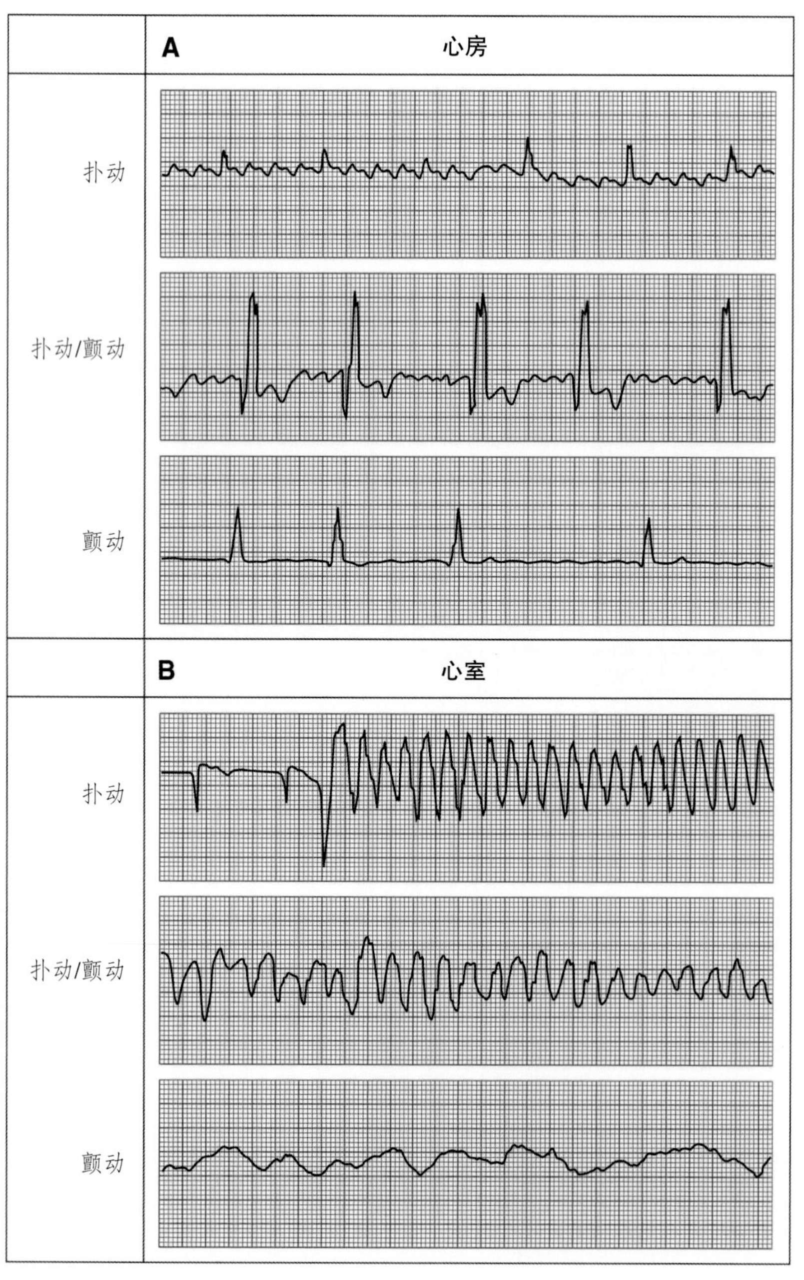


图 17.16 心房扑动/颤动波(A)与心室扑动/颤动波(B)对比。(Reprinted from Wagner GS, Waugh RA, Ramo BW. Cardiac Arrhythmias. New York, NY: Churchill Livingstone; 1983: 22. Copyright © 1983 Elsevier. With permission.)

# 第 17 章总结图

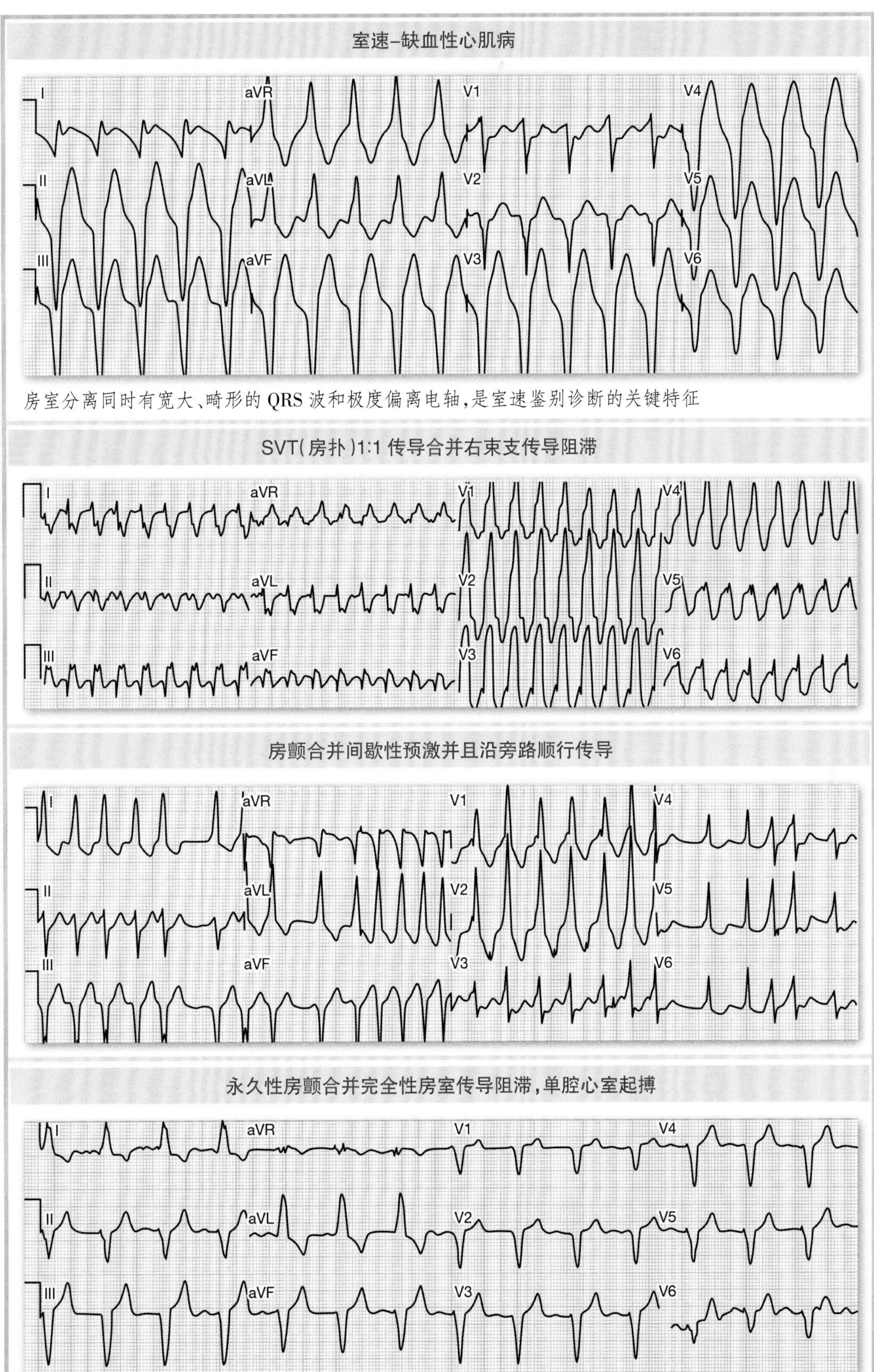
室速-缺血性心肌病
I
aVR
V1
V4
II
aVL
V2
V5
III
aVF
V3
V6
房室分离同时有宽大、畸形的 QRS 波和极度偏离电轴，是室速鉴别诊断的关键特征
SVT(房扑)1:1 传导合并右束支传导阻滞
I
aVR
V1
V4
II
aVL
V2
V5
III
aVF
V3
V6
房颤合并间歇性预激并且沿旁路顺行传导
I
aVR
V1
V4
II
aVL
V2
V5
III
aVF
V3
V6
永久性房颤合并完全性房室传导阻滞，单腔心室起搏
I
aVR
V1
V4
II
aVL
V2
V5
III
aVF
V3
V6

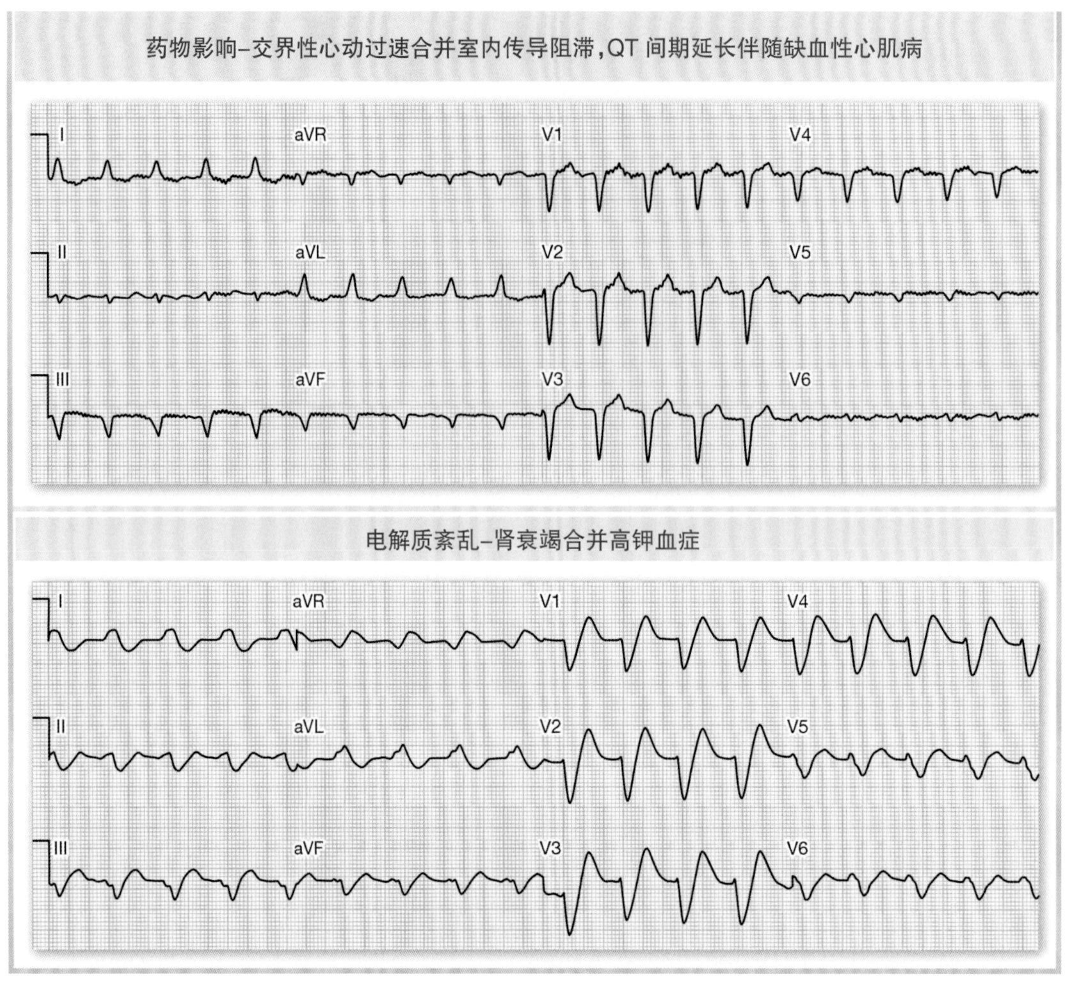


[Reprinted with permission from Kummer JL, Nair R, Krishnan SC. Images in cardiovascular medicine. Bidirectional ventricular tachycardia caused by digitalis toxicity. Circulation. 2006;113(7):e156–e157.]

## 相关术语

**单形性:**所有 QRS 波都是单一形态。

**单形性室性心动过速:**有规则节律且 QRS 波形态始终一致的室性心动过速。

**非持续性室性心动过速:**持续时间<30s 的室性心动过速。

**多形性室性心动过速:**有规则的节律但 QRS 波形态频繁改变的室性心动过速。

**持续性室性心动过速:**持续时间≥30s 或需要干预才能终止的室性心动过速。

**尖端扭转型室性心动过速:**一种多形性快速型室性心律失常,伴随出现慢频率的多形性心室扑动,无法辨别 QRS 波或 T 波。心室激动的波形振幅以等电位线为中心上下扭转。

**心室颤动:**心室快速而无规律的激动,在 ECG 中无法识别 QRS 波或 T 波。

**心室扑动:**心室快速而有规律的激动,在 ECG 中无法识别 QRS 波或 T 波。

**心室扑动/颤动:**属于快速性室性心律失常范畴,ECG 中无法识别 QRS 波或 T 波,这类快速型心律失常使 ECG 中出现宽大波形甚至无法识别的电活动。

**室性心动过速:**起源于束支分支末端并伴随心室收缩的一类节律。

(邵帅 译　林涛 校)

# 参考文献


1. Blomström-Lundqvist C, Scheinman MM, Aliot EM, et al. ACC/AHA/ESC guidelines for the management of patients with supraventricular arrhythmias—executive summary: a report of the American College of Cardiology/American Heart Association Task Force on Practice Guidelines and the European Society of Cardiology Committee for Practice Guidelines (Writing Committee to Develop Guidelines for the Management of Patients With Supraventricular Arrhythmias). *Circulation.* 2003;108[15]:1871-1909.
2. Baerman JM, Morady F, DiCarlo LA Jr, de Buitleir M. Differentiation of ventricular tachycardia from supraventricular tachycardia with aberration: value of the clinical history. *Ann Emerg Med.* 1987;16(1):40-43.
3. Stewart RB, Bardy GH, Greene HL. Wide complex tachycardia: misdiagnosis and outcome after emergent therapy. *Ann Intern Med.* 1986;104(6):766-771.
4. Drew BJ, Scheinman MM. Value of electrocardiographic leads $MCL_1$, $MCL_6$, and other selected leads in the diagnosis of wide QRS complex tachycardia. *J Am Coll Cardiol.* 1991;18:1025-1033.
5. Gozensky C, Thorne D. Rabbit ears: an aid in distinguishing ventricular ectopy from aberration. *Heart Lung.* 1974;3:634-636.
6. Brugada P, Brugada J, Mont L, Smeets J, Andries EW. A new approach to the differential diagnosis of a regular tachycardia with a wide QRS complex. *Circulation.* 1991;83:1649-1659.
7. Wellens HJJ, Bär FW, Lie KI. The value of the electrocardiogram in the differential diagnosis of a tachycardia with a widened QRS complex. *Am J Med.* 1978;64:27-33.
8. Kindwall E, Brown JP, Josephson ME. ECG criteria for ventricular and supraventricular tachycardia in wide complex tachycardias with left bundle branch morphology. *J Am Coll Cardiol.* 1987;9:206A.
9. Kossmann CE. Torsade de pointes: an addition to the nosography of ventricular tachycardia. *Am J Cardiol.* 1978;42:1054-1056.
10. Smith WM, Gallagher JJ. "Les torsades de pointes": an unusual ventricular arrhythmia. *Ann Intern Med.* 1980;93:578-584.
11. Kay GN, Plumb VJ, Arciniegas JG, Henthorn RW, Waldo AL. Torsade de pointes: the long-short initiating sequence and other clinical features: observations in 32 patients. *J Am Coll Cardiol.* 1983;2:806-817.
12. Soffer J, Dreifus LS, Michelson EL. Polymorphous ventricular tachycardia associated with normal and long Q-T intervals. *Am J Cardiol.* 1982;49:2021-2029.
13. Reynolds EW, Vander Ark CR. Quinidine syncope and the delayed repolarization syndromes. *Mod Concepts Cardiovasc Dis.* 1976;45:117-122.
14. Roden DM, Thompson KA, Hoffman BF, Woosley RL. Clinical features and basic mechanisms of quinidine-induced arrhythmias. *J Am Coll Cardiol.* 1986;8(1 suppl A): 73A-78A.
15. Nicholson WJ, Martin CE, Gracey JG, Knoch HR. Disopyramide-induced ventricular fibrillation. *Am J Cardiol.* 1979;43:1053-1055.
16. Wald RW, Waxman MB, Colman JM. Torsade de pointes ventricular tachycardia. A complication of disopyramide shared with quinidine. *J Electrocardiol.* 1981;14:301-307.
17. Ludomirsky A, Klein HO, Sarelli P, et al. Q-T prolongation and polymorphous ("torsades de pointes") ventricular arrhythmias associated with organic insecticide poisoning. *Am J Cardiol.* 1982;49: 1654-1658.
18. Carruth JE, Silverman ME. Torsade de pointe atypical ventricular tachycardia complicating subarachnoid hemorrhage. *Chest.* 1980;78:886-888.
19. Jervell A, Lange-Nielsen F. Congenital deaf-mutism, functional heart disease with prolongation of the Q-T interval and sudden death. *Am Heart J.* 1957;54:59-68.
20. Krikler DM, Curry PVL. Torsade de pointes, an atypical ventricular tachycardia. *Br Heart J.* 1976;38:117-120.
21. Ben-David J, Zipes DP. Torsades de pointes and proarrhythmia. *Lancet.* 1993;341: 1578-1582.

# 第 18 章

# 缓慢型心律失常

Larry R. Jackson II, Camille Genise Frazier-Mills, Francis E. Ugowe, James P. Daubert

缓慢型心律失常为心脏无法产生电脉冲或电脉冲无法在心脏内有效传导的结果。窦房结功能障碍和房室传导阻滞是病理性心动过缓的最常见原因。心脏电活动通常起源于自律性最高的窦房结。自律性较低的细胞主要存在于心肌、房室结和希-浦系统中，如果窦房结受到抑制或无法正常发挥作用，则可以引发来源于上述自律性较低细胞的异位心律。当窦房结的自律性降低时，就会引发缓慢型心律失常，表现为窦性心动过缓，或者来自其他自律性较低的起搏细胞的逸搏心律。

当缓慢节律起源于窦房结时，称为窦性心动过缓。当其起源于心脏其他自律性较低的细胞时，称为心房节律、交界性节律或心室节律。这些异位心律不是真正的原发性心律失常，而是为了补偿窦房结自律性降低而出现的逃逸搏动（逸搏）。图 18.1 显示了窦房结自律性降低至 60 次/分后可能出现的各种情况。如果窦房结起搏功能正常，远端部位的自律性会受到抑制，但当窦房结不能抑制远端部位的自律性时，其自律性会自行恢复（逃逸），表现为较慢的节律。在窦性脉冲未出现时，在心房（图 18.1A）、希氏束（图 18.1B）或心室（图 18.1C）出现逸搏心律。

**窦房结自律性降低的原因**

1. 生理性窦性心律减慢
2. 副交感神经活动的生理性或病理性增强
3. 病理性窦房结起搏功能障碍

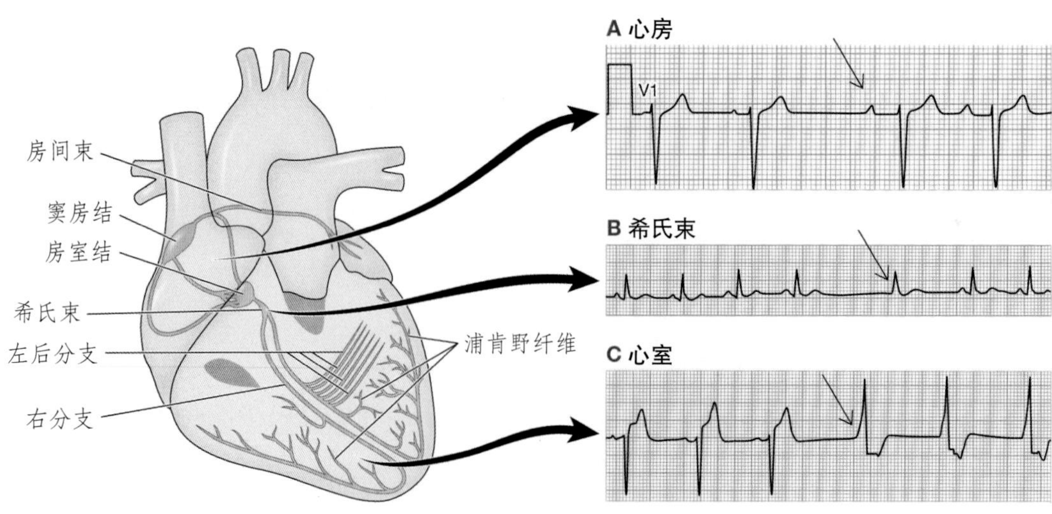


图 18.1 心脏传导系统，显示了窦房结和房室结，以及从房室结通向心室的希氏束及其左右分支。箭头示窦房结未能维持其主导节律后，为了终止心脏停搏而出现的心房（A）、希氏束（B）和心室（C）逸搏心律。

# 缓慢型心律失常的机制：自律性下降

## 生理性窦性心律减慢

虽然<60 次/分的心率在医学上被称为心动过缓，但窦性心动过缓通常是心率的正常变化(特别是训练有素的运动员，其心率在休息时可能低至每分钟 30~40 次)。随着窦性心律减慢，新出现的心律可能是窦性心动过缓或如图 18.2 所示的交界性（图 18.2A)或心室(图 18.2B)逸搏心律。窦性心动过缓是身心放松或睡眠时的生理反应，此时副交感神经对心脏自律性的作用超过交感神经。即使在呼吸周期的呼气阶段，窦性心律也会减慢，通常进入心动过缓范围。

## 副交感神经活动生理性或病理性增强

所有具有自律性的细胞都受到自主神经系统的交感神经和副交感神经影响。这种影响在窦房结最强，对于自律性较低的部位影响较弱。通常，自主神经平衡发生变化会导致自律性逐渐增加或减少。许多因素会导致自主神经失衡和副交感神经兴奋。

**导致自主神经失衡和副交感神经兴奋的因素**

1.颈动脉窦按摩
2.颈动脉窦超敏反应
3.紧张(如 Valsalva 动作)
4.压迫眼球
5.颅内压升高
6.从卧位到立位的突然变化
7.通过扩张静脉引起血液淤积的药物
8.具有原发性拟副交感神经活性的药物(如毛果芸香碱、苯乙胆碱、新斯的明、多奈哌齐)

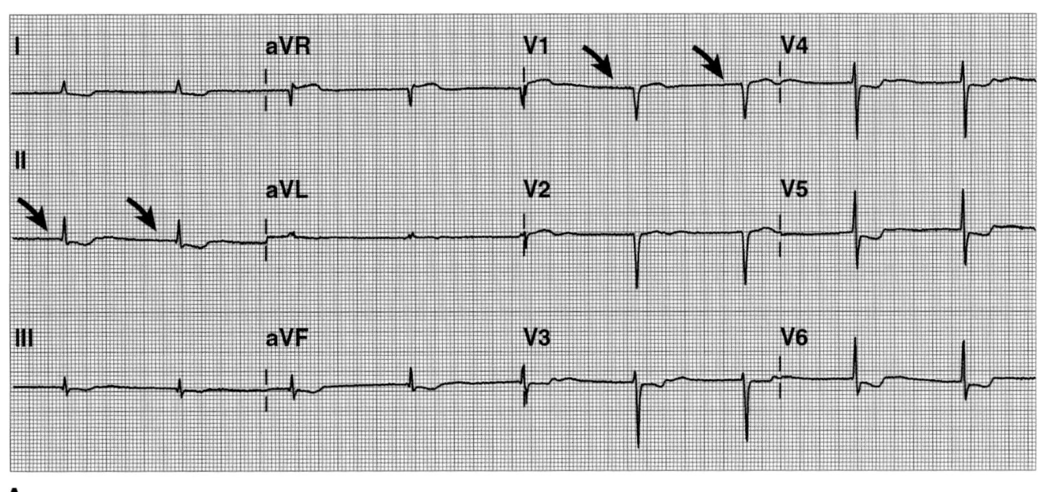


A

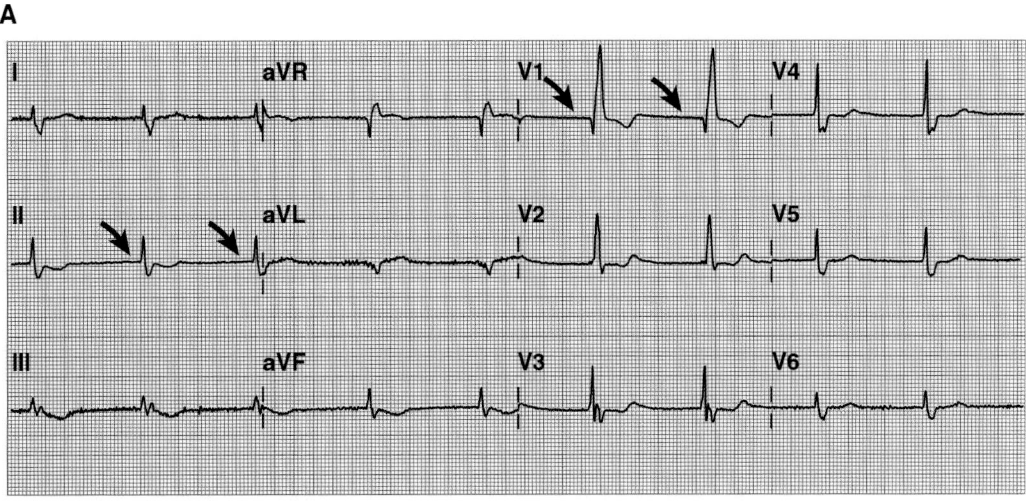


B

图 18.2　接受 β-肾上腺素阻滞剂治疗缺血性心脏病的女性(A)和健康男性前列腺术后(B)的 12 导联 ECG。箭头示在正常(A)和异常(B)宽 QRS 波之前 P 波完全缺失。(B)中 V1 导联正向 QRS 波提示逸搏位点在左束支。

这种被称为血管迷走神经反应（血管迷走神经反射）的副交感神经张力增加由迷走神经介导，除了减慢心率外，还具有扩张血管的作用。图 18.3 显示了在血管迷走神经反应期间突然发生的典型心动过缓。副交感神经活动的突然增加表现为窦性心律减慢和房室传导减慢或中断（如图 18.3 所示，ECG 中未下传的 P 波）。副交感神经张力的增加也抑制了逸搏心律，由此产生的心脏停搏只能依靠窦性心律的恢复而中断。血管扩张和心率减慢的协同作用可能导致心输出量迅速下降，患者可能出现头晕甚至意识丧失，也称为血管迷走性晕厥。神经介导的晕厥包括血管迷走性晕厥和神经心源性晕厥[1-3]。血管迷走神经性晕厥通常在患者处于卧位时缓解，因为此时静脉回流到心脏的血液增加。遇到血管迷走性晕厥的患者时，通常可以通过降低其头胸部和抬高双腿使其恢复意识。

虽然生理性血管迷走神经反应属于良性事件，但如果患者跌倒后受伤或者无法改变体位使静脉血液回流到心脏，则可能会产生严重的后果。反复、严重和突然的心动过缓伴血管扩张的患者需要医疗干预，以防止严重事件发生或死亡。

## 病理性窦房结障碍

当 ECG 中 P 波完全消失时，称心脏停搏（或窦性停搏）。心房搏动间期的延长可能是由副交感神经活动增强或具有自律性的心肌细胞受损引起的。通常将产生脉冲失败归因于窦房结功能障碍。然而，如果问题仅限于窦房结，预计不会产生严重的缓慢型心律失常，因为 1~2s 的窦性停搏会因自律性较低部位的逸搏位点发出脉冲而中断（图 18.4）。

病态窦房结综合征（SSS）一词通常适用于这种情况。虽然病态起搏器综合征是更准确的术语，但病态窦房结综合征更容易被记忆和接受。

在图 18.5 所示的心房扑动/颤动示例中，心律失常突然终止，随后停顿 2.5s。在房性快速型心律失常期间，所有潜在的心房、交界区和心室的自律性均被抑制。最终出现了 1 个逸搏心律。3 次逸搏后，心房折返复发，再次出现心房扑动/颤动。

## 病态窦房结综合征

SSS 是心动过速-心动过缓综合征[4-6]的一部分，通常是房性快速型心律失常（通常是房颤）与长时间的停顿交替出现。特征如下。

> **病态窦房结综合征的特征[7]**
>
> 1.静息时的缓慢型心律失常
> 2.无法通过增加交感神经活动来提高自律性
> 3.窦性心律减慢时不会出现逸搏心律
> 4.对各种药物抑制冲动形成的敏感性增加
> 5.在折返性快速心律失常时，对抑制冲动形成的敏感性增加（见图 18.5）
> 6.心动过速-心动过缓综合征

在图 18.6 中，不规则房性快速型心律失常（可能是房颤）突然停止，然后停顿 4s。由于窦房结不能建立

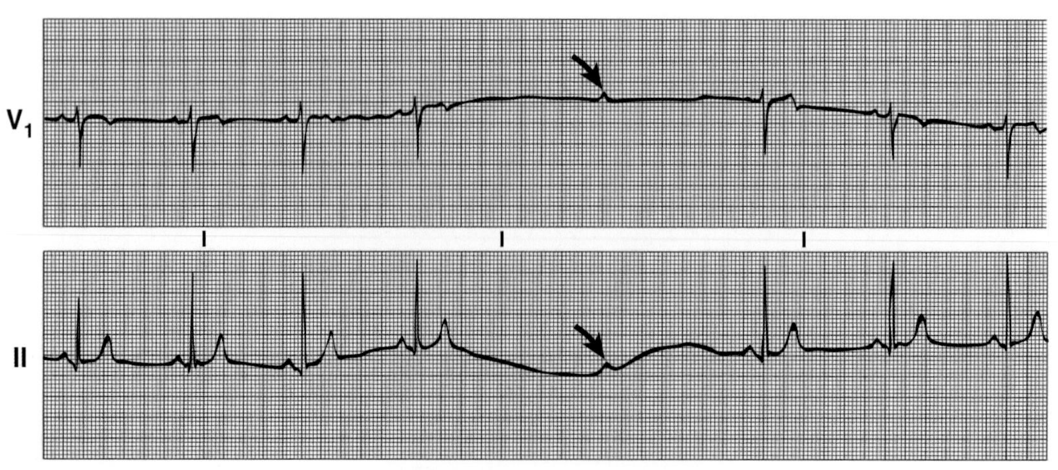


图 18.3 同步记录胆囊切除术后患者的 V1 导联和Ⅱ导联 ECG。箭头示未下传的 P 波。（Reprinted from Wagner GS, Waugh RA, Ramo BW. Cardiac Arrhythmias. New York, NY: Churchill Livingstone; 1983: 208. Copyright © 1983 Elsevier. With permission.）

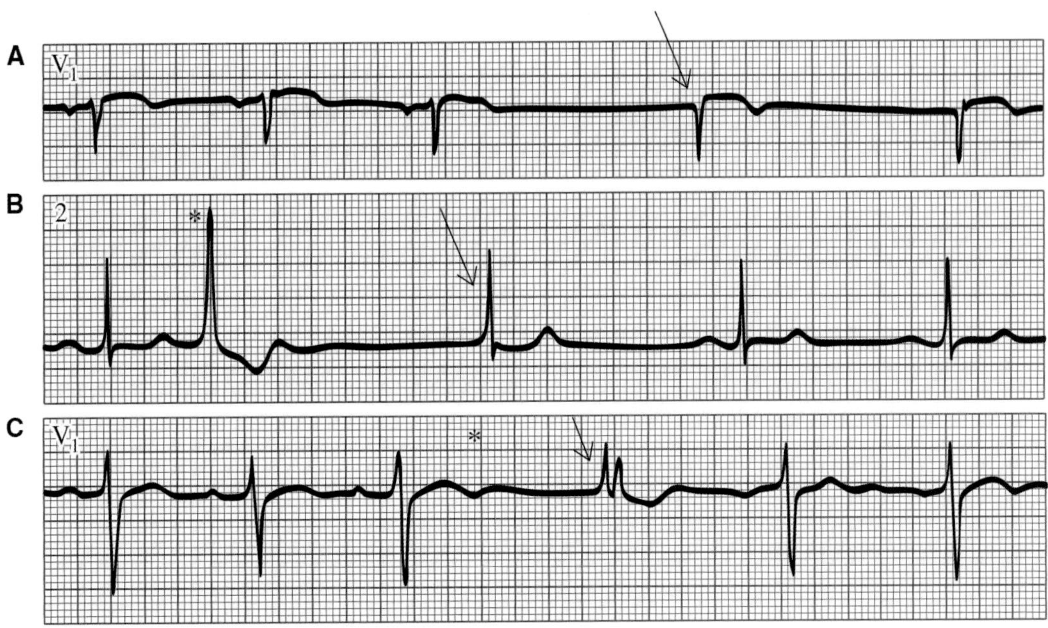


图 18.4 3 例术后患者的心电监护片段：V1 导联(A,C)和Ⅱ导联(B)。箭头示(A)和(B)的交界性逸搏，(C)的室性逸搏。星号示(B)的 VPB，(C)的 APB 未下传。经过 3 次窦性搏动(A)，没有进一步的心房活动证据，随后出现 2 次交界性逸搏。VPB 后的停搏(B)由交界性逸搏中断。在 3 次窦性搏动后(C)，APB 未下传，出现 1 次室性逸搏。(Reprinted from Marriott HJL. ECG/PDQ. Baltimore，MD：Williams & Wilkins；1987：171. Copyright © 1987 Elsevier. With permission.)

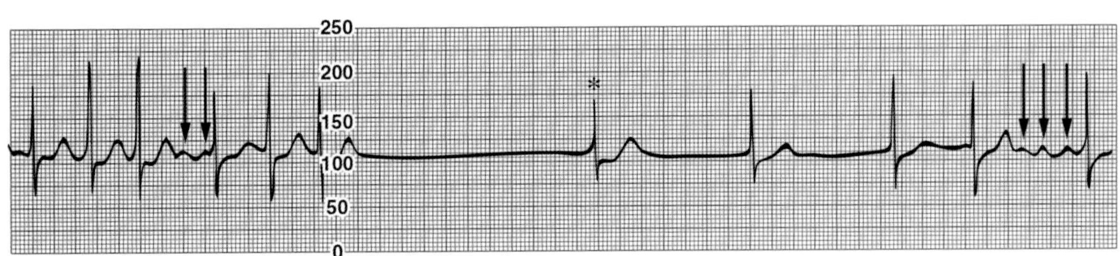


图 18.5 阵发房颤患者的Ⅱ导联片段。箭头示 F 波，星号示 2.5s 停搏后的交界区逸搏。(Reprinted from Wagner GS，Waugh RA，Ramo BW. Cardiac Arrhythmias. New York，NY：Churchill Livingstone；1983：210. Copyright © 1983 Elsevier. With permission.)

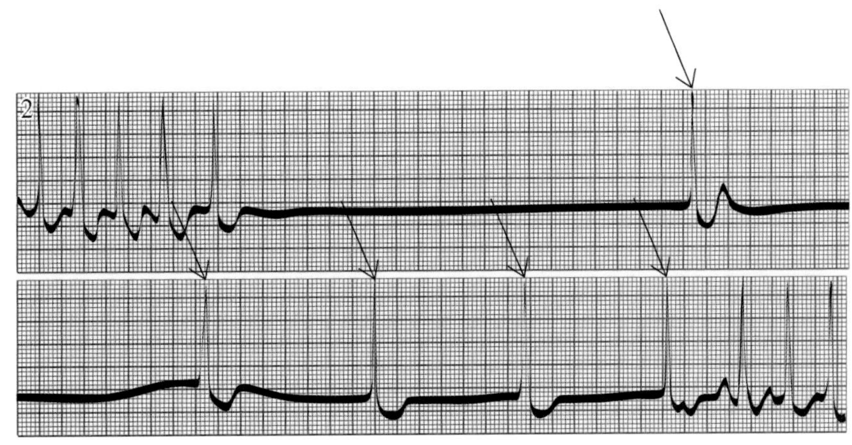


图 18.6 晕厥反复发作患者的Ⅱ导联片段。箭头示在最初未能出现适当的逸搏心律后出现的交界性逸搏节律。

心律，只有缓慢的交界区逸搏，随后又出现房性快速型心律失常。

## 心动过速－心动过缓综合征（Tachy-Brady 综合征）

虽然 SSS 主要影响老年人，但在婴儿时期也可能出现[8]。心动过速-心动过缓综合征的暂时性和可逆性表现可由药物（洋地黄、抗心律失常药物、β-阻滞剂、锂）、代谢紊乱、阻塞性睡眠呼吸暂停和毒素引起。慢性进行性 SSS 曾被认为是由缺血引起的，但对 25 名慢性 SSS 患者窦房结动脉的尸检血管造影研究证实，仅不足 1/3 的受试者有血管受累[9]。

SSS 可能由炎症和自身免疫性疾病、心肌病、淀粉样变性[10]、胶原血管疾病、转移性疾病或手术损伤引起。许多患者的 SSS 原因不明，因此该综合征被归类为特发性。在这些患者中，其可能是硬化变性过程的一部分，也影响低位的心脏起搏和传导系统。影响 SSS 患者预后的 2 种并发症是房颤和房室传导阻滞。在 3 年的随访研究中，16%的 SSS 患者发生房颤，8%的患者发生房室传导阻滞[11]。

通常可以根据标准 ECG 或与患者临床病史密切相关的 24 小时动态 ECG 记录诊断 SSS。窦性心律停搏 3s 虽然不常见，但如果患者无症状，并不一定表示预后较差、出现症状或需要永久性起搏器植入[12]。对某些患者可能需要进行明确的诊断检查。最好的诊断检查方法是测量快速心房起搏后窦房结恢复时间。测量窦房结恢复时间有助于识别窦房传导阻滞或其他 SSS 机制[13,14]。永久性起搏器植入患者中，可能有一半患者的病因为心脏脉冲形成障碍。

## 窦性停搏或静止

窦性心律突然暂停很常见，很少引起血流动力学改变或临床症状。然而，通常无法通过标准 ECG 或其他临床测试来确定其病因。当窦性停搏时间较短时，鉴别诊断包括窦房结衰竭、窦房传导阻滞和未能传导至心室的 APB。当窦房结功能障碍或窦房传导阻滞导致心脏停搏时间延长时，称为窦性静止。潜在的窦性心律失常让测定窦性停搏时间是否为 P-P 间期的精确倍数变得比较困难（图 18.7），因此通常不能确定窦性停搏的病因。此外，当未传导的 APB 存在时，过早的 P 波通常被 T 波所掩盖。

> “窦性停搏最常见的原因是未传导的房性期前收缩。”
>
> ——HJL Marriott

当窦性心律的停顿时间延长时，则原因不是未下传的 APB。除了窦房结外，还应该考虑其他自律性细胞是否衰竭。自律性细胞本身的异常与自主神经系统对这些细胞的控制异常之间的区别通常难以确定。

当窦性心律的停搏很短暂时，一般不需要临床干预，并且患者未来发生停搏或导致长时间停搏的自主神经异常的风险可能不会增加。当窦性停搏延长时，可能需要进一步治疗，而无须区分神经和心脏的病因。

## 窦房传导阻滞

窦房传导阻滞的特征是从窦房结出现的脉冲间歇性刺激心房失败，导致有时完全没有心房搏动（见图 18.7）。出现长间歇是由于缺少窦性搏动，因此缺少整个 P-QRS-T 序列。此时，间歇时间大约为观察到的窦性周期的两倍。当这种模式无法建立时，窦性停搏是描述异常长间歇的适当术语，其持续时间以秒为单位。

只有证明了较长和较短窦性周期之间的算术关系（即等于 2 个或多个 P-P 间期）或当窦性周期显示典型 Mobitz Ⅰ型传导阻滞的文氏现象时，才可诊断窦房传导阻滞。

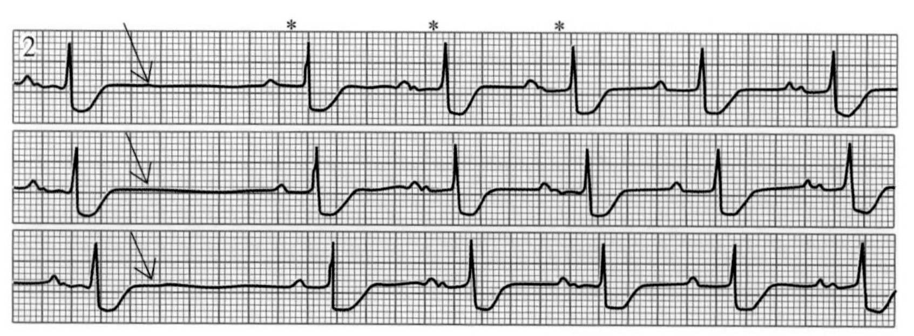


图 18.7 接受洋地黄治疗慢性充血性心力衰竭的老年患者的Ⅱ导联片段。箭头示窦性 P 波应该出现的时间，星号示伴随的一度房室传导阻滞（PR 间期=0.28s）。

## 房室传导障碍

房室传导阻滞是指心房和心室之间的电传导异常。心脏传导阻滞一词也被用来描述这种异常。正常的房室传导见第 3 章,心脏起搏和传导系统中连接心房和心室心肌的部分如图 18.1 所示。房室传导阻滞的严重程度。包括轻微(一度,所有冲动都略微延迟);中等(二度,部分冲动无法传导);完全(三级,所有冲动均无法传导)。房室传导阻滞可能由房室结、希氏束或 RBB 和 LBB 的传导异常引起[7]。

## 房室传导阻滞严重程度

### 一度房室传导阻滞

正常 PR 间期为 0.12~0.20s。一度房室传导阻滞通常被定义为房室传导时间(PR 间期)>0.20s。在对正常年轻人的记录进行分析时,以该定义为标准的一度传导阻滞患病率在 0.5%[14]~2%[15]之间。在健康中年男性中,存在正常 QRS 波的 PR 间期延长不影响预后,与缺血性心脏病无关[16]。图 18.8 为 2 个一度房室传导阻滞的示例。其中第 1 个(图 18.8A)较轻微,PR 间期为 0.24s,第 2 个(图 18.8B)显示 PR 间期极度延长。需要注意的是,在图 18.8B 中,P 波叠加在前一个周期的 T 波上。

### 二度房室传导阻滞

根据定义,当一个或多个(不是全部)心房冲动未能到达心室时,就会出现二度房室传导阻滞。图 18.9 为一度和二度房室传导阻滞的示例,P 波按时出现,但房室传导存在延迟(第 1 个和第 2 个周期)或没有房室传导(第 3 个周期)。

二度房室传导阻滞可能是间歇性的(图 18.10A),也可能是连续的(图 18.10B)。在图 18.10A 中,二度房室传导阻滞仅出现在连续 6 次下传心搏之后,其

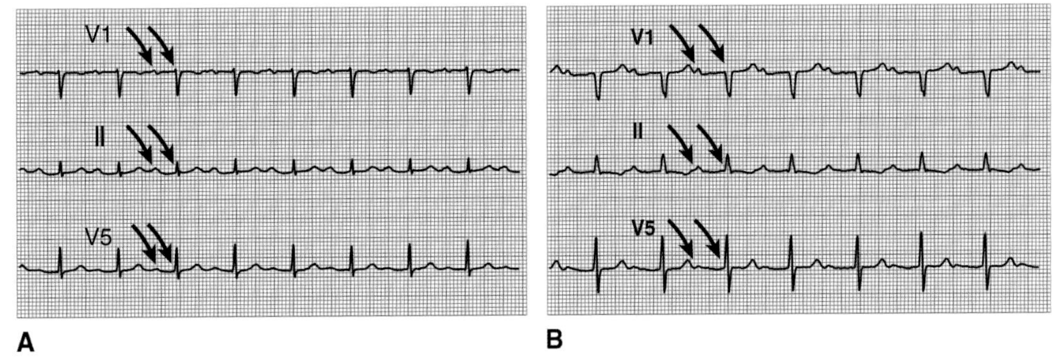


图 18.8 3 个导联(V1、Ⅱ和 V5)同步记录的片段显示无症状患者(A)和未服药的女性(B)的一度房室传导阻滞。箭头示 PR 间期为 0.25s(A)和 0.35s(B)。

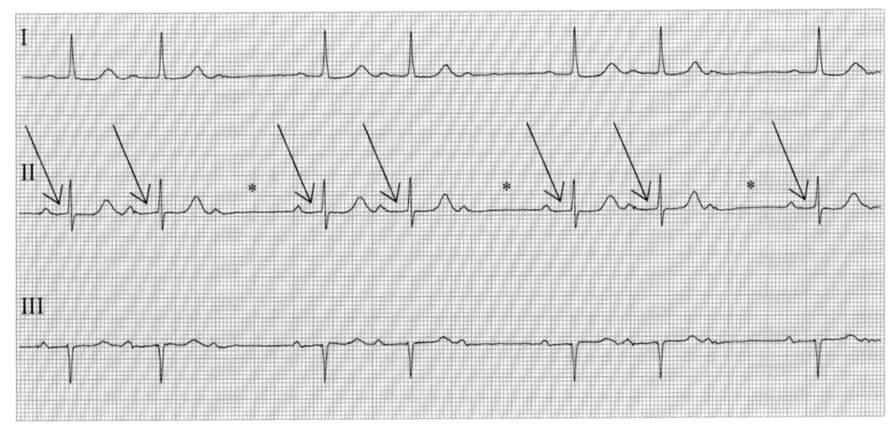


图 18.9 接受洋地黄治疗的慢性心力衰竭老年患者Ⅰ、Ⅱ和Ⅲ导联片段。箭头示一度房室传导阻滞,星号示文氏传导周期 3:2 的二度房室传导阻滞。

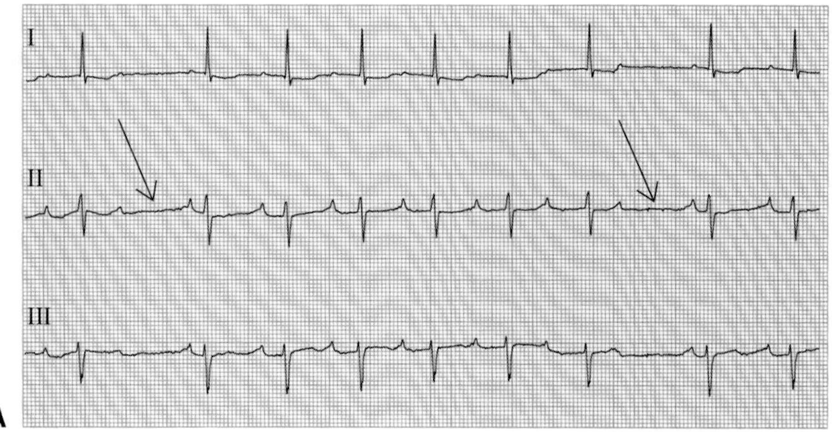


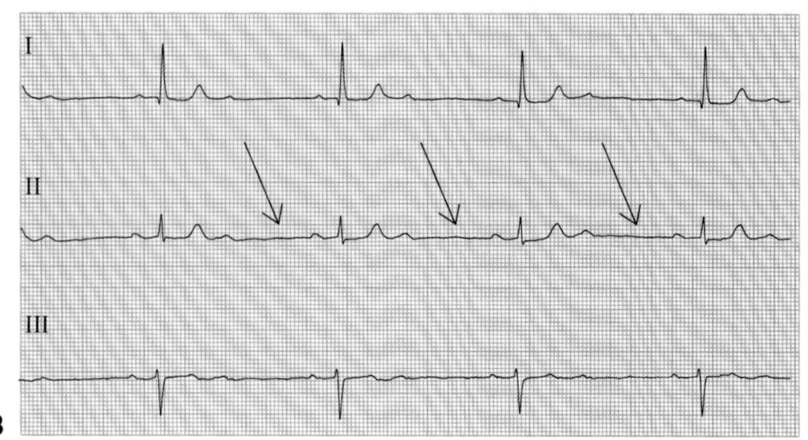


图 18.10 接受洋地黄治疗的慢性肺部疾病患者(A)和接受肾上腺素和钙拮抗剂治疗的女性高血压患者(B)的Ⅰ、Ⅱ和Ⅲ导联片段。箭头示因二度房室传导阻滞出现的房室传导障碍。

中第1 跳无房室传导阻滞,随后 5 跳属于一度传导阻滞(7:6 传导阻滞)。在图 18.10B 中,以 2:1 的房室比连续交替出现一度和二度传导阻滞。这一发现被称为 2:1 房室传导阻滞。

二度房室传导阻滞的 P 波与 QRS 波的比值可以为任意值(图 18.11)。在图 18.11A 中,通常出现的房室传导比为 3:2 和 4:3。而在图 18.11B 中,窦性心动过速使房室结受到更快速的"轰击",导致出现 2:1 的房室传导比例,且间歇性增加到 3:1。当房性心动过速伴有房室传导阻滞时,由于房室结的传导特性正常,有时传导阻滞被认为是正常的,而不是心律失常(图 18.12A),除非心室率降低到心动过缓范围(图 18.12B)。

当二度房室传导阻滞和窦性暂停同时存在时,原因很可能不是心脏的问题,而是自主神经系统的影响,特别是可能增加迷走神经张力促进副交感神经支配的因素。二度房室传导阻滞通常发生在房室结[17,18],并且与可逆性疾病相关,例如,下壁心肌梗死的急性期或应用洋地黄、β-肾上腺素受体阻滞剂或钙离子通道阻滞剂。二度房室传导阻滞通常是一过性的节律紊乱,很少进展为完全性房室传导阻滞。然而,在一项对 16 名二度房室传导阻滞的儿童的研究中发现,7 人发展为完全传导阻滞[19]。慢性二度房室传导阻滞可能在许多情况下发生,包括主动脉瓣疾病、房间隔缺损、重体力训练、淀粉样变性、Reiter 综合征(反应性关节炎)和房室结肿瘤(罕见)[20]。

## 三度房室传导阻滞

当心房冲动不能传到心室时,称为三度房室传导阻滞,临床状态取决于更远端的浦肯野细胞的自律性和"逸搏"能力。三度房室传导阻滞时,由于交界区或心室不受自主神经的影响,其逸搏节律几乎是完全规律的,图 18.13A 显示了三度房室传导阻滞时的交界性逸搏。而图 18.13B 显示了心室逸搏。较慢的心率和较宽的 QRS 波形态表明逸搏的节律点较低或较远。

在大多数临床病例中,完全性房室传导阻滞有一部分由传导阻滞远端部位的逸搏节律补偿。然而,当没有逸搏节律时,突然发作的完全房室传导阻滞可能会导致晕厥及严重后果,甚至猝死(图 18.14)。如图所示,P 波紧接在 T 波之后,前 2 次 P 波可下传心室,甚

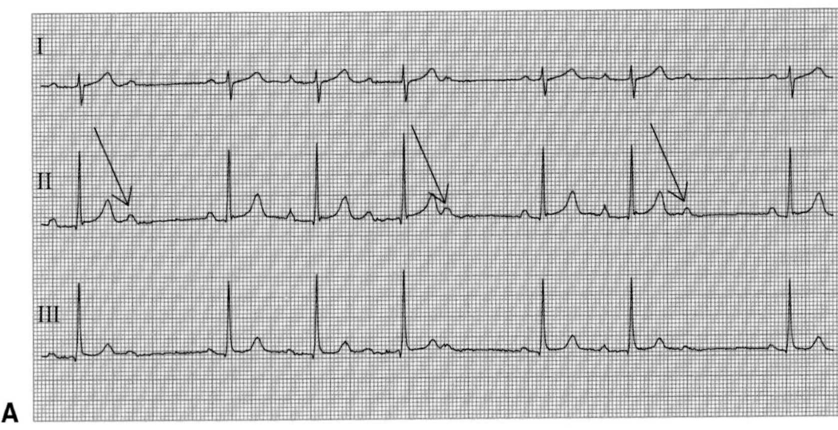


A

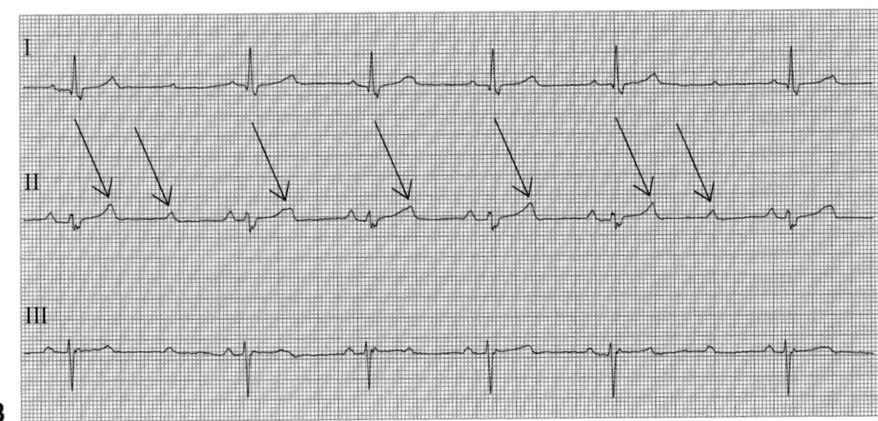


B

图 18.11　慢性支气管炎和肺心病患者(A)和 79 岁的急性肺水肿患者(B)的Ⅰ、Ⅱ和Ⅲ导联片段，两例患者都长期接受洋地黄治疗心力衰竭。箭头示完全不能传导到心室的 P 波。

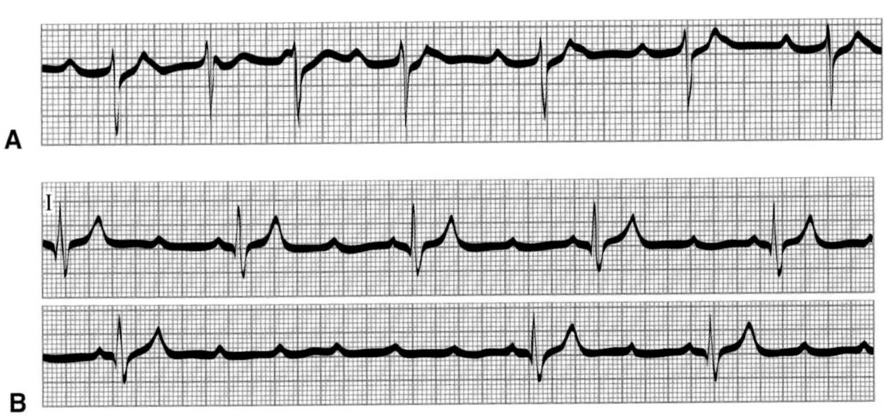


A

B

图 18.12　老年患者应用洋地黄治疗后的Ⅱ导联片段。(A)正常心室率(60~100 次/分)。(B)心动过缓(15~40 次/分)。(B)中最长暂停时间为 3.5 s。

至没有一度传导阻滞，但第 3 次及之后的 P 波则完全不能下传。因此，三度房室传导阻滞之前可能不会出现一度或二度房室传导阻滞。三度房室传导阻滞一定会出现房室分离，且房室节律独立。但是，房室分离可能不完全是由三度房室传导阻滞引起的。窦房结自律性降低(窦房结减慢)，交界区和心室自律性增加(交界区或心室加速)，以及折返性室性心动过速都可以造成顺行冲动不能通过房室结的情况，从而产生房室分离。更多的顺行冲动遇到逆行冲动激活房室结后的不应期。因此，单纯由房室传导系统功能受损引起的房室分离实际上应称为房室传导阻滞引起的房室分离(图 18.15)，单纯由远端起搏部位加速引起的房室分离应称为功能性房室分离(见图 18.15A)。当有 P 波明确未下传至心室，但心室率略高于 60 次/分的心动过缓范围上限(见图 18.15B)时，2 种原因可共存，产生“房室传导阻滞和不应期延长所致的房室分离”。“干扰”一词通常用于描述导致或促成此两种类型房室分离的不应期情况。

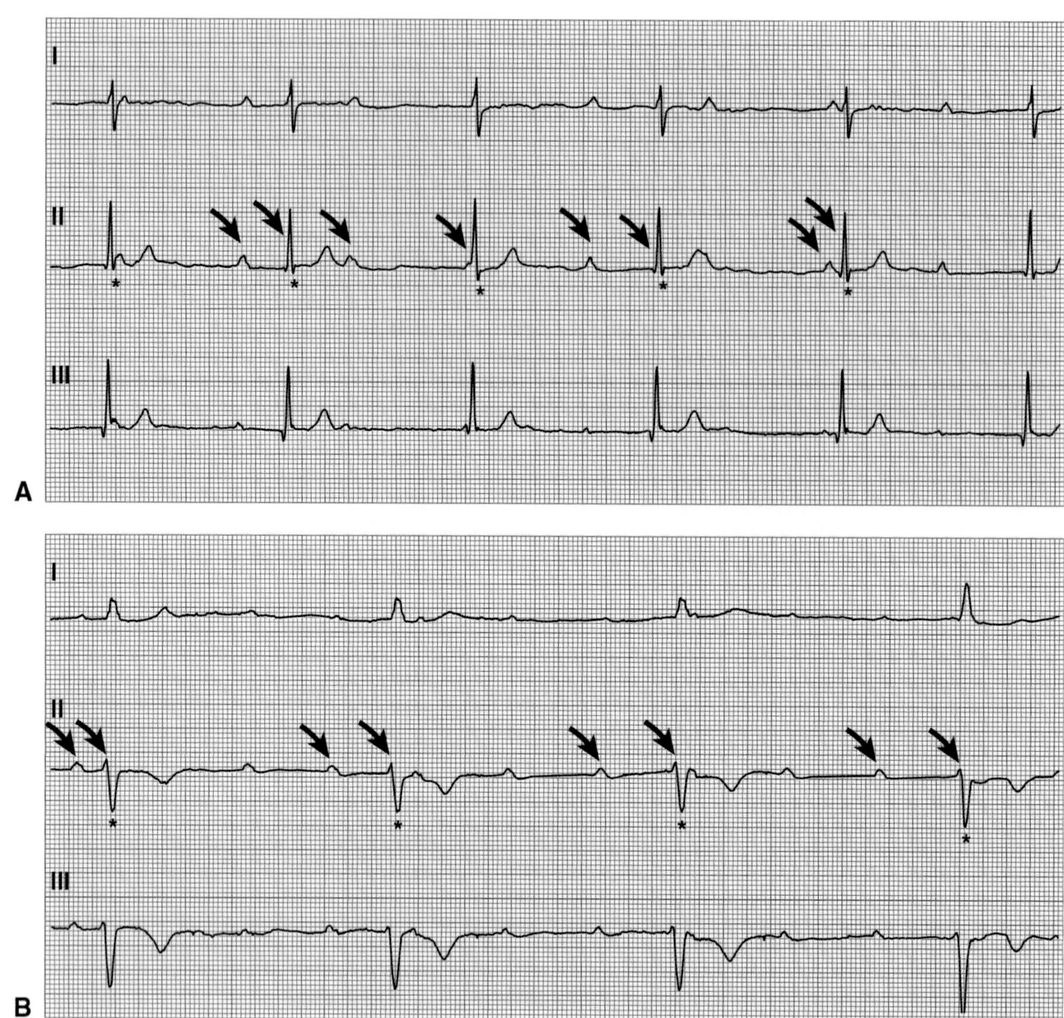


图 18.13 2 名呼吸困难患者的Ⅰ、Ⅱ和Ⅲ导联片段。箭头示不同的 PR 间期,星号示常规的交界区(A)和心室(B)逸搏。

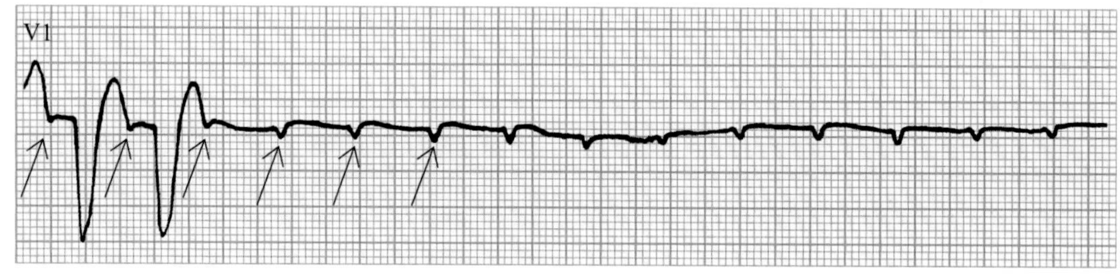


图 18.14 遥测记录住院期间老年患者晕厥后的 V1 导联片段。箭头示完全房室传导阻滞前后持续的窦性心动过速。

**房室分离的原因**

1.房室传导阻滞
2.辅助自律性细胞的自律性增加(房室结、交界区、心室)
3.窦房结的自律性降低
4.综合上述因素
5.包括室速在内的某些折返性心律失常

通常,三度房室传导阻滞产生的房室分离是"分隔的心律失常",房室率相似,P 波和 QRS 波几乎同时发生。只有当 P 波出现的时间距离 QRS 波足够远,心室不应期已经完成时,才能观察房室传导阻滞是否存在。在图 18.16 中,前 3 个周期存在房室分离,独立的窦性心律和心室节律相近。然后,当呼吸引起心率变化(窦性心律失常),在第 4 个周期中窦性心律加速,但不影响心室逸搏点时,就会发生心房夺获。

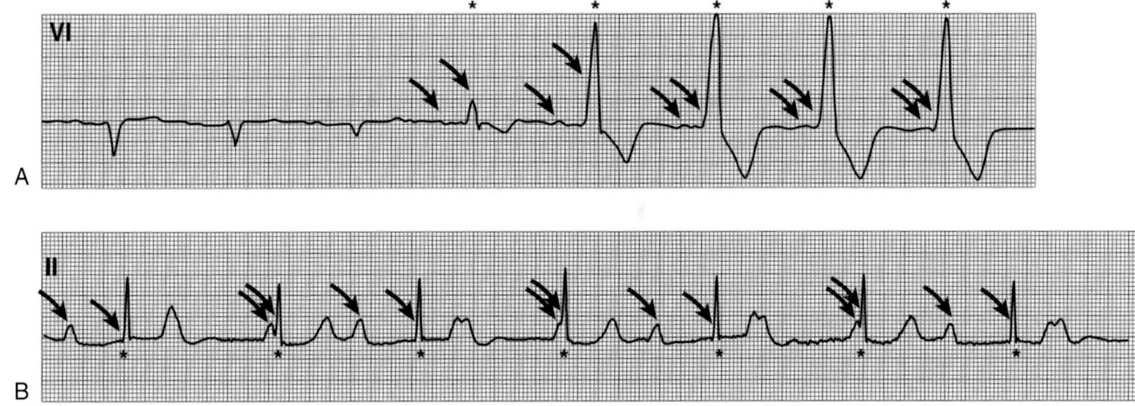


图 18.15　2 名充血性心力衰竭患者接受洋地黄治疗后的心律片段。(A) V1 导联。(B) Ⅱ导联。要注意的是，(A)中最初的心室搏动是“融合波”，部分由心房传导产生，部分由心室起搏部位产生。箭头示相邻 P 波与 QRS 波之间的变化关系，星号示正常心室波。注意(A)的 P 波异常较小，(B)的 P 波异常较大。

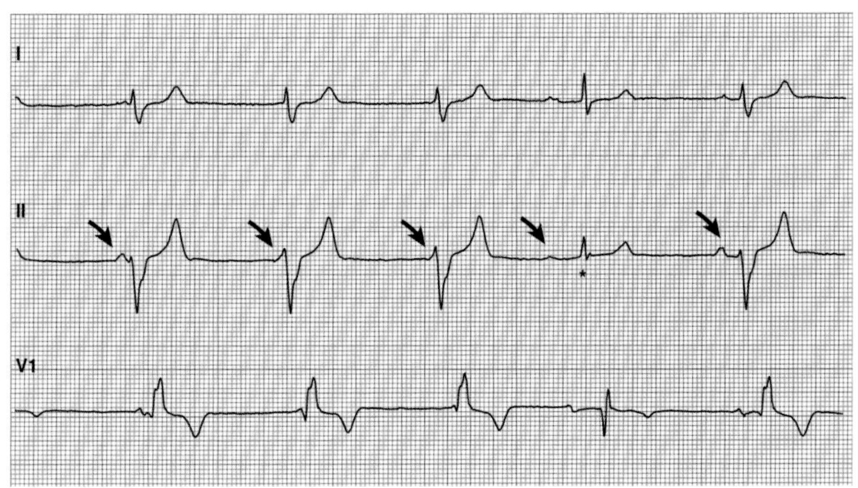


图 18.16　接受洋地黄治疗的充血性心力衰竭患者Ⅰ、Ⅱ、Ⅵ导联片段。箭头示 P 波位置(不规则由窦性心律失常导致)，星号示心房夺获引起的 QRS 波。

此发现证明房室传导是可能的，并消除了完全房室传导阻滞导致的房室分离。慢性完全性房室传导阻滞的部位通常是右束支和左束支，而不是房室结或希氏束[21]。特发性纤维化，称为 Lev 病或 Lenègre 病，是慢性完全性房室传导阻滞最常见的病理原因[22,23]。下壁心肌梗死、洋地黄中毒和肥厚型心肌病可导致房室结内急性完全性房室传导阻滞[24]。束支内急性完全性房室传导阻滞由广泛室间隔心肌梗死引起[25,26]。完全房室传导阻滞也可能是先天性的，如母体抗 Ro 抗体影响房室结[27]。

### 房室传导阻滞的鉴别诊断

1.传导系统的特发性纤维化和硬化
2.肥厚型心肌病
3.缺血性心脏病(下壁心肌梗死引起的房室结传导阻滞，广泛室间隔心肌梗死引起的束支房室传导阻滞)
4.特发性扩张型心肌病
5.浸润性心肌病(淀粉样变性、结节病、血色病等)
6.药物(抗心律失常药、地高辛、$Ca^{2+}$通道阻滞剂、β-肾上腺素能阻滞剂)
7.瓣膜病
8.先天性、遗传性或其他疾病

当存在慢性 LBB 或 RBB 传导阻滞时，患者有突然发展为完全房室传导阻滞的风险。如果在束支传导阻滞时发生完全房室传导阻滞，则心室保持静止(心室停搏；见图 18.14)，患者出现晕厥甚至猝死，或更远端的部位起搏(见图 18.13B)并接管心室(心室逸搏)。在这种情况下，心房继续独立跳动，而心室以较慢的节奏跳动。这种独立性(由房室传导阻滞导致的房室分离)在 ECG 记录中很容易识别,因为不常见的 QRS 波群和较频繁的 P 波之间缺乏关系。两者节律完全不同。

区分二度和三度房室传导阻滞是通过各周期中心室之间的关系(R-R 间期),以及每个周期心房和心室之间的关系(PR 间期或扑动波-R 波间期)来实现的。如果 R-R 间期不规则,则可能存在房室传导,并且存在二度传导阻滞。如果 R-R 间期规则,则恒定的 PR 间期或扑动波-R 波间期表示二度房室传导阻滞。相反,变化的 PR 间期或扑动波-R 波间期表示三度房室传导阻滞,较低部位产生逸搏心律。图 18.17 为 3 种不同的房性心动过速同时发生房室传导阻滞的示例:窦性心动过速(图 18.17A)、房扑(图 18.17B)和房颤(图 18.17C)。连续的 R-R 间期在所有示例中都是恒定的,分别为 2.84s、1.40s 和 1.96s。在图 18.17A、B 中,由于图 18.17A 中相邻的 PR 间期和图 18.17B 中扑动波-R 波间期变化较大,因此很明显存在三度房室传导阻滞。在图 18.17C 中,房颤时没有规律的心房活动会使房室传导关系无法保持稳定,因此可以推断存在三度房室传导阻滞。

## 房室传导阻滞的位置

房室传导阻滞可位于房室结、希氏束或左右束支(见图 18.1)。这种区别很重要,因为近端(房室结)和远端(结下)阻滞的病因和预后都有很大的不同。幸运的是,希氏束内的房室传导阻滞非常罕见,因此临床判断房室传导阻滞的位置通常仅需要区分房室结和束支传导阻滞。

ECG 节律表现的 2 个方面可能有助于区分房室结处的房室传导阻滞与束支的房室传导阻滞。

### 决定房室传导阻滞位置的因素

1.传导脉冲 PR 间期的一致性

2.传导或逸搏脉冲的 QRS 波宽度

只有房室结才具有改变传导时间的能力,希氏束和左右束支的浦肯野细胞只能以特定的速度传导,否则就无法传导。因此,当 PR 间期变化时,房室传导阻滞极有可能发生在房室结内。

仅当产生 QRS 波的脉冲与 RBB 和 LBB 具有相同的通路时,才会出现持续时间正常(<0.12s)的 QRS 波。因此,当房室传导阻滞位于束支水平时,传导或逸搏 QRS 波时限必须≥0.12s。由于房室结传导阻滞伴固定束支传导阻滞或心室内传导异常的可能性,无法明确诊断。因此,正常时限的 QRS 波证实了传导阻滞在房室结处,而时限延长的 QRS 波对定位房室传导阻滞的发生部位没有帮助。

房室结之所以具有改变传导时间的能力,是因为房室结细胞在从去极化状态返回到再极化状态时,具有独特的延长的部分不应期。因此,在不完全房室传导阻滞时,可以通过观察 PR 间期是否恒定来确定传导阻滞位于房室结或结下(双侧束)。

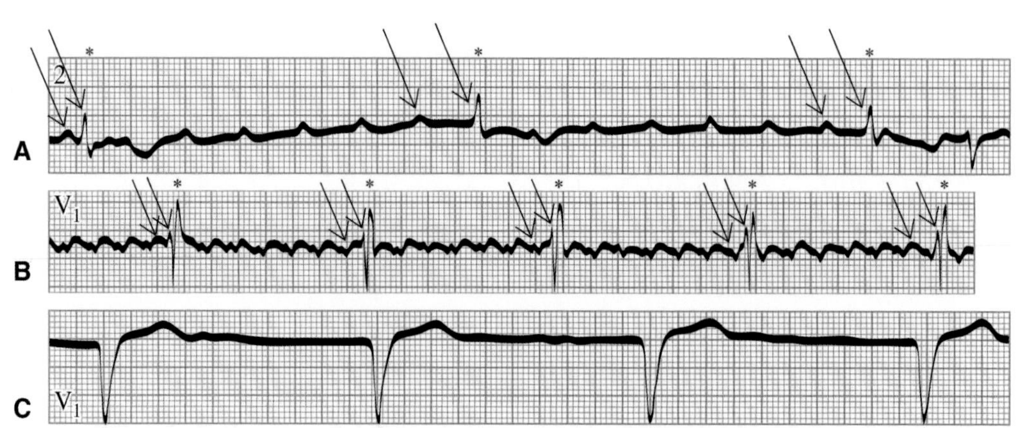


图 18.17 3 例伴有三度房室传导阻滞及较低逸搏心律的房性心动过速。(A,B)QRS 波间期<0.12s 表示逸搏点在希氏束以上。(C)QRS 波间期为 0.16s 表示逸搏点在希氏束以下并伴有左束支或右束支传导阻滞。箭头示不同的 P-QRS(A)和 F-QRS(B)间期,星号示恒定的心室率。

只有存在传导时才需要考虑房室传导模式（一度或二度房室传导阻滞）。在具有宽大畸形 QRS 波的完全性（三度）传导阻滞中，无法区分传导阻滞位于房室结或结下（见图 18.13B）。

**鉴别房室传导阻滞位置的要点**

1.可变的 PR 间期表明房室传导阻滞位于房室结
2.正常时限（<0.12s）的 QRS 波表明房室传导阻滞位于房室结
3.延长的 QRS 波时限（≥0.12s）对确定房室传导阻滞的位置没有帮助

## 房室结传导阻滞

文氏传导反映了典型的房室结传导阻滞形式，PR 间期可能从正常范围开始，随着每一次连续的心跳，PR 间期逐渐延长，直到冲动无法传导至心室。如图 18.9、图 18.10A 和图 18.11A 所示。在未传导的 P 波之后，PR 间期恢复正常（或接近正常）并重复该传导过程。有时，PR 间期可能会大幅度延长。

在文氏传导中，PR 间期的渐进式延长是由于每个连续的心房脉冲在房室结的相对不应期逐渐提前到达，因此需要越来越长的时间通过房室结并到达心室。心房颤动/扑动时 PR 间期延长是一种生理机制，但在心律正常时发生 PR 间期延长提示房室传导受损。PR 间期延长通常遵循可预测的模式：PR 间期的最大延长发生在第 1 个和第 2 个心动周期之间，随后周期之间的延长逐渐变小。以下是心动周期的 3 个特征，Marriott 博士将其比喻为文氏房室结传导阻滞的“足迹”。

**文氏房室结传导阻滞的特征**

1.心搏倾向于成组出现，尤其是成对出现，因为 3:2 P-QRS 下传比例比 4:3 更常见，4:3 比 5:4 更常见，依此类推
2.每组心室搏动中，第 1 个周期比第 2 个周期长，且连续周期长度进行性缩短
3.最长周期（包含未传导的搏动的周期）小于最短周期长度的两倍（图 18.18）

这种现象会影响心室节律。在房室传导完全失败产生的停顿后，ECG 中的 R-R 间期有逐渐减小的趋势，并且长周期（包含未传导的搏动）比 2 个较短周期的持续时间短，因其 PR 间期最短。这种 R-R 间期逐渐缩短的模式在房室传导暂停前持续的时间少于最短 R-R 间期持续时间的 2 倍，仅在房室结传导阻滞时具有学术意义，但类似的 P-P 间期模式可能为窦房传导阻滞的存在提供唯一线索。

> “递减性传导延迟可能发生在任何心脏传导通路中。心搏成组出现是此类激动的标志。”
>
> ——HJL Marriott

如图 18.19 所示，当急性下壁心肌梗死合并二度房室传导阻滞时，ECG 上 ST 段抬高可能会掩盖大部分 P 波。在 P 波可见时，存在 PR 间期延长可诊断为一度房室传导阻滞，存在典型的 R-R 间期模式则可诊断为二度房室结传导阻滞。上述特征为典型的文氏周期，但房室结传导阻滞很少符合这种特征，因为窦性心律和房室传导都受到自主神经系统的持续影响。常见变化有：①PR 间期的第一次延长可能不是最大延长；②PR 间期可能不是逐步延长的；③PR 间期最后

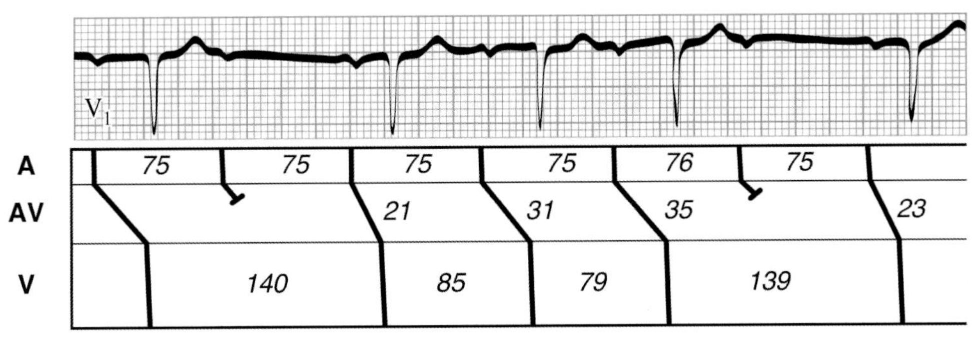


图 18.18　V1 导联片段及心房（A）、房室结（AV）和心室（V）水平梯形图。每个间期时限以 0.01s 表示。

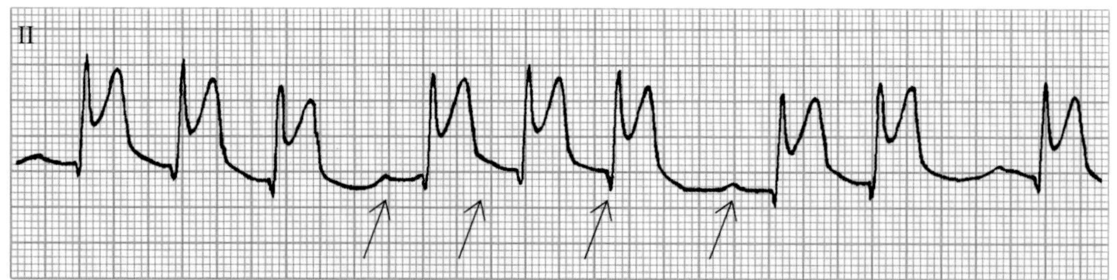


图 18.19 急性下壁心肌梗死患者的连续Ⅱ导联记录。箭头示显现的和隐藏的窦性 P 波位置。

一次延长可能是最大延长；④可能不会出现未传导的心房搏动。鉴别房室结传导阻滞的唯一标准是 PR 间期的变化。当房室结传导阻滞造成 PR 间期变化时，考虑为 Mobitz Ⅰ型或简称Ⅰ型房室传导阻滞。

在房室结相对不应期期间，心房冲动越早到达，该冲动传导至心室所需的时间就越长。因此，当房室结处于不应期时，QRS 波与下一次传导的 P 波之间的间隔（RP 间期）越短，随后的传导时间（PR 间期）就越长。图 18.20 说明了 RP 和 PR 间期之间的这种反向关系。

图 18.21 显示窦性心律伴二度房室传导阻滞和右束支传导阻滞，提示应通过房室传导时间的变化来确定房室传导阻滞的位置。初始的心动周期中，RP 间期是恒定的（1.36s），PR 间期也是恒定的（0.24s）。房室传导阻滞位于房室结下是很有可能的，因为PR 间期没有变化并且存在明显的心室内传导障碍。然而，房室结传导阻滞的可能性并未被排除，因为在 RP 间期恒定时，房室结将以恒定的 PR 间期传导。只有当传导比从 2:1（P 波 1~4）变为 3:2（P 波 5~7）时，RP 间期才发生变化（从 1.36s 到 0.56s）。RP 间期变短伴随着 PR 间期变长（从 0.24s 到 0.36s），由此确定房室传导阻滞部位在房室结而不是浦肯野系统。

## 结下（浦肯野）传导阻滞

结下（即浦肯野系统）传导阻滞比房室结传导阻滞少见，但程度更严重。结下传导阻滞之前通常会发现束支传导阻滞模式的搏动，未传导搏动是由另一个束支的间歇性传导阻滞引起的[17,18]。如果发生心室逸搏，另一束支的持续传导阻滞会导致晕厥或心力衰竭，如果没有心室逸搏则会导致猝死。结下传导阻滞通常是由于双侧束支传导阻滞而不是希氏束传导

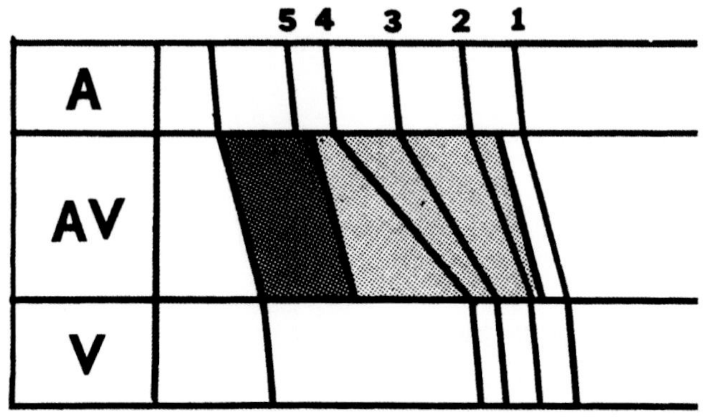


图 18.20 5 个心房冲动逐渐提前进入房室结的梯形图。亮点区域示房室结的相对不应期，在此期间，脉冲 2、3 和 4 的传导逐渐变慢。暗点区域示房室结的绝对不应期，在此期间脉冲 5 无法传到心室。

阻滞。一度房室传导阻滞可能伴随或不伴随束支传导阻滞，但二度房室传导阻滞通常没有稳定期。结下传导阻滞的典型特征是从无房室传导阻滞突然进展为三度（完全）房室传导阻滞。由于结下传导阻滞发生在起搏和传导系统的远端，逸搏节律可能太慢或无法支持足够的血液循环，从而导致严重甚至致命的临床事件。

与房室结细胞不同，浦肯野细胞具有极短的相对不应期。因此，其只能以特定速度传导或不传导。结下传导阻滞的特征是在未传导 P 波之前的 PR 间期没有延长，而在随后的周期中 PR 间期没有缩短。这被称为 Mobitz Ⅱ型或简称Ⅱ型房室传导阻滞，虽然 RP 间期发生变化，但只要存在 PR 间期恒定的二度房室传导阻滞，都应明确诊断。实际上，区别Ⅰ型和Ⅱ型房室传导阻滞不需要存在未传导 P 波，可以在仅存在一度房室传导阻滞的情况下进行区分。

对比图 18.22A 与图 18.22B，同样为 3:2 房室下传，存在不同的 RP 间期。然而，在图 18.22A 中 PR

间期保持 0.20s 不变，而图 18.22B 中不同的 P-P 间期导致不同的 PR 间期。因此，图 18.22A 所示节律的房室传导阻滞位于即使接收不同间隔心房脉冲时也无法改变其传导时间的位置。PR 间期与其相关的 RP 间期是相互独立的。图 18.22A 中的这种Ⅱ型传导阻滞表示阻滞部位位于结下（浦肯野），而图 18.22B 中的Ⅰ型传导阻滞位于房室结。图 18.23 为另一个Ⅱ型传导阻滞的示例。需要注意的是，尽管 RP 间期延长或缩短，PR 间期保持不变（即 RP 间期和 PR 间期不存在反比关系）。记录说明了 RP 间期变化的 2 个来源：房室传导比的变化（从 1:1 到 2:1）和 VPB 的存在。

图 18.24 为逐步确定房室传导阻滞位置的方法。该方法没有考虑房室传导阻滞位于希氏束中的可能，因为该部位的房室传导阻滞非常罕见。[只有当正常时限的 QRS 波（步骤 1）伴有Ⅱ型房室传导阻滞的模式特征（步骤 4）时，才应考虑这个部位。]请注意，步骤 2 和 4 都可能出现无法根据 ECG 记录确定阻滞部位的情况。在这种情况下，应根据额外的心电记录来诊断。如果仍无法诊断，则应该将阻滞部位视为束支，因为该位置具有最严重的临床后果。此类患者通常需要植入临时起搏器，这为进一步研究以确定房室传导阻滞部位提供了时间。可通过腔内图获得希氏束电位。心房到希氏束间期延长（从心房电位起始到希氏束电位起始），或没有希氏束电位，表明阻滞部位位于房室结，而希氏束至心室间期延长（从希氏束电位起始到心室电位起始），或在希氏束电位后没有心室电位，表明双侧束支出现阻滞。

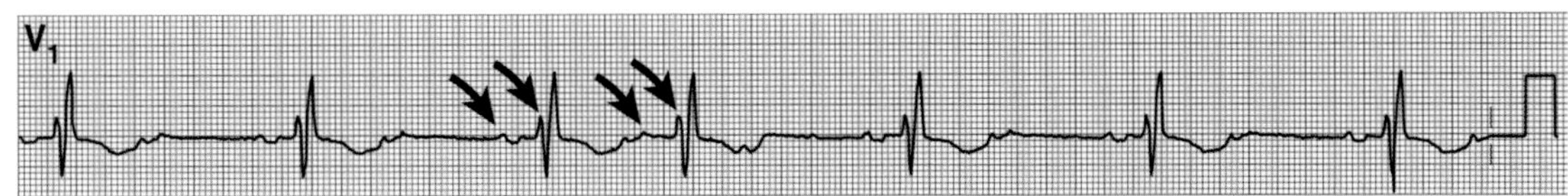


图 18.21　接受洋地黄治疗充血性心力衰竭的老年患者 V1 导联片段。箭头示在第 3 和第 4 个心动周期中不同的 PR 间期，说明房室结传导时间不同。

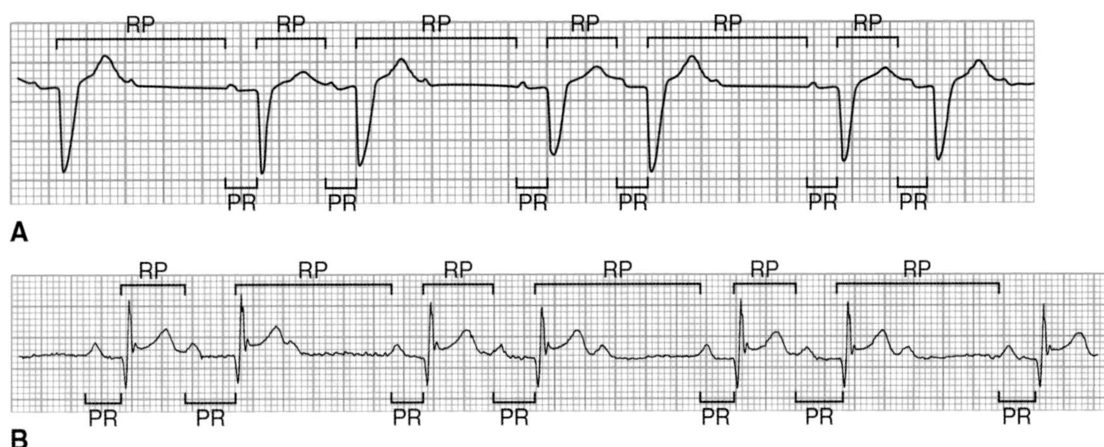


图 18.22　频发晕厥的女性（A）和急性下壁心肌梗死患者（B）的Ⅱ导联片段。（A）中括号表示典型的可变 RP 间期/恒定 PR 间期模式。（B）中括号表示典型的可变 RP 间期/可变 PR 间期模式。

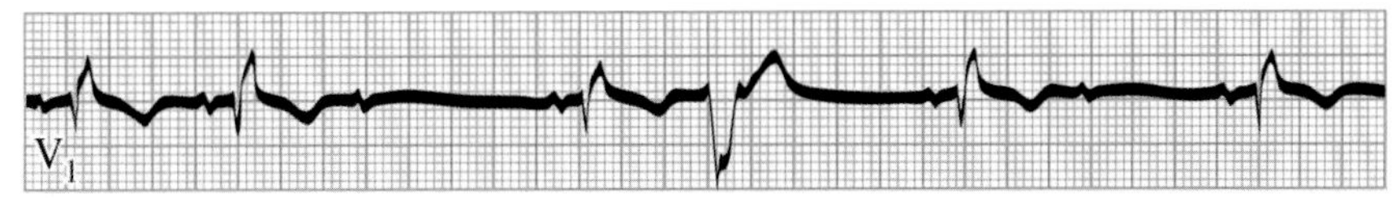


图 18.23　慢性充血性心力衰竭患者的 V1 导联片段。当 RP 间期缩短时，PR 间期仍不增加。

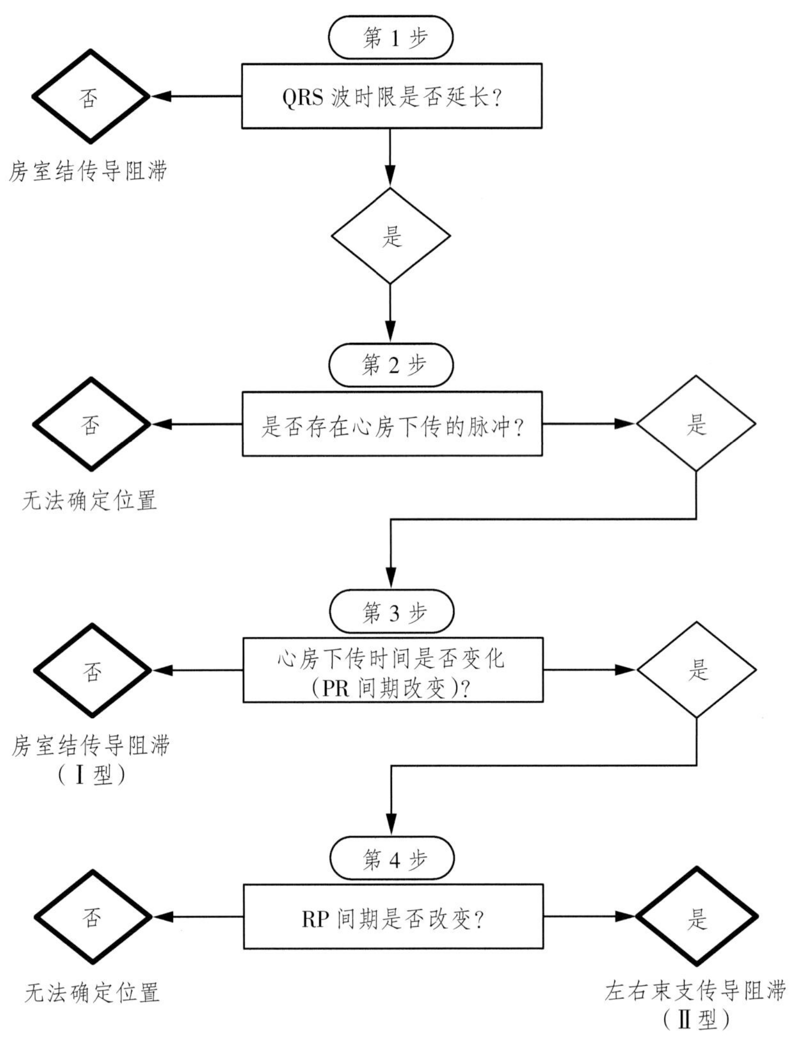


图 18.24 根据 ECG 确定房室传导阻滞位置的 4 步法。第 1 步:观察 QRS 波的时限。第 2 步:是否存在心房下传的脉冲。第 3 步:心房下传时间是否有变化。第 4 步:观察 RP 间期变化的同时 PR 间期是否不变。不同步骤的终点由边框加粗的方框表示。

# 第 18 章总结图

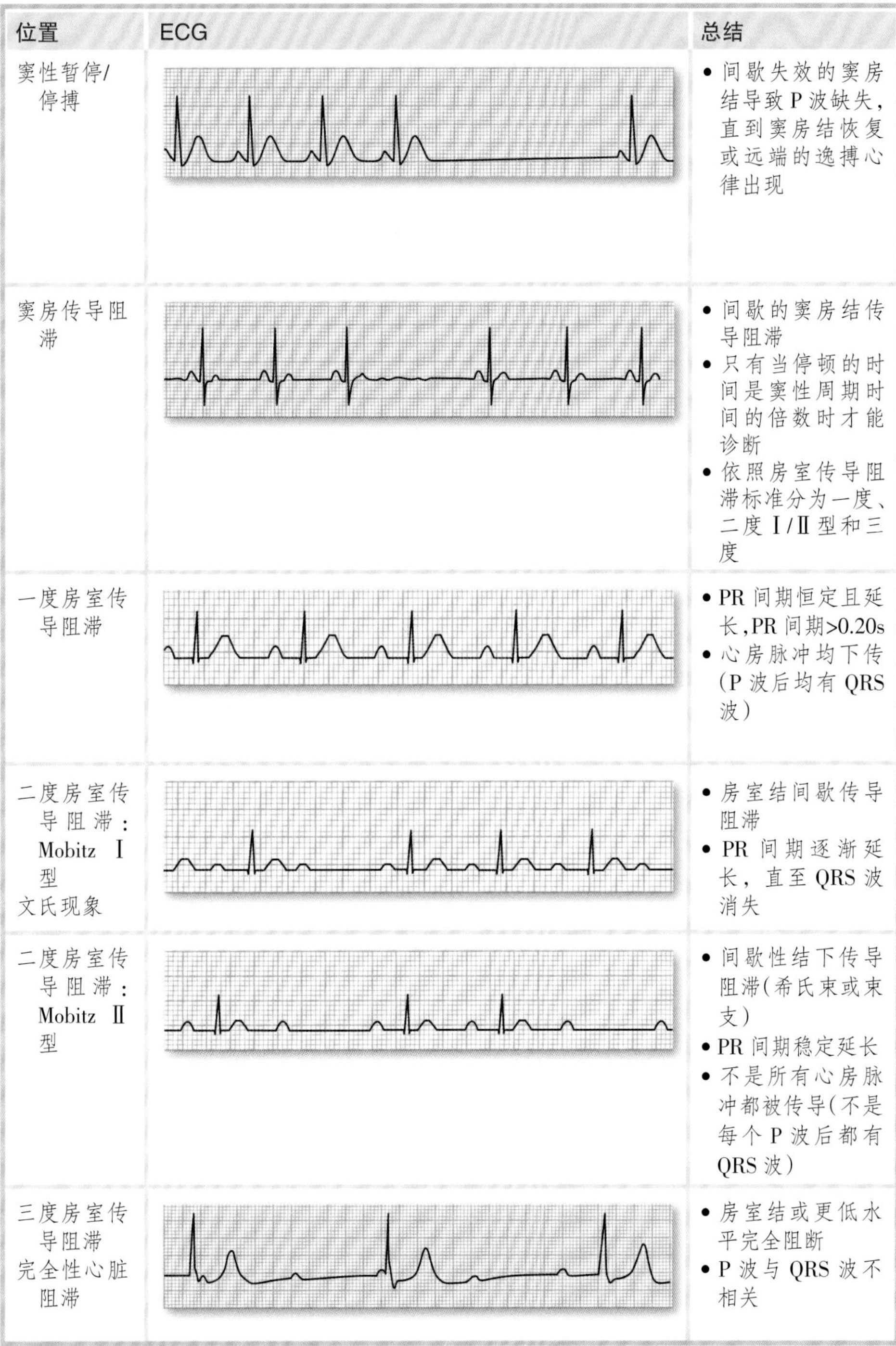

| 位置 | ECG | 总结 |
| --- | --- | --- |
| 窦性暂停/停搏 | | • 间歇失效的窦房结导致 P 波缺失，直到窦房结恢复或远端的逸搏心律出现 |
| 窦房传导阻滞 | | • 间歇的窦房结传导阻滞<br>• 只有当停顿的时间是窦性周期时间的倍数时才能诊断<br>• 依照房室传导阻滞标准分为一度、二度 Ⅰ/Ⅱ 型和三度 |
| 一度房室传导阻滞 | | • PR 间期恒定且延长，PR 间期>0.20s<br>• 心房脉冲均下传(P 波后均有 QRS 波) |
| 二度房室传导阻滞：Mobitz Ⅰ型<br>文氏现象 | | • 房室结间歇传导阻滞<br>• PR 间期逐渐延长，直至 QRS 波消失 |
| 二度房室传导阻滞：Mobitz Ⅱ型 | | • 间歇性结下传导阻滞(希氏束或束支)<br>• PR 间期稳定延长<br>• 不是所有心房脉冲都被传导(不是每个 P 波后都有 QRS 波) |
| 三度房室传导阻滞<br>完全性心脏阻滞 | | • 房室结或更低水平完全阻断<br>• P 波与 QRS 波不相关 |

窦房结和传导系统功能障碍导致的各种缓慢型心律失常示例。窦房结是心脏主要脉冲发放组织，窦房结本身或传出功能障碍会导致脉冲产生及传导异常，从而导致窦性暂停/停搏或窦房传导阻滞。房室结或结下传导部位功能障碍可导致不同程度的房室传导阻滞。不同解剖部位阻滞的机制有所不同，其结果都是导致脉冲产生和传导异常，并减慢心率。

## 相关术语

**心脏停搏:**心电活动暂停,ECG 上既没有心房波形也没有心室波形。

**心房节律:**频率为 100 次/分的节律,在每个 QRS 波之前有异常定向的 P 波(表明起源于心房中除窦房结之外的部位)。

**房室传导阻滞:**位于心房和心室之间的传导异常。应考虑异常的严重程度和位置。

**度:**衡量房室传导阻滞严重程度的指标。

**逸搏节律:**正常窦性冲动或房室冲动传导失败造成的停顿后,起源于窦房结以外的起搏和传导系统部位的节律。

**一度房室传导阻滞:**心房冲动传导至心室的时间延长,PR 间期>0.21s。

**文氏现象特征:**心搏倾向于成组出现,心动周期逐渐缩短,最长周期小于最短周期的两倍。

**心脏传导阻滞:**用于形容房室传导阻滞的另一个术语。

**希氏束电图:**放置在与普通束或希氏束相邻的三尖瓣的导管获得的心内记录。当体表 ECG 记录不明显时,这些记录在临床上用于确定房室传导阻滞的位置。

**结下传导阻滞:**发生在房室结远端或下方的房室传导阻滞,病变在共同束或同时发生在右束支和左束支内。

**交界性心律:**45~60 次/分的心律,额面导联可见倒置的 P 波方向,QRS 波正常出现。P 波可能在 QRS 波之前或之后,或者可能因为出现在 QRS 波内而被掩盖。较慢的交界性心律称为交界性心动过缓。在 60~100 次/分范围内的交界性心律被称为加速性交界性心律,而>100 次/分的交界性心律被称为交界性心动过速。

**Mobitz Ⅰ型(Ⅰ型):**一种房室传导阻滞模式,有不同的 PR 间期。这种模式是典型的房室结传导阻滞,传导时间可能大幅度变化。文氏现象是Ⅰ型房室传导阻滞的经典形式。

**Mobitz Ⅱ型(Ⅱ型):**一种房室传导阻滞模式,尽管 RP 间期不同,但仍存在恒定的 PR 间期。这种模式是典型的心室浦肯野系统传导阻滞,传导时间无变化。

**RP 间期:**QRS 波起始与下一个 P 波起始之间的时间。

**RP/PR 反比:**上一个心跳间歇(RP 间期)与房室传导所需的时间(PR 间期)之间的反比关系。发生在Ⅰ型房室传导阻滞中。

**二度房室传导阻滞:**部分心房冲动传导至心室,而其他心房冲动无法传导至心室。

**病态窦房结综合征:**具有起搏能力的心脏细胞功能不良,导致静息时心率连续或间歇性减慢,运动时不能适当增加心率。

**心动过速-心动过缓综合征:**同时存在快速型和缓慢型心律失常的病症。当心率异常减慢时,通常会出现快速型心律失常节律,而在快速型心律失常突然停止后,立即出现缓慢型心律失常。

**三度房室传导阻滞:**心房冲动完全无法传导至心室。通常被称为"完全性房室传导阻滞"。

**血管迷走神经反应(血管迷走神经反射):**副交感神经活动增加或交感神经系统活动减少,导致冲动形成障碍(窦性心动过缓)或冲动传导障碍(房室传导阻滞),从而出现心率突然减慢。心率减慢伴随外周血管扩张。

**血管迷走神经性晕厥:**由血管迷走神经反应引起的意识丧失。当患者转为卧位时,由于静脉回流增加,意识几乎均能恢复。另见神经心源性晕厥。

**室性节律:**心率为 100 次/分的节律,伴有异常宽大的 QRS 波。可能存在室房逆行传导或房室分离。

**文氏现象:**Ⅰ型房室传导阻滞的经典形式,预计在没有自主神经影响窦房结或房室结时发生。

(缪帅 译 林涛 校)

## 参考文献

1. Abboud FM. Neurocardiogenic syncope. *N Engl J Med*. 1993;328:1117-1120.
2. Fouad FM, Siitthisook S, Vanerio G, et al. Sensitivity and specificity of the tilt table test in young patients with unexplained syncope. *Pacing Clin Electrophysiol*. 1993;16:394-400.
3. Thilenius OG, Ryd KJ, Husayni J. Variations in expression and treatment of transient neurocardiogenic instability. *Am J Cardiol*. 1992;69:1193-1195.
4. Kaplan BM, Langendorf R, Lev M, Pick A. Tachycardia-bradycardia syndrome (so-called "sick sinus syndrome"). Pathology, mechanisms and treatment. *Am J Cardiol*. 1973;31:497-508.
5. Moss AJ, Davis RJ. Brady-tachy syndrome.

*Prog Cardiovasc Dis.* 1974;16:439-454.
6. Ferrer MI. *The Sick Sinus Syndrome.* Mt. Kisco, NY: Futura Publishing; 1974.
7. Kusumoto FM, Schoenfeld MH, Barrett C, et al. 2018 ACC/AHA/HRS guideline on the evaluation and management of patients with bradycardia and cardiac conduction delay: executive summary. A report of the American College of Cardiology/American Heart Association Task Force on Clinical Practice Guidelines, and the Heart Rhythm Society. *J Am Coll Cardiol.* 2019;74:e51.
8. Ector H, Van der Hauwaert LG. Sick sinus syndrome in childhood. *Br Heart J.* 1980;44:684-691.
9. Shaw DB, Linker NJ, Heaver PA, Evans R. Chronic sinoatrial disorder (sick sinus syndrome): a possible result of cardiac ischaemia. *Br Heart J.* 1987;58:598-607.
10. Evans R, Shaw DB. Pathological studies in sinoatrial disorder (sick sinus syndrome). *Br Heart J.* 1977;39:778-786.
11. Sutton R, Kenny RA. The natural history of sick sinus syndrome. *Pacing Clin Electrophysiol.* 1986;9:1110-1114.
12. Hilgard J, Ezri MD, Denes P. Significance of ventricular pauses of three seconds or more detected on twenty-four-hour Holter recordings. *Am J Cardiol.* 1984;55:1005-1008.
13. Chung EK. Sick sinus syndrome: current views. Part II. *Mod Concepts Cardiovasc Dis.* 1980;49:67-70.
14. Gann D, Tolentino A, Samet P. Electrophysiologic evaluation of elderly patients with sinus bradycardia: a long-term follow-up study. *Ann Intern Med.* 1979;90:24-29.
15. Johnson RL, Averill KH, Lamb LE. Electrocardiographic findings in 67,375 asymptomatic individuals. VII. Atrioventricular block. *Am J Cardiol.* 1960;6:153-157.
16. Erikssen J, Otterstad JE. Natural course of a prolonged PR interval and the relation between PR and incidence of coronary heart disease. A 7-year follow-up study of 1832 apparently healthy men aged 40-59 years. *Clin Cardiol.* 1984;7:6-13.
17. Damato AN, Lau SH. Clinical value of the electrogram of the conduction system. *Prog Cardiovasc Dis.* 1970;13:119-140.
18. Narula OS. Wenckebach type I and type II atrioventricular block (revisited). *Cardiovasc Clin.* 1974;6:137-167.
19. Young D, Eisenberg R, Fish B, Fisher JD. Wenckebach atrioventricular block (Mobitz type I) in children and adolescents. *Am J Cardiol.* 1977;40:393-399.
20. Strasberg B, Amat-Y-Leon F, Dhingra RC, et al. Natural history of chronic second-degree atrioventricular nodal block. *Circulation.* 1981;63:1043-1049.
21. Lepeschkin E. The electrocardiographic diagnosis of bilateral bundle branch block in relation to heart block. *Prog Cardiovasc Dis.* 1964;6:445-471.
22. Rosenbaum MB, Elizari MV, Kretz A, Taratuto AL. Anatomical basis of AV conduction disturbances. *Geriatrics.* 1970;25:132-144.
23. Steiner C, Lau SH, Stein E, et al. Electrophysiologic documentation of trifascicular block as the common cause of complete heart block. *Am J Cardiol.* 1971;28:436-441.
24. Louie EK, Maron BJ. Familial spontaneous complete heart block in hypertrophic cardiomyopathy. *Br Heart J.* 1986;55:469-474.
25. Hindman MC, Wagner GS, JaRo M, et al. The clinical significance of bundle branch block complicating acute myocardial infarction. 1. Clinical characteristics, hospital mortality, and one-year follow-up. *Circulation.* 1978;58:679-688.
26. Hindman MC, Wagner GS, JaRo M, et al. The clinical significance of bundle branch block complicating acute myocardial infarction. 2. Indications for temporary and permanent pacemaker insertion. *Circulation.* 1978;58:689-699.
27. Ho SY, Esscher E, Anderson RH, Michaëlsson M. Anatomy of congenital complete heart block and relation to maternal anti-Ro antibodies. *Am J Cardiol.* 1986;58:291-294.

# 第 19 章

# 心室预激

Donald D. Hegland, Stephen Gaeta, James P. Daubert

正常心脏中，心电信号只能通过房室结从心房传至心室。1893 年，Kent 首次描述了位于心房和心室之间罕见的房室结外电活性组织[1]。1914 年，Mines 指出这种房室间结构（旁路）能产生介导快速型心律失常的折返环路。1930 年，美国的 Wolff 和 White 和英国的 Parkinson 联合报道了 11 例 QRS 波升支模糊伴短 PR 间期的患者[2]。1944 年，Segers 提出以下 3 个概念：短 PR 间期、以 QRS 波升支宽钝（δ 波）为特征的心室预激和旁路介导的快速型心律失常（Wolff-Parkinson-White 综合征，即 WPW 综合征）。以上内容简单回顾了相关医学发展史[3]。

## 临床角度

心室预激是指心电信号通过正常房室传导系统到达心室之前，部分心室肌提前兴奋的先天性心律失常。图 19.1 展示了正常房室传导系统和房室旁路之间的解剖关系。非传导结构不能介导心电信号从心房肌传至心室肌，包括冠状动脉和静脉、瓣膜、脂肪和纤维结缔组织等。房室心肌束通常仅存在于胎儿时期，出生时消失[4]。出生后只要残存一条房室心肌束，就可能发生心室预激。心室预激和（或）WPW 综合征在部分患者中可能到中老年才会出现相关临床表现。相反，部分 WPW 综合征患者在婴幼儿时期发病，有时需要治疗。但要注意此类患者的旁路传导也可能随着时间推移逐渐减少甚至完全消失[5]。

图 19.2 展示了 2 类从心房（PR 间期）至心室（QRS 间期）的传导改变所形成的宽 QRS 波，分别是由希-浦系统异常（如束支传导阻滞）和（或）分支传导阻滞引起的心室延迟激动和由旁路介导的心室提前激动（即心室预激）。右束支传导阻滞或左束支传导阻滞通过延迟一侧心室激动而延长 QRS 波，但不改变 PR 间期（图 19.2A）。由于旁路连接心房和心室，所以心室预激会使 PR 间期缩短，并在 QRS 波起始部形成 δ 波（图 19.2B）。心室预激时，从 P 波起始到 QRS 波结束的总时长与正常情况相同，因为旁路传导不会干扰正常房室传导系统的传导过程。因此，在预激波扩布至所有心室肌之前，传导速度更快的希-浦系统将激活心室肌剩余部分[6]。

由于旁路和希-浦系统竞争激活心室肌，传导速度较快的右侧旁路（靠近窦房结）将产生更多心室预激（更明显的 δ 波和更宽的 QRS 波）。另一方面，原本 PR 间期相对较短的患者（由于房室结传导较快）和（或）存在左侧游离壁旁路的患者（远离窦房结）将表现出较少的心室预激（相对较长的 PR 间期，较小的 δ 波和相对较窄的 QRS 波）。

某些情况下，如果房室结传导速度很快，那么左侧旁路产生的心室预激较小，甚至无预激波。这种情况在远离窦房结的左侧旁路最常见。因此，如果快速型心律失常患者基线 ECG 的 PR 间期较短，尤其是 P 波和 QRS 波起点之间无等电位线，则应高度怀疑存在左侧旁路。

## 病理生理学

### WPW 综合征

满足以下 3 项即可诊断为 WPW 综合征：

1. PR 间期<0.12s
2. QRS 波起始处可见 δ 波
3. 以旁路传导为发病机制的快速型心律失常

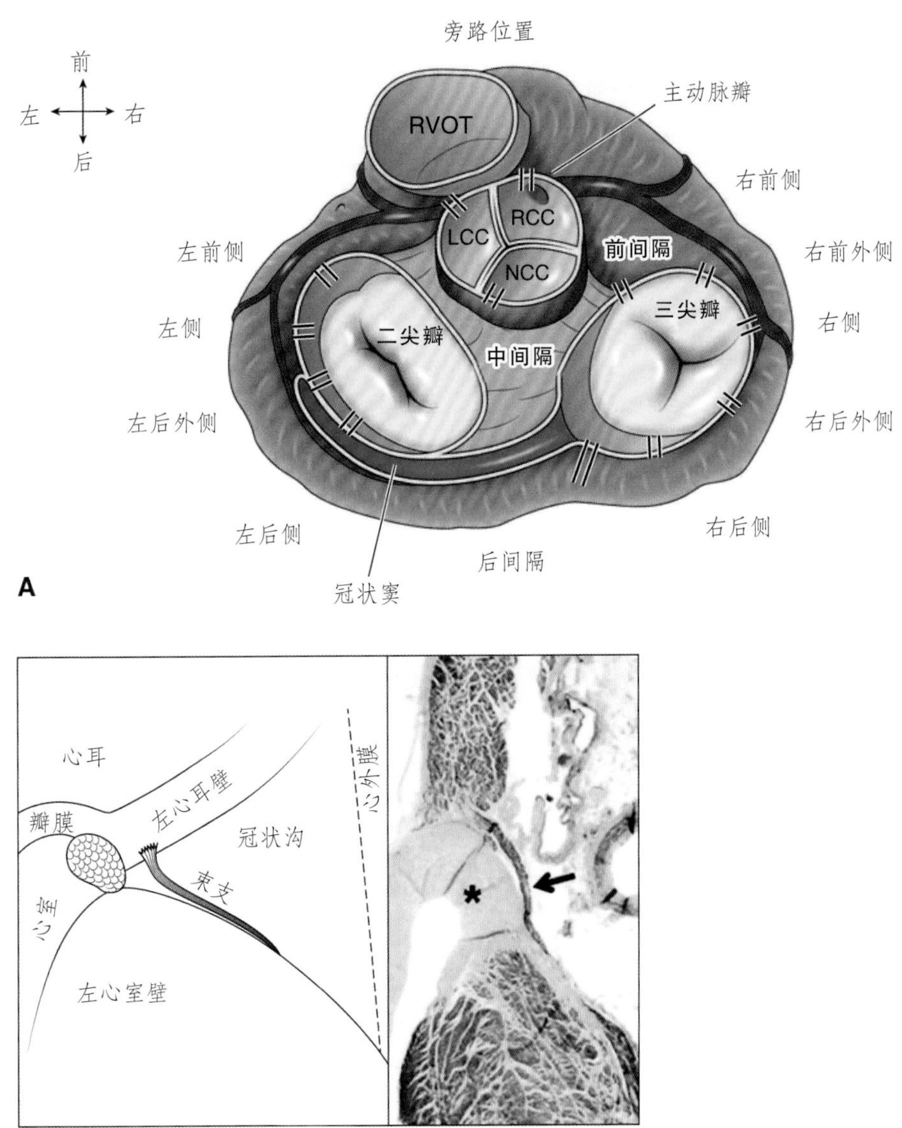


图 19.1 正常房室传导系统(房室结)位于分隔左、右心房的房间隔的中上部,通过希氏束系统向心室传递电信号。(A)心脏短轴方向的房室关系。旁路可存在于三尖瓣环和(或)二尖瓣环周围的任何位置,旁路处的房室沟靠近心房侧为心房肌,靠近心室侧(包括冠状静脉窦和心脏静脉系统)为心室肌。LCC,主动脉瓣左冠窦;NCC,主动脉瓣无冠窦;RCC,主动脉瓣右冠窦;RVOT,右心室流出道。(B,C)垂直于房室沟的组织学切片显示一条旁路,即一小条通过房室沟由心房至心室的肌肉组织。

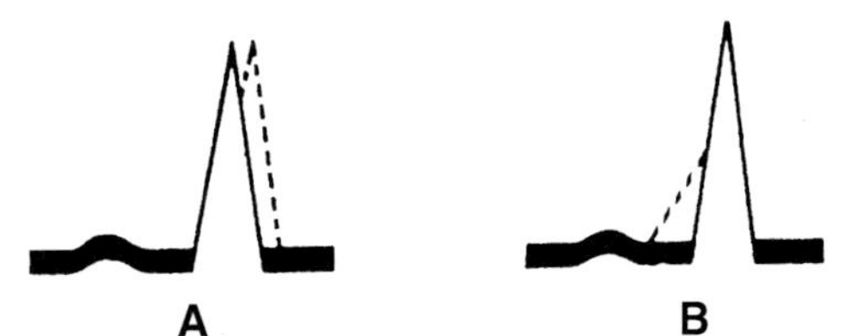


图 19.2 2类房室传导改变导致宽 QRS 波。(A)异常传导(如束支传导阻滞或分支传导阻滞)导致宽 QRS 波,引起心室延迟激动(虚线)。(B)心室预激导致心室提前激活而形成宽 QRS 波(虚线)。

电脉冲绕过正常房室结提前下传形成短 PR 间期。δ 波出现提前但传导较慢,由脉冲通过非正常传导束直接传至心室肌产生,而不通过希-浦系统传导。QRS 波起始提前引起 QRS 波增宽,与第 5 章介绍的 QRS 波结束延迟引起 QRS 波增宽有所不同。预激心室肌被旁路提前激动,然后再被希-浦系统激动(图 19.3)。

图 19.3 显示了导致心室肌预激的旁路传导与心室预激的典型 ECG 变化之间的关系。图 19.3A 为仅通过房室结传导的正常心脏解剖结构,说明正常情况

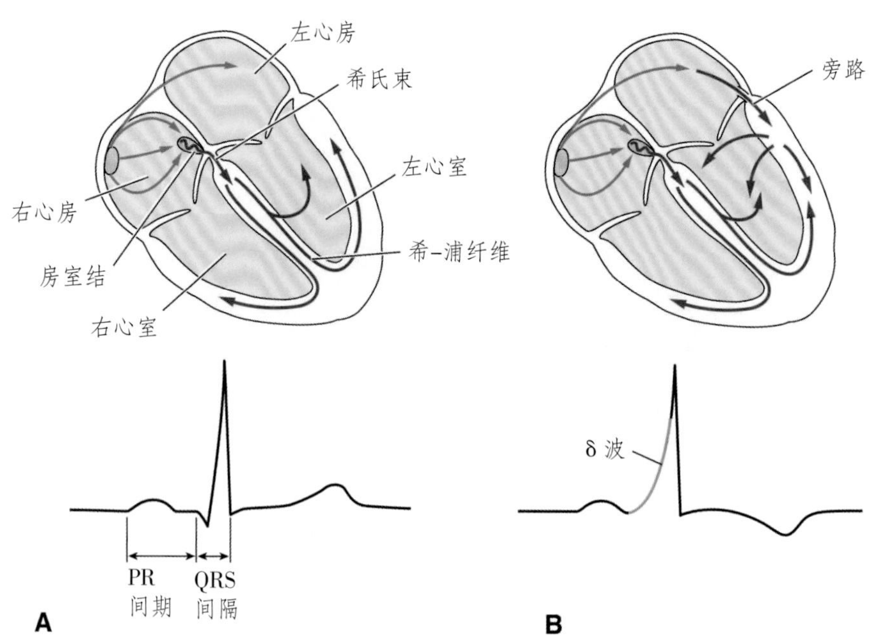


图 19.3 心室预激的解剖学基础。(A)房室传导正常,无旁路。(B)房室传导异常伴心室预激。旁路传导会提前兴奋心室,因其不经过房室结纤维(PR 间期缩短);但在心室肌扩布速度较慢,因其不直接进入希-浦系统,从而导致 QRS 波起始点模糊(δ 波)。

下心室肌激活(PR 段)存在生理性延迟。先天性心脏异常导致 WPW 综合征时,有 2 个传导路径激活心室肌:旁路和希-浦系统。δ 波(QRS 波升支模糊)由异常预激波和正常希-浦系统介导的 QRS 波中部和后部组成。

异常房室肌束连接(旁路)产生心室预激。房室旁路具有顺行传导和逆行传导的功能。紧跟窦性搏动后的 APB 可沿旁路顺向传导。但如果旁路发生逆行传导,则旁路顺行传导受阻,心脏电脉冲通过房室结和希-浦纤维传至心室。当脉冲信号到达旁路心室端时,又可以沿旁路逆行传导至心房。这种心房活动被称为“回波”(一种返回起始腔室的心搏,此处为“心房回波”)。如果心房回波能到达房室结,并由房室结传至心室,那么该循环可能不断重复,建立房室折返性(或“往复式”)心动过速(AVRT)的折返环路。这种心动过速被称为顺向型折返性心动过速(ORT),因为希-浦系统参与房室传导,心动过速时表现为窄(正常)QRS 波,而逆向型折返性心动过速(ART)由旁路介导,表现为宽 QRS 波(含预激波)。

ORT 和 ART 是 AVRT 最常见的 2 种形式,ORT 比 ART 更常见。落在房室结-希-浦系统不应期的 VPB 也可以触发 ORT,VPB 沿旁路逆行传导至心房,接着返回房室结-希-浦系统(前提是已脱离不应期,图 19.4)。

当心室预激合并房性快速型心律失常(如房扑/房颤)时,旁路介导的心室预激会加快心室率(见第 15 章)。此时,心室不受房室结生理性延迟的“保护”。图 19.5 为 24 岁女性患者在房颤期间发作心室预激的 12 导联 ECG。心室率和 QRS 波形态均明显不规则,在底部 10s 长导联上尤为明显。某些病例中,虽然心室预激伴房颤 ECG 表现复杂,很难准确诊断,但不规则心律为诊断房颤提供了重要线索。同样,当仔细评估 QRS 波变化时,可以发现最宽的 QRS 波(最大预激)和最窄的 QRS 波群(最小预激)之间的一致性,中等宽度的 QRS 波群代表这两个极端的不同融合程度。

房颤伴心室预激是一种致命的心律失常,正确的诊疗至关重要。与不伴心室预激的房颤快速传导不同,对于房颤伴心室预激应避免使用可能减缓房室结传导的药物[如 β 受体阻滞剂、洋地黄类药物、非二氢吡啶钙离子通道阻滞剂和(或)腺苷]。上述药物能通过阻断房室结传导,使房颤时的心房激动全部经传导速度更快的旁路下传,使得房颤转变成室颤[7]。对于已有血流动力学障碍或充分镇静状态的房颤伴心室预激患者,直流电复律是安全可靠的治疗方法。药物方

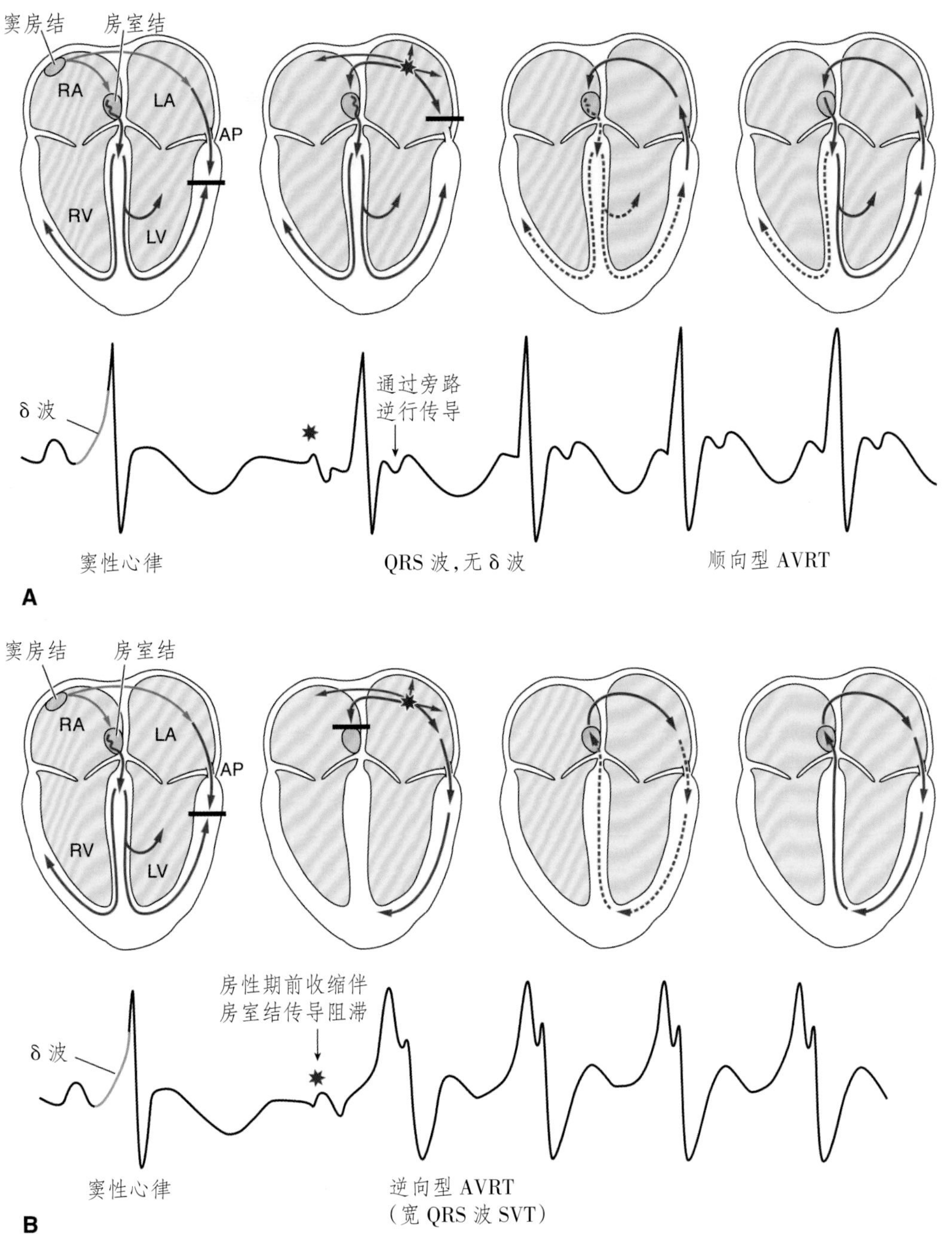


图 19.4　APB 诱发 AVRT。(A)APB(星号所示)通过旁路受阻,但经过房室结生理性延迟后能向下传至希-浦系统,产生窄 QRS 波、"短 RP"("短 RP"=RP 间期<PR 间期)心动过速,称为顺向型折返性心动过速(电激动从心房至心室顺行传导至希-浦系统)。(B)APB(星号所示)通过房室结受阻,但通过旁路顺行传导产生宽 QRS 波、"最大预激"("最大预激"=大多数或全部心室肌通过旁路激动,极少或无心室肌通过希-浦系统激动)、"短 RP"心动过速。AVRT,房室折返性心动过速;LA,左心房;LV,左心室;RA,右心房;RV,右心室;SVT,室上性心动过速。

面,普鲁卡因胺不仅能减慢旁路传导,还可能终止房颤,是有效的治疗药物。胺碘酮虽然具备抗心律失常作用,但可能阻断旁路传导,而且由于其半衰期较长,可能会干扰患者接受电生理检查和导管消融手术,因此房颤伴心室预激患者应慎重使用胺碘酮。

## 心室预激的 ECG 诊断

心室预激的典型 ECG 特征是 PR 间期<0.12s,QRS 波>0.10s。心室预激引起 QRS 波起始处顿挫,形

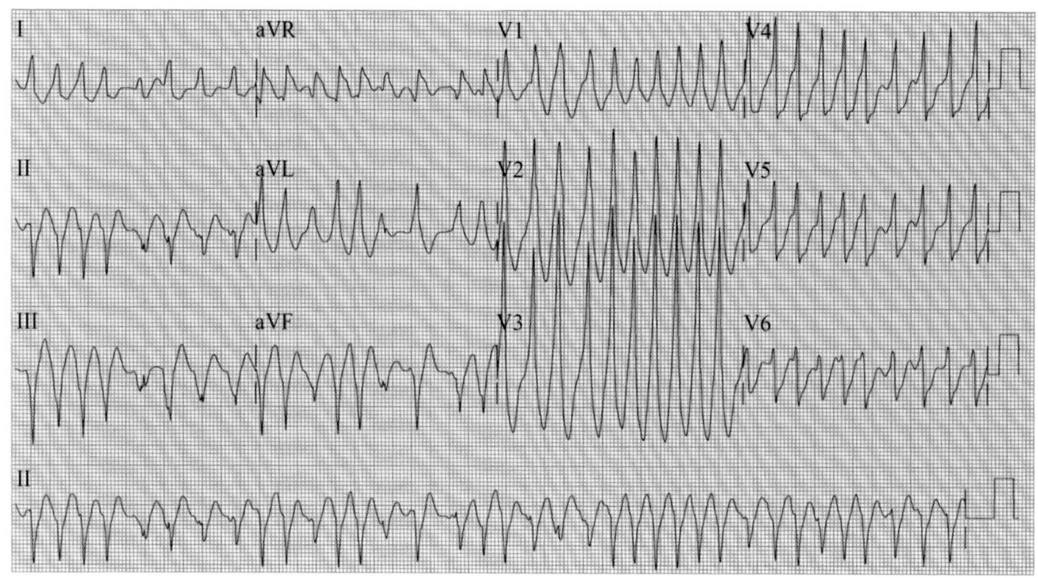


图 19.5 心房颤动伴心室预激。

成 δ 波。δ 波极性应以心室预激前 20ms 为基础。通过额面导联中表现心室预激最典型的 QRS 波(最模糊、最早、δ 波最宽)来确定其起点,从而确定心室预激的开始时间。如图 19.6 所示,δ 波可以是正向波、负向波或等电位波。

但是,心室预激 ECG 并不一定表现为 PR 间期缩短和 QRS 波群增宽。图 19.7A 显示了正常 PR 间期(0.16s)后 QRS 波增宽;图 19.7B 显示了正常 QRS 波(0.07s)前 PR 间期缩短。旁路传导通常具备快速和无递减的特性。但也有少数旁路传导呈现缓慢的、递减的特征,甚至在某些情况下旁路可能直接进入希-浦系统。心室预激的患病率为 0.1%~0.2%[8,9]。一项回顾性研究显示, 约 600 名心室预激患者中,25%的患者 PR 间期≥0.12s,25%的患者 QRS 波持续时间≤0.10s[10]。

临床诊断的另一个难点是:旁路可能只允许逆行传导(即"隐匿性旁路")。根据定义,只允许逆行传导的旁路不能产生心室预激,因此窦性心律时 12 导联 ECG 无 δ 波或心室预激。但这种隐匿性旁路可参与形成 AVRT(即 ORT)。

当快速型心律失常或疑似心室预激患者心室预激迹象不明显时,可参考以下诊断流程:

**诊断心室预激的参考流程**

1. 自主神经张力变化时(如迷走神经张力增加),进行动态 ECG 监测,或寻找使房室结传导减慢并使心室预激更明显的心率变化或 APB
2. 增加迷走神经张力,减慢房室结传导,使室性预激的变化更明显
3. 进行心脏电生理检查,寻找房室结外的逆行和(或)顺行传导

## 心室预激与其他心脏疾病的鉴别诊断

心室预激与其他多种心脏疾病 ECG 改变相似。当 V1、V2 导联出现正向波为主的宽 QRS 波时,需要与 RBBB、右心室肥厚或后壁心肌梗死相鉴别。当 V1 或 V2 导联出现负向波为主的宽 QRS 波时, 需要与 LBBB(图 19.8A)或左心室肥厚相鉴别。负向 δ 波伴相应导联 Q 波,需要与前壁、侧壁或下壁心肌梗死相鉴别。图 19.8B 中 aVF、V1 导联的明显 Q 波可能分别被误诊为下壁或前壁心肌梗死 (见第 9 章)。同样,图 19.8C 中 aVF 导联深且宽大的 Q 波和 V1 导联宽大的 R 波可能分别被误诊为下壁或后壁心肌梗死。

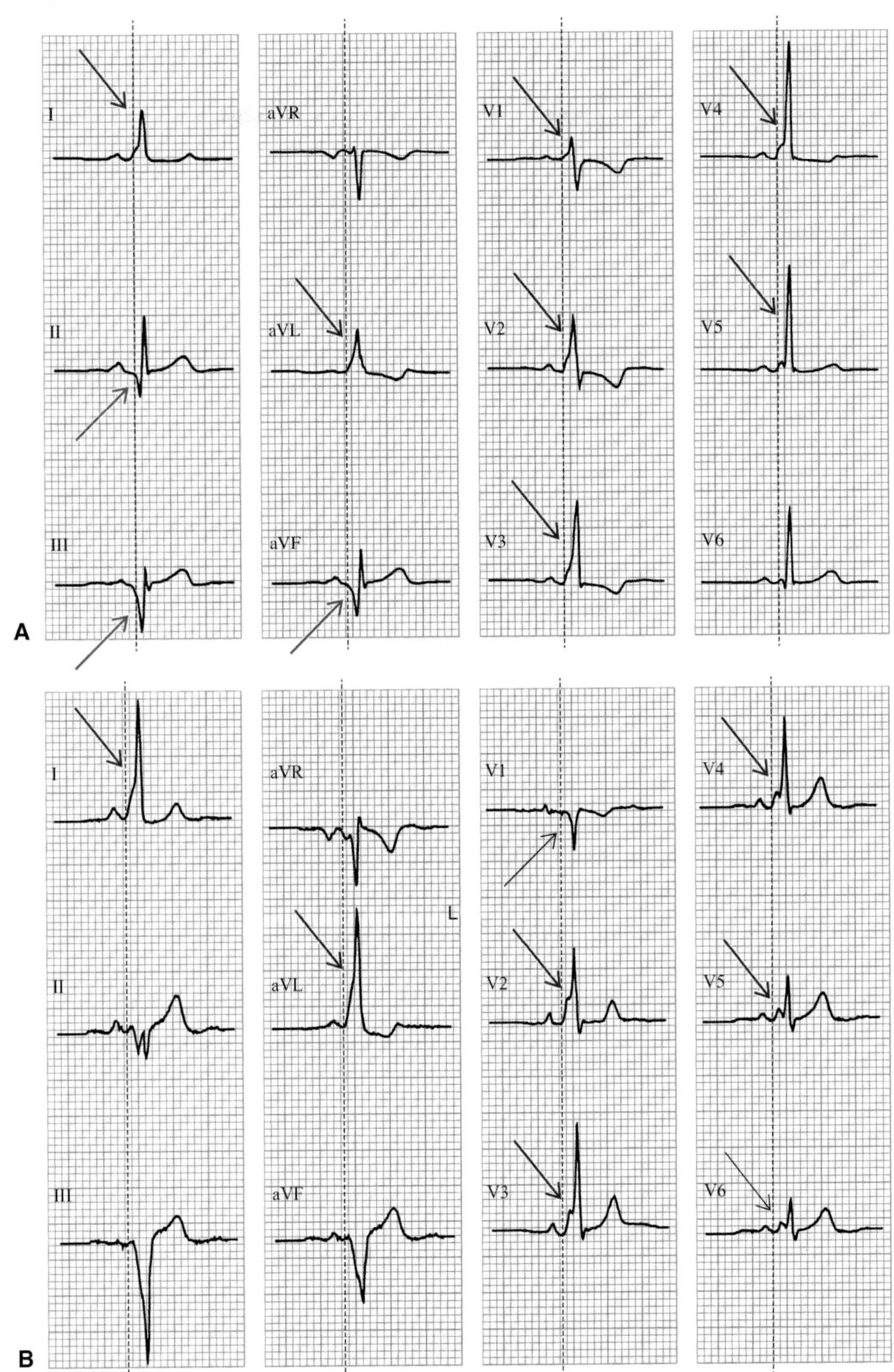


图 19.6　2 名患者分别出现正、负向 δ 波(箭头所示)。(A,B)Ⅲ和 aVF 导联上均有负向 δ 波,提示旁路位于后间隔或后壁(心室激动指向上方)。(A)的 V1 导联 δ 波正向,表明其起源更靠左(向右侧 V1 导联方向激活),符合左后间隔(或左后壁)旁路的 ECG 特点;(B)的 V1 导联 δ 波负向,表明其起源更靠右(远离右侧 V1 导联方向激活),符合右后间隔旁路的 ECG 特点。

## 心室预激旁路的 ECG 定位

目前,根据不同导联 δ 波方向,已有许多方法来定位心室预激旁路[11-16]。Rosenbaum 团队[11]根据横面 V1、V2 导联"QRS 波主波偏转"方向将患者分为 A、B 2 组(表 19.1)。

还有其他仅根据 δ 波方向定位心室预激旁路的方法。针对旁路传导的经皮导管消融治疗技术现已普及,因此,更准确地定位旁路在临床上很重要[17-20]。由

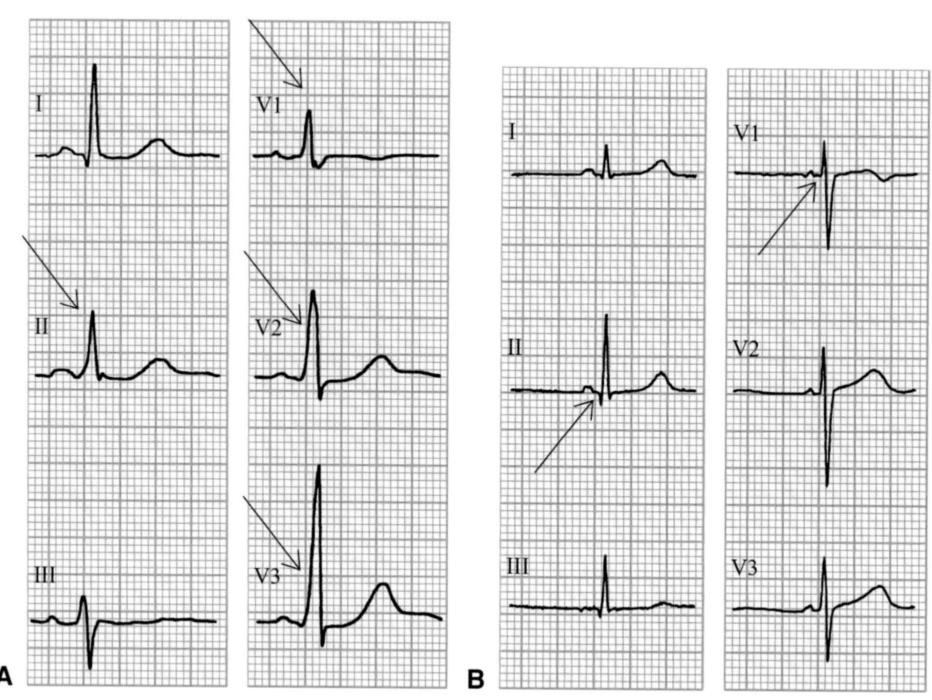


图 19.7 (A)正常 PR 间期后,QRS 波开始模糊(箭头所示),即 PR 间期不缩短也可存在 δ 波和心室预激。(B)正常 QRS 波前,PR 间期缩短,即 PR 间期缩短也可不伴随 δ 波或心室预激。

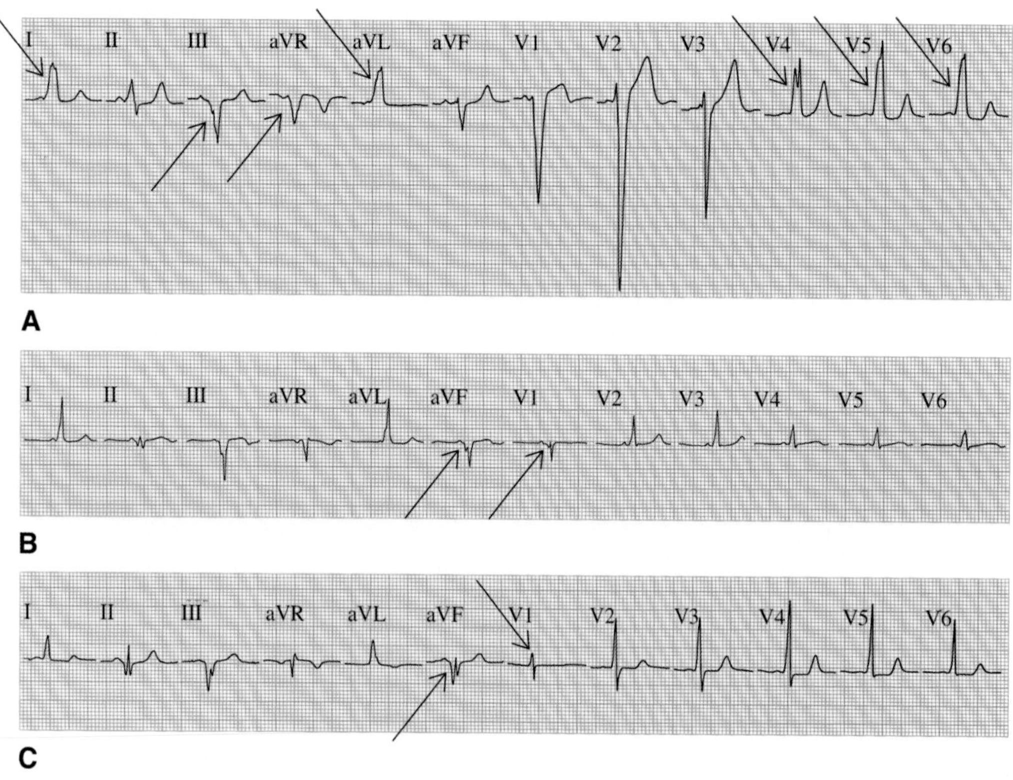


图 19.8 (A)δ 波(箭头所示)。(B,C)类似心肌梗死的 δ 波(箭头所示)。

于存在多种干扰因素,通过体表 ECG 对房室旁路进行精确定位仍很困难,结合其他 ECG 诊断标准有助于通过 ECG 定位房室旁路[11-16]。干扰因素包括预激波不明显、存在一个以上旁路、合并心肌梗死或心室肥厚影响 QRS 波形态。不过,Milstein 团队[12]设计出一种算法,在 140 名患者中能正确定位 90%的旁路(图 19.9)。LBBB 提示 Ⅰ 导联 QRS 波主波向上,持续时间≥90ms,V1、V2 导联呈 rS 型。另一种算法通常用于心脏电生理学实验室[14]。

虽然心房和心室之间心肌组织的任何位置都可存在旁路，但比较常见的位置为以下 3 个。

表 19.1　旁路位置与 ECG 改变的关系

| ECG 表现 | 旁路位置 |
|---|---|
| A 组：V1、V2 导联 QRS 波主波向上 | 左心房-左心室 |
| B 组：V1、V2 导联 QRS 波主波向下 | 右心房-右心室 |

**产生心室预激旁路的常见位置**

1.左侧壁，左心房和左心室游离壁之间(50%)

2.后间隔(30%)

3.右侧壁或前壁，右心房和右心室游离壁之间(20%)

这 3 个常见的旁路位置大致如图 19.10 所示(心脏房室交界处横面示意图，上面观)。心室流出道(主动脉瓣和肺动脉瓣)位于前部，心室流入道(二尖瓣和

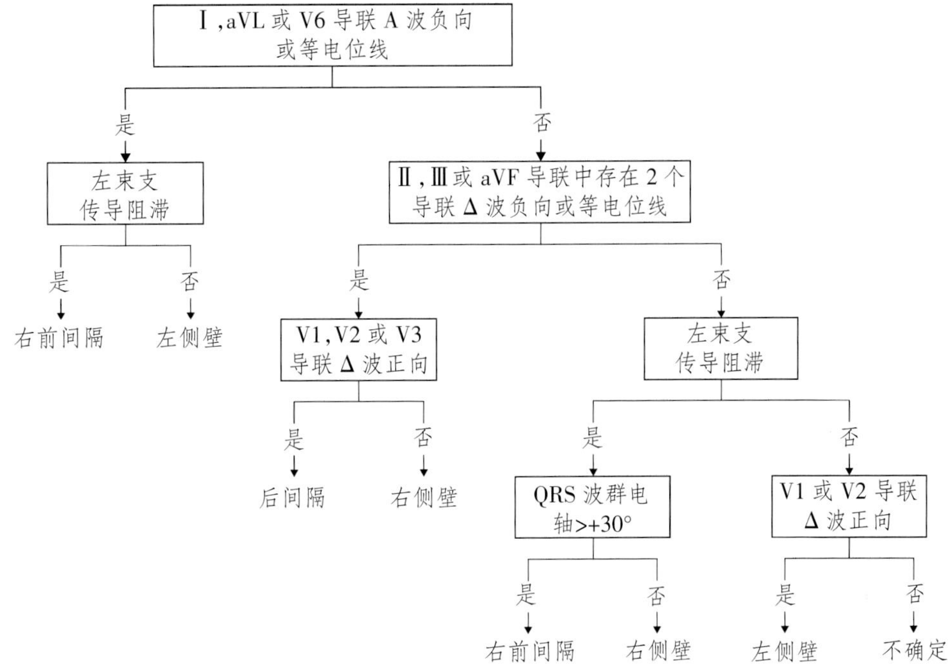


图 19.9　Milstein 旁路定位算法。[Modified from Milstein S，Sharma AD，Guiraudon GM，Klein GJ. An algorithm for the electrocardiographic localization of accessory pathways in the Wolff-Parkinson-White syndrome. Pacing Clin Electrophysiol. 1987;10(3，pt 1):555-563，with permission.]

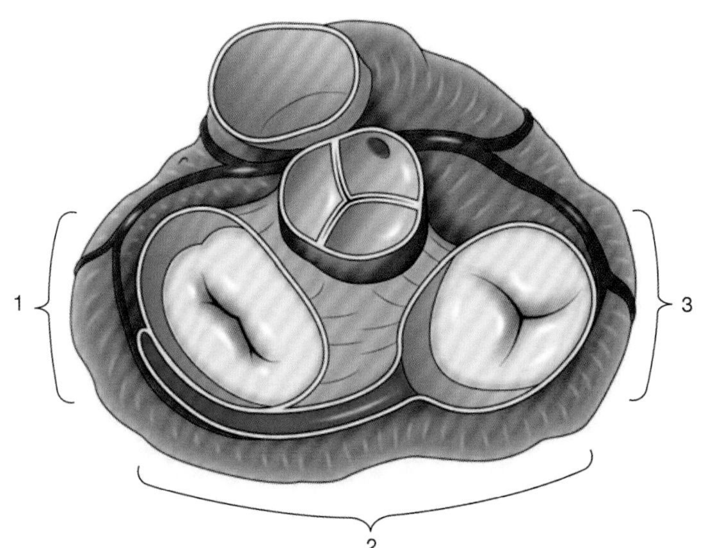


图 19.10　旁路大致位置。1，左心房-左心室游离壁；2，后间隔；3，右心房-右心室游离壁(为 Milstein 团队[12]描述的右前间隔和右外侧位置)。

三尖瓣)位于后部。

Tonkin 团队[13]提出了一种根据 δ 波方向来定位上述区域旁路的简易方法（表 19.2），该方法将 QRS 波中 δ 波起始后 20ms 的时间点作为参考。

表 19.2 以 QRS 波中 δ 波起始后 20ms 为参考[a]

| 预计方向 | 旁路位置 | 阳性预测值 |
|---|---|---|
| 右侧 | 左心房-左心室游离壁 | 1 |
| 左上 | 后间隔 | 9/10 |
| 左下 | 右心房-右心室游离壁 | 6/7 |

[a] From Sano S, Komori S, Amano T, et al. Prevalence of ventricular preexcitation in Japanese school children. Heart. 1998;79:374-378.

## 旁路消融

最初的旁路消融是通过外科手术来完成的。但随着技术的进展，现在几乎所有旁路消融都是通过经皮导管技术，结合诊断性电生理检查及三维电解剖标测定位和消除旁路。图 19.11A 和图 19.12A 分别展示了右心室游离壁和室间隔预激的典型 ECG 表现。成功消融旁路后(图 19.11B 图和 19.12B)ECG 显示 QRS 波宽度恢复正常。

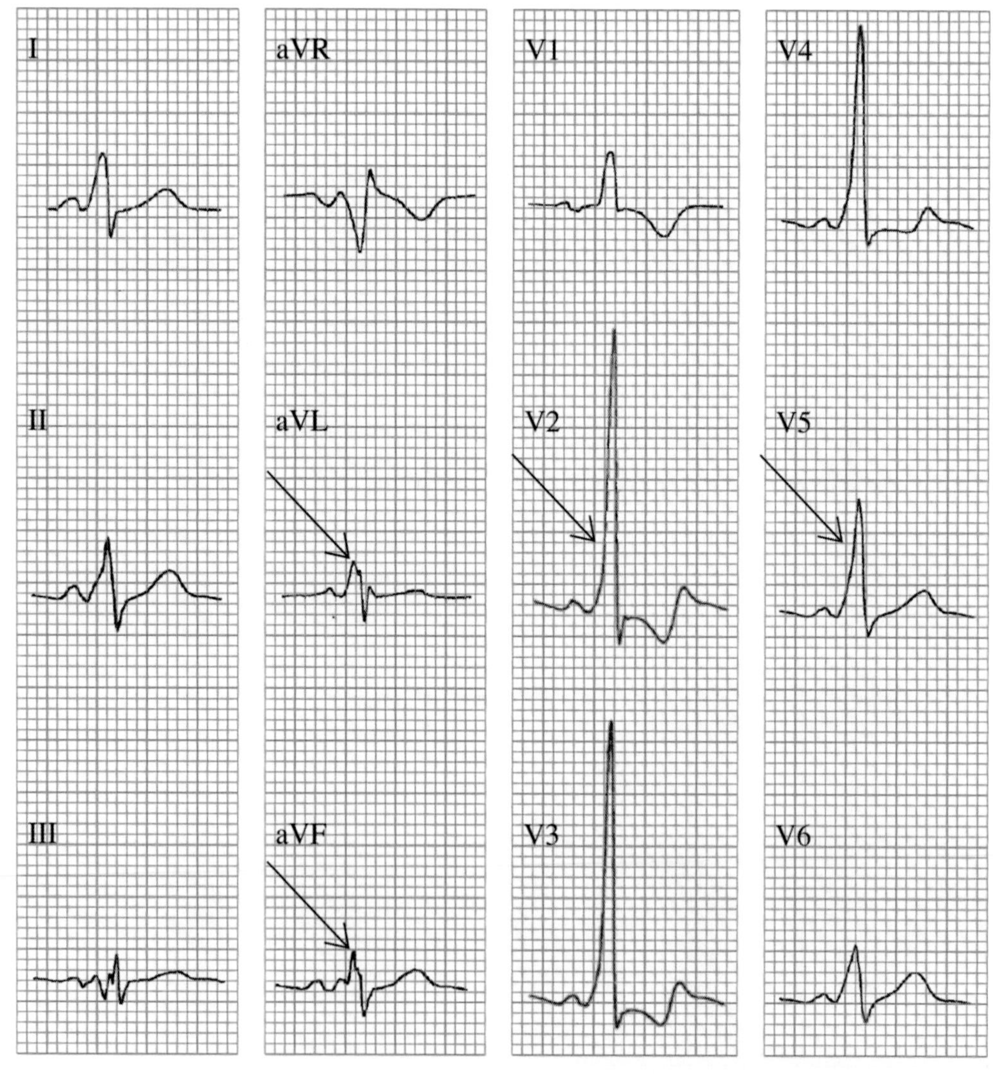


图 19.11 左心室游离壁旁路射频消融。(A)术前，箭头示 δ 波。(B)术后，箭头示正常 QRS 波。(待续)

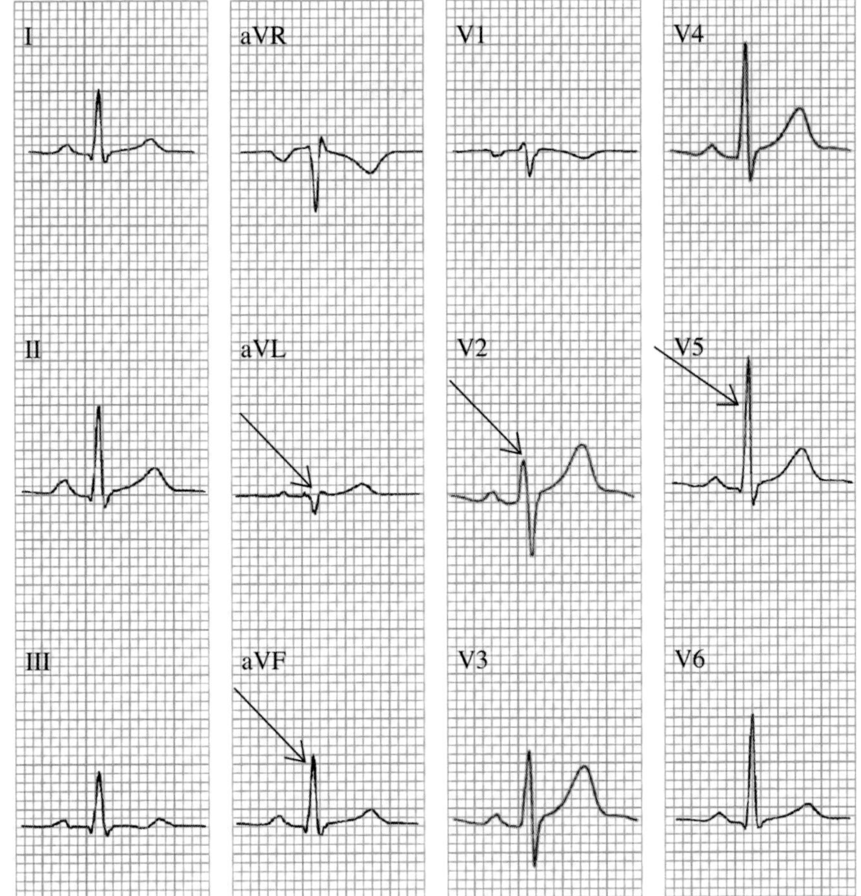


图 19.11(续)

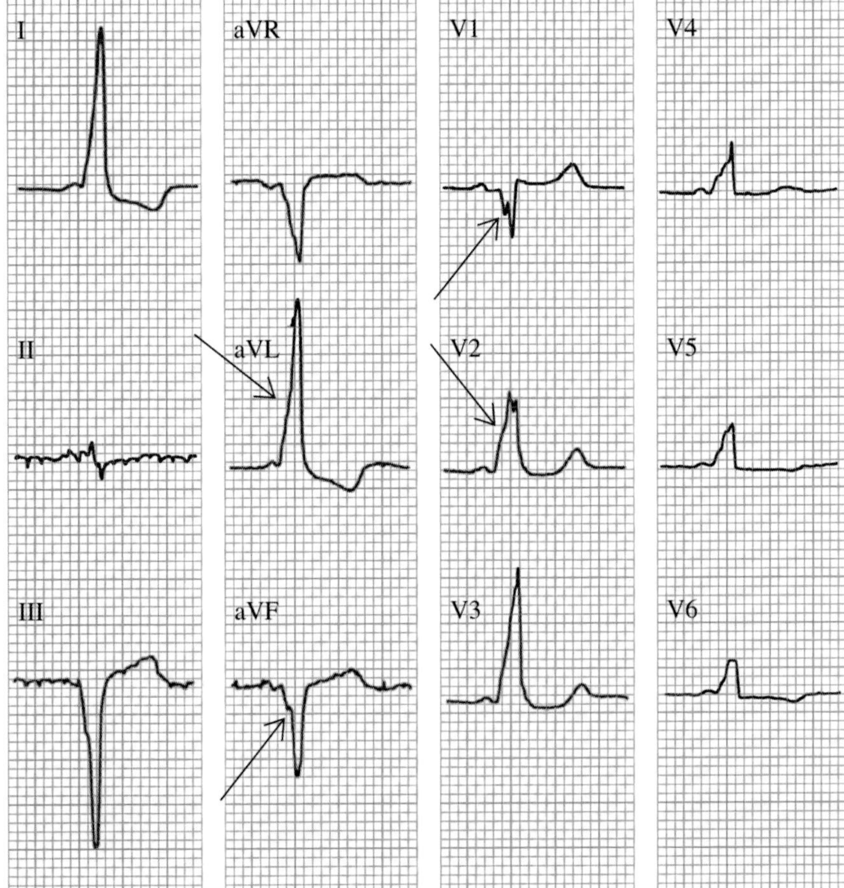


图 19.12　后间隔旁路射频消融。(A)术前，箭头示 δ 波。(B)术后，箭头示正常 QRS 波。(待续)

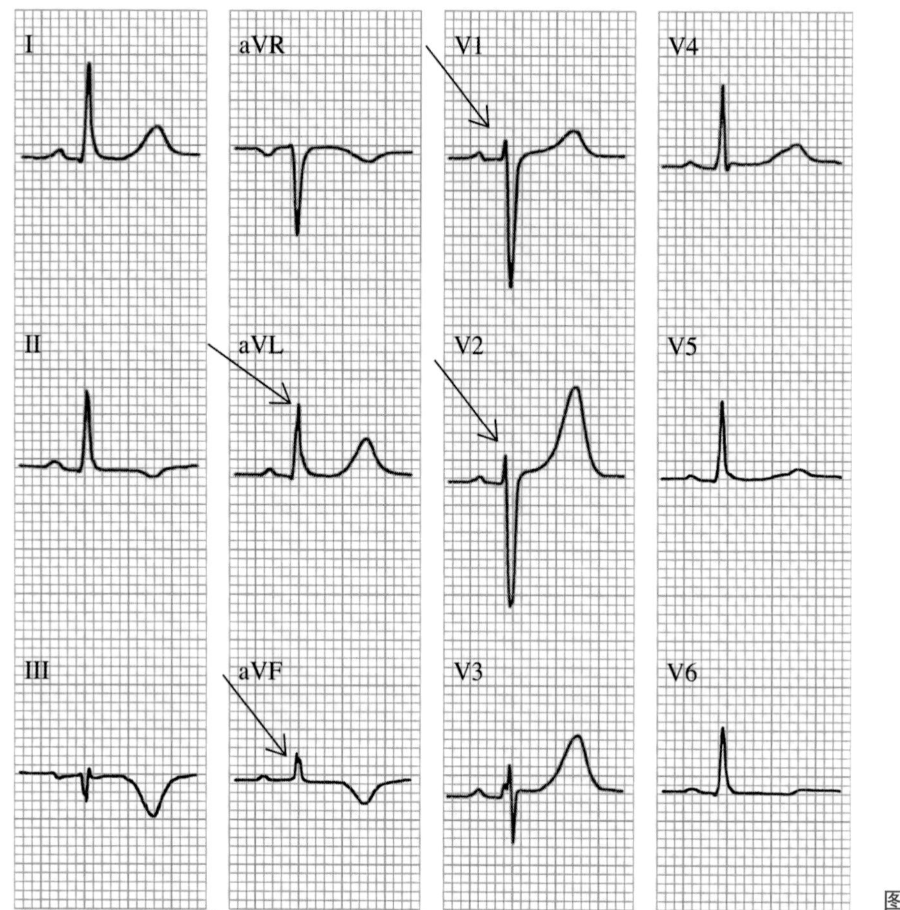


B 图 19.12(续)

# 第 19 章总结图

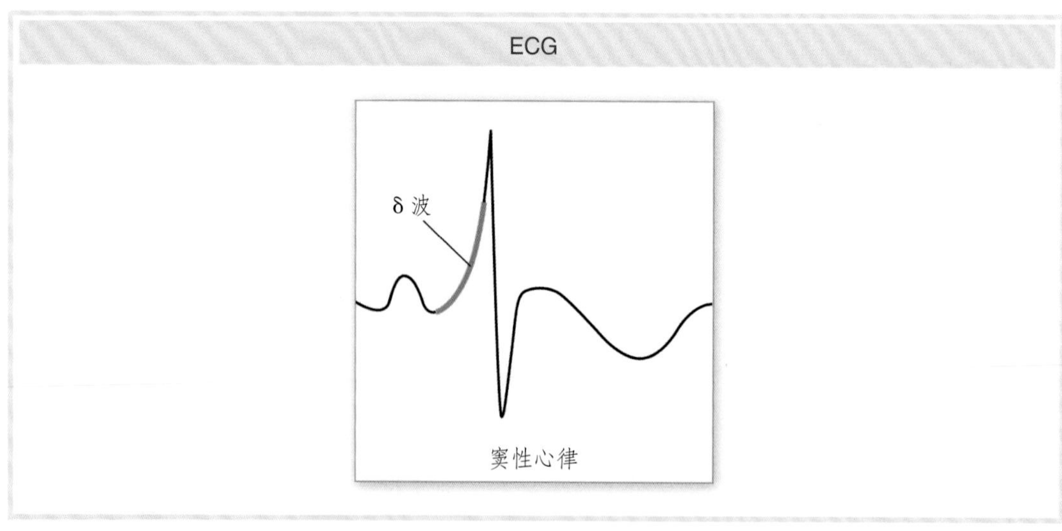

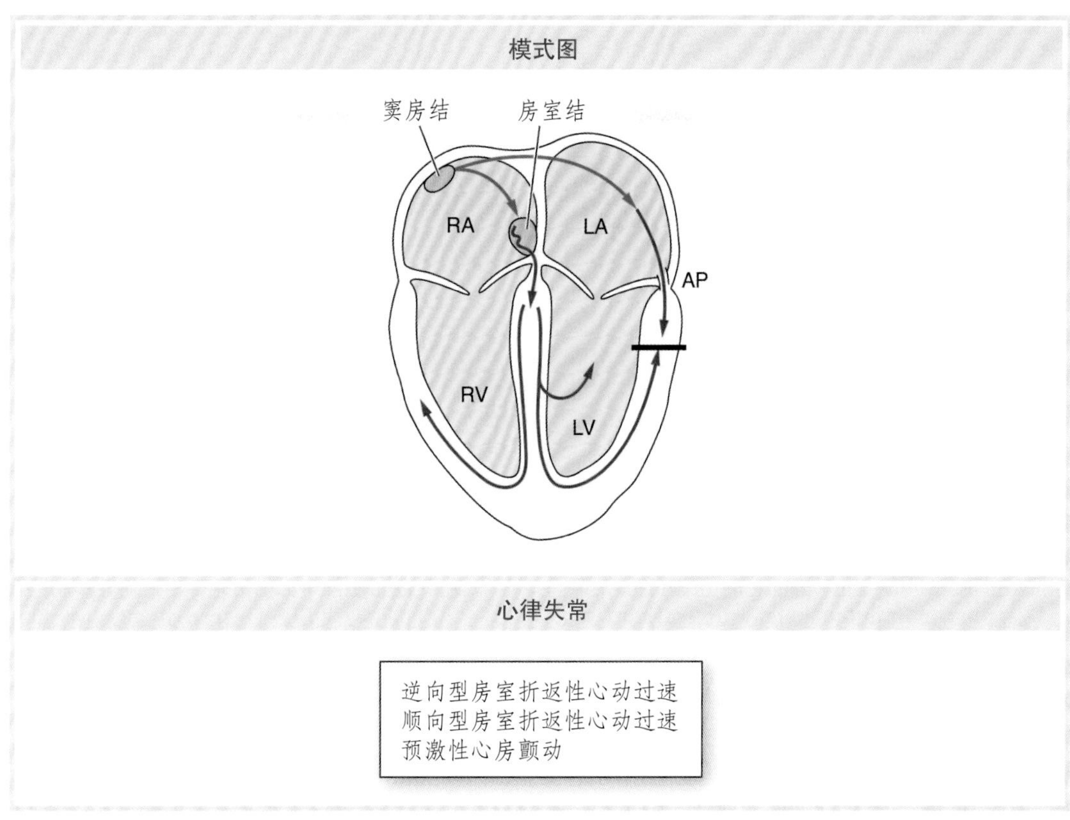


AP,旁路;LA,左心房;LV,左心室;RA,右心房;RV,右心室。

## 相关术语

**旁路:**比房室结和希-浦系统更快地在房室之间传导电信号的异化心肌束。旁路可通过顺行传导(心房至心室)或逆行传导(心室至心房)来触发折返性心动过速。

**逆向型折返性心动过速:**包括连续的电回路,其中冲动通过旁路从心房传至心室,并通过希-浦系统和房室结向上逆行传导至心房,再通过旁路返回心室,循环往复。

**房室折返性心动过速(往复性心动过速):**通过特殊途径传递冲动的快速型心律失常。

**δ 波:**QRS 波的"模糊"起始部,证实旁路早期激活(预激)。

**顺向型折返性心动过速:**包括连续的电回路,其中冲动通过房室结和希-浦系统从心房传至心室,并通过旁路从心室传至心房,再通过房室结和希-浦系统向下传至心室,循环往复。

**心室预激:**兴奋通过比房室结传导速度更快的旁路提前激动心室。

**Wolff-Parkinson-White(WPW)综合征:**δ 波、PR 间期缩短和快速型心律失常同时存在。

(贾子恒 译 林涛 校)

## 参考文献

1. Kent AFS. Research on the structure and function of the mammalian heart. *J Physiol.* 1893;14:i2-254.
2. Wolff L. Syndrome of short P-R interval with abnormal QRS complexes and paroxysmal tachycardia (Wolff-Parkinson-White syndrome). *Circulation.* 1954;10:282-291.
3. Scheinman MM. The history of the Wolff-Parkinson-White syndrome. *Rambam Maimonides Med J.* 2012;3:e0019.
4. Becker AE, Anderson RH, Durrer D, Wellens HJ. The anatomical substrates of Wolff-Parkinson-White syndrome. A clinicopathologic correlation in seven patients. *Circulation.* 1978;57:870-879.
5. Giardina ACV, Ehlers KH, Engle MA. Wolff-Parkinson-White syndrome in infants and children. A long-term follow-up study. *Br Heart J.* 1972;34:839-846.
6. Gallagher JJ, Gilbert M, Svenson RH, Sealy WC, Kasell J, Wallace AG. Wolff-Parkinson-

White syndrome. The problem, evaluation, and surgical correction. *Circulation*. 1975;51: 767-785.

7. Obeyesekere MN, Leong-Sit P, Massel D, et al. Risk of arrhythmia and sudden death in patients with asymptomatic preexcitation: a meta-analysis. *Circulation*. 2012;125:2308-2315.
8. Pelliccia A, Culasso F, Di Paolo FM, et al. Prevalence of abnormal electrocardiograms in a large, unselected population undergoing pre-participation cardiovascular screening. *Eur Heart J*. 2007;28:2006-2010.
9. Sano S, Komori S, Amano T, et al. Prevalence of ventricular preexcitation in Japanese schoolchildren. *Heart*. 1998;79:374-378.
10. Goudevenos JA, Katsouras CS, Graekas G, Argiri O, Giogiakas V, Sideris DA. Ventricular pre-excitation in the general population: a study on the mode of presentation and clinical course. *Heart*. 2000;83:29-34.
11. Rosenbaum FF, Hecht HH, Wilson FN, Johnston FD. Potential variations of thorax and esophagus in anomalous atrioventricular excitation (Wolff-Parkinson-White syndrome). *Am Heart J*. 1945;29:281-326.
12. Milstein S, Sharma AD, Guiraudon GM, Klein GJ. An algorithm for the electrocardiographic localization of accessory pathways in the Wolff-Parkinson-White syndrome. *Pacing Clin Electrophysiol*. 1987;10(3, pt 1):555-563.
13. Tonkin AM, Wagner GS, Gallagher JJ, Cope GD, Kasell J, Wallace AG. Initial forces of ventricular depolarization in the Wolff-Parkinson-White syndrome. Analysis based upon localization of the accessory pathway by epicardial mapping. *Circulation*. 1975;52:1030-1036.
14. Arruda MS, McClelland JH, Wang X, et al. Development and validation of an ECG algorithm for identifying accessory pathway ablation site in Wolff-Parkinson-White syndrome. *J Cardiovasc Electrophysiol*. 1998;9: 2-12.
15. Teixeira CM, Pereira TA, Lebreiro AM, Carvalho SA. Accuracy of the electrocardiogram in localizing the accessory pathway in patients with Wolff-Parkinson-White Pattern. *Arq Bras Cardiol*. 2016;107:331-338.
16. Maden O, Balci KG, Selcuk MT, et al. Comparison of the accuracy of three algorithms in predicting accessory pathways among adult Wolff-Parkinson-White syndrome patients. *J Interv Card Electrophysiol*. 2015;44:213-219.
17. Cobb FR, Blumenschein SD, Sealy WC, Boineau JP, Wagner GS, Wallace AG. Successful surgical interruption of the bundle of Kent in a patient with Wolff-Parkinson-White syndrome. *Circulation*. 1968;38:1018-1029.
18. Gallagher JJ, Pritchett EL, Sealy WC, Kasell J, Wallace AG. The preexcitation syndromes. *Prog Cardiovasc Dis*. 1978;20:285-327.
19. Jackman WM, Beckman KJ, McClelland JH, et al. Treatment of supraventricular tachycardia due to atrioventricular nodal reentry by radiofrequency catheter ablation of slow-pathway conduction. *N Engl J Med*. 1992;327:313-318.
20. Page RL, Joglar JA, Caldwell MA, et al. 2015 ACC/AHA/HRS Guideline for the Management of Adult Patients With Supraventricular Tachycardia: A Report of the American College of Cardiology/American Heart Association Task Force on Clinical Practice Guidelines and the Heart Rhythm Society. *J Am Coll Cardiol*. 2016;67:e27-e115.

# 第 20 章

# 遗传性心律失常

John Symons，Albert Y. Sun

ECG 上的 QRS 波、ST 段或 T 波形态的细微差异通常代表人群中的良性变异。然而，在某些情况下，这些变化可提供诊断线索，以确定与心脏性猝死（SCD）风险增加相关的罕见遗传性疾病。此类遗传性心律失常的潜在机制和表现形式存在异质性，但也存在一些重要的共同特征：①SCD 的风险增加；②由离子通道、离子通道辅助蛋白或心肌结构基因功能突变所致；③多见于无明显器质性心脏病者；④具有特征性 ECG 改变。识别 QT 间期延长或缩短、QRS 波群低振幅切迹或少见的束支传导阻滞等心电图改变，对正确识别这些罕见疾病极为重要。本章探讨此类遗传性心律失常及其伴随的心电图模式和明确的临床特征。

## 长 QT 综合征

长 QT 综合征（LQTS）是一种心肌复极异常疾病，其特征是 ECG 上的 QT 间期延长（见第 3 章）和 SCD 风险增加[1]。这种异常复极可导致致命的室性心律失常，如尖端扭转型室性心动过速（见第 17 章）。LQTS 可遗传，通常涉及离子通道相关基因的突变，也可以由药物暴露、电解质紊乱或心肌缺血引起[2]。

## 长 QT 综合征的心电图特征

### QT 间期

QTc 间期延长（见第 3 章）是 LQTS 的标志。然而，QTc 间期延长不应被作为诊断的唯一标准，因为多达 1/4 的基因型阳性的 LQTS 患者可能表现为正常的 QTc 间期。此外，由于人群的 QT 间期呈正态分布，根据指南[3]，至少有 2.5%的普通人群 QTc 间期延长（男性≥450ms，女性≥460ms）。见“心电图在长 QT 综合征诊断中的应用”部分。

通常，QTc 间期>500ms 与心脏性猝死风险升高有关。由于 QTc 间期在不同生理条件下会发生变化，因此应根据最长的 QTc 间期进行危险分层[4]。

### T 波形态

目前，至少有 15 个基因被认定为先天性 LQTS 的位点，然而，大多数病例与 3 个主要基因（KCNQ1，KCNH2 和 SCN5A）有关[5]。值得注意的是，LQTS 的这 3 种主要亚型在 T 波形态上有细微的特征性差异[6]。

LQT1 是最常见的 LQTS 类型（25%~30%），由编码 Kv7.1 亚基的 KCNQ1 基因的功能缺失突变导致，Kv7.1 是负责 IKs 电流的缓慢激活 $K^+$通道。LQT1 的心电图表现为早发宽基底 T 波（图 20.1A）。

LQT2 是 LQTS 的第 2 大类型（35%~40%），源于 KCNH2 基因突变，该基因编码 $K^+$通道的 α（HERG）亚基，负责 IKr 电流。LQT2 的 T 波通常表现低振幅和分裂（图 20.1B）。

LQT3 由 SCN5A 基因的功能突变导致，该基因编码快速失活的 $Na^+$通道 NaV1.5。LQT3 心电图表现为等电位线的 ST 段延长伴晚发 T 波（图 20.1C）。

## 心电图在长 QT 综合征诊断中的应用

仅根据 QT 间期延长不足以诊断 LQTS，还应确定 SCD 风险增加。为了帮助诊断 LQTS 而建立的诊断评分标准称为国际长 QT 评分或 Schwartz 评分（表 20.1）。评分≥3.5 分时 LQTS 可能性很高，但并不能完全确诊[8]。

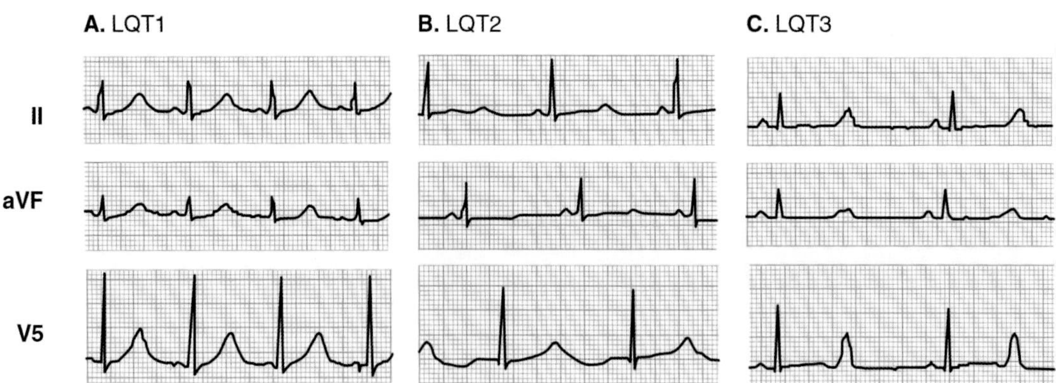


图 20.1 LQTS 的基因型特异性心电图改变。(A)LQT1,早发宽基底 T 波。(B)LQT2,低振幅和分裂 T 波。(C)LQT3,长等电位线 ST 段伴晚发 T 波[7]。

表 20.1 Schwartz 评分[a]

| 特征 | 分数 |
|---|---|
| 心电图表现 | |
| • QTc(Bazett 公式计算) | |
| ≥480ms | 3 |
| 460~470ms | 2 |
| 450ms(男性) | 1 |
| • 运动负荷试验恢复阶段 4 分钟时 QTc≥480ms | 1 |
| • 尖端扭转型室性心动过速 | 2 |
| • T 波电交替 | 1 |
| • 3 个导联出现 T 波切迹 | 1 |
| • 低心率(儿童),静息心率低于同年龄段正常值 2 个百分位数 | 0.5 |
| 临床病史 | |
| • 晕厥(同一患者晕厥与尖端扭转型室性心动过速不同时得分) | |
| 应激时发作 | 2 |
| 无应激时发作 | 1 |
| • 先天性耳聋 | 0.5 |
| 家族史 | |
| • 其他家族成员已确诊 LQTS | 1 |
| • 直系亲属猝死(30 岁以前) | 0.5 |

缩写:LQTS,长 QT 综合征。

[a] 评分解读:≤1 分,LQTS 低可能性;1.5~3 分,LQTS 中等可能性;≥3.5 分,LQTS 高可能性。

# 短 QT 综合征

与 LQTS 一样,短 QT 综合征(SQTS)是一种复极障碍,与快速复极相关,因此 QT 间期缩短。这种情况可以是先天性的,也可以是获得性的。获得性短 QT 的原因包括高热、高钾血症、高钙血症、酸中毒和自主神经张力改变。先天性 SQTS 比 LQTS 更罕见,全球报告的病例少于 100 例。SQTS 的定义为异常 QT 间期(<300ms),伴室性心律失常和 SCD 的风险增加。毫无疑问,目前与 SQTS 相关的基因参与了心脏动作电位的复极化阶段。这些功能突变导致 3 个电压门控钾通道基因 KCNH2、KCNQ1 和 KCNJ2 功能增强。这种功能的获得导致在复极期细胞钾离子外流增加伴动作电位的缩短。

# SQTS 心电图特征

## QT 间期

与 LQTS 类似,人群中的 QT 间期呈正态分布;因此,在普通人群中会有许多 QT 间期很短(360ms)的“正常”患者。然而,无症状的 QT 间期极短的患者(男性 QTc<330ms,女性 QTc<340ms)也应被视为 SQTS,因为如此短的 QT 间期非常罕见。

## T 波形态

大多数 SQTS 患者 ST 段缺如,T 波紧随 S 波。T 波也常出现尖峰和缩窄(图 20.2)。

# 心电图在 SQTS 诊断中的应用

与 LQTS 类似,仅根据 QT 间期缩短不足以诊断 SQTS,还应确定 SCD 风险增加。为了帮助诊断 SQTS,创建了一个诊断评分标准(表 20.2)[9]。评分≥4 分时

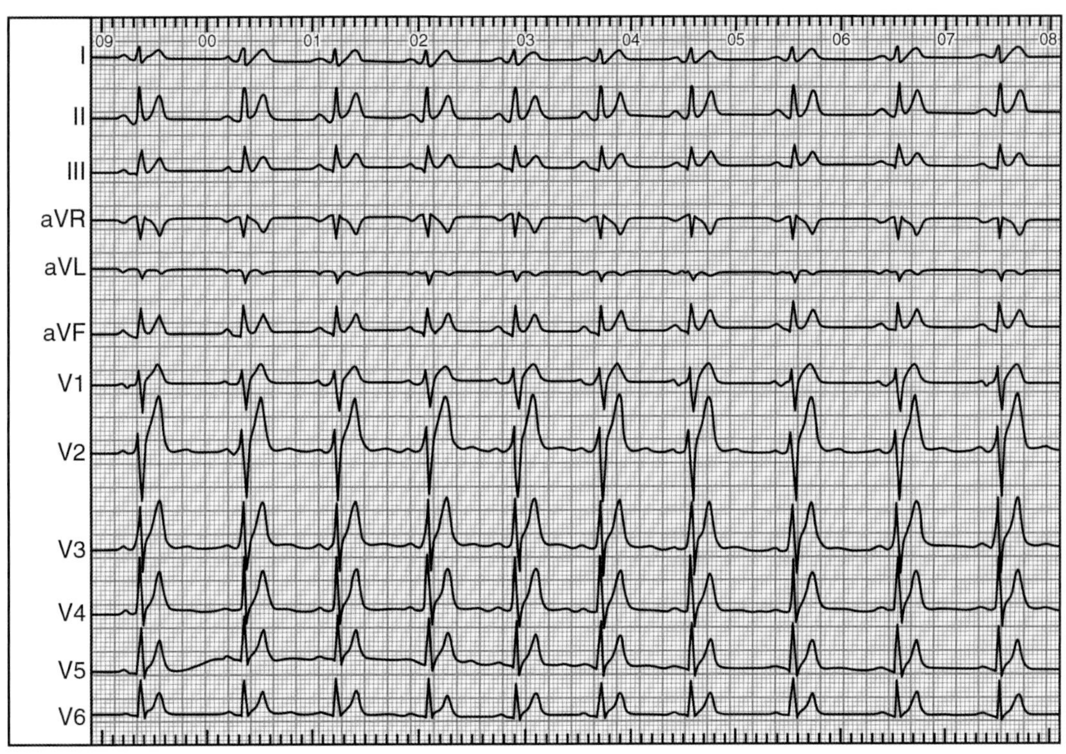


图 20.2 短 QT 综合征。(From Moreno-Reviriego S, Merino JL. Short QT syndrome. E-J ESC Counc Cardiol Prac. 2010;9:2-17, with permission.)

**表 20.2 短 QT 综合征诊断标准[a]**

| 特征 | 分数 |
|---|---|
| 心电图表现 | |
| • QTc(Bazett 公式计算) | |
| <370ms | 1 |
| <350ms | 2 |
| <330ms | 3 |
| • J 点-T 波顶峰间距<120ms | 1 |
| 临床病史 | |
| • 心脏骤停史 | 2 |
| • 有记录的多形性室性心动过速或心室颤动 | 2 |
| • 无法解释的晕厥 | 1 |
| • 心房颤动 | 1 |
| 家族史 | |
| • 一级或二级亲属高 SQTS 可能 | 2 |
| • 一级或二级亲属心脏性猝死且尸检阴性 | 1 |
| • 婴儿猝死综合征 | 1 |
| 基因型 | |
| • 基因型阳性 | 2 |
| • 罪犯基因中意义不明的突变 | 1 |

[a] 评分解读:≤2 分,SQTS 低可能性;3 分,SQTS 中等可能性;≥4 分,SQTS 高可能性。

SQTS 可能性很高,但并不足以确诊。

## Brugada 综合征

Brugada 心电图改变首次报道于 1953 年,但直到 1992 年心电图改变被证实与 SCD 相关后才成为公认的临床综合征。

Brugada 心电图改变是 Brugada 综合征的标志,在心电图上具有特征性表现,包括假性 RBBB 和 V1~V3 导联 ST 段持续抬高[10]。

自 Brugada 兄弟最初报告以来[11],心电图主要有以下 3 种改变(表 20.3;图 20.3)。

**Brugada 心电图改变**

1 型:显著 J 点抬高伴"穹隆形"ST 段抬高≥2mm 及 T 波倒置(图 20.4)

2 型:J 点抬高≥2mm,ST 段逐渐下降且最低点超过基线上方 1mm,导致直立或双相 T 波,呈"马鞍形"

3 型:右胸导联 ST 段抬高<1mm,呈"穹隆形"或"马鞍形"

**表 20.3 V1~V3 导联 ST 段异常[a]**

| | 1 型 | 2 型 | 3 型 |
|---|---|---|---|
| J 波振幅 | ≥2mm | ≥2mm | ≥2mm |
| T 波 | 倒置 | 直立或双相 | 直立 |
| ST-T 形态 | 穹隆形 | 马鞍形 | 马鞍形 |
| ST 段(终末部) | 逐渐下降 | 抬高≥1mm | 抬高<1mm |

[a] From Wilde AA, Antzelevitch C, Borggrefe M, et al. Proposed diagnostic criteria for the Brugada syndrome. Eur Heart J. 2002;23:1648-1654.

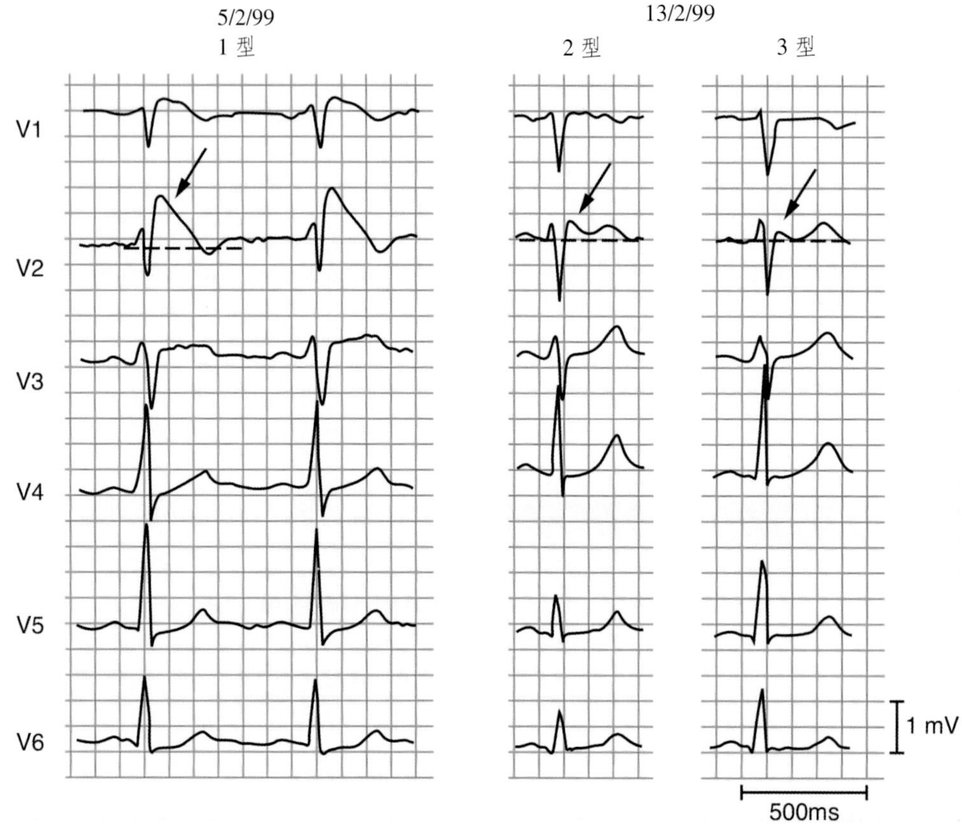


图 20.3 3 种 Brugada 心电图改变见于同一患者。箭头示 J 波，虚线示等电位线。(Reprinted with permission from Wilde A, Antzelevitch C, Borggrefe M, et al. Proposed diagnostic criteria for the Brugada syndrome: consensus report. Circulation. 2002;106:2514-2519.)

需要认识到上述改变通常是动态的,3 种心电图改变可以在同一患者中观察到,或者完全隐藏。静脉注射特定药物(主要是钠离子通道阻滞剂)可使 ST 段抬高幅度增加,或在最初 ST 段未抬高时诱发 ST 段抬高出现。

## 致心律失常性右心室心肌病/发育不良

致心律失常性右心室心肌病/发育不良是一种心肌基因异常,其病理特征为右心室心肌(偶尔为左心室心肌)被纤维脂肪替代。这种心肌破坏通常会导致非持续性或持续性室性心律失常,并增加 SCD 风险[12-15]。

早期出现复极异常是心肌受累的标志，合并除极/传导异常和存在室性心律失常。上述心电图表现是欧洲心脏病学会提出的致心律失常性右心室心肌病/发育不良诊断标准的一部分，该标准还包括影像学、组织学及家族史(表 20.4)[12]。

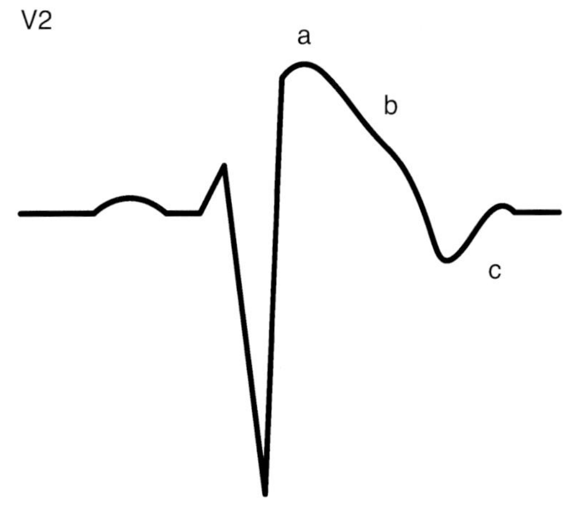


图 20.4 1 型 Brugada 心电图改变。a,J 点抬高>2.0mm;b,穹隆下斜型 ST 段;c,T 波倒置。(Modified with permission from Australian Genetic Heart Disease Registry. Brugada syndrome. Australian Genetic Heart Disease Registry Web site. http://www.heartregistry.org.au/patients-families/genetic-heart-diseases/brugada-syndrome/. Accessed July 26,2020.)

# J 波综合征

心电图上 QRS 波终末和 ST 段起始处 J 点明显抬高曾被称为早复极,现在称为 J 波改变。这种心电图改变可见于大约 6%的普通人群中,但在年轻患者、运动员和非洲人后裔中可能更为普遍。最近,研究发现这种心电图改变与 SCD 风险增加相关,引起了广泛关注[16,17]。上述研究表明,J 波改变发病率增高,在特发性心室颤动患者中,定义为 2 个相邻的下壁导联或侧壁导联 J 点抬高≥0.1mV,伴切迹或顿挫改变(图 20.8)[18]。当这种 J 波改变伴随心脏骤停事件复苏、有记录的心室颤动或多形性 VT 或有致病基因突变家族史时,称为 J 波综合征[19]。

在 J 波综合征中,J 点抬高和 ST 段改变可能出现

**表 20.4 2010 年心电图相关工作组修订的致心律失常性右心室心肌病 / 发育不良诊断标准[a]**

| 表 20.4 2010 年心电图相关工作组修订的致心律失常性右心室心肌病 / 发育不良诊断标准[a] |
|---|
| Ⅰ. 复极异常 |
| 主要标准 |
| 14 岁以上患者(无完全性右束支传导阻滞伴 QRS≥120ms)的右胸导联(V1、V2 和 V3)T 波倒置(图 20.5) |
| 次要标准 |
| 14 岁以上患者(无完全性右束支传导阻滞)V1 和 V2 或 V4、V5 或 V6 导联 T 波倒置 |
| 14 岁以上完全性右束支传导阻滞患者 V1、V2、V3 和 V4 导联 T 波倒置 |
| Ⅱ. 除极/传导异常 |
| 主要标准 |
| 右胸导联(V1~V3)中的 Epsilon 波(QRS 波群结束和 T 波开始之间的可重复出现的低振幅信号)(图 20.6) |
| 次要标准 |
| 在标准心电图上无 QRS 波≥110ms 的情况下,信号平均心电图(SAECG)的 3 个参数中至少 1 个出现晚电位 |
| 滤波后的 QRS 波时限(fQRS)≥114ms |
| 终末 QRS 波时限在 40mV 下(低振幅信号时限)≥38ms |
| 终末 40ms 电压的均方根值≤20mV |
| QRS 波终末激动时限≥55ms,测量方法为在无完全性右束支传导阻滞的 V1、V2 或 V3 导联中,测量从 S 波最低点至 QRS 波结束,包括 R'波(见图 20.5) |
| Ⅲ. 心律失常 |
| 主要标准 |
| 具有电轴向上的左束支阻滞形的非持续性或持续性室性心动过速(Ⅱ、Ⅲ和 aVF 导联 QRS 波倒置,aVL 导联 QRS 波直立)(图 20.7) |
| 次要标准 |
| 右心室流出道形的非持续性或持续性室性心动过速,左束支阻滞形伴电轴向下(Ⅱ、Ⅲ和 aVF 导联 QRS 波直立,aVL 导联 QRS 波倒置)或未知电轴 |
| 每 24 小时 500 次室性心动过速(Holter) |

[a] 明确诊断需满足 2 个主要标准或 1 个主要加 2 个次要标准或 4 个次要标准(来自不同类别)。临界诊断需满足不同类别的 1 个主要和 1 个次要标准或 3 个次要标准。可能诊断需满足不同类别的 1 个主要或 2 个次要标准[12]。

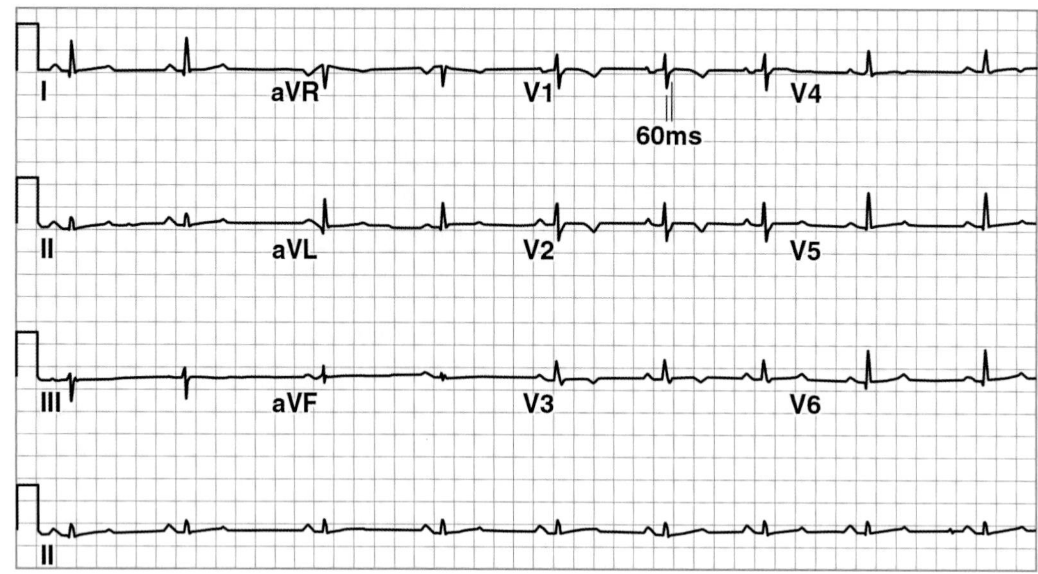


图 20.5 致心律失常性右心室心肌病/发育不良的心电图 T 波特征。V1~V4 导联 T 波倒置及 V1 导联从 S 波最低点到 QRS 波群终末激动时限≥55ms。(From Marcus FI, McKenna WJ, Sherrill D, et al. Diagnosis of arrhythmogenic right ventricular cardiomyopathy/dysplasia: proposed modification of the Task Force Criteria. Eur Heart J. 2010;31:806–814. Copyright © 2010 by the European Heart Journal; by permission of Oxford University Press.)

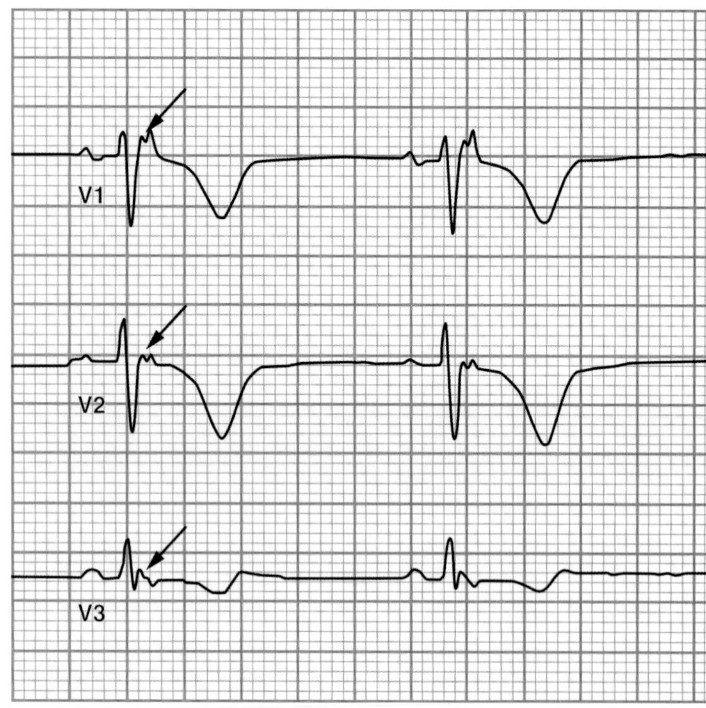


图 20.6 致心律失常性右心室心肌病/发育不良心电图 Epsilon 波的特征。V1~V3 导联中可见 Epsilon 波(箭头所示)。[Modified from Kiès P, Bootsma M, Bax J, Schalij MJ, van de Wall EE. Arrhythmogenic right ventricular dysplasia/cardiomyopathy: screening, diagnosis, and treatment. Heart Rhythm. 2006;3(2):225–234. Copyright © 1983 Elsevier. With permission.]

在心电图的部分导联或全部导联,表明每种类型与不同的解剖位置相关。Antzelevitch 和 Yan[20]提出了一种分类方式(表 20.5)。

除了 J 点或 J 波改变的定位外,Tikkanen 等[21]提出 J 点抬高幅度>0.2mV 会进一步增加猝死风险。ST 段的方向似乎也是一个影响因素,ST 段水平或压低者具有 3 倍的心律失常死亡风险[22]。

尽管有以上标准,但值得注意的是,J 波介导的 SCD 极为罕见,因此,这种改变对无症状患者的临床意义目前尚不清楚。

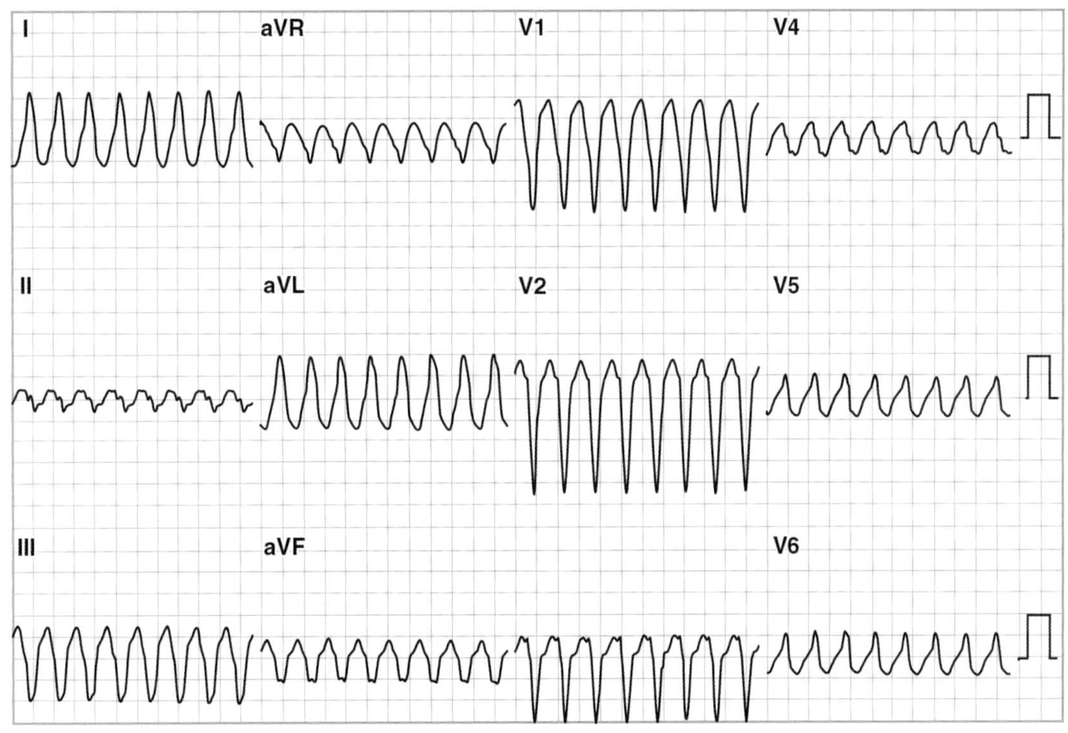


图 20.7 致心律失常性右心室心肌病/发育不良患者的左束支传导阻滞形/电轴向上的 VT。(Courtesy of Dr. Kurt S. Hoffmayer and Dr. Melvin M. Scheinman.)

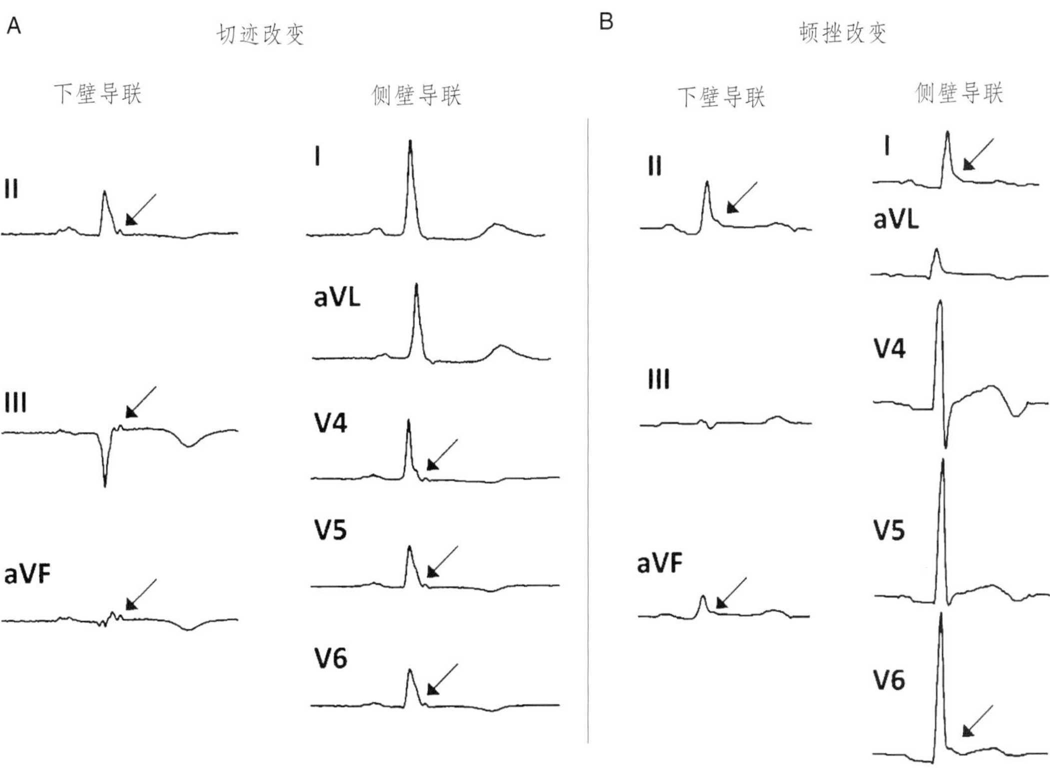


图 20.8 心电图上的 J 波改变。(A)切迹改变(箭头所示)。(B)顿挫改变(箭头所示)。(Reprinted with permission from Patel RB, Ng J, Reddy V, et.al. Early repolarization associated with ventricular arrhythmias in patients with chronic coronary artery disease. Circ Arrhythm Electrophysiol. 2010;3:489–495.)

## 儿茶酚胺敏感性多形性室性心动过速

儿茶酚胺敏感性多形性室性心动过速(CPVT)是一种遗传性心律失常综合征,其特征是静息状态下心电图正常,运动或情绪应激引起特征性多形性或双向室性异位节律。其真实患病率未知,但估测在一般人群中约为1:10 000。临床情况存在异质性,但在严重受累患者中,20岁之前的死亡率可高达50%。在一项已发表的系列研究中,运动诱发多形性或双向VT的患者占63%,肾上腺素激发试验诱发多形性或双向VT的患者占82%[23]。通常,当心率达100~130次/分时,孤立的VPB开始出现,随后出现短阵的非持续性VT。初始VPB联律间期通常相对较长(约400ms),并且经常呈电轴向下的左束支传导阻滞形态,或电轴向上的右束支传导阻滞形态[23,24]。通常通过运动负荷试验进行心电图诊断,对于不能配合运动负荷试验者(如儿童)行动态心电图监测(图20.9)[25]。

表 20.5 J 波改变的分类[a]

| | 1型 | 2型 | 3型 |
|---|---|---|---|
| 解剖定位 | 左心室前侧壁 | 左心室下壁 | 左心室及右心室 |
| J点或J波异常的导联 | Ⅰ,V4~V6 | Ⅱ、Ⅲ、aVF | 广泛导联 |

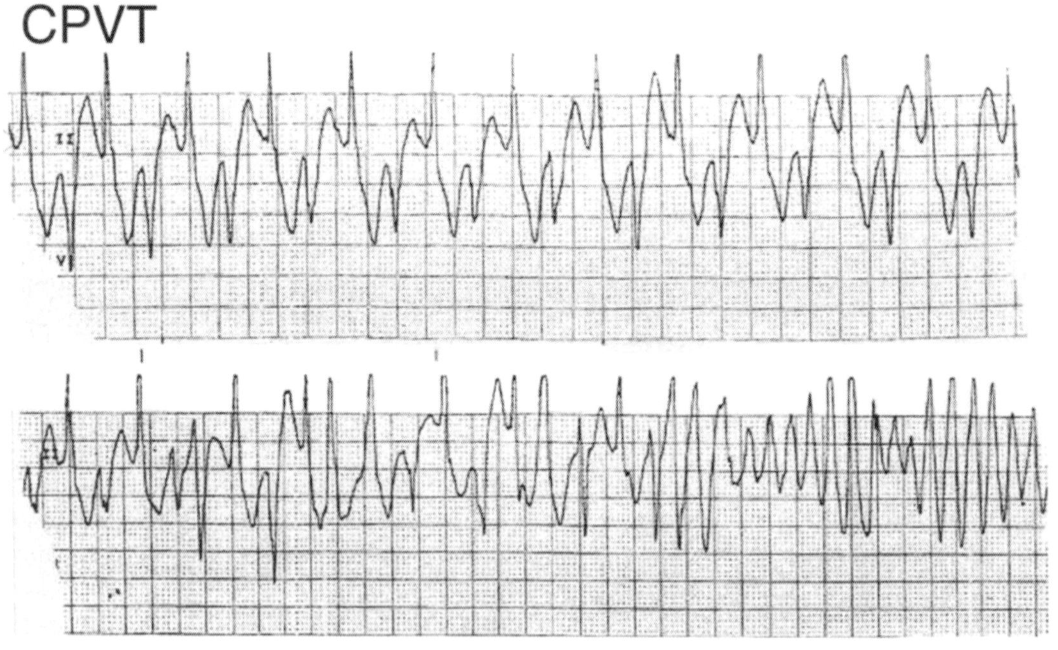


图 20.9 儿茶酚胺敏感性多形性室性心动过速患者的双向室性心动过速退化为多形性室性心动过速,并最终发生心室颤动。[Reprinted from Prystowsky EN,Padanilam BJ,Joshi S,Fogel RI. Ventricular arrhythmias in the absence of structural heart disease. J Am Coll Cardiol. 2012;59(20):1733-1744. Copyright © 2012 Elsevier. With permission.]

# 第 20 章总结图

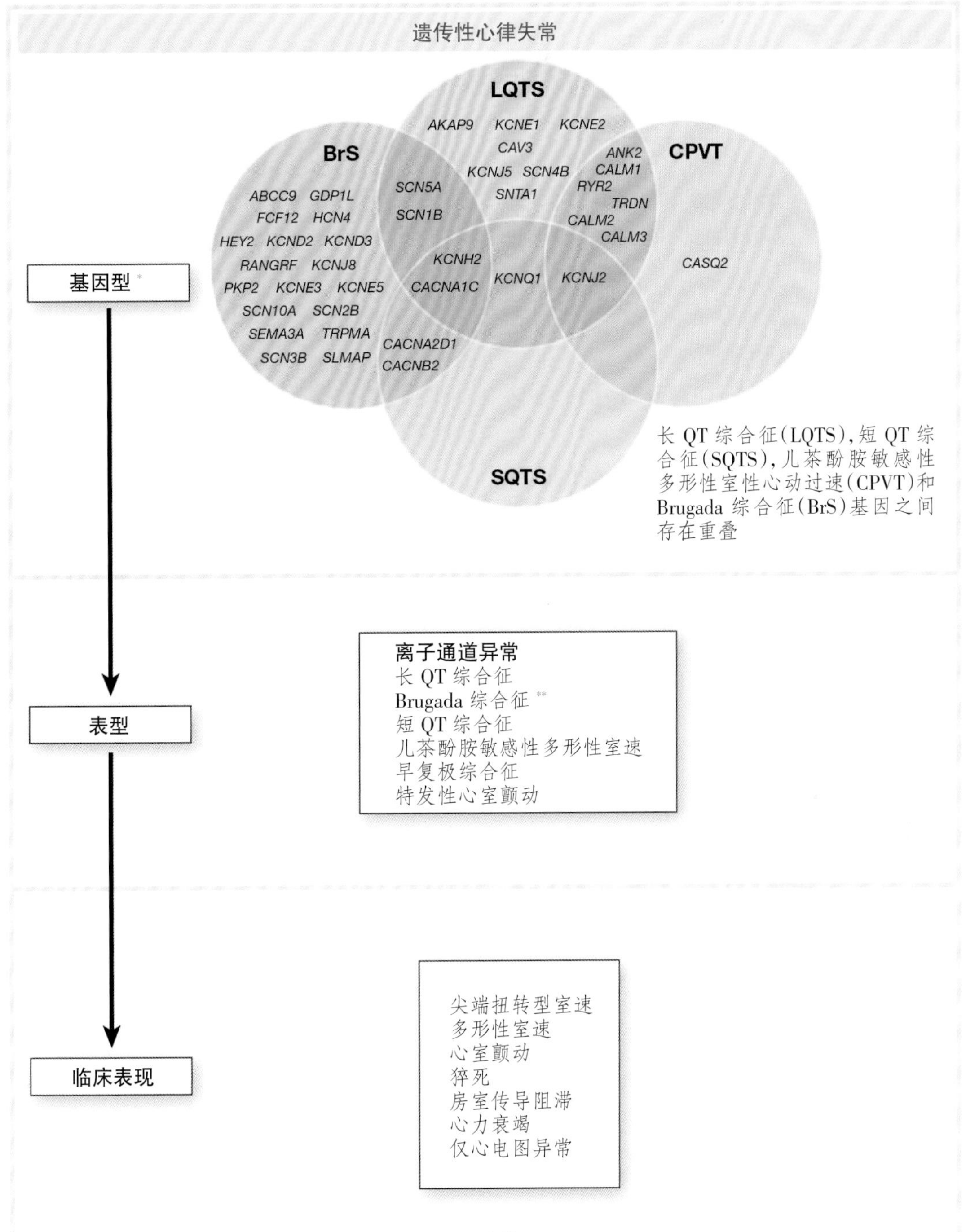


*注意,基因的功能可以获得或丧失,从而导致不同的情况。

**Brugada 综合征可能起源于右室流出道心外膜瘢痕;离子通道和结构蛋白之间的相互作用越来越受到重视。

Adapted from Fernandez-Falgueras A, Sarquella-Brugada G, Brugada J, Brugada R, Campuzano O. Cardiac Channelopathies and Sudden Death: Recent Clinical and Genetic Advances. Biology (Basel). 2017 Jan 29;6(1):7.

## 相关术语

**致心律失常性右心室心肌病/发育不良**:以右心室或左心室心肌被纤维脂肪替代为特征的心肌疾病。

**Brugada 心电图改变**:V1~V3 导联假性右束支传导阻滞和持续 ST 段抬高。

**Brugada 综合征**:Brugada 心电图改变伴 SCD 风险增加的临床综合征。

**儿茶酚胺敏感性多形性室性心动过速**:在结构正常的心脏中,运动或情绪诱发双向或多形性室性心动过速的临床综合征。

**J 波改变**:2 个相邻的下壁导联或侧壁导联 J 点抬高≥0.1 mV,伴呈切迹或顿挫模式。

**J 波综合征**:J 波心电图改变伴 SCD 风险增加的临床综合征。

**长 QT 综合征**:QT 间期延长伴 SCD 风险增加的临床综合征。

**短 QT 综合征**:QT 间期缩短伴 SCD 风险增加的临床综合征。

(李艺 译 谷云飞 校)

## 参考文献


1. Moss AJ. Long QT syndrome. *JAMA*. 2003;289:2041-2044.
2. Camm AJ, Janse MJ, Roden DM, Rosen MR, Cinca J, Cobbe SM. Congenital and acquired long QT syndrome. *Eur Heart J*. 2000;21:1232-1237.
3. Moss AJ. Measurement of the QT interval and the risk associated with QTc interval prolongation: a review. *Am J Cardiol*. 1993;72:23B-25B.
4. Priori SG, Schwartz PJ, Napolitano C, et al. Risk stratification in the long-QT syndrome. *N Engl J Med*. 2003;348:1866-1874.
5. Ackerman MJ, Priori SG, Willems S, et al. HRS/EHRA expert consensus statement on the state of genetic testing for the channelopathies and cardiomyopathies: this document was developed as a partnership between the Heart Rhythm Society (HRS) and the European Heart Rhythm Association (EHRA). *Europace*. 2011;13(8):1077-1109.
6. Zareba W. Genotype-specific ECG patterns in long QT syndrome. *J Electrocardiol*. 2006;39(suppl 4):S101-S106.
7. Moss AJ, Zareba W, Benhorin J, et al. ECG T-wave patterns in genetically distinct forms of the hereditary long QT syndrome. *Circulation*. 1995;92:2929-2934.
8. Schwartz PJ, Moss AJ, Vincent GM, Crampton RS. Diagnostic criteria for the long QT syndrome. An update. *Circulation*. 1993;88:782-784.
9. Gollob MH, Redpath CJ, Roberts JD. The short QT syndrome: proposed diagnostic criteria. *J Am Coll Cardiol*. 2011;57:802-812.
10. Wilde AA, Antzelevitch C, Borggrefe M, et al. Proposed diagnostic criteria for the Brugada syndrome. *Eur Heart J*. 2002;23:1648-1654.
11. Brugada P, Brugada J. Right bundle branch block, persistent ST segment elevation and sudden cardiac death: a distinct clinical and electrocardiographic syndrome. A multicenter report. *J Am Coll Cardiol*. 1992;20:1391-1396.
12. Marcus FI, McKenna WJ, Sherrill D, et al. Diagnosis of arrhythmogenic right ventricular cardiomyopathy/dysplasia: proposed modification of the task force criteria. *Eur Heart J*. 2010;31:806-814.
13. Marcus FI. Prevalence of T-wave inversion beyond V1 in young normal individuals and usefulness for the diagnosis of arrhythmogenic right ventricular cardiomyopathy/dysplasia. *Am J Cardiol*. 2005;95:1070-1071.
14. Marcus FI, Abidov A. Arrhythmogenic right ventricular cardiomyopathy 2012: diagnostic challenges and treatment. *J Cardiovasc Electrophysiol*. 2012;23:1149-1153.
15. Cox MG, Nelen MR, Wilde AA, et al. Activation delay and VT parameters in arrhythmogenic right ventricular dysplasia/cardiomyopathy: toward improvement of diagnostic ECG criteria. *J Cardiovasc Electrophysiol*. 2008;19:775-781.
16. Haïssaguerre M, Derval N, Sacher F, et al. Sudden cardiac arrest associated with early repolarization. *N Engl J Med*. 2008;358:2016-2023.
17. Rosso R, Kogan E, Belhassen B, et al. J-point elevation in survivors of primary ventricular fibrillation and matched control subjects: incidence and clinical significance. *J Am Coll Cardiol*. 2008;52:1231-1238.
18. Patel RB, Ng J, Reddy V, et al. Early repolarization associated with ventricular arrhythmias in patients with chronic coronary artery disease. *Circ Arrhythm Electrophysiol*. 2010;3:489-495.
19. Huikuri HV, Marcus F, Krahn AD. Early repolarization: an epidemiologist's and a clinician's view. *J Electrocardiol*. 2013;46:466-469.
20. Antzelevitch C, Yan GX. J wave syndromes. *Heart Rhythm*. 2010;7:549-558.
21. Tikkanen JT, Anttonen O, Junttila MJ, et al. Long-term outcome associated with early repolarization on electrocardiography. *New Engl J Med*. 2009;361:2529-2537.
22. Tikkanen JT, Junttila MJ, Anttonen O, et al. Early repolarization: electrocardiographic phenotypes associated with favorable long-term outcome. *Circulation*. 2011;123:2666-2673.
23. Sy RW, Gollob MH, Klein GJ, et al. Arrhythmia characterization and long-term outcomes in catecholaminergic polymorphic ventricular tachycardia. *Heart Rhythm*.

2011;8(6):864-871.

24. Blich M, Marai I, Suleiman M, et al. Electrocardiographic comparison of ventricular premature complexes during exercise test in patients with CPVT and healthy subjects. *Pacing Clin Electrophysiol*. 2015;38: 398-402.

25. Prystowsky EN, Padanilam BJ, Joshi S, Fogel RI. Ventricular arrhythmias in the absence of structural heart disease. *J Am Coll Cardiol*. 2012;59:1733-1744.

# 第 21 章

# 植入式心脏起搏器

Brett D. Atwater, Daniel J. Friedman

## 植入式心脏起搏器的基本概念

植入式心脏起搏器广泛应用于治疗各种心律失常和传导功能障碍。起搏器用于治疗由心脏激动形成或传导异常所致的症状性心动过缓[1]，也可用于以下快速型心律失常的患者：①药物治疗导致心动过缓或更严重的心律失常风险，或②需要起搏终止快速型心律失常。在心脏植入装置中，有心脏除颤功能的起搏器可用于治疗既往出现或潜在的危及生命的室性心律失常[2]。同时起搏 2 个心腔（双心室）的起搏器被用于治疗左心室收缩不协调和收缩功能降低的心力衰竭患者，患者通常伴有 LBBB 或右心室心尖起搏引起的严重心室内传导延缓[3]。

图 21.1A 为用于起搏右心房和左右心室（双心室起搏）的经静脉植入式起搏器系统，通过手术放置在胸前区皮下的脉冲发生器可以发放电脉冲。脉冲发生器与经静脉导线连接，导线远端为小电极。这些电极会被置入右心房和右心室的心内膜表面。第 3 根导线被置于心外膜静脉用于起搏左心室。

无导线起搏器将脉冲发生器和起搏电极整合为一个可以完整置于心室内的微型单元（图 21.1B）。目前的无导线起搏装置可以感知一个或多个心腔并起搏右心室，即可提供 VDD 或 VVI 起搏。起搏器分类的关键术语见下文和表 21.1。

临时起搏可以通过体外脉冲发生器来实现，该脉冲发生器既与经静脉导线连接，也可与皮肤贴片相连。在开胸手术时，可将临时或永久性心外膜电极放置在心房或心室。

当植入式起搏器发放脉冲刺激时，ECG 上通常可以记录到起搏信号，表现为正向或负向的垂线。脉冲刺激信号有时可能很小，且并非在每个 ECG 导联上都很明显。QRS 波前的起搏信号提示心室起搏夺获良好（图 21.2A），而 P 波前的起搏信号提示心房起搏夺获良好（图 21.2B）。起搏刺激后没有 P 波或 QRS 波则提示出现失夺获。在双心室起搏系统中，可能会在 ECG 上看到 3 个甚至 4 个起搏信号，这是心房起搏后跟随的 2 个或 3 个不同位置的心室起搏信号。

目前，起搏器使用窄间距导线电极进行起搏，其效率更高且脉宽更窄（0.4ms），可以减少能耗并延长起搏器电池寿命。但这种改变却使老式数字化心电图机上的起搏信号变小，更难识别（图 21.3）。这些老式机器每 2~4ms 对心电信号进行 1 次采样。因此，如果起搏信号落在信号采样间隙就不会显示。目前的数字化心电图机器都采用更高的心电信号采样频率。升级的心电图机能够更好地识别起搏信号（在 12 导联 ECG 上呈起搏样尖峰），以便评估起搏功能（见图 21.2）[4,5]。

目前的植入式起搏器都有按需起搏模式，因为需要起搏器干预的心律失常可能为间歇发作。图 21.4 为植入正常运行的心室按需型起搏器的患者 ECG。在此模式下，设备能感知自身心脏的活动，当自身心率快于起搏器设定的起搏频率时抑制起搏脉冲发放。如果自身心率低于设定的起搏频率，则所有心动周期都由起搏器启动，此时无法评估起搏器的感知功能。在该示例中，起搏器周期长度为 840ms（0.84s）。V1 导联上，自身心搏被按需型起搏器正常感知。注意第 1 个自身 QRS 波前的长 PR 间期（0.32s）。由于没有心房导线，无法进行房室顺序起搏，因此逆行心房激动（图中前 2 个和最后 2 个 P 波）、窦性 P 波和长短不一的 PR 间期混合出现。这

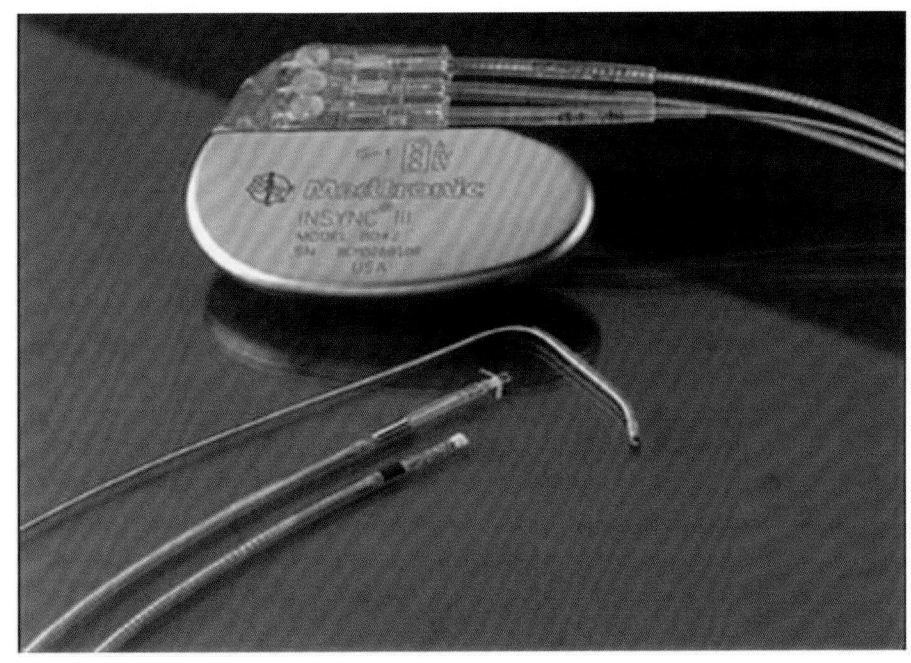


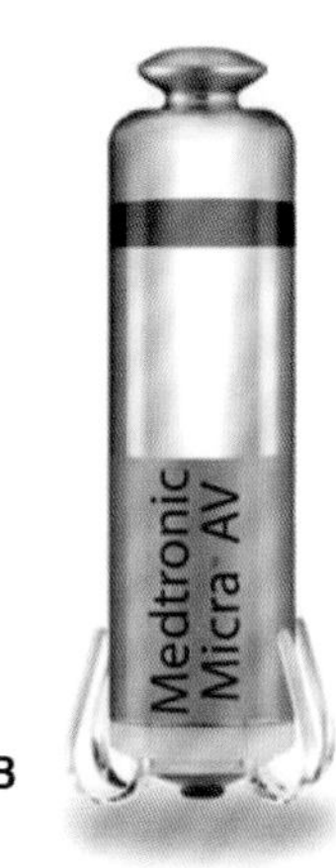


图 21.1 (A)具有3根导线的双心室起搏器:顶部,冠状窦(左心室)起搏导线;中间,右心室起搏导线;底部,右心房主动固定起搏导线。(B)无导线起搏器将脉冲发生器和电极导线整合为一个微型单元——Micra AV Model MC1AVR1。(© 2020 Medtronic.)

表 21.1 修订的 NBG 编码(NASPE/BPEG 通用编码)

| Ⅰ | Ⅱ | Ⅲ | Ⅳ | Ⅴ |
|---|---|---|---|---|
| 心腔起搏 | 心腔感知 | 感知后反应 | 频率应答 | 多部位起搏 |
| O=无 | O=无 | O=无 | O=无 | O=无 |
| A=心房 | A=心房 | T=触发 | R=频率应答 | A=心房 |
| V=心室 | V=心室 | I=抑制 | | V=心室 |
| D=双腔(A+V) | D=双腔(A+V) | D=双重(T+I) | | D=双腔(A+V) |

NASPE/BPEG,北美起搏与电生理学会/英国起搏与电生理学会。

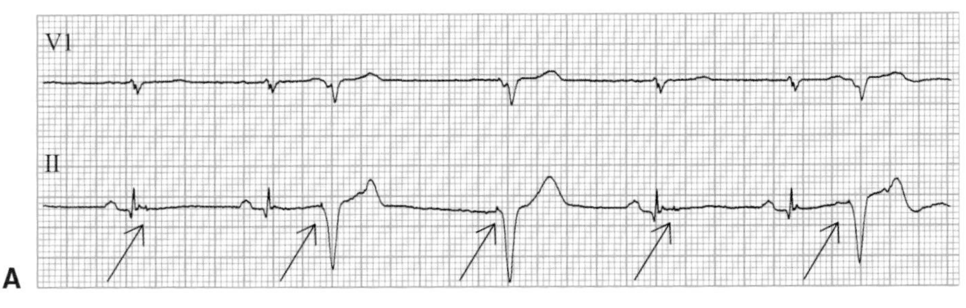


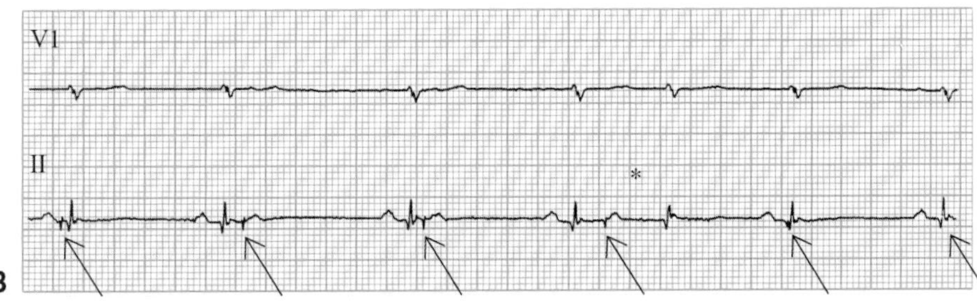


图 21.2 (A,B)固定频率的心室和心房起搏系统。箭头示频率50次/分的起搏信号;星号示延长的PR间期。

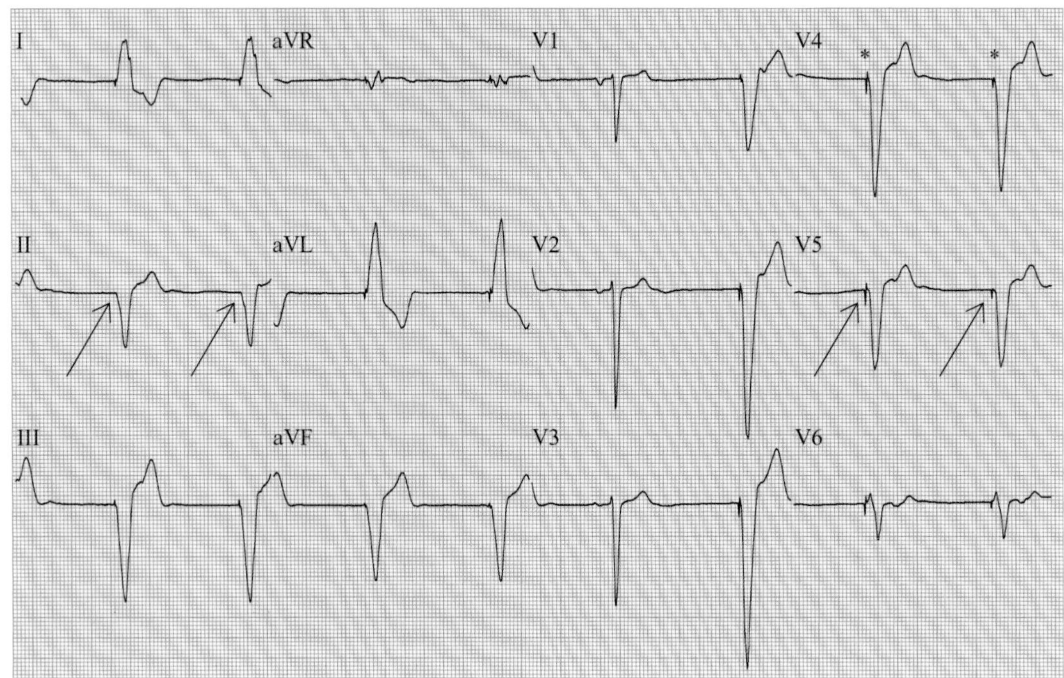


图 21.3　箭头示起搏器信号在 V5 导联明显，在Ⅱ导联并不明显；星号示数字化 ECG 记录到 V4 导联振幅不同的起搏信号。

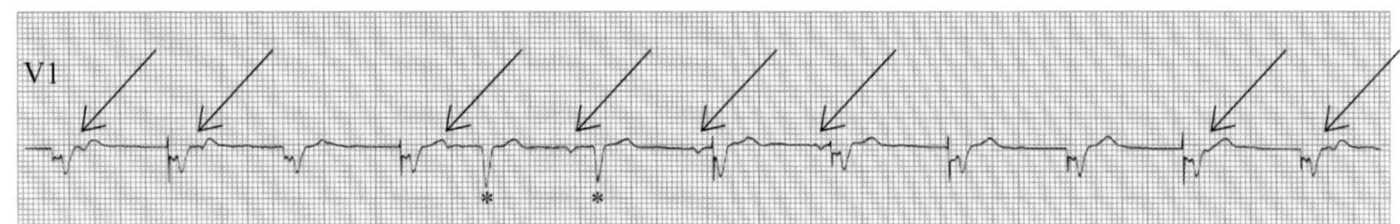


图 21.4　心室按需型起搏器。箭头示患者自身窦性 P 波；星号示自身心室激动产生的 QRS 波抑制按需型起搏器发放脉冲。

种房室同步性缺失会导致起搏器综合征，因此，只要不存在永久性房颤，对于需要心室起搏的患者通常都会植入心房导线。

如果自身心率快于设定的起搏频率，可能无法通过 ECG 评估按需型起搏器的起搏功能。只有出现心动过缓或使用磁铁时才能观察到起搏活动(图 21.5)。磁铁可使起搏器以固定频率起搏，并暂停起搏器的感知功能。固定起搏频率因起搏器厂家和起搏器电池状态不同而不同(表 21.2)。可以通过 ECG 上的固定起搏频率来识别起搏器的厂家及电池电量是否不足[6]。如图 21.5 所示，患者为窦性心动过缓，放置磁铁后单腔(心室)起搏器的起搏频率增加到 100 次/分。请注意，起搏的 QRS 波后可见 P 波，为 1:1 室房逆行传导。值得注意的是，磁铁不改变(有起搏功能的)经静脉除颤设备的起搏功能，但会使抗心动过速治疗失效。

## 起搏器模式和双腔起搏

北美起搏与电生理学会(NASPE)模式编码委员会和英国起搏与电生理学会(BPEG)一起提出了适用于人工起搏器的 NASPE/BPEG 通用(NBG)编码[7]，并于 2002 年修订该编码以适应现代装置，见表 21.1。NBG 编码的前 3 个字母代表起搏器的抗心动过缓功能，第 4 个字母代表可程控性和频率应答，第 5 个字母代表多部位起搏。

可以根据起搏器功能的重要性来记忆 NBG 编码的前 3 个字母。起搏器最重要的功能是起搏功能，其次是感知功能，最后是起搏器对感知事件的反应。第 1 个字母代表起搏的心腔。第 2 个字母代表感知的心腔。用于起搏和感知的字母中“A”代表心房，“V”代表

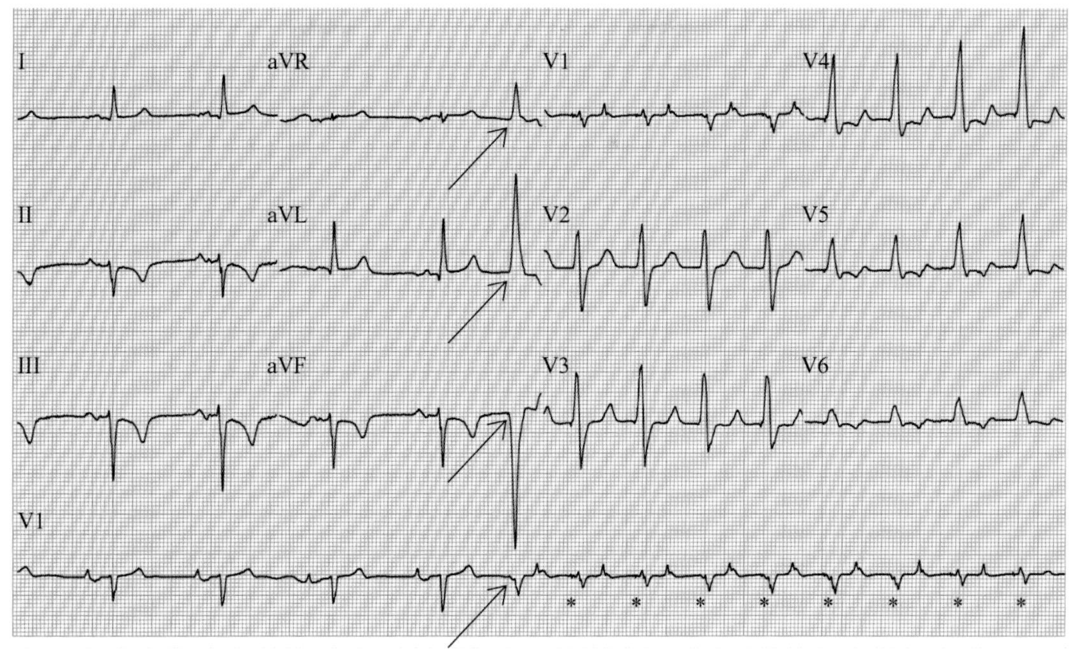


图 21.5　箭头示应用磁铁；星号示磁铁所致的快频率起搏。

表 21.2　不同厂家、不同电池状态下对应的固定频率起搏

| | 厂家 | | | | |
|---|---|---|---|---|---|
| 电池状态 | 美敦力 | 波士顿科学 | 雅培 | 百多力 | 索林 |
| 初始 | 85 | 100 | 98.6 | 90 | 96 |
| 接近更换 | N/A | 90 | N/A | N/A | N/A |
| 需要更换[a] | 65 | 85 | 86.3 | 80 | 80 |

N/A，不适用。

[a] 当电池电量用尽（低于“需要更换”），将无法评估固定起搏频率。

心室，“D”代表双腔（心房和心室），“O”代表无。NBG编码中的第 3 个字母代表设备对感知事件的反应。第 3 个字母中“I”代表抑制，“T”代表触发，“D”代表双重（触发和抑制），“O”代表无。第 4 个字母代表是否存在频率应答（“R”表示存在频率应答，如果不存在频率应答则可省略第 4 个字母）。NBG 编码的第 5 个字母很少使用，其表示多部位起搏的存在及位置。第 5 个字母中“O”代表无，“A”代表心房，“V”代表心室，“D”代表双腔（心房和心室）。

常用的起搏模式包括 VVI、AAI 和 DDD 模式，VVIR、AAIR 和 DDDR 则指存在频率应答[8,9]。VVI 起搏器（见图 21.3 至图 21.5）可以起搏心室，感知心室，感知到心室事件后抑制心室起搏。VVI 起搏器只有一个起搏频率（通常称为“下限频率”），需要程控调整。AAI 起搏器可以起搏心房，感知心房，感知到心房事件后抑制心房起搏。AAI 起搏器也只有一个可程控的起搏频率。VVI 和 AAI 起搏器都是“单腔”起搏器，能起搏和感知单个心腔。

DDD 起搏器通常为双腔起搏器，能起搏右心房和右心室（或双心室）并能感知心房和心室激动。起搏器感知 P 波并在程控的房室间期后起搏心室，在感知心室激动后抑制心室起搏，以避免与自身节律竞争性起搏。DDD 起搏会根据患者自身心房率的变化而变化。如果患者的心房率低于 DDD 模式的下限频率，起搏器就会以下限频率起搏心房和心室（“下限频率行为”，图 21.6A）。如果窦性心律高于下限频率，则起搏器会感知心房并在程控的房室间期后起搏心室（图 21.6B）。DDD 起搏器存在一个程控的上

限跟踪频率，以防止跟踪快速心房节律。尽管起搏器感知到较多的快速性心房事件，但心室仅以上限跟踪频率起搏（“上限频率行为”，图 21.6C）。如果对起搏器进行适当程控，感知心房后的房室间期可能会有所变化。

图 21.7 为 3 位不同晕厥患者（间歇性房室传导阻滞所致）的 V1 导联 ECG。3 份 ECG 的心房率介于下限频率和上限跟踪频率之间，DDD 起搏器正常运行。DDD 起搏器能模拟正常的房室结传导功能，并模拟正常心脏生理活动的特殊功能。DDD 起搏器的房室间期可能随起搏频率的增加而缩短。DDD 起搏器可跟踪窦性心律失常和 APB（发生在 T 波顶峰，并触发心室起搏；图 21.7A），在感知 VPB 后重整起搏周期（图 21.7B）。起搏器可能在遇到较短配对间期的 APB 时延长房室间期，但不会感知配对间期非常短的 APB（落在心房不应期中）（图 21.7C）。图 21.7C 中可见 APB 未下传后起搏器以下限频率起搏，当窦性心律超过起搏器下限频率后再恢复心房跟踪心室起搏。

VVIR 和 DDDR 起搏器具有频率应答功能，可以在活动时自动增加最小起搏频率。频率传感器通常包括压电晶体（活动）、加速度计（身体运动）、阻抗感知装置（感知呼吸频率或每分通气量）和“闭环”模拟。具有频率应答功能的起搏器可以程控最大传感器频率和传感器灵敏度及频率应答参数。

图 21.8A 展示了 DDDR 起搏时传感器活动调整下限起搏频率。通过连续的房室顺序起搏可以确定起搏器的最小起搏频率。由于传感器驱动，最小起搏频率被增加到 84 次/分（图 21.8A）。图 21.8B 为同一起搏器以比图 21.8A 中的传感器驱动的起搏频率更快的频率对窦性心律进行心房跟踪心室起搏。请注意，在跟踪较快的窦性心律时，传感器并不增加起搏器的最小起搏频率。因此，DDDR 能通过传感器增加心房起搏频率或感知自身较快的窦性心律来增加心室起搏频率。某些双腔起搏器的最大传感器频率和上限跟踪频率可以单独通过程控调整。

某些起搏器系统可能有抗心动过速起搏（ATP）功能（图 21.9），但临床实践中一般限制 ATP 应用于快速型室上性心律失常。

治疗 VT 的 ATP 功能通常包含在植入式心脏复律除颤器（ICD）中，因为 ATP 可能会使得血流动力学稳定的单形性 VT 进展为血流动力学不稳定的多形性 VT 或心室颤动。如图 21.10 所示，单形性 VT 在 ATP 治疗后变为 250 次/分的多形性 VT，并被 ICD 高能量电击成功终止。经静脉 ICD 系统还包含传统起搏器系统的所有起搏功能，以预防缓慢性心律失常。当前的皮下 ICD 没有血管腔内电极，可以在紧急 ICD 电击后提供高输出起搏以短暂治疗心动过缓。这种高输出起搏疼痛明显且耗电较大。因此，皮下 ICD 不适用于有心动过缓风险的患者。

## 起搏器评估

对于任何起搏器系统，首先应评估的是起搏功能

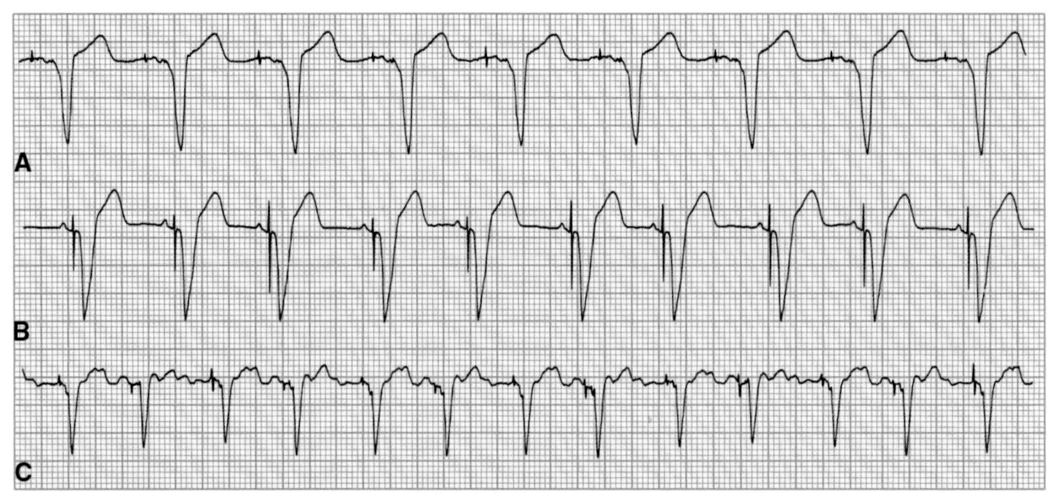


图 21.6 （A）心房和心室以下限频率起搏。（B）心房跟踪心室起搏，伴程控的房室间期。（C）心房跟踪心室起搏，感知房扑波导致心室起搏间期变化，部分以上限频率起搏。

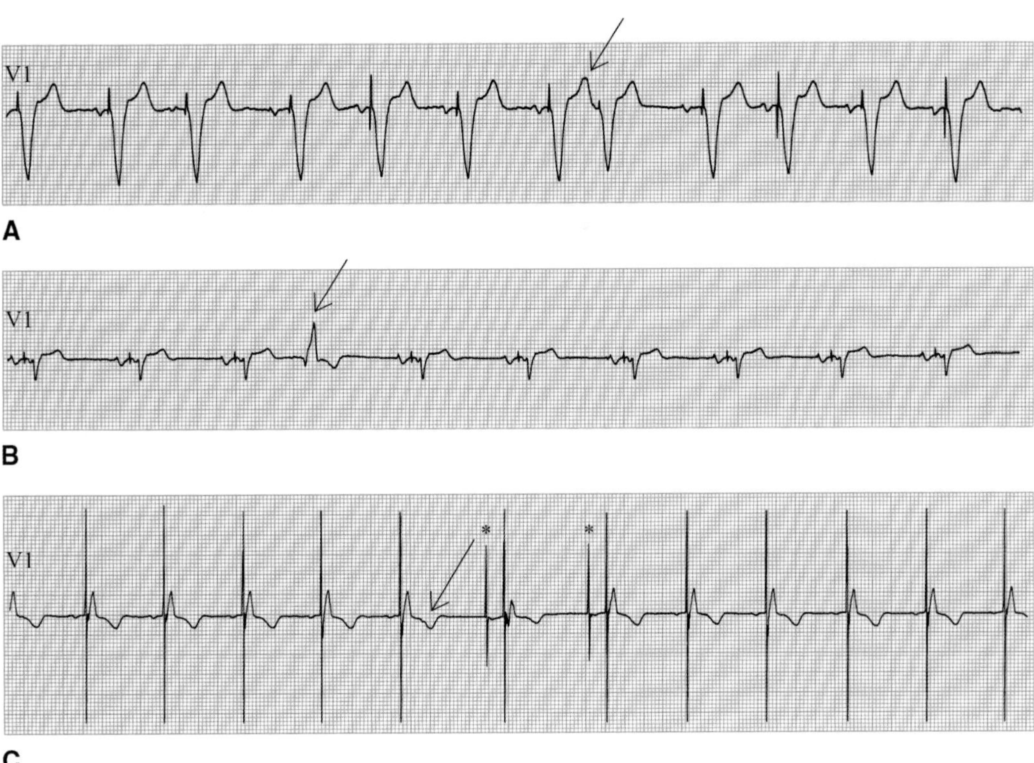


图 21.7　(A)箭头示感知到 APB。(B)箭头示感知到 VPB。(C)箭头示未感知到 APB；星号示 APB 未下传后起搏器以下限频率起搏，直至窦性心律超过起搏器下限频率后，恢复心房跟踪心室起搏。

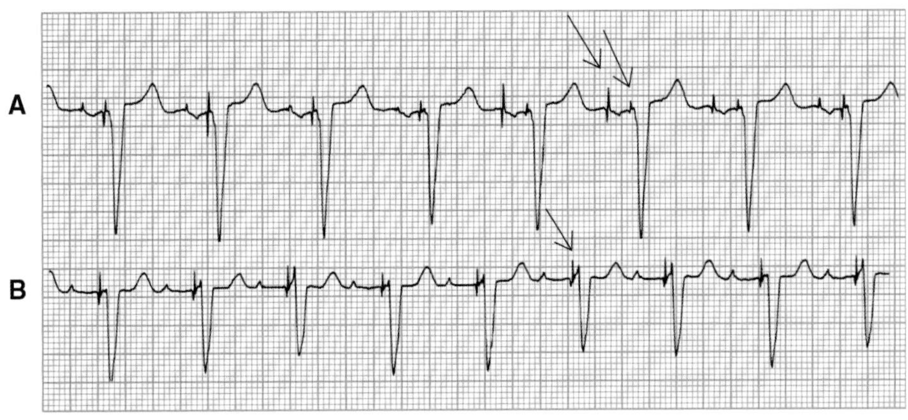


图 21.8　(A)箭头示房室顺序起搏。(B)箭头示窦性心律下的心房跟踪心室起搏。

和感知功能。起搏器故障时可能表现为起搏信号后没有心房或心室夺获，或对自身或外部电信号的感知不良或感知过度。

图 21.11 为起搏器起搏和感知功能均存在障碍时的典型表现。图中可见起搏信号以 68 次/分的频率规律发放，不受患者自身节律影响。另外，多数起搏信号后没有 QRS 波，仅见一次心室夺获。感知不良则表现为起搏器脉冲未被患者自身心室搏动抑制。

对于双腔起搏系统，必须评估心房和心室的夺获和感知[10,11]。图 21.12 可见心房失夺获，心室起搏功能良好。前 2 个窦性心搏抑制心房起搏及跟踪第 1 个窦性心搏的心室起搏均提示心房感知功能良好。VPB(第 3 个心搏)代偿间歇后出现下限频率起搏伴心房失夺获。VPB 抑制心室起搏提示心室感知功能良好。

图 21.13 为出现感知故障时的 ECG：心房感知不良(图 21.13A)和心室感知过度(图 21.13B、C)。图 21.13A、B 为 DDD 起搏器，图 21.13C 为 VVI 起搏器。

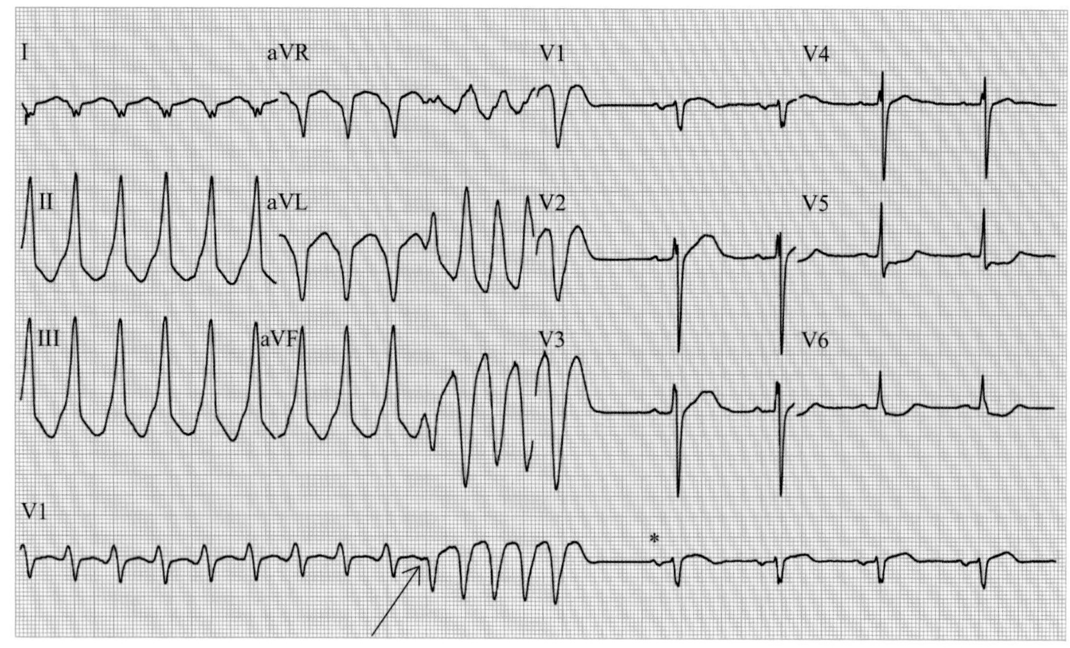


图 21.9 箭头示连续 5 个心室起搏序列终止心动过速；星号示节律转回窦性心律。

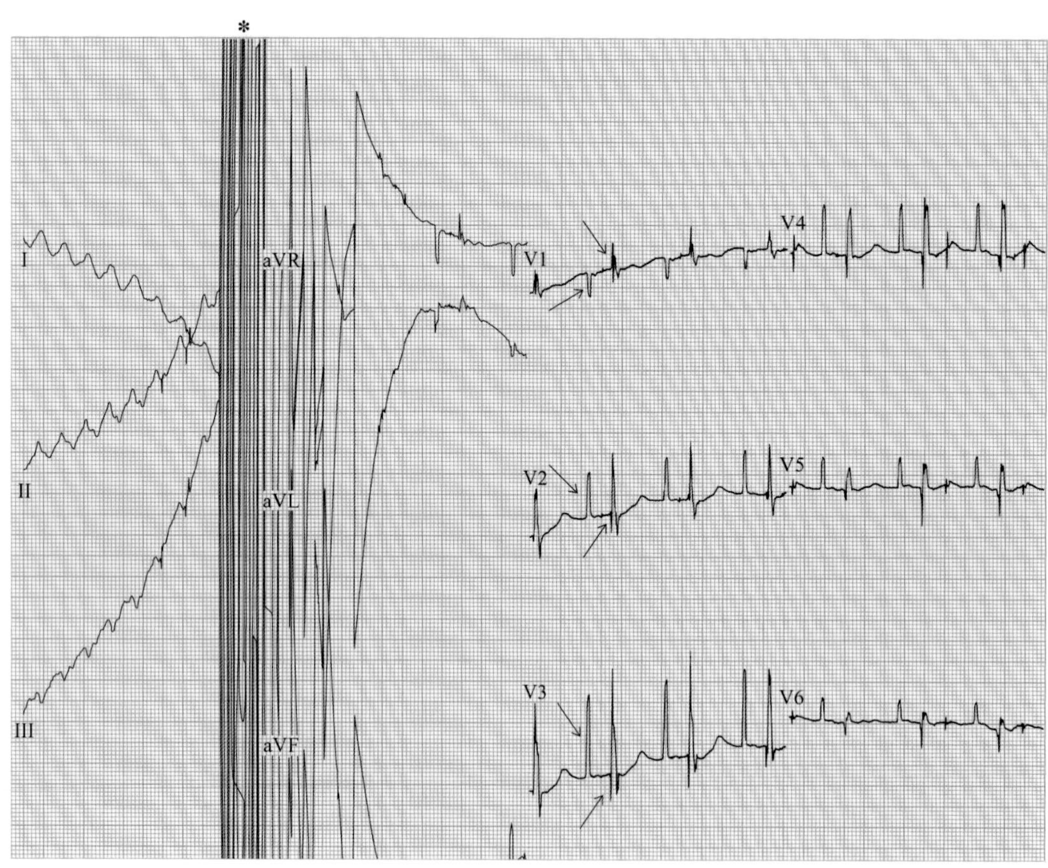


图 21.10 星号示植入式心脏复律除颤器的高能量电击终止心动过速；箭头示恢复房室顺序起搏。

DDD 起搏器功能正常时，心房感知后会在感知的房室间期后触发心室起搏，而心室感知事件会抑制心室起搏，并且有时会重整下一次的心房计时周期。图 21.13A 中，心房感知不良导致 P 波（箭头所示）无法触发心室起搏。图 21.13B 为心室过度感知。此时，起搏器的心房通道和心室通道上都感知到体表 ECG 上

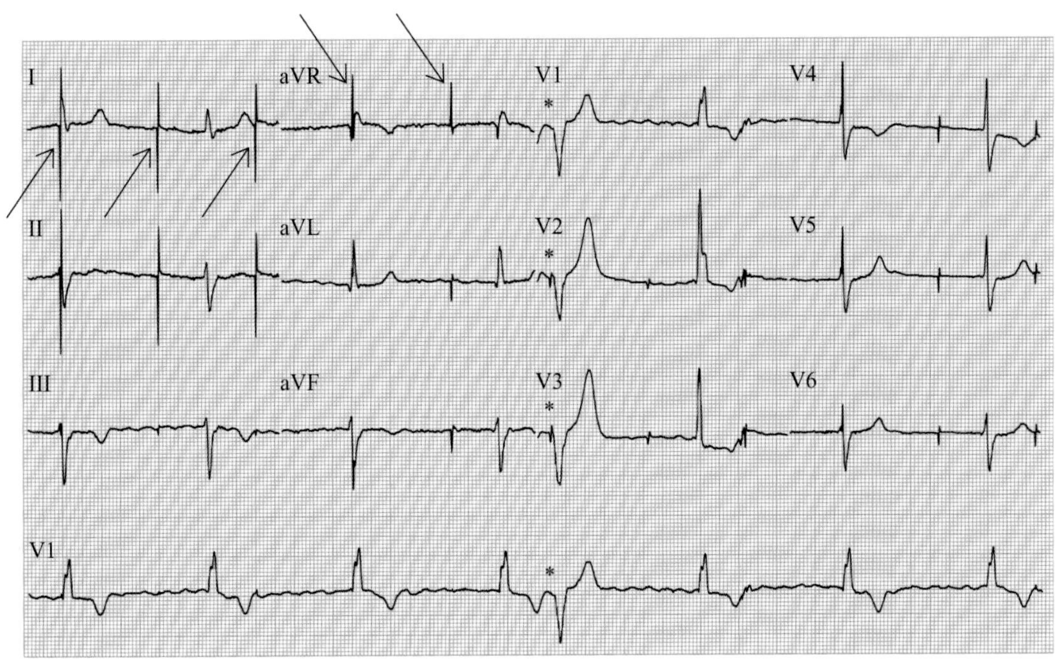


图 21.11　箭头示起搏脉冲；星号示仅见一次心室夺获。

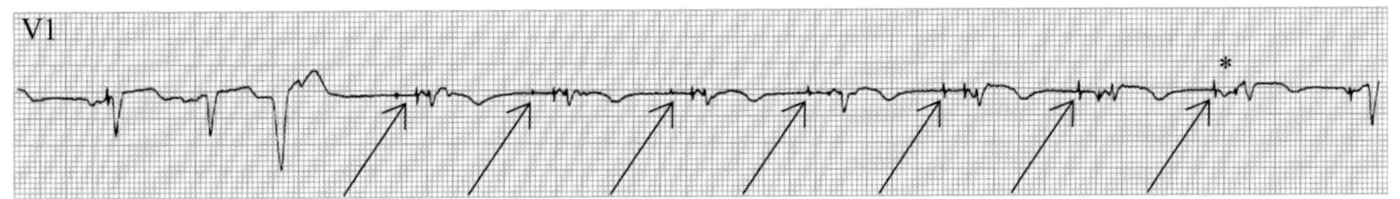


图 21.12　前 6 个箭头示起搏器下限频率起搏伴心房失夺获；星号及最后的箭头示起搏器夺获心房。

不可见的信号，使得心房起搏和心室起搏均被抑制。这种情况通常是电磁干扰所致。对于起搏器依赖的患者，这种过度感知及起搏抑制可能导致晕厥或心动过缓性停搏。图 21.13C 为程控为 VVI 模式的完全性房室传导阻滞患者的 ECG。过度感知会抑制心室起搏，导致长时间的心室停搏。这种过度感知的原因可能是导线断裂或电磁干扰。

当起搏系统没有足够时间感知自身节律时，可能会误以为出现“感知不良”[10,11]。当患者自身心率与程控的最低起搏频率接近时，就会出现这种假性“感知不良”，如图 21.14 所示的 V1 导联上心房颤动伴间歇慢心室率及心室起搏。自身激动需要 0.04s 以上才能到达右心室心尖部的起搏器导线并被感知。而出现这种明显异常表现时起搏器功能是正常的。

起搏和感知功能正常的患者也可能会出现与起搏器功能故障相关的症状。图 21.15 为 1 例 VVI 起搏器正常运行时的 ECG。由于缺少自身心搏，无法评估起搏器的感知功能。然而，1:1 室房逆行传导却可能导致患者出现“起搏器综合征”[12]——心室收缩三尖瓣关闭时心房收缩，导致心房扩大而引起颈部充盈、胸部不适和血管迷走性晕厥。如果双腔起搏器发生 1:1 室房逆行传导，则起搏器可能跟踪逆行 P 波并起搏心室，反复循环，从而导致以上限跟踪频率起搏的“起搏器介导性心动过速”。

图 21.16 中，起搏器的起搏和感知功能均明显异常。该示例中的异常由植入时心房和心室导线反接导致。心室被双起搏脉冲序列的第 1 个脉冲而非第 2 个脉冲夺获，提示心房通道输出夺获心室。双起搏脉冲序列的第 2 个脉冲出现在每个起搏的 QRS 波中或 ST 段上。5 个自身心搏（星号）均抑制心房和心室通道，证明 P 波（通过心室通道）和 R 波（通过心房通道）的

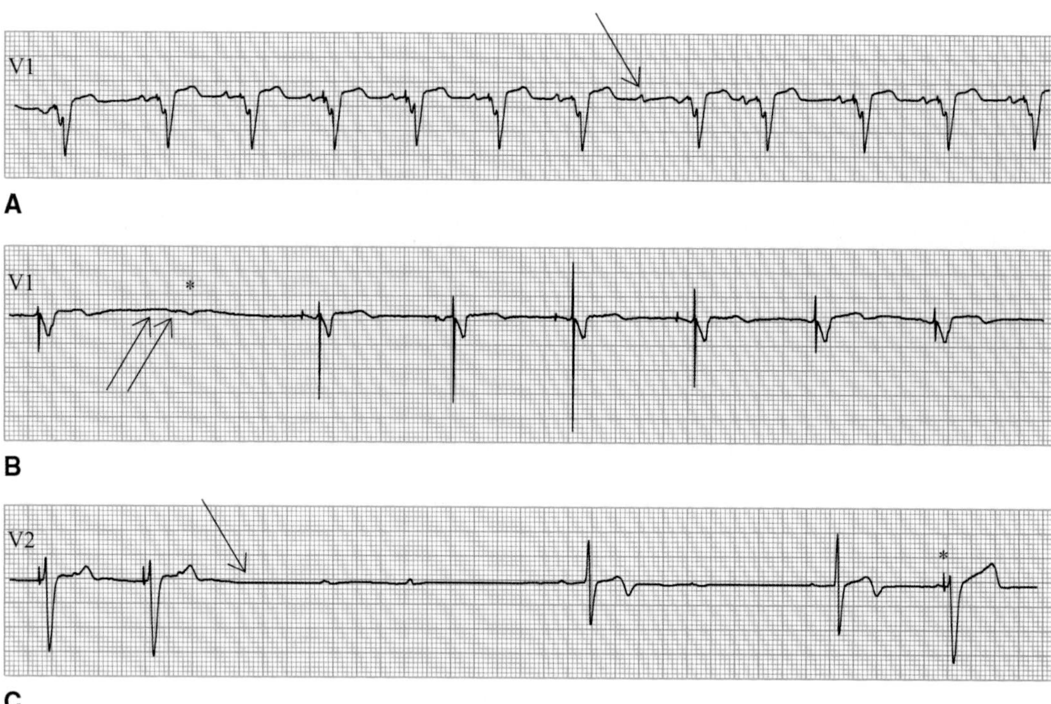


图 21.13　(A)箭头示未被感知的 P 波。(B)箭头示预期出现心房和心室起搏信号的位置；星号示由于房室传导阻滞，P 波未下传。(C)箭头示预期出现下一个心室起搏信号的位置；星号示起搏信号再次出现。

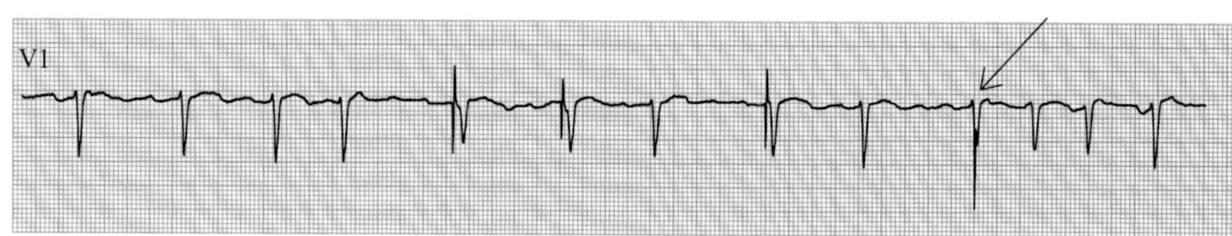


图 21.14　箭头示出现在自身 QRS 波内 0.04s 的起搏信号。

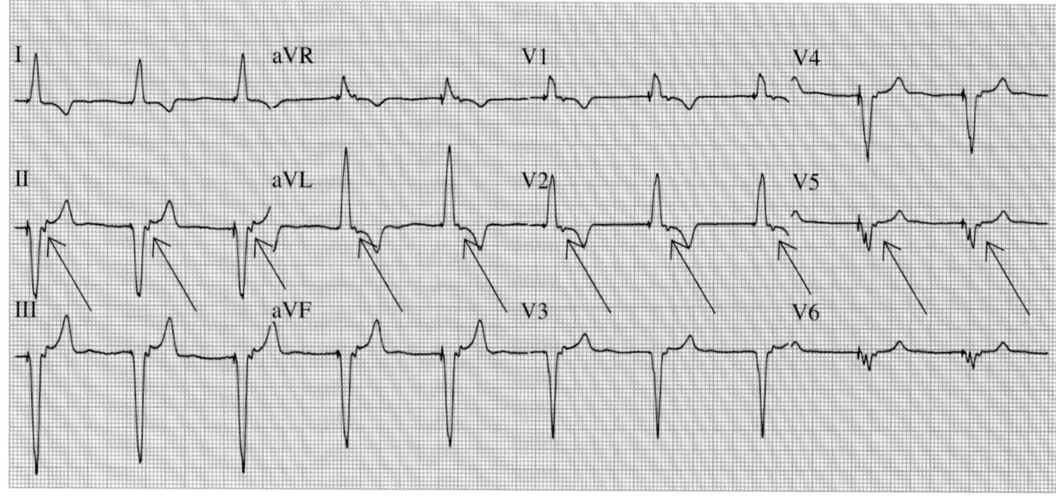


图 21.15　箭头示 1:1 室房逆行传导时的逆行 P 波。

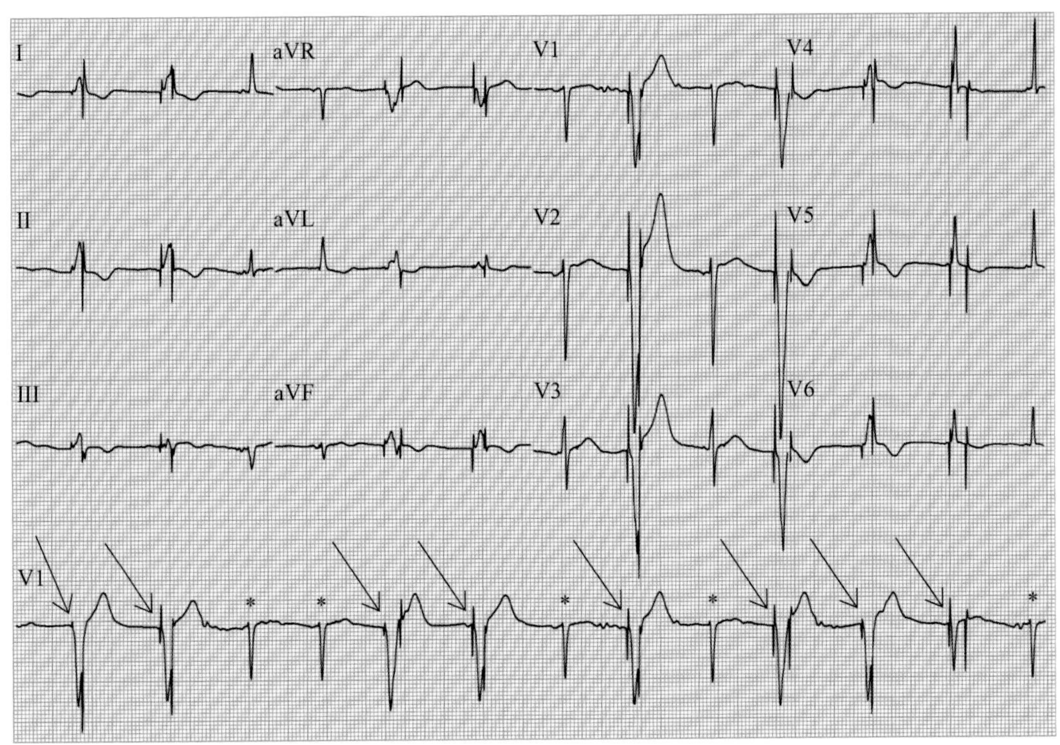


图 21.16 箭头示心室被双起搏脉冲序列的第 1 个脉冲夺获；星号示自身心搏。

感知正常。

## 起搏电极位置

起搏器除极波在心脏内的扩布情况取决于起搏电极所在位置。目前，大多数心内膜电极被置于右心室心尖附近。右心室起搏电极会先起搏右心室，再起搏左心室，在 V1 导联上呈 LBBB 图形。随着激动从右心室心尖向基底部扩散，出现额面电轴左偏(图 21.17A)。右心室流出道的心内膜电极产生的激动从基底部开始向下扩散，电轴方向垂直向下(图 21.17B)。

左心室心外膜电极或冠状窦远端电极用于起搏左心室。冠状窦远端起搏使得左心室-右心室顺序起搏，在 V1 导联上呈 RBBB 图形。传统的心脏再同步化治疗(CRT)通过右心室心尖部和冠状窦后外侧静脉起搏实现(图 21.18A；纯 CRT 起搏)。冠状窦后外侧静脉起搏产生右心室和左心室起搏的融合波，通常会使 QRS 波变窄。在 12 导联 ECG 上，双心室起搏的特征是 V1 导联的 R 波和 I 导联起始的 Q 波。新型 CRT 设备允许起搏器在激动传导至右束支时发放左心室起搏脉冲，从而更生理性地起搏右心室和室间隔。相比传统 CRT 起搏，这种“仅左心室”起搏(图 21.18B)可以使 QRS 波变得更窄。

## 最小化右心室起搏算法

尽管大多数(86%)植入式起搏器会被程控为 DDD 模式，但根据病态窦房结综合征、房室传导阻滞、束支传导阻滞伴心力衰竭或以上几种情况结合等不同起搏指征，ECG 上心房和心室起搏频率会有很大不同。双腔和单腔(VVI)植入式除颤器的研究表明，有心力衰竭病史患者植入右心室电极使用 DDD 模式起搏时，无心力衰竭相关住院生存期较短[13]。模式选择试验(MOST)对比 VVI 模式起搏和 DDD 模式起搏发现：相比窦性心律，右心室起搏(40%~50%)多为有害的，会增加死亡率和心力衰竭住院率[14]。因此，起搏器厂家目前已开发了新的算法为植入右心室电极的双室起搏器和除颤器提供最小化右心室起搏。

现代双室起搏器和除颤器可以通过算法识别并检测间歇性房室传导阻滞患者自身房室传导周期性恢复的情况(图 21.19)。前 3 个心房起搏信号后可见 P 波房室间期较长(起搏器主动延长房室传导间期促进自身传导)，在 QRS 波上可见叠有起搏脉冲信号(见图 21.14)。第 4 个心房起搏后，出现一次心室起搏

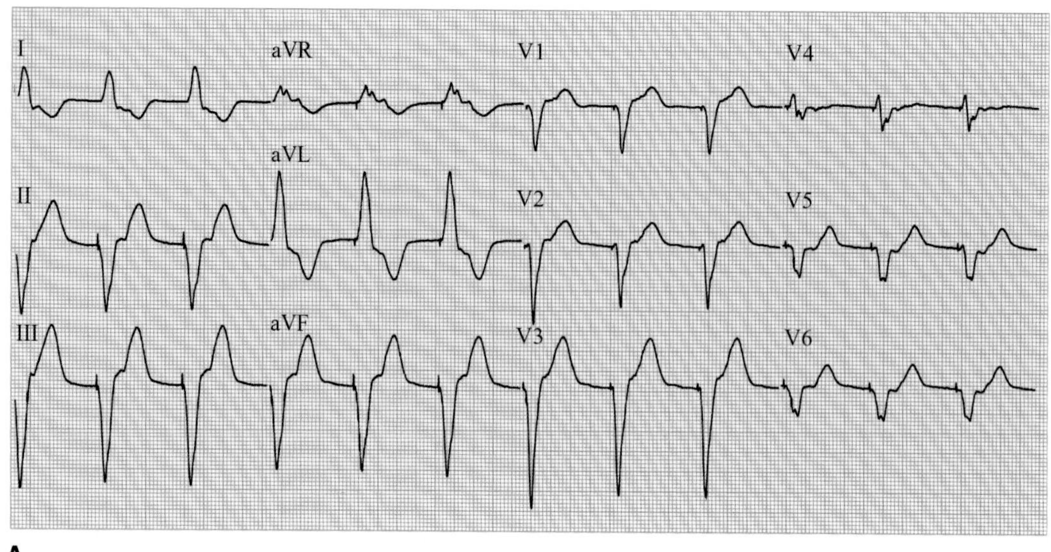


A

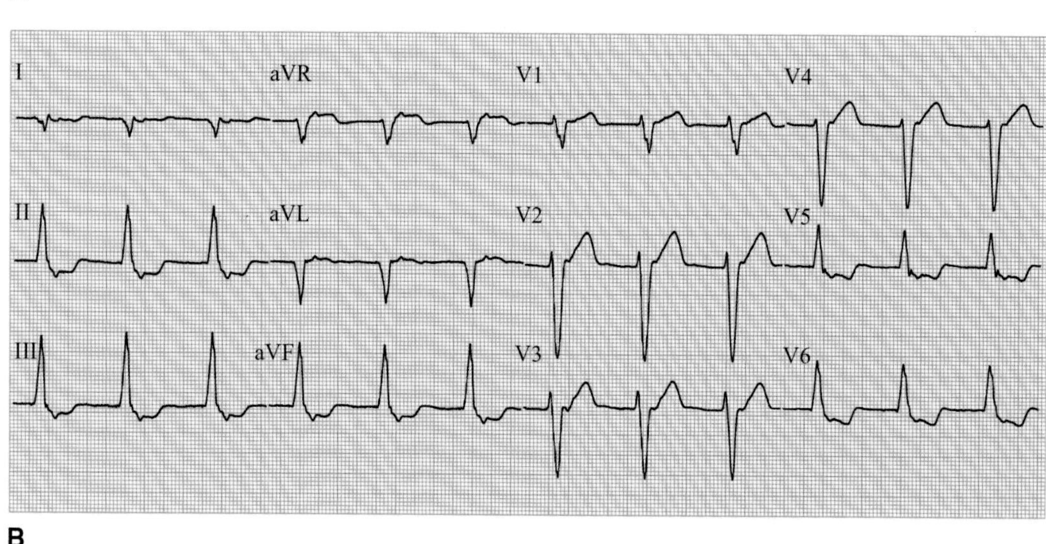


B

图 21.17 (A)右心室心尖部起搏。(B)右心室流出道起搏。

暂停，其间未见 QRS 波。起搏器的特殊功能允许 QRS 波“脱落”1 次，随后发放短房室间期的房室顺序起搏。

## 心脏再同步化治疗

图 21.20 左侧为 CRT 双心室起搏导线的位置。对于没有慢性房性心律失常的患者，右心房导线通常被置于右心耳或心房外侧壁。右心室导线通常被置于右心室心尖部，但也可被置于右心室流出道。左心室导线经冠状窦进入心外膜静脉。左心室起搏导线的最佳位置通常为左心室基底部与心尖之间的侧壁。图 21.20 右侧显示 CRT 起搏器可分别程控的右心室和左心室起搏脉冲。

超过 1/3 的心衰患者存在 LBBB，导致左心室侧壁收缩延迟，从而导致室间隔和游离壁收缩不同步，最终导致左心室功能下降。ECG 在筛选 CRT 治疗最佳获益患者和识别左心室瘢痕区域，优化左心室导线位置方面有很重要的作用。最可能从 CRT 治疗获益的患者是 ECG 上存在 LBBB 且 QRS 时限>140ms（男性）和 130ms（女性）的患者[15]。QRS 时限 120ms 的 LBBB 患者有 40%存在左心室不同步。LBBB 伴 QRS 时限 150ms 的患者有 70%存在左心室不同步[3]。对照研究显示，在大多数 LBBB 和 QRS 增宽的接受 CRT 治疗患者中，左心室功能、运动表现和射血分数都得到改善，左心室舒张容积减小（心室重构逆转）。心力衰竭患者随机试验显示 CRT 治疗可以减轻症状，改善功能容量，减少心力衰竭住院次数，增加患者生存率[16-19]。然而，仍有高达 30%的患者可能无法从 CRT

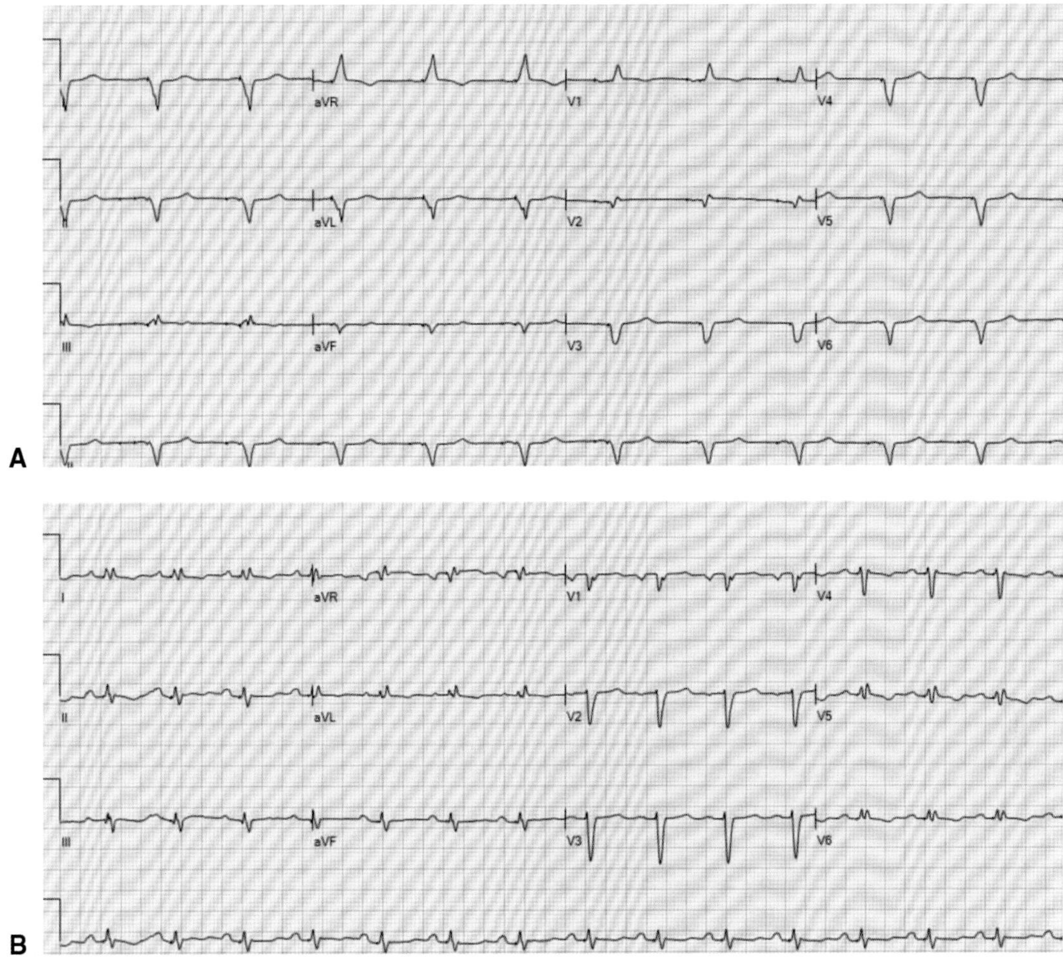


图 21.18　(A)传统的心脏再同步化治疗起搏左右心室,ECG 特点是 V1 导联的 R 波和 I 导联起始的 Q 波。(B)心脏再同步化治疗也可仅起搏左心室,使左心室起搏与自身右束支激动下传同步,进而形成较窄且更为“正常”的 QRS 波。

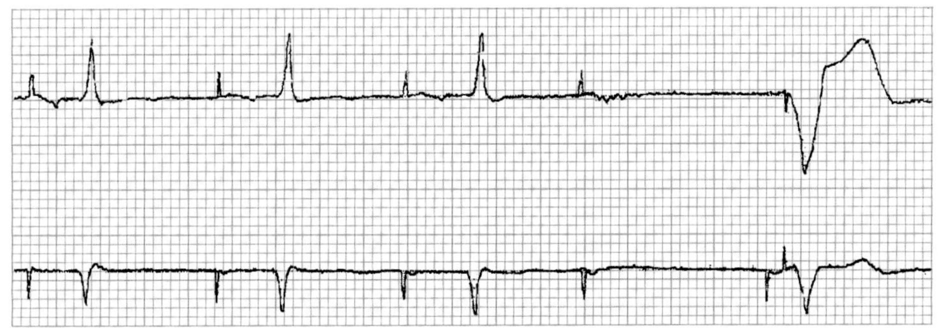

图 21.19　双腔起搏器根据算法最小化心室起搏。前 3 个心房起搏信号后可见 P 波房室间期较长(起搏器主动延长房室传导间期促进自身传导),在 QRS 波上可见叠有起搏脉冲信号(见图 21.14)。第 4 个心房起搏后,出现一次心室起搏暂停,其间未见 QRS 波。起搏器的特殊功能允许 QRS 波“脱落”一次,随后发放短房室间期的房室顺序起搏。

获益。

ECG 对 CRT 患者随访时优化房室间期和右心室-左心室间期有重要作用,并能确认右心室和左心室有无夺获[20]。图 21.21 中可见左心室间歇性失夺获,如箭头所示,左心室失夺获时 R 波振幅降低。增加左心室电极起搏输出或切换不同的左心室起搏电极可以纠正这种间歇性失夺获。

CRT 被用于治疗 QRS 增宽伴中重度左心室功能

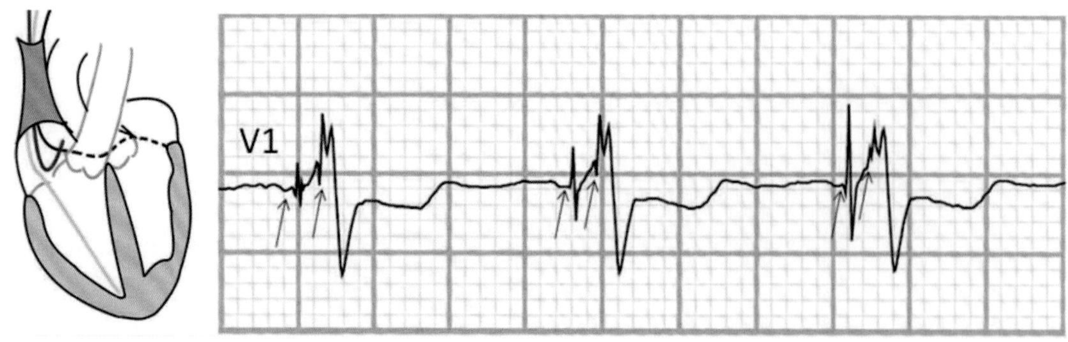


图 21.20 双心室起搏。左侧，心房、右心室及左心室电极位置；右侧，ECG 中每个 QRS 波前均有 2 个起搏脉冲。CRT 可以通过调整脉冲间期来优化心室功能。

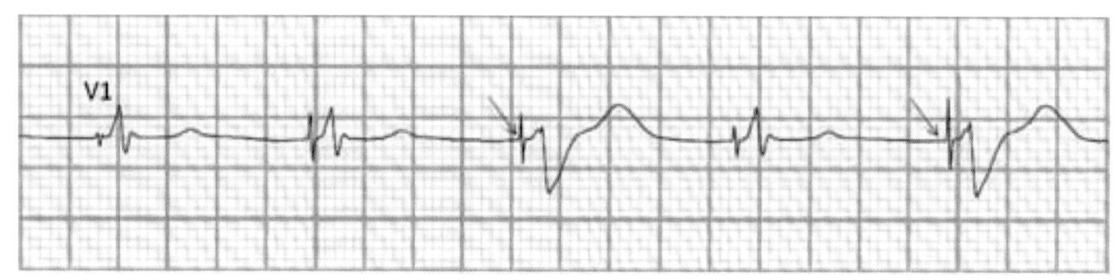


图 21.21 双心室起搏患者随访。箭头示 RBBB 图形消失，提示间歇性左心室失夺获。

障碍的患者，现在也常用于射血分数轻度降低的患者，以预防右心室起搏诱发的心肌病。

## 生理性心室起搏——希氏束起搏

对于间歇性缓慢型心律失常或间歇性房室传导阻滞但左心室功能正常的患者，双腔右心室起搏仍会继续发挥作用。右心室心尖部起搏时，右心室起搏负荷>20%、男性、QRS 时限>115ms 等因素会增加起搏性心力衰竭的风险[21]，但仍需更多数据以更好地识别右心室起搏性心力衰竭的高风险患者。

如果将心室导线置于特异性传导系统而不是右心室心尖部，则可以避免起搏性心室不同步及起搏性心力衰竭。心室起搏导线的腔内电图可以识别和定位希氏束电位（图 21.22），并能永久固定于此位置。许多房室传导阻滞的病例中，阻滞水平在房室结或希氏束近端，将导线置于阻滞水平远端可以绕过传导阻滞。希氏束起搏可以纠正 70%~90%患者的 LBBB或 RBBB[22]。希氏束起搏被证明可能是双心室起搏的有效替代。总结图描述了包括生理性希氏束起搏在内的最常见心室起搏类型的解剖位置。

起搏导线位于三尖瓣上方行希氏束起搏时常能选择性夺获希氏束（图 21.23），起搏导线位于三尖瓣下方时常能非选择性夺获希氏束（图 21.24）。12 导联 ECG 上，选择性希氏束起搏时，心室起搏信号后出现至少 30ms 的等电位线，随后是形态与自身传导相同的 QRS 波。非选择性希氏束起搏时，心室起搏信号后紧跟起始粗钝、30~40ms 后又变窄的 QRS 波。当存在前间隔旁路时，非选择性希氏束起搏的 QRS 形态与心室预激类似（见第 19 章）。

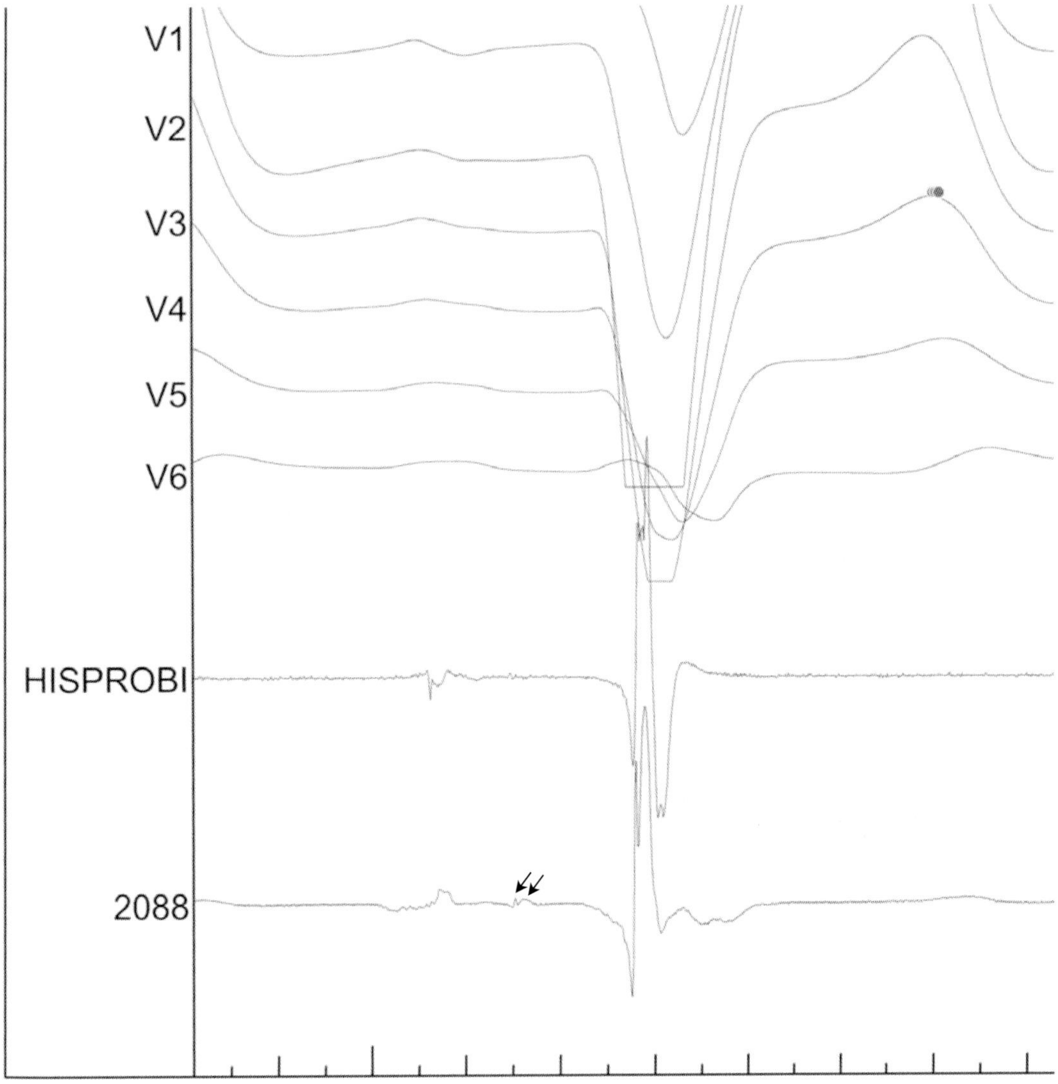

V1
V2
V3
V4
V5
V6
HISPROBI
2088

图 21.22　通过腔内电图定位希氏束位置。箭头示希氏束产生的独特电位。

I
aVR
V1
V4
II
aVL
V2
V5
III
aVF
V3
V6
II

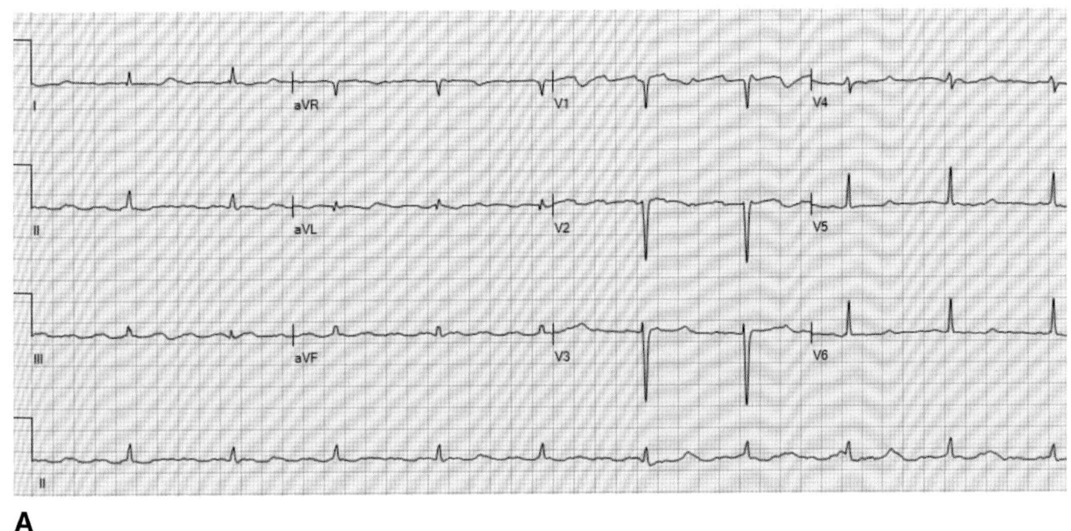

**A**

图 21.23　12 导联 ECG，自身房室传导（A）和希氏束起搏（B）。注意希氏束起搏信号和 QRS 波间的等电位线，以及自身的与起搏的 QRS 波形态相同。这些都是三尖瓣上方导线成功选择性夺获希氏束的特征。（待续）

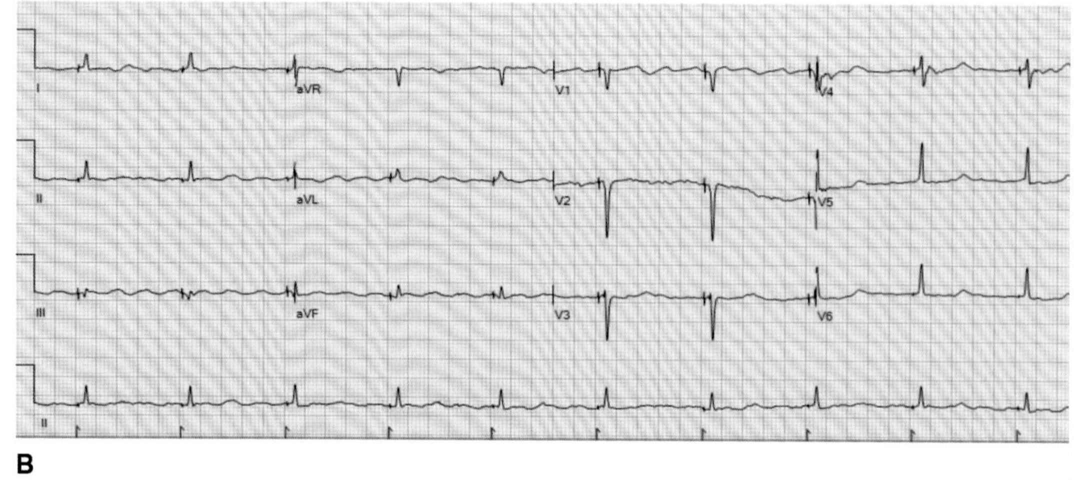


B

图 21.23(续)

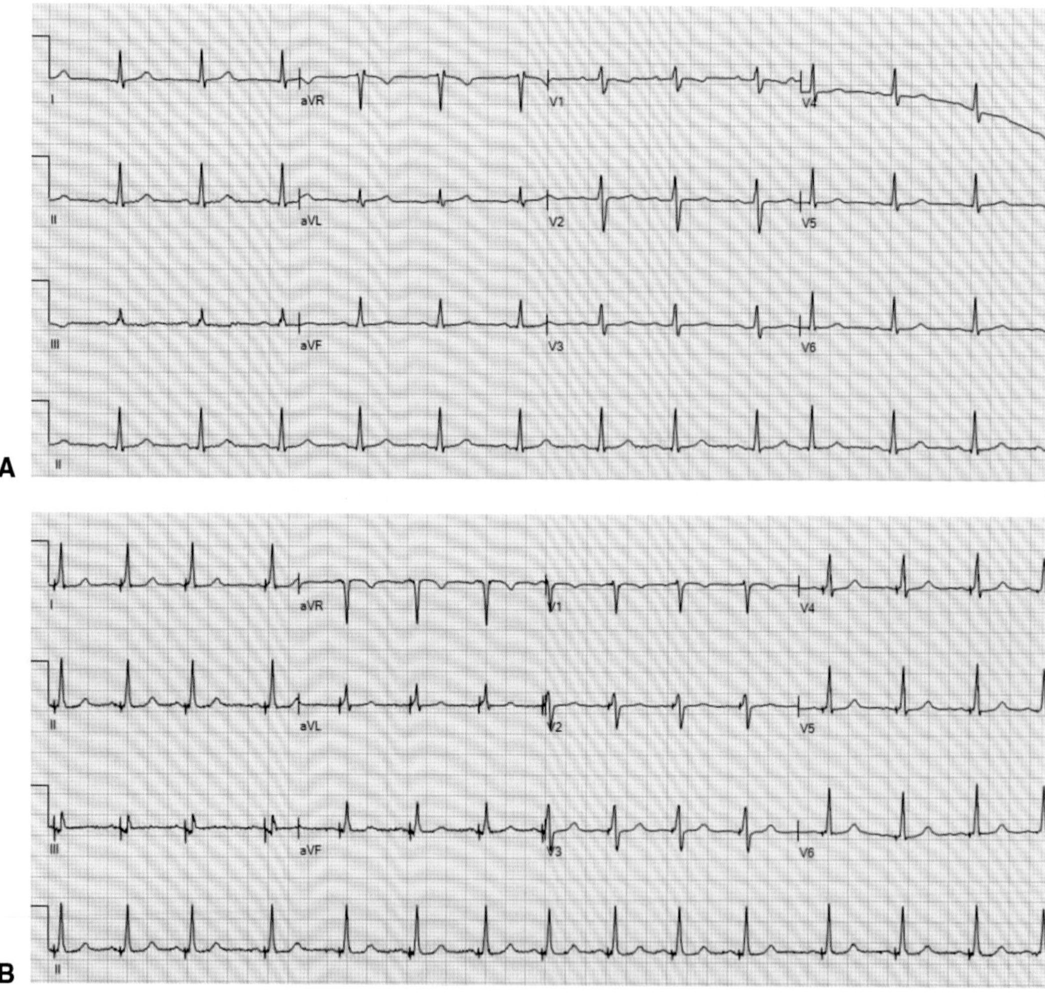


图 21.24 12 导联 ECG,自身房室传导(A)和希氏束起搏(B)。注意希氏束起搏信号和 QRS 波间无等电位线,以及夺获希氏束周围右心室肌产生 QRS 波起始的"δ 波"。起搏信号后 40~60ms 的 QRS 波形态与自身 QRS 波相同。这些都是三尖瓣下方导线非选择性夺获希氏束的特征。

# 第21章总结图

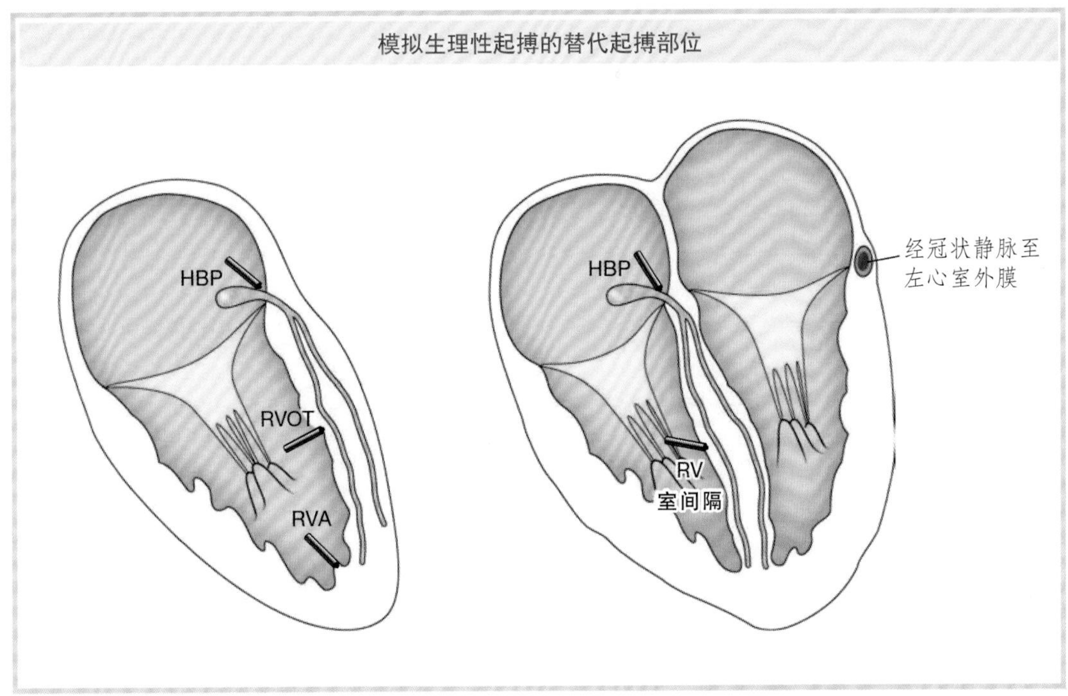


HBP,希氏束起搏;LV,左心室;RV,右心室;RVA,右心室心尖部;RVOT,右心室流出道。

## 相关术语

**双心室起搏:**可同时起搏左、右心室的起搏器,并能够起搏心房(除非患者存在干扰心房起搏或跟踪的慢性房性心律失常)。

**心脏再同步化治疗:**使用双心室起搏或希氏束起搏来同步心室激动和收缩。

**除颤:**通过外部电流终止心房或心室颤动。

**按需起搏模式:**描述具有感知自身心脏活动功能并可以被自身心脏活动抑制脉冲发放的植入式起搏系统的术语。

**双腔起搏器:**可以起搏心房和心室的起搏器。

**不同步:**心室壁正常同步机械收缩丧失。由于LBBB或右心室起搏所致的典型机械性不同步是指左心室间隔激动和收缩时左心室游离壁舒张,随后是左心室游离壁收缩而左心室间隔舒张。

**固定频率起搏:**仅能发放起搏电脉冲而不感知心脏的节律或不通过生理传感器改变起搏频率。

**植入式心脏除颤器:**能够感知自身电脉冲和(或)发放电脉冲刺激心肌机械收缩的装置。

**过感知:**植入式起搏器功能异常,感知到其他心腔心肌产生的额外电信号并抑制或触发脉冲。

**起搏信号:**ECG上出现的高频信号,代表植入式起搏器产生的电脉冲。

**起搏器综合征:**由心室起搏逆行传导引起的一系列症状,包括颈部充盈、头晕和偶尔发作的血管迷走性晕厥。

**起搏电极:**当连接到脉冲发生器后,起搏电极将被用于将电脉冲从发生器传输到心肌。在具有感知功能的起搏系统中,这些电极还会将心脏的自身电冲动传递给起搏器。

**脉冲发生器:**包含电池、起搏导线连接端口和产生电脉冲的计算机处理器的装置,是可植入式起搏系统的关键部分。

**单腔起搏器:**仅有一根导线起搏和感知一个心腔的起搏器。

(张余斌 译 谷云飞 校)

## 参考文献


1. Ellenbogen KA, Wood MA, eds. *Cardiac Pacing and ICDs*. 5th ed. Hoboken, NJ: Wiley-Blackwell; 2008.
2. Hayes DL, Asirvatham SJ, Friedman PA, eds. *Cardiac Pacing, Defibrillation and Resynchronization: A Clinical Approach*. 3rd ed. Hoboken, NJ: Wiley-Blackwell; 2013.
3. Tracy CM, Epstein AE, Darbar D, et al. 2012 ACCF/AHA/HRS focused update of the 2008 guidelines for device-based therapy of cardiac rhythm abnormalities: a report of the American College of Cardiology Foundation/ American Heart Association Task Force on Practice Guidelines and the Heart Rhythm Society. *Circulation*. 2012;126:1784-1800.
4. Ricke AD, Swiryn S, Bauernfeind RA, Conner JA, Young B, Rowlandson GI. Improved pacemaker pulse detection: clinical evaluation of a new high-bandwidth electrocardiographic system. *J Electrocardiol*. 2011;44:265-274.
5. Jennings M, Devine B, Lou S, Macfarlane PW. Enhanced software based detection of implanted cardiac pacemaker stimuli. *Computers Cardiol*. 2009;36:833-836.
6. Jacob S, Panaich SS, Maheshwari R, Haddad JW, Padanilam BJ, John SK. Clinical applications of magnets on cardiac rhythm management devices. *Europace*. 2011;13:1222-1230.
7. Bernstein AD, Camm AJ, Fletcher RD, et al. The NASPE/BPEG generic pacemaker code for antibradyarrhythmia and adaptive-rate pacing and antitachyarrhythmia devices. *Pacing Clin Electrophysiol*. 1987;10(4, pt 1):794-799.
8. Greenspon AJ, Patel JD, Lau E, et al. Trends in permanent pacemaker implantation in the United States from 1993 to 2009: increasing complexity of patients and procedures. *J Am Coll Cardiol*. 2012;60:1540-1545.
9. Mond HG, Proclemer A. The 11th world survey of cardiac pacing and implantable cardioverter-defibrillators: calendar year 2009—a World Society of Arrhythmia's project. *Pacing Clin Electrophysiol*. 2011;34:1013-1027.
10. Castellanos A Jr, Agha AS, Befeler B, Castillo CA, Berkovits BV. A study of arrival of excitation at selected ventricular sites during human bundle branch block using close bipolar catheter electrodes. *Chest*. 1973;63:208-213.
11. Vera Z, Mason DT, Awan NA, Hiliard G, Massumi RA. Lack of sensing by demand pacemakers due to intraventricular conduction defects. *Circulation*. 1975;51:815-822.
12. Ausubel K, Boal BH, Furman S. Pacemaker syndrome: definition and evaluation. *Cardiol Clin*. 1985;3:587-594.
13. Wilkoff BL, Cook JR, Epstein AE, et al; for DAVID Trial Investigators. Dual-chamber pacing or ventricular backup pacing in patients with an implantable defibrillator: the Dual Chamber and VVI Implantable Defibrillator (DAVID) trial. *JAMA*. 2002;288:3115-3123.
14. Sweeney MO, Hellkamp AS, Ellenbogen KA, et al. Adverse effect of ventricular pacing on heart failure and atrial fibrillation among patients with normal baseline QRS duration in a clinical trial of pacemaker therapy for sinus node dysfunction. *Circulation*. 2003;23:2932-2937.
15. Straus DG, Selvester RH, Wagner GS. Defining left bundle branch block in the era of cardiac resynchronization therapy. *Am J Cardiol*. 2011;107:927-934.
16. Abraham WT, Fisher WG, Smith AL, et al. Cardiac resynchronization in chronic heart failure. *N Engl J Med*. 2002;346: 1845-1853.
17. Bristow MR, Saxon LA, Boehmer J, et al. Cardiac-resynchronization therapy with or without an implantable defibrillator in advanced chronic heart failure. *N Engl J Med*. 2004;350:2140-2150.
18. Moss AJ, Hall WJ, Cannom DS, et al. Cardiac resynchronization therapy for the prevention of heart-failure events. *N Engl J Med*. 2009;361:1329-1338.
19. Cleland JG, Daubert JC, Erdmann E, et al. The effect of cardiac resynchronization on morbidity and mortality in heart failure. *N Engl J Med*. 2005;352:1539-1549.
20. Mullens W, Grimm RA, Verga T, et al. Insights from a cardiac resynchronization optimization clinic as part of a heart failure disease management program. *J Am Coll Cardiol*. 2009;53:765-773.
21. Kiehl EL, Makki T, Kumar R, et al. Incidence and predictors of right ventricular pacing-induced cardiomyopathy in patients with complete atrioventricular block and preserved left ventricular systolic function. *Heart Rhythm*. 2016;13(12):2272-2278.
22. Huang W, Su L, Wu S, et al. Long-term outcomes of His bundle pacing in patients with heart failure with left bundle branch block. *Heart*. 2019;105(2):137-143.